CASOS CLÍNICOS
EM FISIOTERAPIA E REABILITAÇÃO NEUROLÓGICA

B959c Burke-Doe, Annie.
Casos clínicos em fisioterapia e reabilitação neurológica / Annie Burke-Doe ; tradução: Regina Machado Garcez ; revisão técnica: Sônia Manacero, Marcia Aparecida Giron de Camargo, Marcelo Krás Borges. – Porto Alegre : AMGH, 2015.
xiv, 400 p. : il. ; 23 cm.

ISBN 978-85-8055-461-8

1. Fisioterapia. 2. Reabilitação. I. Título.

CDU 615.8

Catalogação na publicação: Poliana Sanchez de Araujo – CRB 10/2094

CASOS CLÍNICOS
EM FISIOTERAPIA E REABILITAÇÃO NEUROLÓGICA

BURKE-DOE • JOBST

Tradução:
Regina Machado Garcez

Revisão técnica:
Sônia Manacero (casos 1-5)
Mestre em Medicina e Ciências da Saúde pela
Pontifícia Universidade Católica do Rio Grande do Sul (PUCRS).
Doutoranda em Pediatria na PUCRS.
Coordenadora instrutora sênior do Conceito Bobath – Básico e Bebês.

Marcelo Krás Borges (casos 6-16, 18-19)
Fisioterapeuta. Professor da Rede Metodista de Educação do Sul.
Especialista em Fisioterapia Neurofuncional.
Mestre em Ciências do Movimento Humano pela
Escola de Educação Física da Universidade Federal do Rio Grande do Sul (ESEF/UFRGS).

Marcia Aparecida Giron de Camargo (casos 17, 20-31)
Fisioterapeuta Neurofuncional.
Especialista em Fisioterapia Ortopédica e Neurológica pelo Hospital Moinhos de Vento.

AMGH Editora Ltda.

2015

Obra originalmente publicada sob o título *Case files physical therapy neurological rehabilitation*, 1st Edition

ISBN 0071763783 / 9780071763783

Gerente editorial: *Letícia Bispo de Lima*

Colaboraram nesta edição

Editora: *Dieimi Lopes Deitos*

Preparação de originais: *Ana Cláudia Regert*

Leitura final: *Nádia da Luz Lopes*

Arte sobre capa original: *Márcio Monticelli*

Editoração: *Bookabout – Roberto Carlos Moreira Vieira*

NOTA

A fisioterapia é uma ciência em constante evolução. À medida que novas pesquisas e a experiência clínica ampliam o nosso conhecimento, são necessárias modificações no tratamento e na farmacoterapia. Os autores desta obra consultaram as fontes consideradas confiáveis, em um esforço para oferecer informações completas e, geralmente, de acordo com os padrões aceitos à época da publicação. Entretanto, tendo em vista a possibilidade de falha humana ou de alterações nas ciências médicas, os leitores devem confirmar estas informações com outras fontes. Por exemplo, e em particular, os leitores são aconselhados a conferir a bula de qualquer medicamento que pretendam administrar, para se certificar de que a informação contida neste livro está correta e de que não houve alteração na dose recomendada nem nas contraindicações para o seu uso. Essa recomendação é particularmente importante em relação a medicamentos novos ou raramente usados.

Reservados todos os direitos de publicação, em língua portuguesa, à
AMGH EDITORA LTDA., uma parceria entre GRUPO A EDUCAÇÃO S.A.
e MCGRAW-HILL EDUCATION
Av. Jerônimo de Ornelas, 670 – Santana
90040-340 – Porto Alegre – RS
Fone: (51) 3027-7000 Fax: (51) 3027-7070

Unidade São Paulo
Av. Embaixador Macedo Soares, 10.735 – Pavilhão 5 –
Cond. Espace Center – Vila Anastácio
05095-035 – São Paulo – SP
Fone: (11) 3665-1100 Fax: (11) 3667-1333

SAC 0800 703-3444

IMPRESSO NO BRASIL
PRINTED IN BRAZIL

AUTORES

Annie Burke-Doe, PT, MPT, PhD
Associate Professor
University of St. Augustine for Health Sciences
San Marcos, California

Erin E. Jobst, PT, PhD
Associate Professor
School of Physical Therapy
College of Health Professions
Pacific University
Hillsboro, Oregon

Aimie F. Kachingwe, PT, DPT, EdD, OCS, FAAOMPT
Associate Professor
Department of Physical Therapy
California State University Northridge
Northridge, California

Anthony R. Novello, PT, DPT
Kaiser Permanente San Jose—Rehabilitation Services
San Jose, California

Beth Phillips, PT, DPA
Associate Professor
Department of Physical Therapy
California State University Northridge
Northridge, California

Christopher J. Ivey, PT, MPT, OCS, SCS, ATC, MS
Assistant Professor
University of St. Augustine for Health Sciences
San Marcos, California

Cornelia Lieb-Lundell, PT, DPT, MA, PCS
Adjunct Faculty
University of St. Augustine for Health Sciences
San Marcos, California

Delisa Rideout, DPT
Samuel Merritt University
Oakland, California

Elizabeth A. Holt, PT, DPT
San Francisco, California

Gail L. Widener, PT, PhD
Associate Professor
Department of Physical Therapy
Samuel Merritt University
Oakland, California

Heather Scott David, PT, EdD(c), MPT, NCS
Adjunct Faculty
University of St. Augustine for Health Sciences
San Marcos, California

Helen Luong, PT, DPT
El Camino Hospital Los Gatos Rehabilitation Center
Los Gatos, California

Jennifer Junkin, PT, DPT, MTC
Benchmark Physical Therapy
Conyers, Georgia

Jon Warren, MHSc, PGD Sports Med, Dip MT, MNZCP
Assistant Professor
University of St. Augustine for Health Sciences
San Marcos, California

Kristen Barta, PT, DPT, NCS
Instructor
University of St. Augustine for Health Sciences
Austin, Texas

Kristen M. Johnson, PT, EdD(c), MS, NCS
Assistant Professor
University of St. Augustine for Health Sciences
San Marcos, California

Lisa Marie Luis, PT, DPT
Mount Shasta, California

Margaret A. Wicinski, PT, DPT, MTC, PCC, FAAOMPT
Assistant Professor
University of St. Augustine for Health Sciences
St. Augustine, Florida

Michael Furtado, PT, DPT, NCS
Assistant Professor
University of Texas Medical Branch

School of Health Professions
Department of Physical Therapy
Galveston, Texas

Rolando T. Lazaro, PT, PhD, DPT, GCS
Associate Professor
Samuel Merritt University
Oakland, California

Sharon L. Gorman, PT, DPTSc, GCS
Associate Professor
Department of Physical Therapy
Samuel Merritt University
Oakland, California

Sheryl A. Low, PT, DPT, DSc, MPH, PCS
Chair and Associate Professor
Department of Physical Therapy
California State University Northridge
Northridge, California

Terrence M. Nordstrom, PT, EdD
Assistant Academic Vice President and Associate Professor
Samuel Merritt University
Oakland, California

Timothy Harvey, PT, DPT
Samuel Merritt University
Oakland, Califórnia

Wendy Wood, PT, DPT, GCS
Adjunct Faculty
University of St. Augustine for Health Sciences
San Marcos, California

AGRADECIMENTOS

Este livro é a culminação da assistência e colaboração inestimáveis de várias pessoas que contribuíram de diversas formas. Deixo meus agradecimentos a todos os autores pelo compromisso com este trabalho. Tenho uma dívida com essas pessoas pela experiência e pela dedicação incansável. Cada uma delas é citada na lista de autores; seus nomes conferem autoridade a este livro e agradeço por isso.

Também desejo manifestar gratidão a Erin Jobst, apoiadora sólida e consistente da série *Casos clínicos em fisioterapia*. Seria pouco provável a realização deste livro sem seu apoio. Agradeço, ainda, a Joe Morita, editor da McGraw-Hill, que me apresentou a Erin Jobst e a seu infinito talento, além dos colaboradores da McGraw-Hill pelo apoio. Finalmente, gostaria de agradecer a meu esposo, Dan, pelo maior amor que este mundo já conheceu.

Annie Burke-Doe

APRESENTAÇÃO À SÉRIE

A fisioterapia como profissão continua evoluindo e sofisticando-se como parte da área médica, ocorrendo desde a formação básica do fisioterapeuta. Os estudantes precisam dominar disciplinas básicas fundamentais, além de compreender as pesquisas recentes em todas as áreas da fisioterapia. A prática baseada em evidências é a utilização das melhores evidências atuais, acompanhada da experiência profissional do médico e dos valores e circunstâncias específicos do paciente ao serem tomadas decisões sobre a avaliação e o tratamento. A prática baseada em evidências é a maior ênfase na educação da fisioterapia e na prática clínica. A tarefa mais desafiadora para os estudantes, no entanto, é realizar a transição dos conhecimentos didáticos das aulas na aplicação de um diagnóstico de fisioterapia e na implementação de intervenções adequadas. O ideal seria que os professores pudessem orientar seus alunos suplementando o treinamento por meio de leituras independentes e autodirecionadas. Ao mesmo tempo em que nada substitui, certamente, a formação clínica, é raro os estágios clínicos abordarem todos os contextos de fisioterapia. Além disso, nem sempre é possível que os docentes consigam usar o tempo necessário para orientar os alunos durante a aplicação de testes baseados em evidências, medidas e intervenções. Talvez um método alternativo eficaz seja o ensino pelo uso de estudos de casos clínicos, desenvolvidos com abordagem clínica estruturada para diagnosticar e tratar. No momento da escrita da série *Casos clínicos em fisioterapia*, não havia livros de fisioterapia com estudos de casos que usassem e remetessem à literatura disponível como apoio a um exame ou tratamento ilustrado. Em minha própria docência, desenvolvi cenários de casos baseados em experiências pessoais com pacientes, experiências partilhadas comigo por colegas, além de pesquisas em dezenas de livros e páginas da internet para encontrar algum estudo de caso que exemplificasse determinado conceito. Neste método, existem dois problemas: primeiro, nem minhas experiências, nem a de meus colegas cobrem a enorme diversidade de diagnósticos, exames e intervenções de pacientes. Segundo, desenvolver um cenário de caso que não se baseia em experiência ou conhecimentos específicos pessoais de cuidados de pacientes demanda muito tempo. Na minha situação, estudos detalhados de casos que incorporem a aplicação das melhores evidências são de difícil criação "rápida" durante uma aula. O objetivo da série *Casos clínicos em fisioterapia* é oferecer recursos que contenham muitos estudos de casos reais, no campo de atuação individual do fisioterapeuta, para minimizar a necessidade de criação por educadores de seus próprios contextos, bem como maximizar a capacidade dos alunos de implementarem evidências ao cuidarem de cada um de seus pacientes.

Os casos em cada um dos livros da série estão organizados para que o leitor acompanhe o livro "do início ao fim", ou escolha os contextos de casos conforme seu interesse. A Seção III inclui uma lista de casos numerados, além de uma lista por ordem alfabética conforme a condição de saúde; assim, o leitor pode revisar seus conhecimentos em áreas específicas. Um caso pode incluir uma explicação mais breve de determinada condição de saúde ou exame clínico, na comparação com outro caso. Nessa situação, o leitor será encaminhado ao caso com a explicação mais detalhada.

Cada caso é apresentado em um formato organizado e sistematizado, com linguagem conhecida da estrutura da Classificação Internacional de Funcionalidade, Incapacidade e Saúde (CIF),[1] da Organização Mundial da Saúde, e do Guide to Physical Therapist Practice, da American Physical Therapy Association.[2] Para limitar redundâncias e o tamanho de cada caso, de maneira intencional não apresentamos a estrutura da CIF ou os Padrões de Prática Preferidos do Guide, em cada um dos casos. Os títulos e a linguagem usados ao longo de cada caso, porém, foram escolhidos de modo a orientar o leitor durante o processo de avaliação, estabelecimento de metas e intervenção, bem como a maneira de utilizar o raciocínio clínico para reforçar as atividades e a participação individuais.

A página inicial de cada caso começa com o encontro com um paciente, seguido de uma série de perguntas abertas. A discussão que segue o caso está organizada em *sete* partes:

1. **Definições-chave** é a parte que conduz a terminologia pertinente à compreensão do caso pelo leitor. **Objetivos** lista os objetivos instrucionais e/ou de comportamento terminal que resumem o conhecimento, as habilidades ou as atitudes que o leitor deve demonstrar após a leitura do caso. **Considerações sobre a fisioterapia** resume o plano de cuidados de fisioterapia, metas, intervenções, precauções e complicações potenciais para que o fisioterapeuta controle o paciente apresentado no caso.
2. **Visão Geral da Patologia** apresenta uma explicação curta do diagnóstico médico. A intenção dessa parte *não* é ser completa. A etiologia, a patogênese, os fatores de risco, a epidemiologia e o controle médico da condição são apresentados de forma detalhada para oferecer os antecedentes e o contexto ao leitor.
3. **Manejo da Fisioterapia do Paciente** resume o papel do fisioterapeuta no cuidado do paciente. Essa é uma seção que pode detalhar como o papel do fisioterapeuta aumenta e/ou sobrepõe-se ao dos demais profissionais de saúde envolvidos no atendimento do paciente, além de todos os encaminhamentos a outros profissionais de saúde que sejam responsabilidade do fisioterapeuta.
4. **Exame, Avaliação, Diagnóstico** orienta o leitor para organizar e interpretar informações reunidas a partir da revisão do prontuário (casos de pacientes internados), analisar reações adversas a fármacos capazes de afetar a apresentação do paciente e estruturar as avaliações subjetivas e o exame físico. Nem todo o recurso investigativo e exame especial capazes de serem feitos com o paciente estão incluídos. Para cada medida de resultado ou teste especial apresentado, confiabilidade disponível, validade, sensibilidade e especificidade são discutidos. Quando possível, é apresentada uma diferença mínima clinicamente importante (MCID) para uma medida de resultado, pois é útil ao clínico na determinação do "nível mínimo de mudança necessário em resposta a uma intervenção, antes que o resultado seja considerado valioso, em termos de uma função ou qualidade de vida do paciente".[3]
5. **Plano de Atendimento e Intervenções** detalha algumas intervenções de fisioterapia para a condição do paciente. A vantagem dessa seção e da anterior é que cada caso *não* apresenta, de forma exaustiva, todas as medidas de resultados, exames especiais ou intervenção terapêutica que poderia ser executada. Ao contrário, somente resultados

mensuráveis, técnicas de exame e intervenções selecionadas são escolhidas. Isso é feito para simular uma interação real com o paciente, em que o fisioterapeuta usa seu raciocínio clínico para determinar os exames e as intervenções *mais apropriadas* para o uso com o paciente durante cada episódio de atendimento. Para cada intervenção escolhida é apresentada a evidência que apoia seu uso com pessoas com o mesmo diagnóstico (ou diagnóstico similar, caso não existam evidências que apoiem seu uso naquela determinada população de pacientes). Para reduzir redundâncias, não foram incluídas orientações padronizadas para exercícios aeróbicos e de resistência. Em vez disso, o leitor é encaminhado para as orientações publicadas pelo American College of Sports Medicine [4], Goodman e Fuller[5] e Paz e West.[6] Para cenários de casos especiais, dos quais se desviam as orientações padronizadas, são incluídas orientações específicas.

6. **Recomendações Clínicas Baseadas em Evidências** inclui um mínimo de três recomendações clínicas para instrumentos diagnósticos e/ou intervenções de tratamento para a condição do paciente. Com o intuito de melhorar a qualidade de cada recomendação, além da experiência clínica pessoal do autor, cada recomendação está classificada com base na Strength of Recommendation Taxonomy (SORT).[7] Existem mais de 100 sistemas de graduação de evidências usados para classificar a qualidade dos estudos individuais e a força das recomendações baseadas em um corpo de evidências.[8] O sistema SORT é usado por várias revistas médicas, inclusive *American Family Physician, Journal of the American Board of Family Practice, Journal of Family Practice e Sports Health.* O sistema SORT foi escolhido por duas razões: é simples e suas classificações baseiam-se em resultados voltados ao paciente. O sistema SORT tem apenas três níveis de evidências: A, B e C. As recomendações de grau A baseiam-se em evidências consistentes e de boa qualidade, voltadas ao paciente (p. ex., revisões sistemáticas, estudos de metanálise, ensaios randomizados e controlados, estudos diagnósticos de coorte de alta qualidade). As recomendações de grau B baseiam-se em evidências inconsistentes ou de qualidade limitada, voltadas ao paciente (p. ex., revisão sistemática ou metanálise de estudos de qualidade inferior, ou estudos com achados inconsistentes). As recomendações de grau C baseiam-se em evidências consensuais, voltadas à doença, práticas usuais, opinião de especialistas ou séries de casos (p. ex., orientações consensuais, evidências voltadas à doença que usam somente resultados intermediários ou fisiológicos). O autor de cada caso ofereceu um grau baseado nas orientações SORT para cada recomendação ou conclusão. O grau para cada afirmação foi revisado e, algumas vezes, alterado pelos organizadores. As expressões principais de cada recomendação clínica aparecem em destaque no caso, permitindo ao leitor fácil localização sempre que apresentada a referência citada.
7. **Perguntas para Revisão** inclui de duas a quatro perguntas de múltipla escolha que reforçam o contexto ou detalham novos conceitos, ainda que relativos ao caso do paciente. Quando adequado, explicações detalhadas sobre o motivo que levou as opções alternativas a não serem a melhor opção também são dadas.

Espero que esses estudos reais de caso sejam um recurso que facilite a incorporação de evidências à prática diária da fisioterapia, em vários contextos e populações de pacientes. Com a tendência persistente de cuidados de saúde baseados em evidências para promover qualidade e eficácia [9] e o advento de diretrizes de reembolso para a prática baseada em evidências, os contextos de casos com recomendações baseadas em evidências serão mais um benefício, uma vez que os fisioterapeutas enfrentam, continuamente, a ameaça de taxas diminuídas de reembolso por seus serviços, tendo que demonstrar evidências em apoio a eles.

Tenho a esperança de que formadores de fisioterapeutas, estudantes de fisioterapia em início de curso, fisioterapeutas em atuação e profissionais que se preparam para a certificação em áreas de clínica especializada considerem úteis esses livros para traduzir os conhecimentos em sala de aula nas investigações e intervenções baseadas em evidências.

Erin E. Jobst

1. World Health Organization. International Classification of Functioning, Disability and Health (ICF). http://www.who.int/classifi cations/icf/en/. Accessed August 7, 2012.
2. American Physical Therapy Association. *Guide to Physical Therapist Practice (Guide).* Alexandria, VA:APTA; 1999.
3. Jewell DV. *Guide to Evidence-based Physical Therapy Practice.* Sudbury, MA: Jones and Barlett; 2008.
4. American College of Sports Medicine. *ACSM's Guidelines for Exercise Testing and Prescription.* 8th ed. Philadelphia, PA: Wolters Kluwer/Lippincott Williams & Wilkins; 2010.
5. Goodman CC, Fuller KS. *Pathology: Implications for the Physical Therapist.* 3rd ed. Philadelphia, PA: W.B. Saunders Company; 2009.
6. Paz JC, West MP. *Acute Care Handbook for Physical Therapists.* 3rd ed. St. Louis, MO: Saunders Elsevier; 2009.
7. Ebell MH, Siwek J, Weiss BD, et al. Strength of Recommendation Taxonomy (SORT): a patient centered approach to grading evidence in the medical literature. *Am Fam Physician.* 2004;69:548-556.
8. Systems to rate the strength of scientific evidence. Summary, evidence report/technology assessment: number 47. AHRQ publication no. 02-E015, March 2002. http://www.ahrq.gov/clinic/epcsums/strengthsum.htm. Accessed August 7, 2012.
9. Agency for Healthcare Research and Quality. www.ahrq.gov/clinic/epc/. Accessed August 7, 2012.

SUMÁRIO

SEÇÃO I

Introdução

O estudo da doença neurológica em fisioterapia é estimulante e dinâmico, pois sempre está mudando e exigindo uma estrutura relativa ao indivíduo, à sua condição de saúde e aos fatores contextualizados envolvidos na recuperação. Enquanto os alunos são estimulados pelas implicações de retorno dos pacientes para altos níveis de função e desafiados pelas exigências cada vez mais detalhadas de aprendizagem sobre patologias, tratamentos e intervenções. Quando confrontados pela memorização de conteúdos que costumam ser exigidos, os alunos têm pouco tempo para apresentar uma resposta ao tratamento de cada paciente e proporcionar cuidados de saúde conforme determinam as evidências mais recentes.

Este livro oferece uma abordagem que pretende auxiliar alunos e corpo docente. Em lugar de tornar o domínio de doenças e intervenções o objetivo principal e, depois, buscar as aplicações desse conhecimento, cada um dos casos clínicos pode ser usado como guia para integrar as melhores evidências disponíveis e como exemplo de caso no cotidiano profissional, demonstrando os conhecimentos especializados no processo clínico de decisão. Esse texto apresenta 31 casos que representam pacientes com uma variedade de condições neurológicas, idades, níveis de gravidade e áreas de atuação. Cada caso incorpora e explica o uso de testes baseados em evidências, medidas e intervenções, culminando com recomendações clínicas por grau. Três casos apresentam pacientes com lesão total na medula espinal, no nível neurológico C7, quando o paciente sai da unidade de cuidados intensivos (Caso 14) para uma instituição de recuperação com internação (Caso 15), para, finalmente, tratar-se em uma clínica de fisioterapia para pacientes externos (Caso 16). Com a publicação de *Casos Clínicos em Fisioterapia e Reabilitação Neurológica,* espero que os estudantes e o corpo docente, em várias instituições, recebam este livro como uma forma eficaz de aprenderem a fisioterapia neurológica e suas aplicações no cotidiano, com base em evidências.

SEÇÃO II

Trinta e um cenários de casos

Doença de Alzheimer

Annie Burke-Doe

CASO 1

Uma mulher de 85 anos de idade foi avaliada por um neurologista devido à perda de memória de curto prazo. Recentemente, ela foi encontrada perambulando na vizinhança, em busca do caminho para casa. Sua filha descreveu que a paciente apresentou dificuldade na função cognitiva a partir da morte do marido, dois anos antes, e que a família atribuiu a dificuldade ao luto e à depressão. A filha relatou ainda que a mãe caiu muitas vezes nos últimos três meses, e mostrou-se mais cansada com as atividades. No exame cognitivo, a paciente não estava orientada para data ou mês, embora conseguisse identificar o dia da semana e a estação do ano. Conseguiu nomear o Estado, a região e a cidade, mas não a clínica em que estava sendo avaliada. Foi capaz de recordar três palavras imediatamente após serem ditas a ela, embora não tenha conseguido recordar qualquer uma depois de cinco minutos de distração. Pronunciou de forma correta as três primeiras letras de "mundo" de trás para a frente. Conseguiu dar nome a um relógio de pulso, uma caneta e um agasalho, mas não conseguiu dar nome a um botão, uma luva e uma abotoadura. Desenhou corretamente um relógio, mas não foi capaz de ajustar os ponteiros para 9h15. O exame neurológico geral nada revelou, exceto redução ao toque leve e vibração nas extremidades inferiores distais, bem como marcha levemente instável. A paciente foi encaminhada para avaliação e tratamento com fisioterapeuta.

- Com base na condição física da paciente, o que você antecipa em relação aos colaboradores para as limitações da atividade?
- Quais são as prioridades do exame?
- Qual é o prognóstico de sua reabilitação?
- Quais são os resultados mensuráveis mais apropriados para a disfunção cognitiva?
- Quais são as possíveis complicações que interferem na fisioterapia?

DEFINIÇÕES-CHAVE

ANOMIA: incapacidade de nomear objetos

APRAXIA: incapacidade de executar ou realizar movimentos propositais aprendidos, apesar de ter capacidade física para sua realização

CIRCUNLOCUÇÃO: uso de forma indireta ao falar; o uso de mais palavras que o necessário para expressar uma ideia

DEMÊNCIA: declínio da função intelectual grave o suficiente para interferir nas relações pessoais e na capacidade de realizar as atividades diárias

SÍNDROME DO PÔR DO SOL: estado de confusão no final do dia e início da noite

Objetivos

1. Descrever a doença de Alzheimer.
2. Identificar os estágios principais e as mudanças na função com a progressão da doença de Alzheimer.
3. Identificar recursos confiáveis e de resultados válidos para medir o declínio cognitivo.
4. Discutir os componentes apropriados do exame de fisioterapia para uma pessoa com a doença de Alzheimer.

Considerações sobre a fisioterapia

Considerações de fisioterapia durante o controle do paciente com demência, história de quedas, dificuldades gerais motoras, de equilíbrio e resistência diminuída devido à doença de Alzheimer:

- **Plano de cuidados/metas gerais de fisioterapia:** investigar a cognição e a função não cognitiva, inclusive mudanças no afeto, na personalidade e no comportamento; aumentar (ou, pelo menos, minimizar o declínio) a força, a amplitude de movimentos e o equilíbrio; promover movimentos funcionais e reduzir risco de queda.
- **Intervenções de fisioterapia:** treinos da mobilidade funcional, de equilíbrio, de resistência da marcha; facilitação dos movimentos normais, exercícios terapêuticos, educação do paciente/família/cuidador.
- **Precauções durante a fisioterapia:** quedas.
- **Complicações que interferem na fisioterapia:** presença de comorbidades, prejuízos secundários, redução progressiva do estado cognitivo, comportamentos como agitação e síndrome do pôr do sol.

Visão geral da patologia

A doença de Alzheimer é a causa mais frequente de demência, afetando cerca de cinco milhões de pessoas nos EUA e 17 milhões em todo o mundo.[1] Com o envelhecimento das próximas gerações, estima-se aumento da doença para 7,7 milhões na década de 2030, e entre 11 e 16 milhões na década de 2050.[2] O principal fator de risco é o aumento da idade, [3] junto a outros fatores, inclusive história familiar e mutações genéticas.[1] Uma análise de fatores de 663 pacientes com provável doença de Alzheimer revela que memória, linguagem e práxis são os principais déficits cognitivos presentes nessa doença. [4] O seu surgimento é insidioso; as manifestações mudam com os anos, de memória levemente prejudicada a perdas cognitivas severas.[1] No ano de 2011, o National Institute on Aging, um grupo de trabalho da doença de Alzheimer, criou uma estrutura de diretrizes diagnósticas para a doença. Esse grupo sugeriu um modelo hipotético para a trajetória da doença, **em três etapas, as quais incluem: (1) doença de Alzheimer pré-clínica, que antecede (2) prejuízo cognitivo leve (PCL)*, seguido de (3) um diagnóstico definitivo de demência da doença de Alzheimer.**[5-7] O prolongado estágio "pré-clínico" está, atualmente, sendo pesquisado para determinar os biomarcadores e os fatores epidemiológicos e neuropsicológicos que melhor preveem o risco de progressão de assintomático ao PCL e à doença de Alzheimer. [8] O prejuízo cognitivo leve é classificado em dois subtipos (amnésico e não amnésico).[9] No PCL amnésico, os pacientes e suas famílias têm consciência do aumento do esquecimento, e a perda de memória é maior que o esquecimento sutil, que se dá com o envelhecimento normal.[10] O PCL não amnésico caracteriza-se por um declínio sutil nas funções não relacionadas à memória, que mais afetam a atenção, o uso da linguagem ou habilidades visuais-espaciais.[10]

Os aspectos patológicos mais frequentes no cérebro de pacientes com a doença de Alzheimer incluem a proteína beta-amiloide *extracelular* em placas difusas e a proteína beta-amiloide em placas, com elementos de neurônios em degeneração, chamadas de placas neuríticas.[11] Mudanças *intracelulares* em neurônios piramidais incluem depósitos de proteína tau hiperfosforilada e agregada, na forma de emaranhados neurofibrilares.[1,3,12] As placas amiloides e os emaranhados intracelulares aparecem, inicialmente, no hipocampo, disseminando-se posteriormente. Com o tempo, ocorre perda disseminada de neurônios e sinapses.[1]

A disfunção da memória na doença de Alzheimer envolve prejuízo na aprendizagem de novas informações, o que costuma ser caracterizado como perda da memória de curto prazo. Nos estágios moderados iniciais da doença, parece preservada a recordação de material remoto e bem aprendido, embora a capacidade de reter informações adquiridas recentemente esteja prejudicada. Intimamente, associada à perda da aprendizagem, há uma desorientação progressiva de tempo e lugar. Nos estágios posteriores, é também observado fracasso ao tentar recordar informações que antes eram lembradas.[13]

Prejuízos na linguagem e na função executiva (p. ex., a capacidade de realizar tarefas em sequência) são também um componente central na doença de Alzheimer.[1,13] Declínio na memória verbal costuma ser manifestado, inicialmente, como dificuldade de encontrar palavras na fala espontânea, que resulta em redução vocabular, circunlocução e pausas para encontrar as palavras.[13] A anomia em testes de confronto ao nomear fica explícita para partes dos objetos (p. ex., um botão) que para todo o objeto (um agasalho). Problemas com pensamento abstrato, organização, planejamento e solução de problemas tornam-se aparentes quando surgem novos comportamentos, como condutas socialmente inadequadas, desinibição e início insatisfatório de tarefas ou persistência.[14] Está presente uma disfunção executiva na maioria dos pacientes com a doença, mesmo nos com demência relativamente leve.[15]

---

* N. de R.T. Do inglês, Mild Cognitive Impairment (MCI).

Quase todas as pessoas com a doença de Alzheimer, em algum momento, desenvolvem apraxia com a progressão. O tipo mais comum é a apraxia ideomotora – dificuldade para traduzir uma ideia em uma ação apropriada.[13] Há presença de deficiências na função visual complexa, como agnosia, além de desorientação espacial, acalculia e desorientação de direção da esquerda para a direita. Também ocorre fragmentação do processamento visual elementar, que leva a deficiências em contraste e frequência espacial, detecção de movimento e discriminação entre figura e solo, o que pode influenciar na direção de veículos[1] e outras atividades complexas cotidianas.

Sintomas não cognitivos ou comportamentais associados com a doença de Alzheimer costumam responder pela maior parte dos encargos ou estresse do cuidador, na comparação com a disfunção cognitiva. São comuns as mudanças de personalidade, com passividade e apatia aparecendo com mais frequência que agitação nas fases iniciais. Uma revisão analítica retrospectiva sugeriu que retraimento social, mudanças de humor ou depressão estavam presentes em mais de 70% dos casos, com duração média de mais de dois anos *antes* do diagnóstico da doença.[16] A síndrome do pôr do sol é a ocorrência ou a exacerbação de sintomas comportamentais à tarde ou ao anoitecer.[17] Sintomas associados podem incluir agressão, agitação, delírio, aumento da desorientação e perambulação.[18] A síndrome do pôr do sol pode ter relação com perturbações no ritmo circadiano e fatores hormonais; costuma ser tratada com iluminação mais viva durante o dia e/ou melatonina ao anoitecer.[17]

Observou-se depressão em mais de 36% de 2.354 pacientes com a doença de Alzheimer (com um escore médio do Mini-Mental State Examination de 17,8).[1,19] Foi ainda observada ansiedade em cerca de 37% dos pacientes.[1,19] Reações catastróficas (repentes emocionais intensos de curta duração, caracterizados por choro, comportamento agressivo e comportamentos contrários) estão associados ao aumento da ansiedade nas pessoas com a doença.[13] Podem ocorrer psicose e agitação mais tarde no curso da doença, associadas a um declínio mais rápido.[1]

Outro problema comum na doença é a ausência de sua percepção pelo indivíduo.[13] Caracteriza-se por falta de reconhecimento da extensão total e das implicações da deficiência cognitiva ou funcional pessoal. A prevalência da falta de percepção da doença varia de 30 a 50%, nos estágios leve a moderado da doença de Alzheimer.[20]

Ao longo da maior parte do curso da doença de Alzheimer, não afeta de maneira adversa no exame neurológico físico. Nos estágios finais, podem ficar evidentes os sinais extrapiramidais (p. ex., rigidez) e os distúrbios na marcha. Há, atualmente, apenas dois tratamentos aprovados pela Food and Drug Administration para a doença de Alzheimer: inibidores de colinesterase (donepezil, rivastigmina e galantamina) e memantina antagonista receptora N-metil-D aspartato (NMDA).[8] Esses fármacos não interrompem ou limitam a progressão da doença. Na melhor das hipóteses, podem constituir tratamento sintomático que ajuda os pacientes a continuarem independentes por períodos maiores, o que reduz a carga dos cuidadores. Ainda não existe uma cura para a doença de Alzheimer.

Manejo da fisioterapia do paciente

Um paciente com a doença de Alzheimer pode se apresentar ao fisioterapeuta em qualquer estágio do desenvolvimento da doença. O mais comum é a apresentação no estágio intermediário do PCL e quando feito o diagnóstico definitivo de demência da doença. Nesse estágio, pode estar presente fraqueza generalizada, perda de movimentos funcionais e risco maior de quedas. Em pacientes com demência, os déficits cognitivos afetam as funções cotidianas a ponto de haver perda de independência social.[10] O fisioterapeuta é elemento importante do controle da doença de Alzheimer, em consequência de estar relacionado com o ensino de estratégias ao paciente e aos cuidadores para melhorar a qualidade de vida. Todo o planejamento do tratamento deve ocorrer como parte de um esforço de equipe, em que paciente, família ou pessoas próximas, médicos, enfermeiros, assistente social e terapeuta ocupacional colaborem para que um plano de tratamento e orientações consistentes seja seguido.[21] Para intensificar sua eficácia, terapeutas que trabalham com pacientes apresentando prejuízo cognitivo podem se beneficiar com treino avançado na investigação de habilidades de comunicação, funcionamento neurológico e gerontologia.[21]

São usados testes neuropsicológicos na avaliação da doença de Alzheimer para que se compreenda a natureza e a extensão do prejuízo cognitivo de uma pessoa. São testes que costumam ser realizados por um neuropsicólogo, embora possam ser feitos por profissionais de saúde especializados na área. Um rápido exame do estado mental, como o Mini-Mental State Examination (MMSE), não costuma detectar prejuízo cognitivo inicial. Medidas mais úteis incluem o Short Test of Mental Status (STMS) e o Montreal Cognitive Assessment (MoCA).[22-24] O STMS leva em média 5 min para ser aplicado. Ele testa orientação, atenção, memória imediata, aritmética, abstração, construção, informações e memória mais longa de uma pessoa (com cerca de 3 min). Em um estudo usando o STMS, foi diagnosticada demência com sensibilidade de 92% e uma especificidade de 91%, com pontos de corte $\leq$ 29.[24] Outro estudo descobriu que a sensibilidade do STMS para identificar a demência foi de 86,4%, com uma especificidade de 93,5% comparada a outros testes padronizados bem reconhecidos e mais longos da função cognitiva.[25] O MoCA é outro instrumento breve de sondagem cognitiva. Ele tem uma única folha com 30 pontos, demandando cerca de 10 min para ser aplicado; esse teste avalia tipos diferentes de capacidades cognitivas, inclusive orientação, memória de curto prazo, função executiva, capacidades linguísticas e capacidade visual-espacial. Em 277 adultos, a sensibilidade e especificidade do MoCA para detectar PCL foi de 90 e 87%, respectivamente, na comparação com 18 e 100%, respectivamente, do MMSE.[23] No mesmo estudo, a sensibilidade e a especificidade do MoCA para detectar precocemente a doença de Alzheimer foram de 100 e 87%, respectivamente, na comparação com 78 e 100%, respectivamente, do MMSE. Em pacientes com a doença de Alzheimer, a demência tem surgimento gradual de meses a anos. Caracteriza-se por uma história de piora da cognição e prejuízos na aprendizagem e recordação de informações recentemente aprendidas. Um diagnóstico de demência pode ter apoio do uso de instrumentos como o **Functional Activities Questionnaire (FAQ)**, que caracteriza prejuízo funcional em uma variação da demência.[26,27] O FAQ oportuniza a classificação do desempenho em dez atividades complexas e de ordem superior. Usado sozinho, como instrumento diagnóstico, o FAQ foi mais sensível que Instrumental Activities of Daily Living Scale (85 *versus* 57%), e quase tão específico (81 *versus* 92%) em diferenciar indivíduos normais de indivíduos com demência.

Fisioterapeutas costumam ser consultados no tratamento de pacientes com a doença de Alzheimer em decorrência de anormalidades na marcha, controle postural e mobilidade, que ocorrem na doença. Esses prejuízos, com frequência, estão entre os sinais iniciais em pessoas com distúrbios no sistema nervoso central (SNC).[28] A incidência anual de quedas de pessoas com demência é de 40 a 60%, que é o dobro da taxa de idosos cognitivamente intactos.[29] Mesmo tarefas duplas simples (p. ex., andar e realizar uma tarefa cognitiva) diminuem, de forma substancial, a estabilidade postural por deficiências relacionadas à atenção, em pacientes geriátricos com prejuízo cognitivo com história de quedas.[30] Calcula-se que 89% dos pacientes com demência de longo prazo têm pelo menos algum grau de prejuízo na mobilidade.[31]

Exame, avaliação e diagnóstico

Durante o exame, o fisioterapeuta identifica os prejuízos capazes de causar problemas funcionais, as deficiências específicas e o estágio da doença para determinar o prognóstico da sequela e os demais testes funcionais que devem ser feitos.[28] Elementos centrais do exame incluem a história do paciente e uma revisão dos sistemas, e como alvo as áreas que exigem mais investigação. Os testes e as medidas podem incluir postura, amplitude de movimentos, desempenho muscular, marcha, equilíbrio e controle postural. É essencial a observação do desempenho de atividades funcionais durante a investigação, porque esses pacientes comumente têm dificuldade para atender a comandos. No caso de um paciente com dificuldade para processar estímulos verbais e escritos, pode ser benéfica a disseminação de interações durante um dia de trabalho de oito horas, para maximizar o desempenho do paciente e reduzir estressores induzidos por fadiga ou pelo exame.[21] Por exemplo, em lugar de uma sessão de terapia de 45 minutos, o paciente poderá participar melhor de interações curtas de dez minutos. Pacientes com Alzheimer podem ter problemas específicos para integrar *input* sensorial, podendo se beneficiar com uma investigação de sistemas sensoriais específicos. Pacientes com a doença de Alzheimer frequentemente apresentam mudanças no afeto, na personalidade e no comportamento. Atenção especial deve ser dada à maneira como o paciente está reagindo às tentativas de comunicação. Determinar as atividades que são familiares ao paciente e suas práticas cotidianas pode ser útil ao terapeuta e aos cuidadores no desenvolvimento de estratégias alternativas para o redirecionamento de um paciente agitado. O terapeuta deve ainda investigar a necessidade do uso de dispositivos auxiliares, ou o uso atual deles, barreiras ambientais e realizar avaliação da habitação. Os cuidadores devem ser instruídos quanto às mudanças funcionais que podem ocorrer e quanto às formas de compensar as atuais perdas funcionais.

Plano de atendimento e intervenções

O objetivo da fisioterapia é *maximizar* a independência funcional, o equilíbrio ao sentar ou ficar de pé, com ou sem dispositivo auxiliar, e a percepção da segurança em todos os movimentos, ao mesmo tempo em que pretende *minimizar* sequelas secundárias. Nos estágios iniciais, essa população de pacientes pode parecer fisicamente saudável, embora seja suscetível a quedas e a outros acidentes, resultando em lesões ortopédicas e de outros tipos.[32] As intervenções baseiam-se nas necessidades individuais, com foco na manutenção da capacidade de funcionar no ambiente. As intervenções físicas podem incluir: andar, desempenhar atividades de rotina, dançar, fazer jardinagem ou atividades domésticas,[32] exercícios aeróbicos, envolver-se em atividades intelectualmente estimulantes e participar de atividades sociais.[9] O declínio cognitivo pode ser tratado por estimulação cognitiva compreensiva, que intensifica a neuroplasticidade, reduz a perda cognitiva e ajuda o paciente a aumentar a independência funcional por meio de um melhor desempenho cognitivo.[33,34]

Em razão de perda maior das capacidades cognitivas e do funcionamento físico, pacientes no estágio médio da doença de Alzheimer (como a paciente descrita neste caso) podem precisar de mais assistência do cuidador. Pacientes com alterações sensoriais e perceptivas podem se beneficiar de modificações no ambiente, inclusive iluminação total, orientação verbal, auxiliadores físicos, mudança da posição dos móveis de casa, esvaziamento de vias de acesso, sistemas de armazenagem sistemática para roupas e artigos de higiene e uso de cores contrastantes para identificar portas, janelas, rodapés e cantos.[21] Com a deterioração do estado cognitivo do paciente, equipe, família e cuidadores devem ser treinados em técnicas não verbais, posições, dicas gestuais, bem como comunicação emocional.[27] **Técnicas para acalmar**, como movimentar-se para frente e para atrás ou para os lados,[32] uso de música[35] e toque terapêutico, incluindo massagem[36], têm trazido benefícios no trabalho com pacientes com demência. Os terapeutas podem também treinar os cuidadores para reduzir as dificuldades associadas a comportamentos indesejados, como agitação e a síndrome do pôr do sol. As sugestões incluem: promover tarefas calmas e repetitivas (p. ex., enrolar um novelo de lã), exercitar-se cedo pela manhã, manter os ambientes bem iluminados durante o dia, reduzindo estímulos externos (p. ex., ruído da televisão), controlar desencadeadores específicos e manter um registro escrito dos comportamentos.[14] Pesquisas recentes sugerem que **cuidadores que receberam instrução formal** sobre técnicas em cuidados de custódia, controle de problemas comportamentais e recomendações para modificações caseiras simples precisam de menos assistência em casa[37], além de relatar menos avaliações negativas de problemas comportamentais.[37,39]

A capacidade de manter a *segurança* do paciente é fator fundamental que possibilita ao paciente sua manutenção em casa e evita uma internação em instituição de cuidados especiais. Perambular e perder-se são os problemas mais graves de pacientes com demência moderada a grave.[13] O Safe Return Program (Programa Retorno Seguro) é um serviço em todo o país, com patrocínio da Alzheimer's Association, que auxilia policiais e cidadãos comuns a identificar, localizar e resgatar pessoas com demência. Esse programa oferece um item identificador (cartão de identificação na carteira ou etiqueta para a roupa com identificação) para a pessoa registrada, bem como um telefone gratuito para uso em todo o país, auxiliando a encontrar e devolver o paciente para seu lar.*

No controle da doença de Alzheimer, exercício físico e atividade social têm a mesma importância que alimentação e manutenção da saúde. O fisioterapeuta pode ajudar a equipe a planejar atividades cotidianas para o oferecimento de estrutura, sentido e realizações em um ambiente seguro. Com a perda da função física e cognitiva, a adaptação de atividades e rotinas será essencial para manter a participação do paciente. Intervenções terapêuticas, solução de problemas e modificações precisam estar coordenadas com todos os membros da equipe.

* N. de R.T. Programa disponível apenas nos EUA.

Recomendações clínicas baseadas em evidências

SORT: Valor/Força da Taxonomia da Recomendação (do inglês, *Strength of Recommendation Taxonomy*)

A: evidências consistentes e de boa qualidade voltadas ao paciente
B: evidências inconsistentes ou de qualidade limitada voltadas ao paciente
C: evidências consensuais voltadas ao paciente, prática usual, opinião de especialistas ou série de casos

1. O estágio da doença de cada paciente deve ser considerado ao determinar o envolvimento esperado da função cognitiva e o prognóstico na doença de Alzheimer. **Grau A**
2. Os fisioterapeutas podem usar o Questionário de Atividades Funcionais (FAQ) para caracterizar os comprometimentos funcionais em pessoas com demência. **Grau A**
3. Comunicação não verbal emocional e técnicas para acalmar, como massagem, movimentos para frente e para atrás, para o lado e para o outro, e o uso da música, oferecem benefícios a pacientes com a doença de Alzheimer. **Grau C**
4. Quando são oferecidas, aos cuidadores de pessoas com doença de Alzheimer, intruções sobre técnicas em cuidados de custódia, controle de problemas comportamentais e recomendações para mudanças em casa, podem ocorrer menos problemas de comportamento e necessidade menor de assistência domiciliar. **Grau A**

PERGUNTAS PARA REVISÃO

1.1 Os aspectos patológicos mais frequentes em pacientes com doença de Alzheimer incluem qual das seguintes alternativas?

A. Proteína extracelular tau, placas neuríticas e emaranhados neurofibrilares
B. Proteína extracelular alfa-amiloide, placas neuríticas e emaranhados neurofibrilares
C. Proteína intracelular beta-amiloide, placas neuríticas e emaranhados neurofibrilares
D. Proteína extracelular beta-amiloide, placas neuríticas e emaranhados neurofibrilares

1.2 Um fisioterapeuta está trabalhando com um paciente que demonstra declínio sutil na função cognitiva, sem relação com memória, além de deficiências de atenção e uso da linguagem. Que estágio da doença de Alzheimer representa?

A. Doença de Alzheimer pré-clínica
B. Prejuízo cognitivo amnésico leve
C. Prejuízo cognitivo não amnésico leve
D. Doença de Alzheimer

RESPOSTAS

1.1 **D.** Os aspectos patológicos mais frequentes no cérebro de pacientes com a doença de Alzheimer incluem a proteína beta-amiloide extracelular, em placas difusas e placas contendo elementos de neurônios em degeneração, chamados de placas neuríticas.[11] Mudanças intracelulares em neurônios piramidais incluem depósitos de proteína tau hiperfosforilada e agregada, na forma de emaranhados neurofibrilares.[1,3,12]

1.2 **C.** O prejuízo cognitivo não amnésico leve caracteriza-se por um declínio sutil em funções sem relação com a memória. Os déficits são notados na atenção, no uso da linguagem ou em habilidades visuais-espaciais.

REFERÊNCIAS

1. Mayeux R. Early Alzheimer's disease. *N Engl J Med.* 2010;362:2194-2201.
2. Okie S. Confronting Alzheimer's disease. *N Engl J Med.* 2011;365:1069-1072.
3. Querfurth HW, LaFerla FM. Alzheimer's disease. *N Engl J Med.* 2010;362:329-344.
4. Talwalker S, Overall JE, Srirama MK, Gracon SI. Cardinal features of cognitive dysfunction in Alzheimer's disease: a factor-analytic study of the Alzheimer's Disease Assessment Scale. *J GeriatrPsychiatry Neurol.* 1996;9:39-46.
5. McKhann GM, Knopman DS, Chertkow H, et al. The diagnosis of dementia due to Alzheimer's disease: recommendations from the National Institute on Aging-Alzheimer's Association workgroups on diagnostic guidelines for Alzheimer's disease. *Alzheimers Dement.* 2011;7:263-269.
6. Albert MS, DeKosky ST, Dickson D, et al. The diagnosis of mild cognitive impairment due to Alzheimer's disease: recommendations from the National Institute on Aging-Alzheimer's Association workgroups on diagnostic guidelines for Alzheimer's disease. *Alzheimers Dement.* 2011;7:270-279.
7. Sperling RA, Aisen PS, Beckett LA, et al. Toward defining the preclinical stages of Alzheimer's disease: recommendations from the National Institute on Aging-Alzheimer's Association workgroups on diagnostic guidelines for Alzheimer's disease. *Alzheimers Dement.* 2011;7:280-292.
8. Farlow MR, Cummings JL. Effective pharmacologic management of Alzheimer's disease. The *Am J Med.* 2007;120:388-397.
9. Petersen RC. Mild cognitive impairment as a diagnostic entity. *J Intern Med.* 2004;256:183-194.
10. Petersen RC. Clinical practice. Mild cognitive impairment. *N Engl J Med.* 2011;364:2227-2234.
11. Duyckaerts C, Delatour B, Potier MC. Classification and basic pathology of Alzheimer disease. *Acta Neuropathol.* 2009;118:5-36.
12. Lee VM, Goedert M, Trojanowski JQ. Neurodegenerative tauopathies. *Annu Rev Neurosci.* 2001;24:1121-1159.
13. Geldmacher DS, Farlow M. Alzheimer disease. In: Gilman S, ed. *MedLink Neurolog.* San Diego, CA: MedLink Corporation; 2010.
14. American Psychiatric Association. *Diagnostic and Statistical Manual of Mental Disorders.* 4th ed. Washington DC: American Psychiatric Association; 1994.
15. Stokholm J, Vogel A, Gade A, Waldemar G. Heterogeneity in executive impairment in patients with very mild Alzheimer's disease. *Dement Geriatr Cogn Disord.* 2006;22:54-59.
16. Jost BC, Grossberg GT. The evolution of psychiatric symptoms in Alzheimer's disease: a natural history study. *J Am Geriatr Soc.* 1996;44:1078-1081.
17. Volicer L, Harper DG, Manning BC, Goldstein R, Satlin A. Sundowning and circadian rhythms in Alzheimer's disease. *Am J Psychiatry.* 2001;158:704-711.
18. Scarmeas N, Brandt J, Blacker D, et al. Disruptive behavior as a predictor in Alzheimer disease. *Arch Neurol.* 2007;64:1755-1761.
19. Aalten J, Verhey FR, Bullock R, et al. Neuropsychiatric syndromes in dementia. Results from the European Alzheimer Disease Consortium: part I. *Dement Geriatr Cogn Disord.* 2007;24:457-463.

20. Starkstein SE, Jorge R, Mizrahi R, Robinson RG. A diagnostic formulation for anosognosia in Alzheimer's disease. *J Neurol Neurosurg Psychiatry.* 2006;77:719-725.
21. Schulte OS, Stephens J, Ann J. Brain function, aging, and dementia. In: Umphred DA, ed. *Neurological Rehabilitation.* 5th ed. St. Louis, MO: Mosby Elsevier; 2007:902-930.
22. Tang-Wai DF, Knopman DS, Geda YE, et al. Comparison of the short test of mental status and the mini-mental state examination in mild cognitive impairment. *Arch Neurol.* 2003;60:1777-1781.
23. Nasreddine ZS, Phillips NA, Bedirian V, et al. The Montreal Cognitive Assessment, MoCA: a brief screening tool for mild cognitive impairment. *J Am Geriatr Soc.* 2005;53:695-699.
24. Kokmen E, Naessens JM, Offord KP. A short test of mental status: description and preliminary results. *Mayo Clin Proc.* 1987;62:281-288.
25. Kokmen E, Smith GE, Petersen RC, Tangalos E, Ivnik RC. The short test of mental status. Correlations with standardized psychometric testing. *Arch Neurol.* 1991;48:725-728.
26. Jette AM, Davies AR, Cleary PD, et al. The Functional Status Questionnaire: reliability and validity when used in primary care. *J Gen Intern Med.* 1986;1:143-149.
27. Pfeffer RI, Kurosaki TT, Harrah CH, Jr, Chance JM, Filos S. Measurement of functional activities in older adults in the community. *J Gerontol.* 1982;37:323-329.
28. Quinn L, Bello-Hass VD. Progressive central nervous system disorders. In: Cameron MH, ed. *Physical Rehabilitation.* St. Louis, MO: Mosby Elsevier; 2007:436-472.
29. Shaw FE, Kenny RA. Can falls in patients with dementia be prevented? *Age Ageing.* 1998;27:7-9.
30. Hauer K, Pfisterer M, Weber C, Wezler N, Kliegel M, Oster P. Cognitive impairment decreases postural control during dual tasks in geriatric patients with a history of severe falls. *J Am Geriatr Soc.*2003;51:1638-1644.
31. Williams CS, Zimmerman S, Sloane PD, Reed PS. Characteristics associated with pain in long-term care residents with dementia. *Gerontologist.* 2005;45(spec no. 1):68-73.
32. Lewis CB, Bottomley JM. *Geriatric Rehabilitation. A Clinical Approach.* 3rd ed. Upper Saddle River, NJ: Pearson Prentice Hall; 2008.
33. Fuller KS, Wilnkler PA, Corboy JR. Degenerative diseases of the central nervous system. In: Goodman CC, Fuller KS, eds. *Pathology—Implications for the Physical Therapist.* 3rd ed. St. Louis, MO: Saunders Elsevier; 2009:1418-1419.
34. Loewenstein DA, Acevedo A, Czaja SJ, Duara R. Cognitive rehabilitation of mildly impaired Alzheimer disease patients on cholinesterase inhibitors. *Am J Geriatr Psychiatry.* 2004;12:395-402.
35. Simmons-Stern NR, Budson AE, Ally BA. Music as a memory enhancer in patients with Alzheimer's disease. *Neuropsychologia.* 2010;48:3164-3167.
36. Kim EJ, Buschmann MT. The effect of expressive physical touch on patients with dementia. *Int J Nurs Stud.* 1999;36:235-243.
37. Gitlin LN, Hauck WW, Dennis MP, Winter L. Maintenance of effects of the home environmental skill-building program for family caregivers and individuals with Alzheimer's disease and related disorders. *J Gerontol A Biol Med Sci.* 2005;60:368-374.
38. Guerriero Austrom M, Damush TM, Hartwell CW, et al. Development and implementation of nonpharmacologic protocols for the management of patients with Alzheimer's disease and their families in a multiracial primary care setting. *Gerontologist.* 2004;44:548-553.
39. Mittelman MS, Roth DL, Haley WE, Zarit SH. Effects of a caregiver intervention on negative caregiver appraisals of behavior problems in patients with Alzheimer's disease: results of a randomized trial. *J Gerontol B Psychol Soc Sci.* 2004;59:P27-P34.

Acidente vascular cerebral

Sharon L. Gorman
Elizabeth A. Holt

CASO 2

Um homem de 41 anos de idade, destro, com história de acidente vascular cerebral (AVC) isquêmico nos gânglios basais esquerdos há 12 semanas, foi a uma clínica de fisioterapia. Inicialmente, após o AVC, ele ficou hospitalizado durante uma semana, com alta posterior para casa. Recebeu 12 sessões de fisioterapia em casa, frequentou, depois, uma clínica de fisioterapia e realizou mais 12 sessões. O paciente apresenta melhoras desde o AVC, afirmando melhora a cada semana. Continua, porém, fatigando-se facilmente, sofrendo diminuição de equilíbrio e fraqueza nas extremidades superior e inferior do lado direito. O mecanismo desencadeador do AVC relacionava-se com o uso de varfarina para tratamento de fibrilação atrial, bem como início de uma dieta com elevado teor de vitamina K. O paciente desconhecia que uma dieta rica com essa vitamina reduz a eficácia da varfarina, aumentando, assim, o risco de AVC isquêmico. Sua história de saúde também indicou que o paciente tinha colesterol elevado e apneia do sono. Já haviam se passado três semanas desde a última fisioterapia na clínica. O paciente retornou a essa clínica, devido a não conseguir caminhar longas distâncias sem se cansar, apresentar dificuldade para correr e participar de suas atividades em seu time de *softball*; informando que não consegue atirar ou pegar a bola com precisão e consistência. Diz que as restrições às atividades incluem incapacidade de levar o cachorro para passear, treinar o time de *softball* da filha (o que inclui falta de dinâmica em seus movimentos) ou praticar qualquer esporte.

- Que fatores de risco contribuíram para a condição de saúde desse paciente?
- Com base na condição da saúde do paciente, o que você considera como fatores colaboradores para as limitações e os prejuízos relativos à atividade?
- Quais são as prioridades do exame?
- Quais são as intervenções fisioterapêuticas mais apropriadas?
- Quais os resultados mensuráveis são os mais adequados para esse paciente e sua apresentação?

DEFINIÇÕES-CHAVE

ACIDENTE VASCULAR CEREBRAL ISQUÊMICO: interrupção da circulação cerebral por uma artéria bloqueada devido a um êmbolo ou trombo

GÂNGLIOS BASAIS: grupo de núcleos subcorticais profundos e interconectados, compostos de dois núcleos principais de entrada (núcleo estriado e subtalâmico) e dois núcleos principais de saída (*substantia nigra pars reticulata* e *internal globus pallidus*), que ajudam a iniciar e controlar os movimentos

VITAMINA K: vitamina lipossolúvel necessária à coagulação do sangue

Objetivos

1. Descrever como a interação fármaco-alimento, como varfarina e dieta rica em vitamina K, aumenta o risco de um acidente vascular cerebral.
2. Elaborar um esquema de exame físico para um indivíduo muito ativo que sofreu AVC.
3. Comparar e contrastar resultados selecionados para uso com indivíduo bastante ativo após um AVC.
4. Incorporar princípios da reabilitação desportiva aos cuidados após AVC.
5. Descrever princípios de neuroplasticidade que devem ser considerados ao elaborar um plano de cuidados pós AVC.

Considerações sobre a fisioterapia

Considerações de fisioterapia durante o controle de indivíduo altamente ativo, que sofreu AVC nos gânglios basais:

- **Plano de cuidado/metas gerais para fisioterapia:** aumentar a atividade e a participação; aumentar a força e/ou normalizar o tônus muscular no lado envolvido; prevenir ou minimizar a perda da amplitude de movimentos (ADM), a força e a capacidade funcional aeróbia e melhorar a qualidade de vida.
- **Intervenções da fisioterapia:** reeducação neuromuscular; exercício terapêutico específico para tarefa com intuito de tratar as restrições à participação; segurança do paciente.
- **Precauções durante a fisioterapia:** monitoração do estado cardiovascular; proteção das articulações no lado hemiplégico, proteção da pele em áreas sem sensibilidade.
- **Complicações que interferem na fisioterapia:** risco de outro derrame devido ao aumento das exigências físicas; perda do equilíbrio com atividades desportivas de alto nível.

Visão geral da patologia

Acidentes vasculares cerebrais (AVCs), também conhecidos como derrames, são a terceira principal causa de morte nos EUA, representando a incapacitação mais grave e prolongada na comparação com qualquer outra doença.[1] O AVC é um distúrbio cerebral agudo, de origem vascular, acompanhado de disfunção neurológica, que persiste por mais de 24 horas.[1] Há, nos EUA, mais de 750 mil pessoas que sofrem um AVC por ano.[1] Os AVCs hemorrágicos respondem 20% dos casos, sendo ocasionados por hipertensão (HAS), aneurisma sacular rompido ou má-formação arteriovenosa. Os AVCs isquêmicos, basicamente ocasionados por mudanças trombóticas, respondem pelos restantes 80% dos AVCs. As causas potenciais de derrame isquêmico incluem placas ateroscleróticas e HAS ou êmbolos, que se alojam em uma artéria e interrompem o suprimento de oxigênio ao cérebro. Fatores de risco não modificáveis para AVC incluem descendência afroamericana, hispânica ou asiática, residir na ilha do Pacífico, ter mais de 55 anos de idade, ser do sexo masculino e ter uma história familiar de AVC ou ataque isquêmico transitório (AIT).[2] Os fatores de risco controláveis – seja por controle medicamentoso ou mudanças no estilo de vida – incluem: HAS, fibrilação atrial, colesterol elevado, diabetes, aterosclerose, ser fumante, estilo de vida sedentário, obesidade e ingestão alcoólica excessiva.[2]

Nos EUA, ocorre aumento na incidência de AVC em pessoas jovens.[3,4] Na década de 1994-1995 até 2006-2007, os hospitais relataram aumento de 47% nos derrames em homens entre 35 e 44 anos (comparados a aumento de 36%, no mesmo período, em mulheres da mesma faixa etária).[3] Enquanto isso, as estatísticas mostraram que os AVCs, na população geriátrica, diminuíram devido a melhor tratamento e prevenção nesse grupo.

Um fator capaz de levar a um AVC isquêmico envolve a interação entre varfarina e vitamina K, que pode produzir um estado potencialmente perigoso de hipercoagulabilidade.[5] A varfarina é um anticoagulante oral (afinador do sangue), que reduz a capacidade coagulatória. É um dos fármacos de prescrição mais comum. Em pessoas com alto risco de formar coágulos, é usada para anticoagulação contínua, prevenindo embolia pulmonar e trombose venosa.[5] Usos comuns incluem: tratamento de trombose venosa profunda, embolia pulmonar, infarto agudo do miocárdio; em pessoas com fibrilação atrial (para reduzir a probabilidade de formação de trombo nos átrios e embolia subsequente) e, em pacientes com valvas cardíacas artificiais. A formação de coágulo sanguíneo (coagulação) é um processo complicado, que exige a interação de mais de uma dúzia de fatores. A varfarina age para afinar o sangue por meio de inibição de vários fatores dependentes da vitamina K na cascata coagulatória. A vitamina K, por outro lado, promove a formação de coágulos, ativando vários fatores de coagulação no sangue.[5] Assim, uma dieta com muita vitamina K pode contra-atacar os efeitos da varfarina, com potencial de resultar em um êmbolo ou trombo capaz de causar AVC, infarto do miocárdio, embolia pulmonar e/ou trombose venosa profunda. A bula da varfarina inclui um alerta alimentar, para que sejam evitadas grandes quantidades de vegetais folhosos e outras fontes de vitamina K (Tab. 2.1).[5]

Tabela 2.1 FONTES ALIMENTARES COMUNS DE VITAMINA K

Vegetais folhosos, verde-escuros	Couve Espinafre Alface Acelga suíça Couve de Bruxelas Brócolis Repolho

A bula da varfarina também alerta para "conversar com o médico se você planeja fazer dieta e perder peso". Mesmo que quantidades pequenas de alimentos ricos em vitamina K possam não mudar a eficácia da varfarina, é informado aos pacientes que devem monitorar a ingestão diária de vitamina K, não ultrapassando 120 μg/d para homens e 90 μg/d para mulheres. Há, ainda, aviso de que pessoas que tomam varfarina mantenham uma ingestão *consistente* todos os dias.[5] Muitas pessoas que ingerem varfarina podem tentar levar uma vida mais saudável – o que pode incluir dieta com muitos vegetais folhosos. Elas, porém, costumam se esquecer dos alertas alimentares dados quando iniciam o tratamento com o fármaco, negligenciando consultas ao médico ou farmacêutico. Tomar varfarina, certamente, não significa que as pessoas devam evitar folhas; se o aumento na dieta de vitamina K for consistente com o tempo, a dose individual de varfarina pode ter que ser aumentada pelo médico, para que o fármaco previna, efetivamente, a formação de coágulos.

O local do AVC em um indivíduo é importante para que sejam compreendidos os prejuízos resultantes. O principal papel dos gânglios basais (GBs) é controlar os movimentos. Esses núcleos estão envolvidos em mudanças no tônus muscular, na coordenação, no controle motor, na estabilidade postural e, em possíveis padrões anormais dos movimentos. [1,6] Dano aos gânglios basais (como ocorre na doença de Parkinson, Huntington ou oclusão à região de suprimento de sangue) resulta em tipos diferentes de disfunção dos movimentos. Os pacientes podem achar extremamente desafiador o início dos movimentos ou a mudança de programas motores.[1,6] Os gânglios basais são ativados antes da ativação primária dos movimentos, indicando o seu papel no início e na sequência fluida adequada dos movimentos, que produz uma resposta definida.[1] Acredita-se que esse conjunto de reações esteja envolvido mais com indicadores internos e com a geração de padrões complexos de movimentos. O papel importante dos gânglios basais na estabilidade postural fica evidente diante do dano a esses núcleos. Os pacientes podem apresentar diminuição na habilidade em ajustar ou modificar a postura, maior dificuldade de equilibrar-se com os olhos fechados e perda de reflexos posturais. Pacientes que sofreram AVC nos gânglios basais podem também evidenciar anormalidades "*Motor shunking*".[6] Em outras palavras, essas pessoas são menos capazes de organizar os movimentos em sequências, além de mostrar aumento nos tempos de reação, durante funções motoras aprendidas, comparadas a indivíduos neurologicamente intactos. Assim, ao mesmo tempo em que pessoas com AVC que afeta os gânglios basais podem ter déficits motores mais leves que os com AVC que afeta vasos cerebrais maiores, elas costumam apresentar dificuldades de iniciação motora, reações mais lentas e dificuldade para realizar movimentos complexos, como correr, saltar e arremessar.

Manejo da fisioterapia do paciente

A idade do indivíduo na época da ocorrência do derrame tem importância: ser mais jovem nesse momento indica aumento da neuroplasticidade.[7] Relevância e especificidade precisam ser consideradas ao selecionar as intervenções. Indivíduos mais jovens podem ter um nível anterior mais alto de funcionamento em que desejam retornar, sendo responsabilidade do fisioterapeuta oferecer intervenções que melhorem suas funções. Também são importantes a intensidade e a repetição; é fundamental realizar as intervenções com a maior intensidade possível e as repetições suficientes para a indução de mudanças. Um cérebro mais jovem, com tratamento mais agressivo, pode aumentar a probabilidade de maiores ganhos de funcionamento.

O paciente deste caso teve AVC nos gânglios basais há três meses, com fraqueza resultante no lado direito, déficits de equilíbrio e disfunção de controle motor/movimentos, especificamente relacionados a padrões de movimentos complexos e de início dos movimentos. Ele é considerado uma pessoa altamente ativa após o derrame. Durante sua consulta, relatou que mora com a família e apresentou queixas principalmente associadas às restrições de participação. Era uma pessoa independente em todas as atividades cotidianas e agora apresenta, em especial, déficits de marcha relacionados a fadiga, durante a deambulação no nível da comunidade. Por causa do alto nível de funcionamento do paciente, o terapeuta não conseguiu contar com as **medidas padronizadas de resultados** mais tradicionais, como a Berg Balance Scale, a Stroke Rehabilitation Assessment of Movement (STREAM), ou a Performance Oriented Mobility Assessment (POMA, ou Tinetti Balance Assessment Tool). O terapeuta, então, avaliou e tratou esse indivíduo como um atleta de meia-idade, com disfunção de controle motor e movimentos, optando por medidas mais apropriadas, não validadas na população pós AVC.

Exame, avaliação e diagnóstico

A história anterior do paciente consistiu em dor na porção inferior das costas, no ciático do lado direito e fascite plantar no lado esquerdo. Seus fatores de risco específicos para um AVC incluíam colesterol elevado, obesidade e fibrilação atrial. Quando fatigado, o paciente observa aumento nos sintomas neurológicos, inclusive cefaleia, queda do pé direito e entorpecimento e formigamento no lado direito. O fator agravante é a falta de sono. Fatores de alívio incluem sono e o repouso entre as atividades. Quando começa a sentir fadiga ou percebe deterioração no padrão da marcha, senta por 15 a 20 minutos para reduzir os sintomas. O paciente declara sentir-se exausto pelas 21h e começa a perceber aumento dos sinais neurológicos, inclusive fraqueza do lado direito. Antes do AVC, trabalhava como gerente, no departamento de contas de uma organização governamental. Seu trabalho em turno integral incluía sentar-se em escrivaninha diante do computador. Atualmente, não está trabalhando e continuará a receber os benefícios por incapacidade ao longo de mais 9 meses. As metas do paciente foram continuar a treinar o time de *softball* da filha, levar o cachorro para passear, correr e exercitar-se com a família e manter atividades normais.

A história de saúde anterior do paciente incluía fibrilação atrial, hipercolesterolemia, pré-hipertensão e obesidade (índice de massa corporal de 40,3 kg/m^2). O paciente não relatou tonturas, perturbações visuais, disfagia, disartria, náuseas/vômitos ou episódios de síncope. Estava tomando varfarina (9 mg diariamente, há nove anos), pantoprazol (40 mg para esofagite erosiva), ácido acetilsalicílico, ácido fólico (2 mg) e Simvastatin (40 mg para hipercolesterolemia). Cirurgias importantes incluíam reparo no menisco direito há 22 anos e reparo no ligamento anterior cruzado direito há quatro anos. O paciente perdeu cerca de 15 kg desde o derrame e informou ausência de sintomas radiculares ou formigamento/entorpecimento bilateral, bem como ausência de problemas intestinais ou vesicais.

A revisão dos sistemas pelo fisioterapeuta indicou necessidade de mais exames cardiovasculares e pulmonares devido à história de AVC. Os sinais vitais do paciente no exame inicial foram: pressão sanguínea 130/90 mmHg (pré-hipertensão), frequência cardíaca de 70 batimentos por minuto (normal) e frequência respiratória de 15 respirações por minuto (normal). Os sistemas neuromusculares e musculoesqueléticos mostraram mais exames a serem feitos devido à hemiparesia direita do paciente, história de dor na porção inferior das costas e no ciático no lado direito e fascite plantar esquerda, relato de dificuldades com o equilíbrio e a marcha, entorpecimento (ausência da percepção de estímulos táteis, técnicos ou nocivos), formigamento no lado direito e fraqueza nas extremidades superiores e inferiores. Não houve indicação de mais exames para o sistema tegumentar, já que a pele do paciente estava intacta. Foram postergados mais exames da cognição, porque o paciente estava em alerta e orientado para pessoa, lugar, tempo e propósito, além de ausência de sinais ou sintomas consistentes com deficiências cognitivas durante a entrevista.

O exame físico realizado pelo terapeuta começou com uma observação. A postura sentada do paciente demonstrou apoio anterior do tronco, inclinação pélvica anterior e uma grande circunferência abdominal. Quando ele entrou na sala de exames, o terapeuta observou seu padrão de marcha. Ele mostrou dorsiflexão reduzida no tornozelo direito durante a fase de balanço da marcha, levando a uma redução da liberação dos dedos do pé, com leve sinal de Trendelenburg direito, durante a fase de apoio. Em seguida, o terapeuta realizou uma análise dos movimentos funcionais. Foi escolhido agachamento com as duas pernas, porque era uma habilidade necessária ao treinamento no *softball*. O paciente conseguiu fazer um agachamento de pé, sem os desvios esperados ou necessidade de apoio da extremidade superior para equilíbrio. Depois, o terapeuta selecionou uma tarefa mais desafiadora. A precisão no arremesso foi escolhida como uma análise funcional dos movimentos da extremidade superior direita. O terapeuta avaliou a precisão do paciente com arremessos em trampolim (Fig. 2.1). O paciente posicionou-se de pé a 30 metros do trampolim em ângulo colocado no chão. Ele arremessou uma bola de 450 g em um quadrado de 23 x 23 cm, marcado no centro do trampolim. A precisão foi medi-

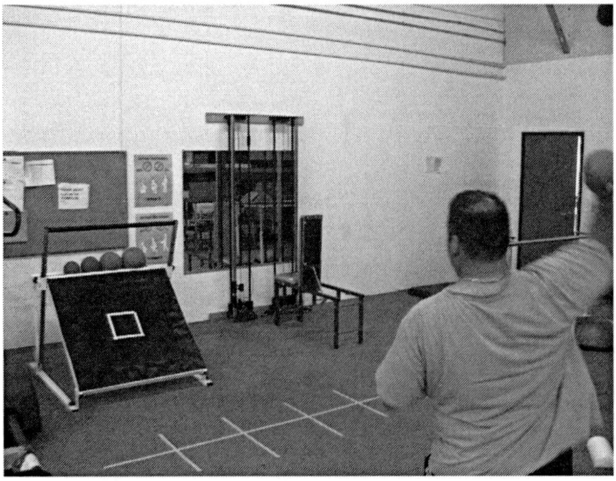

Figura 2.1 Preparação para precisão de arremesso.

da por sua capacidade de atingir o alvo durante 20 tentativas. Essa análise funcional do movimento é similar ao Functional Throwing Performance Index (FTPI). O FTPI avalia a precisão de arremesso de uma bola de borracha em um alvo a 5 metros de um alvo de 30 x 30 cm, a uma altura de cerca de 1,30 m, em que a quantidade de arremessos corretos em 30 segundos é contada.[8] O terapeuta utilizou a precisão com os arremessos de trampolim para criar um instrumento investigativo possível no espaço clínico limitado. Essa tarefa poderia também formar a base de um exercício terapêutico para melhorar a capacidade de arremesso do paciente. No começo do exame, a exatidão do paciente ao arremessar era de 4 a cada 20 tentativas.

O terapeuta administrou a Patient Specific Functional Scale (PSFS).[9] Essa escala é uma medida padronizada de resultado autorrelatado, em que o paciente escolhe de cinco a sete itens que considera não conseguir realizar tão bem quanto antes da lesão. Cada uma das atividades autosselecionadas recebe pontos, em uma escala de 1 a 10, em que 1 indica que o paciente está, no momento, incapacitado para realizar a tarefa e 10 indica que ele consegue realizá-la da mesma forma que antes da lesão. Uma revisão sistemática descobriu que a PSFS era confiável, válida e reagente em várias populações com condições musculoesqueléticas, inclusive dor aguda na porção inferior das costas e disfunção do pescoço.[9] Devido à semelhança entre os programas de reabilitação musculoesquelética e neurológica, pessoas com disfunção neurológica poderiam se beneficiar com o uso da PSFS como uma medida de resultado centrado no paciente.[9] O uso da PSFS pode auxiliar a determinar atividades específicas com o intuito de melhorar a relevância da tarefa para o paciente. Se o paciente confere importância a uma atividade na PSFS e os exercícios/intervenções terapêuticos abordam tais itens, ele deve demonstrar desempenho melhor durante a reabilitação, ajudando a maximizar a neuroplasticidade durante a repetição do treinamento da tarefa específica.

A Tabela 2.2 descreve os itens e os escores da PSFS desse paciente. As atividades selecionadas por ele, como de maior dificuldade no momento, na comparação antes do AVC, incluíram: caminhar, equilibrar-se, transferir-se, correr, arremessar e atingir uma bola com o taco de *baseball*.

A segunda medida de resultado selecionada pelo terapeuta foi o **High-level Mobility Assessment Tool (HiMAT)**.[10,11] O HiMAT é um instrumento confiável e válido para ser aplicado em pessoas com trauma cranioencefálico[11] e demonstra boa validade interna em pessoas com condições neurológicas.[10] Esse recurso confere pontuação mediante uso de medidas de tempo ou distância para cada item, convertidas e registradas como níveis ordinais. O escore mais alto de 5 representa um tempo ou distância "normal" para realizar a tarefa, enquanto o escore mais baixo de 1 significa maior tempo ou menor distância, indicando desempenho insatisfatório. Um paciente recebe um escore de 0 caso não realize com sucesso um dos itens. Nessa consulta, os itens "sobe escadas" e "desce escadas" foram adaptados, pois não havia um lance com 14 degraus. Em vez disso, o paciente foi orientado a realizar duas tentativas de 14 degraus em degraus com 20 cm mediante duas condições: (1) a perna não afetada atingindo primeiro o degrau e (2) a perna afetada atingindo primeiro o degrau. Foi feita uma média do tempo para realizar a tarefa referente aos 14 degraus ascendentes, sendo registrado. A Tabela 2.3 mostra o desempenho do paciente no HiMAT. Em geral, o paciente saiu-se bem em atividades menos exigentes, como caminhar, mas não teve bom desempenho em atividades de nível superior, como correr e saltar.

Tabela 2.2 RESULTADOS DA ESCALA FUNCIONAL ESPECÍFICA DO PACIENTE (PSFS) PARA O PACIENTE DO CASO

	Correr	Arremessar	Equilibrar	Transferir	Caminhar	Bater
Exame inicial	4	4	5	5	7	4
Visita 2	4	5	5	5	7	4
Visita 3	5	6	6	6	7	5
Visita 4	5	6	6	6	6	6
Visita 5	6	7	7	7	7	7
Visita 6	7	7	6	6	6	7
Visita 7	7	8	8	8	8	8
Visita 8	7	8	7	8	8	8
Visita 9	7	8	8	8	8	8
Visita 10	7	9	8	9	9	8
Visita 11	8	9	8	9	9	8
Mudança (do começo até a alta pelo fisioterapeuta)	4	5	3	4	2	3

Tabela 2.3 RESULTADOS DO INSTRUMENTO HIGH-LEVEL MOBILITY ASSESSMENT (HIMAT) PARA O PACIENTE DO CASO

Item	Exame inicial	Visita 4	Visita 8	Visita 11	Mudança (do início até a alta)
Caminhar	3	1	2	3	0,46 s
Andar para trás	3	2	3	3	0,57 s
Andar na ponta dos pés	3	3	3	3	0,59 s
Ultrapassar obstáculo	2	2	2	3	0,88 s
Correr	1	1	1	1	0,23 s
Saltar	1	1	1	1	1,96 s
Pular em um pé só para frente (afetado)	1	1	1	1	12,39 s
Pular (afetado)	2	2	3	3	13 cm
Pular (menos afetado)	2	2	3	3	11 cm
Subir degrau (afetado)	23,96 s	20,14 s	15,83 s	16,58 s	6,47 s
Subir degrau (menos afetado)	21,61 s	19,02 s	16,50 s	16,09 s	4,08 s

Nessa etapa do exame, o terapeuta desenvolveu várias hipóteses sobre possíveis deficiências que contribuem para o desempenho anormal do nível das atividades encontrados durante o exame inicial. O teste de nível de deficiências foi realizado para incluir/descartar essas deficiências e contribuiu aos déficits de movimentação e no nível das atividades do paciente.

Os testes de Romberg e de Romberg aperfeiçoado foram usados para examinar o equilíbrio estático em pé.[1, 12-14] O teste de Romberg é feito com o paciente de pé, com os pés unidos e braços cruzados no peito, durante 60 segundos, primeiro com os olhos abertos, depois, repetido com olhos fechados. Se usado balanço excessivo do tronco ou passada com os pés como estratégia, o terapeuta interrompe o cronômetro.[13] Marcações de tempo inferiores a 20 segundos correlacionam-se em três vezes com aumento nas quedas.[12,13] O paciente conseguiu fazer o teste de Romberg com os dois olhos abertos e fechados, durante 60 segundos. O teste de Romberg aperfeiçoado é uma pequena mudança do de Romberg, em que o paciente fica em pé em uma posição *tandem* (calcanhar-ponta dos pés), com os braços cruzados no peito, por 60 segundos. O paciente repete o teste com os olhos fechados, por 60 segundos. Balanço excessivo do tórax ou início de estratégia de passada faz interromper o tempo.[11] O teste de Romberg aperfeiçoado tem valores normativos para mulheres entre 60 e 64 anos (a menor variação de idade para a qual há valores normativos disponíveis) para os olhos abertos (56,4 s) e fechados (24,6 s).[15] O paciente fez o teste de Romberg aperfeiçoado com os olhos abertos durante 60 segundos (normal). Com eles fechados, manteve a posição durante apenas 4 segundos, quando o pé esquerdo movimentou-se para frente para manter o equilíbrio. Pelo fato de lhe ter sido difícil o teste de Romberg aperfeiçoado na condição de olhos fechados, o fisioterapeuta reavaliou o paciente com esse teste ao longo do episódio de cuidados de fisioterapia.

O paciente apresentou ADM ativa completa e sem dor nas extremidades superiores e inferiores. O teste de alongamento dos músculos, no entanto, revelou vários músculos encurtados, bilateralmente: piriforme, isquiotibiais (elevação da perna reta 70%), quadríceps e tractus iliotibial.[16] Esses músculos encurtados podem contribuir para limitações nos movimentos ou atividades do paciente. Foi feito Manual Muscle Testing (MMT). A força superior e inferior esquerda do paciente estava normal (grau 5/5). No lado direito, observou-se fraqueza na extremidade superior, no trapézio inferior e médio (4/5) e nos abdutores do ombro (4/5). O paciente também apresentou fraqueza proximal e distal direita em extremidade inferior. A abdução e a extensão do quadril ficou com grau 4/5, com a extensão do halux com grau 3/5. A força essencial do tronco foi testada com inclinação pélvica, recebendo 4/5. A força de preensão (testada com um dinamômetro de preensão) mostrou-se bilateralmente normal quando comparada com valores compatíveis com a idade.[17] A fraqueza no lado direito do paciente pode contribuir para problemas funcionais e de movimentação demonstrados em outros testes no exame inicial. Deve-se observar que estudos recentes revelaram que testes de força, via testes manuais de musculatura, com graus superiores a 3, não são tão confiáveis como o teste que usa o dinamômetro manual.[18] Ao considerar que esse paciente precisava de uma investigação de sua força (mais do que sua fraqueza), pode ser mais apropriado usar o teste com o dinamômetro manual para a obtenção de resultados mais exatos.

Uma vez que o paciente se queixou de sensações anormais, o terapeuta realizou outros exames. Um teste de propriocepção e toque leve mostrou normalidades nas extremidades inferiores bilaterais.[16] O paciente também apresentou movimentos normais calcanhar-tíbia e ponta dos dedos das mãos-nariz.[1] Esses testes sensoriais descartaram déficits na propriocepção, no toque leve e na coordenação sem equilíbrio como fatores contribuintes para as limitações na atividade e nos movimentos do paciente.

O diagnóstico do fisioterapeuta foi de um homem de 41 anos de idade com déficits em: equilíbrio, força da extremidade superior e inferior do lado direito, comprimento de musculatura em extremidade inferior bilateral e precisão de arremesso, após sofrer AVC do lado esquerdo, nos gânglios basais, há três meses. O paciente apresenta limitação na capacidade de levar o cachorro para passear e de jogar *softball* com os filhos. Também diz não conseguir atirar a bola, manejar o bastão, correr ou misturar-se/transferir-se com fluidez de modo a permitir seu retorno à atividade de treinador. Os fatores contribuintes que podem impedir o progresso incluem sua história de dor na porção inferior das costas, ciático do lado direito e dor na fáscia plantar esquerda.

Plano de atendimento e intervenções

A neuroplasticidade é a capacidade inerente do sistema nervoso central (SNC) de mudar e adaptar-se às forças aplicadas sobre ele.[7,19,20] Conforme os **princípios da neuroplasticidade**, as intervenções devem estar focadas nos déficits específicos do paciente e ter importância para ele e seu retorno às atividades, de modo a trazerem mudança e plasticidade. A intensidade e a repetição melhoram a plasticidade, devendo ser incorporadas ao plano de tratamento. Os princípios da neuroplasticidade que pertencem a esse caso incluem relevância, especificidade, repetição e intensidade. A relevância refere-se ao fato de que uma habilidade motora deve ser importante e/ou significativa para o paciente, de modo a garantir consistência para manter a motivação e melhorar a função. A especificidade significa que a intervenção deve ser específica às dificuldades do paciente para melhorar aquela atividade. A repetição é incorporada para maximizar as realizações da tarefa motora o máximo possível para levar à aprendizagem. A intensidade refere-se ao fato de ter que ser implementado reexame consistente para aumentar a intensidade em cada sessão e entre elas, assegurando a maximização, com base no desempenho do paciente.

Metas a serem alcançadas em três semanas foram elaboradas com o paciente, que incluem: (1) capacidade de tolerar mais que 1 hora de caminhada e atividade de pé sem fadiga, para facilitar o retorno ao treino da equipe de *softball*; (2) independência no programa de exercícios em casa (HEP, Home Exercises Program) para promover progresso contínuo e uma volta ao nível anterior de funcionamento (PLOF, Prior Level of Function). Os resultados alcançados em seis semanas incluíram: (1) aumento da força para escores de 5/5 MMT para os músculos das extremidades superior e inferior direitas para melhorar a capacidade de realizar atividades funcionais ou recreativas; (2) aumento de escores no PSFS para >8 em cada uma das atividades escolhidas, aperfeiçoando a qualidade de vida do paciente; (3) aumento mínimo de 1 por item do HiMAT com intuito de melhorar o equilíbrio e a mobilidade do paciente, possibilitando maior capacidade de jogar e treinar *softball*.

A duração do tratamento foi fixada em uma ou duas vezes por semana, durante seis semanas. O fisioterapeuta considerou satisfatório o prognóstico do paciente para o alcance das metas antecipadas e os resultados esperados, em decorrência de idade jovem, motivação, alto nível anterior de atividade, bem como seu progresso ininterrupto desde a ocorrência do AVC há três meses.

O fisioterapeuta usou resultados do HiMAT, PSFS, precisão dos arremessos e teste de Romberg aperfeiçoado para determinar as intervenções adequadas. O PSFS ajudou a definir as atividades que seriam mais relevantes ao paciente, auxiliando na motivação e na neuroplasticidade. O HiMAT e o Romberg aperfeiçoado foram usados para determinar as intervenções específicas conforme as dificuldades do paciente.

Cada sessão começava com aquecimento cardiovascular para aumentar a flexibilidade dos isquiotibiais e melhorar o desempenho.[21] Devido aos fatores de risco cardiovasculares do paciente, o aquecimento também constituiu um exemplo de como iniciar a sessão com exercícios aeróbicos que o paciente poderia continuar em casa. O terapeuta verificou a pressão sanguínea e a frequência cardíaca do paciente antes e depois da atividade aeróbica para garantir respostas fisiológicas adequadas ao exercício. O paciente fazia de 5 a 10 minutos o exercício em uma máquina elíptica, em uma intensidade moderada e sem resistência.

O exercício terapêutico consistiu em alongamento selecionado na extremidade inferior nos músculos identificados como atrofiados ou encurtados. Embora o alongamento não reduza o risco de dor muscular, não previna lesão nem melhore o desempenho nos esportes,[22] foi implementado para proporcionar um comprimento muscular mais normal, possibilitando maior desempenho funcional e dos movimentos. Alongamentos nos músculos isquiotibiais foram feitos usando elevação da perna reta em supino; alongamentos do gastrocnêmio/sóleo foram feitos com o paciente de pé em prancha, com inclinação de cerca de 20° de dorsiflexão do tornozelo, com o joelho estendido; os alongamentos do piriforme foram feitos na posição supino (Fig. 2.2). Inicialmente, o fisioterapeuta incorporou os alongamentos à sessão de tratamento. Depois de duas a três visitas, o paciente entendeu as posições, a duração e a quantidade/qualidade de cada alongamento. Assim, esses alongamentos foram transferidos para o programa de exercícios em casa (HEP) do paciente, com conferências periódicas durante sessões subsequentes.

Os exercícios terapêuticos para extremidade inferior foram o ponto central das intervenções e do plano de cuidados desse paciente. Foram escolhidos exercícios tera-

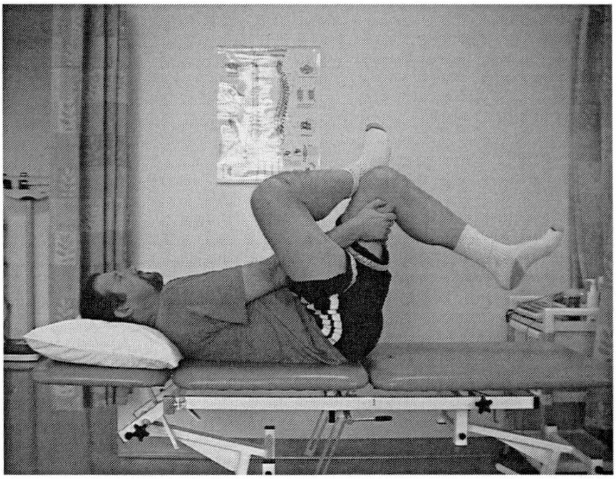

Figura 2.2 Posição para alongamento do músculo piriforme direito.

pêuticos específicos para melhorar seu equilíbrio, resistência, força, estabilidade central e capacidade de mudar programas motores (Tab. 2.4). Também foi usado o treinamento pliométrico das extremidades superiores. Esse treinamento realiza movimentos rápidos e fortes de alongamento e contração rápida da musculatura para melhorar a velocidade e a força da contração muscular e o desempenho em atividades desportivas específicas.[23,24] O treinamento pliométrico melhora a propriocepção e a cinestesia das extremidades superiores.[25] Esse treinamento de arremesso sobre a cabeça também tem mostrado melhora no desempenho.[22] Devido à estrutura inerente do ombro, deve ser treinada a estabilidade dinâmica no atleta que arremessa acima da cabeça para melhorar o desempenho e diminuir o risco de lesão.[26] Como o arremesso ficou prejudicado, e esse paciente teve a meta de ser treinador da equipe de *softball* da filha, mostrou-se apropriado, então, o treinamento pliométrico da extremidade superior.

O paciente recebeu alta após 11 sessões, durante sete semanas. Ele alcançou cinco de seis metas antecipadas e resultados esperados, tornou-se independente com seu programa de exercícios em casa (HEP) e passou a tolerar mais de 60 minutos de atividade contínua, o que facilitou o papel de treinador de *softball*. Não conseguiu melhorar o escore em um ponto em cada item do HiMAT. Informou que sua capacidade de treinar *softball* melhorara muito, evidente em sua habilidade de arremessar a bola e balançar o bastão com exatidão. O paciente declarou que continuará a treinar a equipe de *softball* e que está iniciando uma nova rotina de exercícios para a melhora contínua e a manutenção da aptidão e das funções físicas. A precisão de arremesso do paciente também melhorou durante esse período de cuidados. Ele obteve avanço de 4/20 para 11/20 em arremessos precisos – aumento de três vezes na exatidão de arremessos, ao longo de 11 visitas.

A pontuação do paciente no PSFS mostrou melhora durante o período de tratamento (Tab. 2.2), com poucos recuos na pontuação devido a dor na região inferior das costas (sessão 4), dor no piriforme do lado direito e dor na fáscia plantar esquerda (sessão 6). No caso de pessoas com dificuldades ortopédicas, a menor mudança detectável no PSFS é de 3 em cada item, ou mudança média de 2 relativa aos itens. Esse paciente ultrapassou a mudança mínima detectável em cinco dos seis itens no PSFS e superou a mudança mínima detectável na totalidade dos itens.[27]

Foi feita uma reavaliação do HiMAT nas sessões 4, 8 e 11. O paciente demonstrou melhora consistente em todos os itens do HiMAT, do primeiro exame à alta (Tab. 2.3). Mesmo com melhora dos tempos/distâncias *reais* do paciente, nos itens individuais do HiMAT, ele não melhorou seu escore *total* do HiMAT durante 11 sessões de tratamento. Quando os tempos e distâncias brutos cronometrados foram convertidos para a escala ordinal, não foram importantes o suficiente para mudança na pontuação ordinal, por essa razão a pontuação no HiMAT permaneceu a mesma. Com esse paciente, o HiMAT pode não ter conseguido captar suas mudanças (devido ao efeito do chão), embora ele tenha sido bastante útil ao terapeuta no desenvolvimento, progresso e revisão crítica das intervenções, exercícios e programa de exercícios em casa (HEP). Como o HiMAT foi elaborado de modo a incluir atividades desportivas de alto nível, ele ainda foi um desafio ao paciente mais do que outras medidas de resultados, levando a uma melhora na relevância e na intensidade e, potencialmente, maximizando o papel da neuroplasticidade em sua recuperação.[28]

A força foi reexaminada via MMT na última sessão, mostrando que o paciente não apresentava resquícios das deficiências de força. Periodicamente, o fisioterapeuta reexa-

Tabela 2.4 INTERVENÇÕES COM EXERCÍCIOS TERAPÊUTICOS PARA O PACIENTE DO CASO

	Visita 1	Visita 2	Visita 3	Visita 4	Visita 5	Visita 6	Visita 7	Visita 8	Visita 9	Visita 10
Posição *tandem* sobre meio rolo de espuma	2 conjuntos de 30 s	X	X	X	X	X	X	X	–	–
Subir degrau com 20,3 cm	2 conjuntos de 30 s	X	X	X	X	X	X	X	X	X
Saltos em caixa pliométrica	30 repetições	X	X	X	X	X	X	X	X	–
Rotação externa sobre a cabeça com roldana	1 kg x 60 s	–	–	X	X	–	2 kg x 30 repetições	X	X	X
Tipo em diagonal ou como se amarrasse uvas (andar de lado ao mesmo tempo em que alterna os pés da frente para trás)	5 voltas	–	–	X	X	X	X	X	X	X
Correr com resistência por cabo	–	–	–	3 voltas	X	–	X	X	–	–
Elevar parte do corpo e exercício abdominal com apoio em bola inflável	20 de cada	–	X	–	X	X	X	X	X	–
Andar atacando	–	–	–	–	X	X	X	–	X	–
Movimentos de *baseball*	–	4 kg x 10 movimentos de balanço	X	X	X	X	X	X	X	–
Sentado em bola inflável (movimento bilateral dos braços em padrão espiral e diagonal)	–	4 kg x 10 repetições	X	–	X	X	–	X	X	–

(*Continua*)

Tabela 2.4 INTERVENÇÕES COM EXERCÍCIOS TERAPÊUTICOS PARA O PACIENTE DO CASO (*continuação*)

	Visita 1	Visita 2	Visita 3	Visita 4	Visita 5	Visita 6	Visita 7	Visita 8	Visita 9	Visita 10
Treino em espaço marcado (corrida, inserção, andar de costas, e em diagonal)	–	–	–	–	–	–	3 voltas	X	–	X
Trecho com obstáculos que exige troca rápida de programas motores	–	–	–	–	–	–	X	X	–	–
Exercício abdominal com extremidade superior fixa, tronco superior fixo e flexão de quadris/joelhos até 90°	–	–	–	–	–	X	X	X	–	–

Uma volta = 20 m
"-" indica que esse item não foi realizado nessa data.
"X" indica que esse item foi realizado nessa data.

Tabela 2.5 RESULTADOS DO TESTE DE ROMBERG APERFEIÇOADO COM OLHOS FECHADOS (EM SEGUNDOS) PARA O PACIENTE DESTE CASO

	Movimento do pé esquerdo para frente	Movimento do pé direito para frente
Exame inicial	4	0
Visita 2	50	0
Visita 3	15	13
Visita 4	NT	NT
Visita 5	NT	NT
Visita 6	7	5
Visita 7	2	6
Visita 8	6	7
Visita 9	12	23
Visita 10	20	25
Visita 11	30	36
Mudança (do início até a alta)	26	36

NT, não testado.

minou o desempenho do paciente no teste de Romberg aperfeiçoado, com os olhos fechados (Tab. 2.5). O paciente melhorou em relação à condição de levar o pé esquerdo e direito para frente, em 26 e 36 segundos, respectivamente. Essa melhora indica resultado normal para esse movimento dos dois pés, mediante uso da menor norma possível em relação à idade (24,58 segundos em indivíduos de 60-64 anos). Com aumento da quantidade de jovens que sofreram AVC, as futuras pesquisas devem desenvolver normas que combinem com a idade, em grupos etários mais jovens de homens e mulheres.

Recomendações clínicas baseadas em evidências

SORT: Valor/Força da Taxonomia da Recomendação (do inglês, *Strength of Recommendation Taxonomy*)

A: evidências consistentes e de boa qualidade voltadas ao paciente
B: evidências inconsistentes ou de qualidade limitada voltadas ao paciente
C: evidências consensuais voltadas à doença, prática usual, opinião de especialistas ou série de casos

1. O uso de medidas padronizadas de resultados de outras áreas de prática da fisioterapia podem ser úteis para documentar o progresso de pacientes de nível mais avançado, após AVC. **Grau C**
2. O High-level Mobility Assessment Tool (HiMAT) é uma medida de resultados com 11 tarefas que pode ser usada para quantificar a capacidade de indivíduos com condições neurológicas de realizarem mobilidade de alto nível. **Grau B**

3. A incorporação de princípios de neuroplasticidade ao plano de cuidados maximiza a recuperação em pessoas com danos neurológicos, como AVCs. **Grau B**

PERGUNTAS PARA REVISÃO

2.1 Qual entre as seguintes alternativas *não* é uma restrição alimentar para pacientes que tomam varfarina?

A. Couve-de-bruxelas
B. Couve
C. Pimentão verde-escuro
D. Alface

2.2 Seu paciente é uma mulher com 62 anos de idade, que sofreu AVC nos gânglios basais. A paciente quer voltar a dançar. Qual dos exemplos *não* incorpora os princípios da neuroplasticidade ao seu plano de cuidados?

A. Uso de música durante a prática da passada
B. Maior ênfase no tamanho da passada durante as fases de treino da marcha
C. Solicitar à paciente a realização de repetições de sentar e levantar, com mais velocidade a cada sessão
D. Realização de 10 repetições de elevação dos dedos dos pés a cada sessão

RESPOSTAS

2.1 **C.** Embora o pimentão seja verde, não é considerado uma verdura verde-escura e folhosa, contendo elevadas concentrações de vitamina K, que é o tipo de verdura a ser evitada por pessoas que tomam varfarina (opções A, B e D).

2.2 **D.** Manter consistente a *intensidade* de um exercício em todas as sessões não é coerente com os princípios da neuroplasticidade. Usar um exercício consistente ao mesmo tempo em que leva o paciente a tentar aumentar a velocidade de um desempenho demonstra adaptação à neuroplasticidade, com base na *intensidade* (opção C). A *relevância* é entendida pelo uso da música durante as atividades para os pés da paciente, uma vez que elas têm relação com as metas de participar de dança de salão (opção A). A *especificidade* é demonstrada com a ênfase no aumento do tamanho da passada (opção B).

REFERÊNCIAS

1. Umphred DA. *Neurological Rehabilitation.* 5th ed. St Louis, MO: Mosby; 2006.
2. National Stroke Association. Stroke risk factors. http://www.stroke.org/site/PageServer?pagename=risk. Acccessed August 25, 2012.
3. Jones B. CDC: more strokes hitting young, middle-aged folks. *USA Today.* February 9, 2011. http://yourlife.usatoday.com/health/medical/story/2011/02/CDC-More-strokes-hitting--young-middle-agedfolks-/43513652/1. Accessed February 6, 2012.
4. Neergaard L. Stroke on rise amongst young, middle-aged. *The Chronicle Herald.* February 4, 2012.http://thechronicleherald.ca/science/58946-stroke-rise-amongst-young-middle--aged#. TzAypbGqKH0.email. Accessed February 6, 2012.

5. National Institutes of Health Drug–Nutrient Interaction Task Force. Warren Grant Magnuson Center. Important information you should know when you are taking: Coumadin and Vitamin K. ods.od.nih.gov/pubs/factsheets/coumadin1.pdf. Accessed August 25, 2012.
6. Boyd LA, Edwards JD, Siengsukon CS, Vidoni ED, Wessel BD, Linsdell MA. Motor sequence chunking is impaired by basal ganglia stroke. *Neurobiol Learn Mem.* 2009;92:35-44.
7. Kleim JA, Jones TA. Principles of experience-dependent neural plasticity: implications for rehabilitation after brain damage. *J Speech Lang Hear Res.* 2008;51: S225-S239.
8. Wassinger CA, Myers JB, Gatti JM, Conley KM, Lephart SM. Proprioception and throwing accuracy in the dominant shoulder after cryotherapy. *J Athl Train.* 2007;42:84-89.
9. Horn KK, Jennings S, Richardson G, Vliet DV, Hefford C, Abbott JH. The patient-specific functional scale: psychometrics, clinimetrics, and application as a clinical outcome measure. *J Orthop Sports Phys Ther.* 2012;42:30-42.
10. Williams G, Hill B, Pallant JF, Greenwood K. Internal validity of the revised HiMAT for people with neurological conditions. *Clin Rehabil.* 2012;26:741-747.
11. Williams GP, Greenwood KM, Robertson VJ, Goldie PA, Morris ME. High-Level Mobility Assessment Tool (HiMAT): interrater reliability, retest reliability, and internal consistency. *Phys Ther.*2006;86:395-400.
12. Agrawal Y, Carey JP, Hoffman HJ, Sklare DA, Schubert MC. The modified Romberg balance test: normative data in U.S. adults. *Otol Neurotol.* 2011;32:1309-1311.
13. Black FO, Wall C, 3rd, Rockette HE, Jr, Kitch R. Normal subject postural sway during the Romberg test. *Am J Otolaryngol.* 1982;3:309-318.
14. Newton R. Review of tests of standing balance abilities. *Br Injury.* 1989;3:335-343.
15. Briggs RC, Gossman MR, Birch R, Drews JE, Shaddeau SA. Balance performance among noninstitutionalized elderly women. *Phys Ther.* 1989;69:748-756.
16. Reese NB. *Muscle and Sensory Testing.* 3rd ed. St. Louis, MO: Elsevier; 2012.
17. Peters MJ, van Nes SI, Vanhoutte EK, et al. Revised normative values for grip strength with the Jamar dynamometer. *J Peripher Nerv System.* 2011;16:47-50.
18. Bohannon RW. Manual muscle testing: does it meet the standards of an adequate screening test? *Clin Rehabil.* 2005;19:662-667.
19. Forrester LW, Wheaton LA, Luft AR. Exercise-mediated locomotor recovery and lower-limb neuroplasticity after stroke. *J Rehabil Res Dev.* 2008;45:205-220.
20. Wolpaw JR, Carp JS. Plasticity from muscle to brain. *Prog Neurobiol.* 2006;78:233-263.
21. O'Sullivan K, Murray E, Sainsbury D. The effect of warm-up, static stretching and dynamic stretching on hamstring flexibility in previously injured subjects. *BMC Musculoskelet Disord.* 2009;10:37.
22. Herbert RD, Gabriel M. Effects of stretching before and after exercising on muscle soreness and risk of injury: systematic review. *BMJ.* 2002;325:468.
23. Bernier J. *Quick Reference Dictionary for Athletic Training.* 2nd ed. Thorofare, NJ: SLACK Inc.; 2005.
24. Kisner C, Colby LA. *Therapeutic Exercise: Foundations and Techniques.* 5th ed. Philadelphia, PA: F.A. Davis; 2007.
25. Swanik KA, Lephart SM, Swanik CB, Lephart SP, Stone DA, Fu FH. The effects of shoulder plyometric training on proprioception and selected muscle performance characteristics. *J Shoulder Elbow Surg.* 2002;11:579-586.
26. Carter AB, Kaminski TW, Douex AT, Jr, Knight CA, Richards JG. Effects of high volume upper extremity plyometric training on throwing velocity and functional strength ratios of the shoulder rotators in collegiate baseball players. *J Strength Cond Res.* 2007;21:208-215.

27. Berghuis-Kelly D, Scherer S. Outcome measures in cardiopulmonary physical therapy: use of the Patient Specific Functional Scale. *Cardiopul Phys Ther J.* 2007;18:21-23.
28. Williams GP, Morris ME. High-level mobility outcomes following acquired brain injury: a preliminary evaluation. *Brain Inj.* 2009;23:307-312.

Doença de Parkinson: Diagnóstico

Heather Scott David

CASO 3

Um homem de 70 anos de idade foi diagnosticado com a doença de Parkinson (DP) há oito anos, e apresenta tremor unilateral na extremidade superior direita. Ele chega na clínica de fisioterapia com relatos de rigidez, instabilidade postural, quedas e dificuldades para levantar-se de uma cadeira sem cair para trás. Ele necessita de assistência mínima para todas as transferências e mobilidade no leito e deambula em casa (15m) com andador com rodas dianteiras e apoio. Ocasionalmente, precisa de auxílio mínimo para limitar o movimento de projetar-se para frente, devido a marcha rápida. Ele mora com a esposa de 65 anos de idade, saudável, sendo ela o principal cuidador do paciente. Durante os últimos três meses, o paciente começou a cair com regularidade, não conseguindo participar dos jogos semanais de carta no clube da comunidade devido ao declínio de mobilidade. Ele não consegue levantar-se do chão sozinho e a esposa precisa solicitar ajuda para emergência 191 ou de vizinhos. O paciente, porém, não teve ainda lesões graves devido às quedas. Ele apresenta um rosto tipo máscara e hipofonia, dificultando a comunicação; também começou a ter disfagia. Esse paciente está tomando carbidopa/levodopa há oito anos e começou a ter redução da eficácia com fases evidentes de ligamento e desligamento. O paciente acabou de chegar para a primeira avaliação de fisioterapia em clínica externa.

- Quais sinais no exame podem estar associados a esse diagnóstico?
- Quais são os resultados mensuráveis de fisioterapia mais apropriados para mobilidade funcional, equilíbrio e marcha?
- Quais são as possíveis complicações que interferem na fisioterapia?

DEFINIÇÕES-CHAVE

DISFAGIA: deglutição prejudicada comum em pacientes com doença de Parkinson devido à rigidez e à redução da mobilidade

FENÔMENO LIGAR-DESLIGAR: melhora passageira nos sintomas, após administração de medicamento, com rápido declínio da eficácia; costuma ocorrer com frequência com uso prolongado do levodopa[1]

HIPOFONIA: produção diminuída da voz, resultando em fala mais suave

MARCHA INVOLUNTÁRIA RÁPIDA: padrão de marcha comum em pacientes com doença de Parkinson (DP), caracterizado por distâncias de locomoção cada vez mais curtas e aumento da velocidade

RIGIDEZ: aumento do tônus muscular com resistência ao alongamento passivo consistente durante a amplitude de movimentos, presente nas duas direções, não dependendo de velocidade;[1] há dois tipos de rigidez: "sinal do canivete" (*leadpipe*) e a que lembra "roda dentada"

ROSTO TIPO MÁSCARA: diminuição das expressões faciais devido à rigidez em pacientes com DP, também conhecida como hipomimia

TREMOR: oscilação involuntária de baixa frequência de uma parte do corpo; em pacientes com DP, ocorre tremor em repouso, começa unilateralmente e frequentemente afeta a mão

Objetivos

1. Descrever os principais sinais da DP.
2. Listar as dificuldades direta e indireta da DP.
3. Descrever como a progressão da DP afeta a International Classification of Functioning, Disability, and Health (ICF) do paciente, em relação à estrutura corporal e a funções, dificuldades, limitações à atividade e restrições à participação.
4. Identificar resultados mensuráveis confiáveis e válidos para a investigação das limitações à atividade e à restrição à participação em indivíduos com DP.
5. Identificar potenciais reações adversas a fármacos (ADRs Adverse Drug Reactions) capazes de afetar o exame e as intervenções do fisioterapeuta e descrever possíveis soluções para a terapia.

Considerações sobre a fisioterapia

Considerações de fisioterapia durante o controle do indivíduo com instabilidade da marcha, dificuldades de equilíbrio, história de quedas e redução da mobilidade funcional devido à DP:

- **Plano geral de cuidados/metas da fisioterapia:** melhorar a segurança e a independência nas transferências; melhorar a capacidade de erguer-se da posição sentada sem perda do equilíbrio posteriormente; melhorar a independência para deambular em casa.
- **Testes e medidas em fisioterapia:** investigar a amplitude de movimentos (ADM) e a força; instrumentos confiáveis e válidos de mobilidade funcional, equilíbrio, marcha e restrições à participação.

- **Precauções durante a fisioterapia:** proteção atenta devido ao alto risco de o paciente cair; admitir potencial de reações a fármacos.
- **Complicações que interferem na fisioterapia:** hipotensão ortostática, momento certo da dose de medicamento.

Visão geral da patologia

A doença de Parkinson (DP) é a forma mais comum de parkinsonismo, que é um grupo de distúrbios causados por anormalidades nos gânglios basais. A DP é uma doença neurodegenerativa progressiva dos gânglios basais. A etiologia é idiopática em cerca de 80% dos casos, com os 20% restantes conhecidos como parkinsonismo secundário, o qual pode ser causado por danos aos gânglios basais em consequência de toxicidade, encefalite, doença vascular, tumor, causas metabólicas e outras perturbações degenerativas. [2] As deficiências motoras presentes em pacientes com DP resultam de uma perda de neurônios pigmentados na *substantia nigra pars* compacta. A perda de neurônios nessa substância diminui as projeções de neurônios para o caudado e o putâmen (chamados de núcleo estriado) resultado em perda da produção da dopamina do *striatum*. A idade média de surgimento da DP é 57 anos.[3] Essa doença afeta cerca de 800 mil indivíduos nos EUA, com prevalência de 350 a cada 100 mil pessoas.[4]A taxa de progressão para pessoas com DP varia, mas costuma ser mais rápida nos casos de surgimento tardio e em pessoas com instabilidade postural.[5]

Não há exame diagnóstico definitivo para DP. Dessa forma, o diagnóstico é feito com base na apresentação clínica do paciente. **Existem quatro sinais principais de DP:** tremor em repouso, bradicinesia (e a forma extremada, acinesia), rigidez e instabilidade postural.[2,5] A fisiopatologia da DP está relacionada à redução da dopamina na *substantia nigra* dos gânglios basais. Essa insuficiência de dopamina leva a déficits nas vias diretas e indiretas dos gânglios basais. [1] A via direta dos gânglios basais facilita a saída para o tálamo e as regiões motoras do córtex; interrupção nessa via pode ser responsável pela bradicinesia. A via indireta age para suprimir movimentos; uma interrupção pode ser responsável por tremor em pessoas com DP.[2]

O tremor costuma ser o primeiro sinal apresentado, comumente, unilateral nos estágios iniciais da doença. O tremor associado à DP costuma estar presente, tipicamente, no repouso e, com frequência, localiza-se, no início, em uma mão, como o ato de "rolar um comprimido", um movimento para frente e para trás do polegar sobre o segundo dedo. O tremor diminui com o relaxamento e não está presente quando a pessoa está dormindo.[2,5] Bradicinesia, hipocinesia e acinesia são comuns em pacientes com DP. [1,6] A bradicinesia é a redução na velocidade dos movimentos, e a hipocinesia é a redução na *amplitude* dos movimentos. A acinesia é uma falta de movimentos comumente descrita como "congelamento". Pessoas com DP têm dificuldade para iniciar e executar todos os movimentos, em especial, planos motores complexos com múltiplas etapas.[1,6] A rigidez é o aumento da resistência a movimentos passivos e está presente em grupos musculares agonistas e antagonistas. Ela pode afetar as extremidades e o tronco, sendo, muitas vezes, assimétrica nos estágios iniciais da DP, evoluindo da musculatura proximal dos ombros, pescoço e quadris para as extremidades distais e a face. Diferentemente da espasticidade, a rigidez é consistente e *não* dependente de velocidade. Ela pode ser descrita como tipo "roda dentada" ou "sinal do canivete" (*leadpipe*). A rigidez tipo "roda dentada" caracteriza-se por movimentos irregulares de pegar e soltar em toda a ADM disponível; a rigidez "sinal do canivete" é a resistência uniforme em toda a ADM disponível.[1,6] Com o tempo, ela pode contribuir para uma perda da ADM e para o aparecimento de contraturas e deformidades posturais.[5] A instabilidade postural é um dos aspectos mais incapacitantes da DP. Reações à posição de pé em pacientes com DP podem ser investigadas com teste de **retropropulsão** ou "**teste de empurrar**". Nele, o examinador, rapidamente, empurra o indivíduo para trás ou para frente pelos ombros e avalia a reação de equilíbrio do paciente. Precisar de mais de duas passadas para recuperar-se ou a ausência de qualquer reação postural indica controle postural anormal.[5,7] A confiabilidade entre classificação do teste de retropropulsão parece ser de 93%, com relato de sensibilidade de 63% e especificidade de 88%.[7]

Os quatro principais sinais da DP são danos diretos e manifestações primárias do processo de doença. Danos adicionais diretos podem incluir disfunção autônoma, cognitiva e cardiovascular. [2] Um dano indireto é um déficit secundário resultante do impacto de um ou mais de um dano direto da doença. Danos indiretos da DP incluem deformidades posturais, limitações de ADM, contraturas, anormalidades na marcha, disfagia, disartria e dificuldades respiratórias. A postura curvada característica encontrada no indivíduo com DP é um dano indireto, consequência da rigidez que parece afetar mais o grupo muscular dos flexores que dos extensores do tronco.[2,8] Essa postura contribui para problemas de equilíbrio, deslocando o centro de massa do indivíduo para frente, colocando-o em seu limite anterior de estabilidade. Pessoas com DP podem demonstrar padrão de marcha involuntariamente acelerado, que é um aumento progressivo na velocidade da marcha, combinado com menor comprimento das passadas, pois a pessoa tenta "emparelhar" com seu centro de massa deslocado anteriormente. Desvios adicionais da marcha associados à DP incluem episódios de congelamento, relacionados à acinesia, passadas curtas e embaralhadas, redução da extensão do quadril e do joelho e comprimento mais curto dos passos, bilateralmente·.[2]

Não existe cura para a doença de Parkinson. As intervenções estão voltadas à desaceleração da progressão da doença, à prevenção de danos indiretos e ao controle de sintomas.[5] Os tratamentos farmacológicos para promover a produção de dopamina no estriado obtêm sucesso no controle dos sintomas da DP.[3] Como a dopamina não atravessa a barreira hematencefálica, o levodopa (um precursor da dopamina) é o fármaco principal usado no tratamento da DP.[1,3] A combinação de levodopa com carbidopa aumenta a quantidade de dopamina que atravessa a barreira hematencefálica e pode aumentar a eficácia do medicamento.[3,9] A administração de levodopa pode ainda ser usada para confirmar o diagnóstico de DP. Em 15 a 30 minutos da administração, uma melhora nos sintomas motores, como a bradicinesia e a rigidez, pode ajudar a confirmar diagnóstico de DP.[3] O levodopa é mais eficiente para reduzir a bradicinesia e a rigidez do que o tremor e a instabilidade postural.[1,3] A eficácia do levodopa pode começar a diminuir em apenas dois anos do início do tratamento, resultando em períodos de "ligamento" mais curtos, em que a pessoa apresenta redução na gravidade dos sintomas, e períodos de "desligamento" mais prolongados, quando os sintomas não melhoram com a medicação.[3,9,10] Além disso, o uso prolongado de levodopa pode levar a reações adversas a fármacos, como aumento da frequência de movimentos anormais involuntários dos membros e músculos orofaciais, as discinesias.[3,4,9] O levodopa tem poucas interações com alimentos e fármacos. O ferro e as proteínas, porém, apresentam potencial para interferir em sua absorção. Suplementos de ferro devem ser tomados duas horas antes ou depois do levodopa. Embora ele possa ser tomado com as refeições para reduzir as náuseas, refeições altamente proteicas devem ser evitadas para promover a máxima absorção do levodopa no sistema nervoso central (SNC). Alguns pacientes se beneficiam com a ingestão do medicamento entre as refeições para promover absorção máxima no SNC.[3] Além de náuseas, e discinesias, as reações adversas a medicamentos podem incluir hipotensão postural, sedação, pesadelos e alucinações.[3]

O controle cirúrgico da DP pode incluir estimulação profunda do cérebro (DBS, do inglês *deep brain stimulation*), com implante de eletrodos. Essa estimulação costuma ser realizada bilateralmente, tendo como alvo o *globus pallidus interna* ou os núcleos subtalâmicos.[11] Há evidências que apoiam o uso da DBS para tratar o tremor em pacientes com DP avançada que não reagem à medicação. Essa intervenção cirúrgica pode ajudar a reduzir sintomas motores da DP sem oscilações motoras e discinesias comuns em resposta ao levodopa.[11-13]

Manejo da fisioterapia do paciente

O controle de um paciente de fisioterapia com DP inclui ensino sobre como se movimentar com mais eficiência, desenvolver estratégias para manter ou melhorar a estabilidade postural e evitar quedas. O fisioterapeuta deve promover aumento da atividade física para o controle de danos secundários que afetam o sistema musculoesquelético e cardiovascular.[14] Ele costuma agir como parte de uma equipe de saúde, que inclui médicos de atendimento primário, neurologistas, terapeutas ocupacionais, fonoaudiólogos e outros profissionais da saúde. Durante cada sessão de fisioterapia, o profissional deve perguntar ao paciente sobre possíveis reações adversas a medicamentos, inclusive hipotensão postural e discinesias, comunicando-as ao médico que fez a prescrição. Pode ainda ser necessário encaminhar a pessoa a outros membros da equipe de saúde, o que inclui fonoaudiólogos para problemas de comunicação e deglutição e psicólogos ou psiquiatras para depressão.

Exame, avaliação e diagnóstico

Um exame fisioterapêutico inclui procedimentos específicos de sondagem e exames que levam a um diagnóstico de fisioterapia e encaminhamento a outros membros da equipe de saúde, quando necessário. O fisioterapeuta tem diversos recursos para avaliar os danos e a perda da mobilidade funcional em pacientes com DP. A avaliação fisioterapêutica de um paciente deve se concentrar nas limitações funcionais atuais do indivíduo e na extensão da interferência dos danos, como rigidez, bradicinesia, instabilidade postural e tremor no desempenho de atividades da vida diária (AVDs), e nas atividades instrumentais da vida diária (AIVDs).

Existem diversas escalas de classificação e medidas de resultados atualmente em uso para avaliar danos motores e incapacitações devido à DP, incluindo medidas de participação, atividade, estrutura e função do corpo consistentes com o modelo da International Classification of Functioning, Disability, and Health (ICF). A **Unified Parkinson's Disease Rating Scale (UPDRS) e a Hoehn and Yahar Scale** são medidas da estrutura e do domínio funcional do modelo da ICF. A Escala de Hoehn e Yahr e a Escala Modificada de

Hoehn e Yahr são usadas para documentar a progressão da doença, apresentando uma confiabilidade interclassificadora de 0,44 a 0,71.[15] Na Escala de Hoehn e Yahr, os pacientes são classificados de 1 a 5. O Estágio 1 indica envolvimento unilateral e perda funcional mínima ou ausente; o Estágio 5 descreve um indivíduo gravemente incapacitado e confinado ao leito ou a uma cadeira de rodas.[5,15,16] A UPDRS é o instrumento de investigação mais utilizado para medir o nível de incapacitação e os danos de uma pessoa com a DP. Esse instrumento de investigação mede a condição cognitiva e emocional, a realização das AVDs, as capacidades motoras e as reações adversas a fármacos. Ela possui uma confiabilidade teste-reteste de 0,89 a 0,95, sendo comumente usada para medir a gravidade da doença e a resposta à terapia medicamentosa.[10,17-19] A Escala de Hoehn e Yahr e a UPDRS podem ser úteis para identificar a progressão da DP em relação a níveis de dificuldades e danos. Podem, no entanto, não ser as escalas mais apropriadas para uso por fisioterapeutas no planejamento do tratamento e na documentação dos ganhos da fisioterapia.[2,15,17]

Os fisioterapeutas podem escolher entre várias ferramentas de avaliação confiáveis para verificar mobilidade funcional, marcha, equilíbrio e estabilidade postural, utilizadas em pessoas com DP. A Tabela 3.1 mostra o tempo necessário para fazer cada teste, a confiabilidade teste-reteste e qualquer mudança mínima passível de detecção relatada em pessoas com DP.[18]

Os instrumentos de avaliação do equilíbrio incluem a **Berg Balance Scale (BBS)**[18,20,21] e o Functional Reach Test (FRT).[21-23] Medidas de marcha e mobilidade funcional incluem o **Six-Minute Walk Test (6MWT)**,[18] o **10-Meter Walk Test (10MWT)**,[18] o **Timed Up and Go (TUG)**[18,21] e o Dynamic Gait Index (DGI).[19] A BBS é uma medida de equilíbrio estático e risco de quedas em populações adultas, que usa um teste com 14 itens (escala de 0 a 4 para cada item), com a pontuação mais alta indicando melhor desempenho do equilíbrio. O FRT avalia o equilíbrio dinâmico em pé, de maneira que o fisioterapeuta mede a distância que uma pessoa consegue atingir para frente e manter seu equilíbrio. O 6MWT calcula a resistência para caminhar, medindo a distância que uma pessoa consegue andar, em uma frequência por ela escolhida, em seis minutos. O 10MWT é uma medida da velocidade da marcha. O TUG mede a quantidade de tempo necessária para uma pessoa colocar-se de pé de uma cadeira, andar 3 m, virar, andar 3 m e

Tabela 3.1 INSTRUMENTOS INVESTIGATIVOS NORMALMENTE UTILIZADOS PARA MOBILIDADE FUNCIONAL, MARCHA E EQUILÍBRIO, EM PESSOAS COM A DOENÇA DE PARKINSON

Investigação	Tempo necessário	Confiabilidade teste-reteste	Mudança mínima detectável
Berg Balance Scale (BBS)	15-20 min	0,94	5 pontos
Functional Reach Test (FRT)	< 5 min	0,73	Não informado
Six-Minute Walk Test (6MWT)	6 min	0,96	Não informado
10-Meter Walk Test (10MWT)	< 5 min	0,96-0,97	0,18-0,25 m/s
Timed Up and Go (TUC)	< 5 min	0,85	11 s
Dynamic Gait Index (DGI)	10 min	Não informado	Não informado

sentar novamente. O DGI avalia a capacidade individual de manter o equilíbrio ao andar, com uma variedade de desafios internos e externos. Há oito itens incluídos no DGI (p. ex., mudanças na velocidade da marcha, marcha com viradas de cabeça, ultrapassagem de obstáculos). Cada item é pontuado em uma escala de 0 a 4, sendo 4 a pontuação mais alta para equilíbrio. O DGI demonstra validade discriminatória adequada entre pessoas que caem e pessoas que não sofrem quedas, com sensibilidade de 68% e especificidade de 71%, com medida de corte de 18,5.[19]

Para reunir dados sobre a participação do paciente na sociedade – e não apenas seu funcionamento físico – podem ser usadas muitas medidas de participação autorrelatada. Incluem o 39-question Parkinson´s Disease Questionnaire (39-PDQ/Questionário com 39 perguntas para Doença de Parkinson), o Medical Outcomes Study 36-Item Short-Form Health Survey (SF-36/Estudo de Resultados Médicos de Levantamento da Saúde em Formulário Breve com 36 itens)[18,24] e o Activities Balance Confidence Scale (ABC/Escala de Confiança de Atividades de Equilíbrio)[18,25]. O 39-PDQ é um questionário de autorrelato e específico para a doença, muito empregado, com 39 perguntas divididas em oito subescalas que incluem: (1) Mobilidade, (2) AVDs, (3) Bem-estar emocional, (4) Estigma, (5) Apoio social, (6) Cognições, (7) Comunicação e (8) Desconforto corporal. Em uma revisão das medidas de qualidade de vida relativas à saúde, do The Movement Disorder Society Task Force, o 39-PDQ foi recomendado para uso em pacientes com a doença de Parkinson.[24] A validade de conteúdo e a convergência do 39-PDQ mostraram-se satisfatórias.[24] O levantamento SF-36 é um questionário que pode ser usado para medir a qualidade de vida do ponto de vista do paciente, tendo uma confiabilidade de teste-reteste de 0,80 a 0,95 para pessoas com DP.[18] O SF-36 se divide em oito domínios de saúde física e mental que incluem: (1) Funcionamento físico, (2) Funcionamento social, (3) Papel-Físico, (4) Dor corporal, (5) Saúde mental, (6) Papel-Emocional, (7) Vitalidade e (8) Saúde geral. Esse levantamento exige a compra da licença, requer 10 minutos de execução e pode ser autoadministrado, realizado pessoalmente ou por telefone por uma pessoa treinada.[18] Para finalizar, a escala ABC investiga a confiança autorrelatada pelo indivíduo mediante o desempenho de 16 tarefas de mobilidade funcional. Cada uma recebe pontos de 0 (sem confiança) a 100% (confiança total), e é calculada uma média para a pontuação obtida em todos os 16 itens. Trata-se de um teste que exige cerca de 10 minutos e possui excelente confiabilidade teste-reteste de 0,94, além de mudança mínima detectável de 13 para pessoas com DP.[18]

Plano de atendimento e intervenções

Um plano de cuidados fisioterapêuticos para paciente com DP consta no Caso 4.

Recomendações clínicas baseadas em evidências

SORT: Valor/Força da Taxonomia da Recomendação (do inglês, *Strength of Recommendation Taxonomy*)

A: evidências consistentes e de boa qualidade voltadas ao paciente
B: evidências inconsistentes ou de qualidade limitada voltadas ao paciente

C: evidências consensuais voltadas à doença, prática usual, opinião de especialistas ou séries de casos

1. Tremor em repouso, bradicinesia, instabilidade postural e rigidez são considerados os principais sinais da doença de Parkinson (DP). **Grau A**
2. Um teste eficiente de estabilidade postural para indivíduos com DP é o de retropropulsão ou o de "empurrar". **Grau B**
3. A Hoehn e Yahr Scale e a UPDRS são instrumentos úteis para identificar a progressão da doença de Parkinson em relação a níveis de incapacidade e danos. **Grau A**
4. Para pessoas com DP, a Berg Balance Scale, o 10-Meter Walk Test e o teste Timed Up and Go são avaliações confiáveis e válidas para equilíbrio, velocidade da marcha e mobilidade funcional, sensíveis à mudança (p. ex., informam mudanças mínimas detectáveis). **Grau B**
5. O 39-question Parkinson´s Disease Questionnaire (39-PDQ), o Medical Outcomes Study 36-Item Short-Form Health Survey (SF-36) e a Activities Balance Confidence Scale (ABC) são instrumentos de avaliação confiáveis e válidos da participação de pacientes com DP. **Grau B**

PERGUNTAS PARA REVISÃO

3.1 Sobre o tremor no começo da doença de Parkinson, podemos afirmar:

A. É tipicamente bilateral
B. Aumenta com a atividade
C. Está presente no repouso
D. Costuma melhorar com levodopa

3.2 Qual dos seguintes instrumentos investigativos seria o *mais* apropriado para avaliar as restrições à participação de uma pessoa com doença de Parkinson?

A. Berg Balance Scale (BBS)
B. Six-Minute Walk Test (6MWT)
C. Medical Outcomes Study 36-Item Short-Form Health Survey (SF-36)
D. Functional Reach Test (FRT)

RESPOSTAS

3.1 **C.** O tremor associado à DP costuma estar presente em repouso, diminuindo com a atividade. O tremor *unilateral* costuma ser um dos sinais iniciais da DP. O levodopa é mais eficiente para melhorar a bradicinesia e a rigidez, sendo menos eficiente na redução do tremor e da instabilidade postural.

3.2 **C.** O instrumento que avalia as restrições à participação é a SF-36, que investiga a qualidade de vida (inclusive domínio físico e mental), do ponto de vista do paciente. A BBS, o 6MWT e o FRT medem os danos diretos comuns em pacientes com DP: mobilidade funcional, marcha, equilíbrio e estabilidade postural.

REFERÊNCIAS

1. Umphred DA. *Neurological Rehabilitation.* 5th ed. St. Louis, MO: Mosby Elsevier; 2007.
2. O'Sullivan SB, Schmitz TJ. *Physical Rehabilitation.* Philadelphia, PA: FA Davis; 2007.
3. LeWitt PA. Levodopa for the treatment of Parkinson's disease. *N Engl J Med.* 2008;359: 2468-2476.
4. Goodman CC, Fuller KS. Pathology: *Implications for the Physical Therapist.* 3rd ed. Philadelphia, PA: Saunders; 2008.
5. Jankovic J. Parkinson's disease: clinical features and diagnosis. *J Neurol Neurosurg Psychiatry.* 2008;79: 368-376.
6. Ropper AH, Brown RH. *Adams and Victor's Principles of Neurology.* 9th ed. New York: McGraw-Hill Professional; 2009.
7. Munhoz RP, Li JY, Kurtinecz M, et al. Evaluation of the pull test technique in assessing postural instability in Parkinson's disease. *Neurology.* 2004;62:125-127.
8. Schenkman M, Butler RB. A model for multisystem evaluation treatment of individuals with Parkinson's disease. *Phys Ther.* 1989;69:932-943.
9. Stowe RL, Ives NJ, Clarke C, et al. Dopamine agonist therapy in early Parkinson's disease. *Cochrane Database Syst Rev.* 2008;Apr 16(2):CD006564.
10. Antonini A, Martinez-Martin P, Chaudhuri RK, et al. Wearing-off scales in Parkinson's disease: critique and recommendations. *Mov Disord.* 2011;26:2169-2175.
11. Follett KA, Weaver FM, Stern M, et al. Pallidal versus subthalamic deep-brain stimulation for Parkinson's disease. *N Engl J Med.* 2010;362:2077-2091.
12. Deuschl G, Schade-Brittinger C, Krack P, et al. A randomized trial of deep-brain stimulation for Parkinson's disease. *N Engl J Med.* 2006;355:896-908.
13. Nutt JG, Wooten GF. Diagnosis and initial management of Parkinson's disease. *N Engl J Med.*2005;353:1021-1027.
14. Morris ME, Martin CL, Schenkman ML. Striding out with Parkinson disease: evidence--based physical therapy for gait disorders. *Phys Ther.* 2010;90:280-288.
15. Goetz CG, Poewe W, Rascol O, et al. Movement Disorder Society Task Force report on the Hoehn and Yahr staging scale: status and recommendations. *Mov Disord.* 2004;19:1020-1028.
16. Hoehn MM, Yahr MD. Parkinsonism: onset, progression and mortality. *Neurology.* 1967;17: 427-442.
17. Movement Disorder Society Task Force on Rating Scales of Parkinson's Disease. The Unified Parkinson's Disease Rating Scale (UPDRS): status and recommendations. *Mov Disord.* 2003;18: 738-750.
18. Steffen T, Seney M. Test-retest reliability and minimal detectable change on balance and ambulation tests, the 36-item short-form health survey, and the Unified Parkinson Disease Rating Scale in people with parkinsonism. *Phys Ther.* 2008;88:733-746.
19. Landers M, Backlund A, Davenport J, et al. Postural instability in idiopathic Parkinson's disease: discriminating fallers from nonfallers based on standardized clinical measures. *J Neurol Phys Ther.* 2008;32:56-61.
20. Ebersbach G, Ebersbach A, Edler D, et al. Comparing exercise in Parkinson's disease—the Berlin LSVT BIG study. *Mov Disord.* 2010;25:1902-1908.
21. Tanji H, Gruber-Baldini AL, Anderson KE, et al. A comparative study of physical performance measures in Parkinson's disease. *Mov Disord.* 2008;23:1897-1905.

22. Dibble L, Lange M. Predicting falls in individuals with Parkinson disease: a reconsideration of clinical balance measures. *J Neurol Phys Ther.* 2006;30:60-67.
23. Lim LI, van Wegen EE, de Goede CJ, et al. Measuring gait and gait-related activities in Parkinson's patients own home environment: a reliability, responsiveness and feasibility study. *Parkinsonism Relat Disord.* 2005;11:19-24.
24. Martinez-Martin P, Jeukens-Visser M, Lyons KE, et al. Health-related quality-of-life scales in Parkinson's disease: critique and recommendations. *Mov Disord.* 2011;26:2371-2380.
25. Lohnes CA, Earhart GM. External validation of abbreviated versions of the activities-specific balance confidence scale in Parkinson's disease. *Mov Disord.* 2010;25:485-489.

Doença de Parkinson: tratamento

Heather Scott David

CASO 4

Um homem de 70 anos de idade, diagnosticado com a doença de Parkinson (DP) há oito anos, apresenta tremor unilateral na extremidade superior direita. Ele chega em uma clínica de fisioterapia com relatos de rigidez, instabilidade postural, quedas e dificuldades para levantar-se de uma cadeira sem cair para trás. Precisa de assistência mínima em todas as transferências e na mobilidade ao leito e deambula em casa (15 m) com andador com rodas dianteiras e apoio. Ocasionalmente, precisa de auxílio mínimo para limitar o movimento para frente devido a uma marcha mais acelerada involuntariamente. Ele mora com a esposa de 65 anos de idade, saudável, sendo ela o principal cuidador do paciente. Nos últimos três meses, o paciente começou a ter quedas regulares e não consegue participar dos jogos semanais de cartas no clube da comunidade devido ao declínio na mobilidade. O paciente é incapaz de levantar-se do chão sozinho e a esposa precisa de ajuda para levantar o esposo. No entanto, ele não teve lesões graves em consequência das quedas. O paciente apresenta rosto tipo máscara e hipofonia, dificultando a comunicação. Ele também começou a ter disfagia. Esse paciente está tomando carbidopa/levodopa há oito anos e começou a ter redução da eficiência, com fases de ligamento/desligamento definidas. O fisioterapeuta fez a primeira avaliação desse paciente (Caso 3), e está começando o plano de tratamento da fisioterapia.

- ▶ Descreva um plano de atendimento de fisioterapia com base nesse estágio da doença do paciente.
- ▶ Com base no diagnóstico do paciente, quais são as intervenções de fisioterapia apropriadas?
- ▶ Que precauções devem ser tomadas durante as intervenções de fisioterapia?

Objetivos

1. Identificar as intervenções de fisioterapia para tratar as dificuldades, as limitações a atividades e as restrições à participação em indivíduo com DP.
2. Prescrever dispositivos auxiliares adequados a pessoas com DP.
3. Descrever intervenções voltadas à instabilidade postural e às anormalidades da marcha, comuns em indivíduos com DP.

Considerações sobre a fisioterapia

Considerações de fisioterapia durante o controle do indivíduo com instabilidade da marcha, dificuldades de equilíbrio, história positiva de quedas e redução da mobilidade funcional devido à DP:

- **Plano de cuidado/metas gerais da fisioterapia:** melhorar a segurança e a independência na transferência do paciente; melhorar a capacidade de erguer-se da posição sentada sem perda de equilíbrio posterior, melhorar a independência na deambulação em casa.
- **Intervenções de fisioterapia:** educação do paciente e da família sobre prevenção de quedas; aumento da amplitude de movimentos (ADM); treino da marcha, exercícios de equilíbrio e transferência, treinamento (LSVT) do Tratamento de Voz de Lee Silverman.
- **Precauções durante a fisioterapia:** proteção atenta devido ao alto risco de quedas do paciente; reconhecimento das potenciais reações adversas a fármacos e descrição de possíveis soluções terapêuticas.
- **Complicações que interferem na fisioterapia:** hipotensão ortostática, momento certo da dose de medicamentos.

Plano de atendimento e intervenções

O plano de cuidados de fisioterapia para paciente com DP descreve as intervenções planejadas, a frequência e a duração das sessões de tratamento. Ele deve incluir metas mensuráveis, com tempo específico, resultados esperados e plano de alta do paciente. As intervenções de fisioterapia costumam ser variadas para promover aprendizagem, força e flexibilidade motoras, bem como ADM, mobilidade funcional, equilíbrio, marcha, uso de dispositivos auxiliares e função cardiorrespiratória.[1-5] As intervenções sempre incluem educação do paciente e da família. As intervenções com exercícios podem ser feitas em sessões individuais e/ou grupais. Outras intervenções de fisioterapia incluem uso de estimulação auditiva rítmica, o Tratamento de Voz de Lee Silverman (LSVT) BIG[6,7] e treino em esteira com apoio do peso corporal.

Pacientes com DP beneficiam-se com alongamento e atividades de ADM para minimizar os danos indiretos da redução de ADM, postura corcunda e desenvolvimento de contraturas. Os exercícios de alongamento e ADM podem voltar-se a grupos musculares frequentemente afetados pela rigidez, como os flexores do quadril, de joelho, flexores plantares dos tornozelos, músculos peitorais e flexores cervicais.[2] Pacientes com DP beneficiam-se com exercícios de fortalecimento para grupos de músculos extensores fracos para tentar contra-atacar as perdas da ADM ativas na extensão do quadril, do joelho, na dorsiflexão do tornozelo, na retração escapular e na extensão cervical.[2] Devido à falta de dissociação superior e inferior do tronco, que ocorre em consequência da rigidez relacionada à doença, o terapeuta deve incorporar exercícios que promovam rotação axial. Uma revisão sistemática de sete estudos de pacientes com DP defende o uso de uma **ampla variedade de exercícios para aperfeiçoamento físico** na rotação axial, no alcance funcional, na flexibilidade, no equilíbrio, na força muscular, na marcha e na mobilidade.[8] Essa revisão sistemática incluiu uma gama de intervenções de exercícios: alongamento, treinamento progressivo com exercícios, exercícios de fortalecimento do tronco e aeróbicos, relaxamento, treino de força e equilíbrio, treino de marcha, *Qigong** e um programa de exercícios em casa. A frequência e a duração variavam de 1 a 3 horas por semana, durante 4 a 12 semanas. O declínio cardiovascular em pacientes com DP pode contribuir para a redução da mobilidade funcional e para restrições à participação. Durante treino com bicicleta e deambulação, pessoas com DP demonstram aumento no consumo de oxigênio quando comparadas a pessoas sem a doença.[9,10] O treino aeróbico, porém, pode melhorar o consumo máximo de oxigênio em pessoas que sofrem de Parkinson.[10,11]

Para tratar as limitações na mobilidade funcional, deve ser incorporado um treino específico à tarefa, o que inclui repetição de transferências sentar-levantar em diferentes superfícies, subir escadas, atividades de alcance acima da cabeça com extremidade superior e rolar no leito para ênfase na dissociação do tronco. O paciente, nesse caso, requer assistência mínima para todas as transferências. Na verdade, pacientes com DP costumam ter dificuldade com a tarefa de erguer-se da cadeira, portanto, educação e treino específico dessa atividade devem ocorrer. O terapeuta deve levar a pessoa a ir rapidamente até a extremidade da cadeira em que está, para promover uma inclinação anterior do tronco adequada, de modo a retirar o peso dos quadris e colocá-lo nos pés sob ele. Aumentar a altura da superfície diminuirá a dificuldade dessa tarefa nos estágios iniciais da aprendizagem motora. A diminuição progressiva da altura da superfície e a prática da tarefa em diferentes superfícies, como vaso sanitário, carro, leito e cadeira, aumentará a capacidade do paciente para executar a habilidade em diversos ambientes e situações. Além do treino de força funcional, os pacientes beneficiam-se com instruções relativas a métodos de restauração e compensação da mobilidade funcional, inclusive mobilidade no leito, transferências, sentar-levantar, treino da marcha e recuperação de quedas. Um método terapêutico que busca melhorar a percepção dos movimentos e aumentar a graduação de movimentos em pacientes com Parkinson é chamado programa BIG Lee Silverman Voice Treatment (LSVT). Esse método de exercícios baseia-se no programa LSVT LOUD – um método de tratamento usado para aumentar a produção de voz em pacientes com DP com hipofonia.[6] O programa é baseado em movimentos de muita amplitude, repetições múltiplas, alta intensidade e dificuldades crescentes. Essa intervenção costuma ser feita durante uma hora, quatro vezes por semana, no período de quatro semanas.[6] Em um ensaio randomizado e controlado de 60 pessoas com DP, o grupo do LSVT BIG (usando a frequência e a duração antes descritas) demonstrou melhoras significativas na Unified Parkinson´s Disease Rating Scale (UPDRS) quanto a escores motores, além de tempos melhores nos testes Timed Up and Go e 10-Meter Walk, na comparação com um grupo com programa de caminhadas e outro com um programa de exercícios em casa.[6]

Prescrição para treino da marcha e para dispositivos auxiliares é um componente importante do controle de pacientes de fisioterapia com DP. Desvios comuns da marcha

---

* N. de R.T. Prática terapêutica de cura tradicional chinesa.

incluem redução do comprimento da passada, velocidade diminuída, anormalidades da cadência, aumento em duas vezes do tempo de apoio dos membros, dorsiflexão insuficiente, extensão insuficiente do quadril e joelho, dificuldade em girar, marcha festinante, congelamento da marcha e dificuldades com tarefas duplas motoras e cognitivas.[2] O treino da marcha deve ser específico para as necessidades do paciente e seu estilo de vida, podendo incluir andar em multidões, atravessar obstáculos, passar por soleira de portas, subir o meio-fio e passar por superfícies variadas. Uma pessoa com dificuldades para andar pode se beneficiar do uso de um dispositivo auxiliar para aumentar a mobilidade, melhorar a estabilidade e reduzir o risco de quedas. Existem diversos dispositivos disponíveis. O fisioterapeuta deve analisar com cuidado cada um, com base nas evidências bibliográficas e investigar atentamente o padrão de marcha do paciente com o uso de cada um. Três tipos de dispositivos auxiliares para pacientes com DP incluem bengalas e bastão para andar, andadores e cadeira de rodas. A bengala com um só ponto de apoio pode evitar quedas em pacientes com desequilíbrio leve, embora possa não ser útil nas quedas por retropropulsão.[12] Um bastão de apoio pode ser apropriado para uso em pacientes com DP para prevenir a postura curvada, que pode ocorrer com o uso de dispositivos de apoio. Em pacientes com instabilidade postural moderada a grave, a bengala, com um ponto de apoio pode não evitar quedas; pode haver necessidade de esses pacientes usarem o andador para ajudar na deambulação segura. Um andador padrão com quatro pontos, às vezes, proporciona estabilidade a pacientes com DP; esse tipo, porém, também pode não evitar quedas por retropropulsão, podendo contribuir para uma piora dos episódios de congelamento[12,13] Um estudo comparando o uso de andadores comuns com andadores com rodas frontais descobriu que usar os dois auxiliares da mobilidade aumentava a estabilidade e a confiança.[13] O uso dos dispositivos, entretanto, reduzia a velocidade da marcha na comparação com a marcha sem um dispositivo auxiliar. Os autores descobriram que o andador com rodinhas frontais não piorava os episódios de congelamento, enquanto o uso de um andador padrão, sim.[13] Um andador com quatro rodas tem freios manuais e pode oferecer melhor mobilidade com aumento da facilidade dos giros; esses andadores, todavia, são menos estáveis que os tradicionais de alumínio e com rodas frontais. Andadores com rodas frontais e andadores com quatro rodas podem oferecer estabilidade sem piorar episódios de congelamento, no entanto, não são adequados a pacientes com marcha festinante; eles correm o risco de não conseguir parar o movimento para frente com o uso de um andador com rodas. Isso, possivelmente, diminui a estabilidade e *aumenta* o risco de quedas do paciente. Para o paciente atual, com história de quedas para trás e marcha festinante, a escolha do melhor dispositivo auxiliar torna-se um desafio. A bengala com um só apoio possivelmente não evita retropropulsão, e um andador com rodas frontais pode ser inseguro devido a um aumento potencial no movimento para frente. Outra opção para esse paciente é um andador que exija do usuário a compressão das manoplas de freio para a liberação dos freios, fazendo com que o andador interrompa o movimento para frente quando o usuário solta os freios. Isso pode ajudar a prevenir o movimento descontrolado para frente e dar mais estabilidade em comparação com a bengala com um só apoio. O uso de uma cadeira manual ou a motor possivelmente aumenta a mobilidade funcional de pacientes com DP que não têm segurança ao deambular sem assistência física. Cadeiras de rodas motorizadas e bicicletas a motor demandam do indivíduo a capacidade cognitiva para, em segurança, usar o dispositivo. Sensibilidade a controles manuais e limitações da velocidade podem ser modificadas para uso por pacientes com tremor ou bradicinesia.[12]

O treinamento da marcha em pacientes com DP pode ser complementado com o uso de estimulação auditiva rítmica (RAS, do inglês Rhythmic Auditory Stimulation), indicadores visuais e treino em esteira com apoio do peso do corpo. Esse tipo de estimulação auditiva pode ser usada como recurso durante o treino da marcha. Ela ocorre com o uso de música ou metrônomo, com ajuste de tempo, com o qual o paciente combina a marcha. Estudos com uso da RAS para treino da marcha, em pacientes com DP, demonstraram aumento do comprimento da passada, da velocidade da marcha e da cadência, em comparação com grupos de controle.[14-18] **Indicadores auditivos para ajudar o treino da marcha** para pacientes com DP podem também incluir indicadores verbais. Dar indicadores verbais aos pacientes para aumentar o comprimento dos passos e o balanço dos braços pode resultar em melhora em curto prazo nesses parâmetros da marcha.[19] O uso de indicadores visuais possivelmente melhora a marcha em pacientes com DP, inclusive o uso de marcas no chão, bengalas especiais e andadores especiais.[2] Os pacientes com congelamento da marcha podem se beneficiar com o uso de uma bengala ou andador, com iluminação raio *laser*, ou uma bengala invertida com extremidade em curva sobre a qual o paciente passa. Dispositivos como esses oferecem um indicador visual capaz de ajudar a vencer os episódios de congelamento.[12] Uma revisão sistemática do uso de indicadores visuais descobriu que os marcadores no chão melhoravam o comprimento das passadas; essa revisão, porém, não encontrou evidências suficientes em apoio ao uso de outros indicadores visuais, inclusive raios de luz, luzes piscantes em óculos e auxiliares para caminhar.[20] Uma revisão recente de Cochrane de oito ensaios controlados e randomizados para teste da eficácia do treino em esteira, com ou sem apoio do peso do corpo para pacientes com DP, descobriu que esse treino melhorava a velocidade da marcha, o comprimento das passadas e a distância percorrida, mas não melhorava a cadência.[21]

A instabilidade postural é um dos elementos centrais da DP e inclui estratégias inadequadas para a postura de pé, para o balanço reativo a uma força desestabilizadora inesperada, bem como instabilidade postural durante atividades voluntárias de mobilidade. Indivíduos com DP demonstram perda em estratégias posturais de controle por antecipação (*feedforward*) e retroalimentação (*feedback*).[5] Treinar o equilíbrio pode funcionar para melhorar a estabilidade postural em indivíduos com DP. **O treinamento do equilíbrio de pessoas com DP** inclui atividades que promovem diversas estratégias de movimento, em uma gama de condições ambientais. Atividades de antecipação de equilíbrio, inclusive de alcançar algo fora da base de apoio individual para melhorar os limites da estabilidade, podem ser combinadas com treino de equilíbrio reativo com perturbações. Em um ensaio controlado e randomizado, pessoas com DP que participaram do treino de equilíbrio e buscaram melhorar as capacidades de equilíbrio de controle por antecipação (*feedforward*) e retroalimentação demonstraram melhoras significativas na Berg Balance Scale, na Activities Specific Balance Confidence Scale, na capacidade funcional de transferência e, em um teste de centro de deslocamento da pressão do pé. O grupo controle que realizou atividades de alongamento e ADM ativa realizadas em supino, sentado e de pé não demonstrou melhoras significativas nessas medidas de resultados primários.[5]

As quedas são um problema importante na população com DP. Em um estudo prospectivo de quedas e risco de quedas, indivíduos com a doença teriam uma taxa de quedas de quase 70% com quedas recorrentes em cerca de 50% deles em um ano.[22] Estudos com tempos de acompanhamento menores demonstraram taxas de queda proporcionalmente inferiores. Pacientes e cuidadores devem aprender a levantar-se após uma queda. O terapeuta precisa ensinar ao paciente uma forma de pedir ajuda quando se está em casa sozinho; se uma lesão ocorrer em consequência de uma queda, a pessoa não deve tentar se levantar sem ajuda. Em vez disso, deve chamar auxílio. Quando não lesionado, pode se arrastar sobre as mãos e os joelhos até um móvel com estabilidade e passar da posição sobre quatro apoios para meio ajoelhada e, depois, de pé ou sentada sobre sofá ou a cadeira estável. Esse treino de recuperação de quedas deve ser parte do plano de cuidados. Os cuidadores também precisam aprender formas de auxiliar um paciente a levantar-se do chão da melhor maneira possível.[2]

Educar o paciente e a família é elemento que integra o papel do fisioterapeuta no cuidado de um paciente com DP. Os fisioterapeutas instruem os pacientes, familiares e cuidadores em relação à progressão da doença, ao controle de sintomas, às estratégias de movimento, à conservação de energia, a estratégias de realização das AVDs e atividades recreacionais, a estratégias de prevenção de quedas, a estratégias de recuperação de quedas e à identificação de recursos adicionais a pacientes da doença.[2] Indivíduos com a doença de Parkinson costumam ter problemas psicossociais, como depressão, ansiedade, isolamento social, perda do controle e dificuldade de enfrentar a incapacidade. Os cuidadores costumam ser parentes e parceiros, que também sofrem estresse social.[23] Um consórcio europeu (EduPark) elaborou um programa de educação do paciente e do cuidador que trata das questões psicossociais vividas pelas duas partes. O Patient Education Program Parkinson (PEPP) dá a pacientes e cuidadores os conhecimentos e as habilidades que servem para melhorar a qualidade de vida dessas pessoas.[24] O fisioterapeuta pode obter informações sobre grupos de apoio e grupos de exercício na localidade. Associações nacionais de doentes de Parkinson podem fornecer materiais educativos, periódicos e informações sobre locais de grupos de apoio.

Recomendações clínicas baseadas em evidências

SORT: Valor/Força da Taxonomia da Recomendação (do inglês, *Strength of Recommendation Taxonomy*)

A: evidências consistentes e de boa qualidade voltadas ao paciente
B: evidências inconsistentes e de qualidade limitada voltadas ao paciente
C: evidências consensuais voltadas à doença, prática usual, opiniões de especialistas ou séries de casos

1. O exercício melhora o desempenho físico geral em indivíduos com a doença de Parkinson. **Grau B**
2. Indicadores auditivos, com treinamento da marcha, levam a melhoras no curto prazo em relação à velocidade da marcha de pessoas com a doença de Parkinson. **Grau B**
3. O treino do equilíbrio melhora a estabilidade postural de pessoas com a doença de Parkinson. **Grau B**

PERGUNTAS PARA REVISÃO

4.1 Um fisioterapeuta está avaliando um paciente com a doença de Parkinson. O paciente e seus cuidadores informam que primeiro começou a cair e que gostariam todos de saber qual seria o melhor dispositivo auxiliar. Durante a avaliação, você percebe que o paciente necessita de assistência moderada para perda do equilíbrio e demonstra congelamento da marcha. Não há evidências de marcha festinante. Que dispositivo auxiliar seria o mais apropriado para esse paciente?

A. Andador com rodas na frente
B. Bengala com um só apoio
C. Andador padrão com quatro pontos
D. Bengala invertida

4.2 Durante a avaliação da fisioterapia, um paciente com a doença de Parkinson informa ao terapeuta estar com dificuldades de erguer-se da cadeira e levantar-se do vaso sanitário. Qual seria a intervenção *mais* adequada para tratar o problema?

A. Treino de força para extremidades inferiores na posição sentada
B. Treino de equilíbrio
C. Treino sentar-levantar de superfícies com alturas variadas
D. Estimulação auditiva rítmica

4.3 Um fisioterapeuta está trabalhando com paciente com doença de Parkinson avançada. O paciente perdeu peso e a família está preocupada com sua capacidade de falar com clareza e deglutir de forma eficaz. O que deveria ser um encaminhamento apropriado para outros serviços?

A. Fonoaudiólogo
B. Psicólogo
C. Terapeuta ocupacional
D. Assistente social

RESPOSTAS

4.1 **A.** Um andador com rodinhas dianteiras pode ser usado em pacientes com congelamento da marcha para reduzir o risco de quedas, mas esse dispositivo pode não ser seguro para pacientes com marcha festinante. Esse paciente não demonstra marcha festinante, assim, o andador com rodas dianteiras é a melhor escolha para ele. A bengala com um só ponto (opção B) provavelmente será insuficiente para prevenir quedas em paciente com dificuldades de equilíbrio que exige assistência moderada para recuperar o equilíbrio. Uma bengala invertida (opção D) é usada para proporcionar um indicador visual para paciente com marcha congelada, mas provavelmente será insuficiente para reduzir o risco de queda. Um andador padrão (opção C) pode piorar episódios de congelamento e não será útil em quedas relativas à retropropulsão.

4.2 **C.** O treino de mobilidade funcional com tarefas específicas para melhorar o desempenho sentar-levantar pode, realmente, ser feito com treinamento sentado de pé. Fazer o paciente praticar, a partir de diferentes alturas de superfície, ajudará no treino de transferência.

4.3 **A.** Um encaminhamento ao fonoaudiólogo para avaliar as capacidades do paciente para deglutir é apropriado. Esse profissional pode abordar a possibilidade de disfagia, que tem o potencial de ameaçar a vida, pois é capaz de levar a pneumonia por aspiração. O fonoaudiólogo pode ainda avaliar a capacidade do paciente para falar com clareza. Pacientes com Parkinson costumam ter dificuldades relativas à produção da fala.

REFERÊNCIAS

1. Umphred DA. *Neurological Rehabilitation.* 5th ed. St. Louis, MO: Mosby Elsevier; 2007.
2. O'Sullivan SB, Schmitz TJ. *Physical Rehabilitation.* Philadelphia, PA: FA Davis; 2007.
3. Morris ME, Martin CL, Schenkman ML. Striding out with Parkinson disease: evidence--based physical therapy for gait disorders. *Phys Ther.* 2010;90:280-288.
4. American Physical Therapy Association. *Guide to Physical Therapist Practice.* 2nd ed. *Phys Ther.*2001;81:9-746.
5. Smania N, Corato E, Tinazzi M, et al. Effect of balance training on postural instability in patients with idiopathic Parkinson's disease. *Neurorehabil Neural Repair.* 2010;24:826-834.
6. Ebersbach G, Ebersbach A, Edler D, et al. Comparing exercise in Parkinson's disease—the Berlin LSVT BIG study. *Mov Disord.* 2010;25:1902-1908.
7. Farley BG, Koshland GF. Training BIG to move faster: the application of the speed–amplitude relation as a rehabilitation strategy for people with Parkinson's disease. *Exp Brain Res.* 2005;167:462-467.
8. Crizzle AM, Newhouse IJ. Is physical exercise beneficial for persons with Parkinson's disease? *Clin J Sport Med.* 2006;16:422-425.
9. Protas EJ, Stanley RK, Jankovic J, MacNeill B. Cardiovascular and metabolic responses to upper- and lower-extremity exercise in men with idiopathic Parkinson's disease. *Phys Ther.* 1996;76:34-40.
10. Christiansen CL, Schenkman ML, McFann K, Wolfe P, Kohrt WM. Walking economy in people with Parkinson's disease. *Mov Disord.* 2009;24:1481-1487.
11. Bergen JL, Toole T, Elliott RG, Wallace B, Robinson K, Maitland CG. Aerobic exercise intervention improves aerobic capacity and movement initiation in Parkinson's disease patients. *NeuroRehabilitation.*2002;17:161-168.
12. Constantinescu R, Leonard C, Deeley C, Kurlan R. Assistive devices for gait in Parkinson's disease. *Parkinsonism Relat Disord.* 2007;13:133-138.
13. Cubo E, Moore CG, Leurgans S, Goetz CG. Wheeled and standard walkers in Parkinson's disease patients with gait freezing. *Parkinsonism Relat Disord.* 2003;10:9-14.
14. Thaut MH, McIntosh GC, Rice RR, Miller RA, Rathbun J, Brault JM. Rhythmic auditory stimulation in gait training for Parkinson's disease patients. *Mov Disord.* 1996;11:193-200.
15. Willems AM, Nieuwboer A, Chavret F, et al. The use of rhythmic auditory cues to influence gait in patients with Parkinson's disease, the differential effect for freezers and non-freezers, an explorative study. *Disabil Rehabil.* 2006;28:721-728.
16. del Olmo MF, Cudeiro J. Temporal variability of gait in Parkinson disease: effects of a rehabilitation programme based on rhythmic sound cues. *Parkinsonism Relat Disord.* 2005;11:25-33.
17. McIntosh GC, Brown SH, Rice RR, Thaut MH. Rhythmic auditory-motor facilitation of gait patterns in patients with Parkinson's disease. *J Neurol Neurosurg Psychiatry.* 1997;62:22-26.
18. Howe TE, Lövgreen B, Cody FW, Ashton VJ, Oldham JA. Auditory cues can modify the gait of persons with early-stage Parkinson's disease: a method for enhancing parkinsonian walking performance? *Clin Rehabil.* 2003;17:363-367.

19. Behrman AL, Teitelbaum P, Cauraugh JH. Verbal instructional sets to normalise the temporal and spatial gait variables in Parkinson's disease. *J Neurol Neurosurg Psychiatry.* 1998;65:580-582.
20. Lim I, van Wegen E, de Goede C, et al. Effects of external rhythmical cueing on gait in patients with Parkinson's disease: a systematic review. *Clin Rehabil.* 2005;19:695-713.
21. Mehrholz J, Friis R, Kugler J, Twork S, Storch A, Pohl M. Treadmill training for patients with Parkinson's disease. *Cochrane Database Syst Rev.* 2010;Jan 20:CD007830.
22. Wood BH, Bilclough JA, Bowron A, Walker RW. Incidence and prediction of falls in Parkinson's disease: a prospective multidisciplinary study. *J Neurol Neurosurg Psychiatry.* 2002;72:721-725.
23. A'Campo LE, Wekking EM, Spliethoff-Kamminga NG, Le Cessie S, Roos RA. The benefits of a standardized patient education program for patients with Parkinson's disease and their caregivers. *Parkinsonism Relat Disord.* 2010;16:89-95.
24. Macht M, Gerlich C, Ellgring H, et al. Patient education in Parkinson's disease: formative evaluation of a standardized programme in seven European countries. *Patient Educ Couns.* 2007;65:245-252.

Hidrocefalia com pressão normal

Annie Burke-Doe

CASO 5

Um homem de 78 anos de idade foi encaminhado ao neurologista devido a queixas de dificuldades na marcha, sensação de instabilidade e urgência urinária. A esposa informou que, durante o ano anterior, ele apresentou dificuldade progressiva com a memória, além de não conseguir controlar os assuntos financeiros domiciliares. A história de saúde anterior não apresentou problemas. Um exame neurológico revelou memória e habilidade visual-espacial prejudicadas, bem como dificuldades para calcular. O restante do exame neurológico indicou redução dos reflexos posturais e marcha magnética, com giro *em bloco*. Os exames laboratoriais não revelaram qualquer causa tratável de demência (p. ex., deficiência de vitamina $B_{12,}$ deficiência ou toxicidade da tireoide). A ressonância magnética (RM) demonstrou ventrículos grandes e hipodensidade de substância branca. Foi realizada punção lombar, com pressão normal de abertura e coleta de 35 cc de líquido cerebrospinal. A análise do líquido foi normal. A marcha do paciente melhorou provisoriamente após a punção lombar. Foi feito um diagnóstico de hidrocefalia com pressão normal, com base nos resultados da ressonância e na presença da tríade clínica característica: prejuízo da marcha, declínio cognitivo e urgência urinária. O paciente foi internado em hospital e submetido a um desvio ventriculoperitoneal. O fisioterapeuta foi chamado para avaliar e tratar o paciente, auxiliando-o a determinar o efeito do desvio em suas capacidades funcionais.

- ▶ Com base nas condições de saúde do paciente, o que você antecipa como contribuidores às limitações da atividade?
- ▶ Quais são as prioridades do exame?
- ▶ Qual é o prognóstico de sua reabilitação?
- ▶ Quais são os resultados mensuráveis fisioterapêuticos mais apropriados para marcha e equilíbrio?
- ▶ Quais são as possíveis complicações que interferem na fisioterapia?

DEFINIÇÕES-CHAVE

GIRO EM BLOCO: falta de rotação do tronco ao andar e olhar o entorno, resultando em movimentos "em massa" ou por inteiro

HIDROCEFALIA COM PRESSÃO NORMAL (HPN): acúmulo de líquido cerebrospinal que faz os ventrículos do cérebro aumentarem, algumas vezes, com pouco ou nenhum aumento da pressão intracraniana

MARCHA MAGNÉTICA: andar como se os pés estivessem presos ao solo por um ímã; cada passada é iniciada como um movimento de combate, que leva o pé para cima e para frente

Objetivos

1. Descrever a hidrocefalia com pressão normal.
2. Identificar perguntas-chaves para determinar a história da doença atual, o nível de funcionamento anterior e a presença de fatores em casa/trabalho, como escadas, declives/aclives e degraus que podem interferir na obtenção de acesso a esses ambientes.
3. Identificar instrumentos confiáveis e válidos de resultados para medir a marcha e a mobilidade funcional.
4. Discutir os componentes adequados do exame para a pessoa com hidrocefalia com pressão normal.

Considerações sobre a fisioterapia

Considerações da fisioterapia para o controle do indivíduo com instabilidade da marcha, história de quedas, dificuldades gerais motoras e de equilíbrio e redução da resistência devido a hidrocefalia com pressão normal:

- **Plano de cuidados/metas gerais da fisioterapia:** investigar a marcha e os possíveis benefícios da colocação de desvio VP; maximizar a independência e a segurança funcionais, ao mesmo tempo em que são minimizados danos secundários.
- **Intervenções da fisioterapia:** educação do paciente sobre o nível de assistência necessário para a execução segura das tarefas, a progressão antecipada da condição, as precauções relevantes e o programa de exercícios em casa; exercícios terapêuticos; treino da mobilidade funcional; condicionamento da resistência; treino da marcha.
- **Precauções durante a fisioterapia:** clampear os drenos da punção lombar antes da mobilidade; realizar supervisão física atenta para reduzir os riscos de quedas e monitorar os sinais vitais.
- **Complicações que interferem na fisioterapia:** hematoma subdural, quedas, infecções intracranianas, derrame e falha do desvio.

Visão geral da patologia

A hidrocefalia com pressão normal é um acúmulo de líquido cerebrospinal que causa aumento dos ventrículos cerebrais, algumas vezes, com pouco ou nenhum aumento da pressão intracraniana (PIC).[1] Na maioria dos casos, o aumento ventricular resulta de uma obstrução do fluxo de líquido cerebrospinal em torno das convexidades cerebrais e de absorção insuficiente através das granulações aracnoides e vilosidades aracnoides do seio sagital superior.[2] Em geral, não há clareza quanto ao que leva as vias absorventes do líquido cerebrospinal a ficarem bloqueadas. A elevação inicial resultante na pressão intracraniana causa o aumento dos ventrículos, criando um novo equilíbrio com pressão normal.[3] O aumento ventricular reduz a complacência cerebral, que comprime e alonga a substância branca periventricular.[2] A hidrocefalia com pressão normal é por vezes conhecida como hidrocefalia da comunicação ou não obstrutiva, por não haver obstrução dos ventrículos lateral, terceiro e quarto.[4] Mais comumente diagnosticada em adultos idosos, essa hidrocefalia é acompanhada por alguns ou todos os elementos da seguinte tríade: perturbação da marcha, demência leve e controle vesical prejudicado.

A hidrocefalia com pressão normal tem maior prevalência durante a sexta e sétima décadas de vida, sendo rara em pessoas com menos de 60 anos.[5] No entanto, existem relatos de pacientes jovens, desde neonatos até adultos jovens, com hidrocefalia secundária com pressão normal.[6] A prevalência real na população é desconhecida, pois alguns podem apresentar somente prejuízo da marcha, sem deficiências cognitivas.[2] A marcha é ainda influenciada pela progressão da hidrocefalia com pressão normal. Nos estágios iniciais, a marcha pode apresentar base ampla[5] e ser atáxica. Nos estágios finais, porém, ela pode se caracterizar por passadas curtas e embaralhadas, e o paciente pode parecer "congelado".[7] Instabilidade postural também é comum, o que aumenta o risco de quedas. Os giros são alterados e em bloco, com múltiplas passadas. Os pacientes costumam ter queixas de fraqueza nas pernas, fadiga e mudanças sensoriais. A avaliação neurológica pode revelar um grau leve de espasticidade, com reflexos de alongamento aumentados nas extremidades inferiores e sinais de Babinski.[2] Prejuízo motor pode ainda envolver os membros superiores (p. ex., disdiadococinesia).

O declínio cognitivo varia muito, mas se caracteriza por evidente déficit de atenção, prejuízo da memória e disfunção executiva (lobo frontal). O envolvimento urinário precoce é devido a uma perda do controle supraespinal voluntário, resultando em hiperatividade da bexiga e instabilidade do detrusor, manifestada por urgência. A incontinência posterior tem também um componente frontal, manifestado por uma falta de preocupação. Muitos dos sintomas de declínio cognitivo (déficits de atenção, início e função executiva) podem ser causados por compressão da substância branca frontal.[2]

O diagnóstico costuma ser determinado por meio de sinais e sintomas, estudos de neuroimagem e avaliação da composição do líquido cerebrospinal, pressão e drenagem (prolongada ou contínua). Pode ser feita punção lombar de rotina para descartar outras condições. Concentrações normais de proteína e glicose no líquido cerebrospinal, com contagem de células brancas do sangue de $\leq$ 5 células/μL e pressão de abertura $<$ 200 mm H_2O sugerem que a hidrocefalia com pressão normal pode ser a causa dos sintomas neurológicos.[8] A punção com volume elevado intermitente que remove de 30 a 60 mL de líquido cerebrospinal pode ser usada para comparar os sintomas neurológicos antes e depois da punção. Uma melhora nos sintomas com a retirada de líquido cerebrospinal pode indicar a eventual reação positiva ao desvio VP.[8]

O tratamento mais comum para esse tipo de hidrocefalia é o desvio ventriculoperitoneal.[8] Nesse desvio, é colocado um cateter em um dos ventrículos laterais, acoplado a uma cobertura protetora e uma válvula posicionadas sob o couro cabeludo. A sonda é tunelada subcutaneamente, da válvula ao abdome, em que é depositado o líquido cerebrospinal na cavidade peritoneal estéril para drenar continuamente.[8]

É difícil determinar o prognóstico de pacientes que tiveram a colocação do desvio VP. A proporção de pacientes com melhora de longo prazo após esse desvio varia de 25 a 80%. A melhora depende das indicações para a colocação, da experiência do neurocirurgião e das condições pré-operatórias.[9,10] No ano de 2000, Vanneste[7] descreveu os fatores que prediziam um bom resultado cirúrgico. Esses incluíam distúrbio da marcha antes do prejuízo mental, breve história de prejuízo mental leve a moderado, causa conhecida de hidrocefalia com pressão normal e melhora clínica substancial após uma ou mais de uma punção lombar. Os fatores relacionados a resultados cirúrgicos insatisfatórios incluíam predominância de demência grave, demência como primeiro sinal neurológico e ressonância magnética reveladora de atrofia cerebral acentuada, com envolvimento significativo da substância branca.

Uma vez que as dificuldades para andar e o desequilíbrio postural costumam ser os primeiros sinais de hidrocefalia com pressão normal e também indicativos de maior possibilidade de melhora após a colocação do desvio VP,[5,11-13] os fisioterapeutas têm condições para auxiliar em: (1) diagnóstico de possível hidrocefalia com pressão normal, (2) determinação da eficácia da drenagem do líquido cerebrospinal, (3) determinação da probabilidade de benefício devido à cirurgia de desvio e (4) investigação do curso da melhora após a cirurgia do desvio.

Manejo da fisioterapia do paciente

O paciente com hidrocefalia com pressão normal costuma apresentar demência, anormalidade na marcha e incontinência. O único tratamento estabelecido é o implante cirúrgico de um desvio VP.[8] Os fisioterapeutas podem ser chamados para investigar as mudanças no estado funcional durante a hidrocefalia com pressão normal e seu tratamento. As principais metas da fisioterapia são maximizar a independência funcional e minimizar os prejuízos secundários.

Exame, avaliação e diagnóstico

Antes de ver esse paciente, o fisioterapeuta deve obter informações no prontuário médico, inclusive história, exames diagnósticos, medicamentos, nível anterior de função e queixas atuais. Ao reunir as informações sobre a história da doença atual, exemplos de perguntas que um terapeuta pode fazer ao paciente/cuidador podem incluir: "Quando começou a perceber uma mudança nas funções e/ou na capacidade da marcha?", "Especificamente, *como* mudou a função e/ou a capacidade da marcha?", "Já ocorreram quedas no ano passado?", "Há escadas, níveis inclinados, degraus no trabalho ou em casa capazes de interferir no acesso a esses ambientes?"

Durante o exame, o fisioterapeuta investiga o estado mental, a postura, a marcha, a força, o equilíbrio e realiza testes funcionais. Ao investigar a marcha em pacientes com hidrocefalia com pressão normal, é importante observar que a melhora na marcha antecede comumente a melhora na incontinência ou na cognição, após a cirurgia para desvio

VP.[14,15] O terapeuta é capaz de determinar o dispositivo auxiliar mais apropriado, usando medidas qualitativas (de observação) e quantitativas (espacial e temporal). No ano de 2008, Feick e colaboradores[16] descobriram que o **Timed Up and Go** (TUG) e o **Tinetti Assessment Tool of Gait and Balance**[17] eram sensíveis a mudanças diferenciais na marcha, nessa população. O TUG é uma medida confiável e válida, baseada no desempenho da mobilidade funcional, desenvolvida, inicialmente, para identificar prejuízos de mobilidade e equilíbrio em idosos.[18] O TUG requer que o sujeito levante de uma cadeira, coloque-se de pé, ande 3 metros, vire-se, ande de volta para a cadeira e sente. O escore do teste é o tempo necessário para a realização da tarefa pela pessoa. A pontuação tem forte correlação com o nível de mobilidade funcional (p. ex., quanto mais tempo necessário, mais dependente é a pessoa nas atividades da vida diária), o risco de quedas, a velocidade na marcha, o equilíbrio e a capacidade de andar pela comunidade. Pontuações no TUG podem também refletir mudanças no estado funcional dos pacientes ao longo do tempo. Para interpretar, o resultado < 10 segundos é considerado tempo normal; < 20 segundos indica boa mobilidade sem dispositivo auxiliar; < 30 segundos indica problemas com a marcha, e a pessoa não consegue deambular em segurança na comunidade, demandando um dispositivo auxiliar.[17,18] Escore de ≥ 14 segundos parece indicar alto risco de quedas.[17,18] O Tinetti Assessment Tool of Gait and Balance é uma medida confiável e válida do desempenho observado relativo a mobilidade e risco de quedas. [19] A escala tem dois componentes: equilíbrio e marcha. Para o equilíbrio, o Tinetti inclui subtestes de equilíbrio ao sentar, equilíbrio imediato ao levantar, equilíbrio com os olhos fechados, giro 360^0 e sentar. Para a marcha, o Tinetti inclui subtestes de início da marcha, comprimento da passada, simetria e continuidade das passadas, desvio de caminho, estabilidade do tronco e posição ao andar. A pontuação máxima para os componentes do equilíbrio e da marcha é 16 pontos e 12 pontos, respectivamente. A pontuação total máxima é 28 pontos. Escores mais altos têm relação com uma melhor mobilidade.[19,20] Em geral, pacientes com < 19 pontos correm alto risco de quedas.

O desequilíbrio postural também é considerado um dos primeiros sinais de hidrocefalia com pressão normal.[7] O equilíbrio deve ser avaliado com o paciente sentado, de pé e deambulando. Pode-se esperar uma degradação sob condições de estreitamento da base de apoio, ou em resposta a perturbações.[21] O teste de Romberg, a caminhada *tandem* (um pé colocado logo atrás do outro) e a postura com uma só perna são três avaliações que exigem que os pacientes variem a base de apoio. Tarefas que perturbam, que podem ser usadas para desafiar o equilíbrio, incluem movimentos autoiniciados (p. ex., erguer o braço, inclinar-se e tocar, Functional Reach Tests[22] ou o Multidirectional Reach Test[23]).

Plano de atendimento e intervenções

As metas específicas da fisioterapia são combinadas após a avaliação. Devem se basear na condição atual e na história de capacidades funcionais do indivíduo. A identificação dos prejuízos, da disfunção e das limitações funcionais, como presença de cefaleia, prejuízos na força, amplitude de movimentos, resistência, postura e marcha, bem como redução da independência ajudarão o terapeuta a determinar as metas e as intervenções. As intervenções de uso mais comuns para tratamento de pacientes com esse tipo de hidrocefalia incluem exercício terapêutico, treino de mobilidade funcional, treino de equilíbrio, treino da marcha com **indicadores visuais e auditivos (p. ex., marcha conforme um metrônomo**[24]) e prescrição de dispositivos auxiliares relativos às dificuldades identificadas.

Recomendações clínicas baseadas em evidências

SORT: Valor/Força da Taxonomia da Recomendação (do inglês, *Strength of Recommendation Taxonomy*)

A: evidências consistentes e de boa qualidade voltadas ao paciente
B: evidências inconsistentes ou de qualidade limitada voltadas ao pacientes
C: evidências consensuais, voltadas à doença, prática usual, opinião de especialistas ou séries de casos

1. Fisioterapeutas podem usar o teste Timed Up and Go (TUG) para avaliar mobilidade funcional, risco de quedas, velocidade da marcha, prejuízos no equilíbrio e capacidade de deambular em segurança na comunidade por adultos idosos. **Grau A**
2. Fisioterapeutas podem usar o Tinetti Assessment Tool of Gait and Balance para determinar mobilidade funcional, desvios da marcha, prejuízos do equilíbrio e risco de quedas. **Grau A**
3. Indicadores visuais e auditivos melhoram a marcha em indivíduos com hidrocefalia com pressão normal. **Grau C**

PERGUNTAS PARA REVISÃO

5.1 Um fisioterapeuta está trabalhando com um paciente três dias após a colocação de desvio VP, para tratamento da hidrocefalia com pressão normal. O paciente tem história de saúde anterior de hipertensão, fibrilação atrial, hipercolesterolemia e aterosclerose difusa. Está confuso, fraco e apresenta perda sensorial no lado esquerdo do corpo, bem como dificuldade da fala. Qual das complicações potenciais de colocação de desvio VP pode ter mais relação com os sinais e sintomas clínicos presentes?

A. Fracasso do desvio
B. Aumento da pressão intracraniana
C. Meningite
D. Derrame

5.2 Um fisioterapeuta está tratando de um paciente com hidrocefalia com pressão normal após a colocação de desvio VP. Ele apresenta prejuízos cognitivos e perceptivos, tônus aumentado em extremidades superiores e dificuldade nas atividades da vida diária. Qual entre os seguintes seria um encaminhamento apropriado para serviços adicionais?

A. Fonoaudiólogo
B. Psicólogo
C. Terapeuta ocupacional
D. Coordenador de cuidados

RESPOSTAS

5.1 **D.** Os sinais e sintomas principais de derrame incluem fraqueza unilateral e redução das sensações e disartria. Alguns pacientes correm risco de doença vascular, inclusive derrame isquêmico. Quando verificada a história, deve ser perguntado aos pacientes se apresentam algum dos fatores de risco vasculares comuns: hipertensão, diabetes, hipercolesterolemia, tabagismo e história familiar ou pessoal de derrame ou outra doença vascular. Além disso, algumas perturbações cardíacas são fatores de risco importantes para derrame, em especial a fibrilação atrial.

5.2 **C.** Um paciente pode se beneficiar com a terapia ocupacional quando a apresentação clínica inclui prejuízos cognitivos ou perceptivos, fraqueza e tônus em extremidade superior ou qualquer prejuízo que afete a capacidade do paciente para realizar as atividades cotidianas com independência. Os terapeutas ocupacionais ainda auxiliam pacientes que têm necessidades de apoio ou equipamento de adaptação para extremidade superior.

REFERÊNCIAS

1. National Institutes of Neurologic Disease and Stroke. Normal pressure hydrocephalus. http://www.ninds.nih.gov/disorders/normal_pressure_hydrocephalus/normal_pressure_hydrocephalus.htm. Accessed October 31, 2010.
2. Hedera P, Friedland RP, Farlow M. Normal pressure hydrocephalus. In: Gilman S, ed. *MedLink Neurology.* San Diego: MedLink Corporation. www.medlink.com. Accessed October 1, 2010.
3. Simon RP, Greenberg DA, Aminoff MJ. Chapter 1: Disorders of cognitive function. *Clinical Neurology.* 7th ed. http://www.accessmedicine.com/content.aspx?aID=5143601. Accessed October 31, 2010.
4. Ropper AH, Samuels MA. Disturbances of cerebrospinal fluid and its circulation, including hydrocephalus, pseudotumor cerebri, and low-pressure syndromes. In: *Adams and Victor's Principles of Neurology.* 9th ed. http://www.accessmedicine.com/content.aspx?aID=3635067. Accessed October 31, 2010.
5. Fisher CM. Hydrocephalus as a cause of disturbances of gait in the elderly. *Neurology.* 1982;32:1358-1363.
6. Barnett GH, Hahn JF, Palmer J. Normal pressure hydrocephalus in children and young adults. *Neurosurgery.* 1987;20:904-907.
7. Vanneste JA. Diagnosis and management of normal-pressure hydrocephalus. *J Neurol.* 2000;247:5-14.
8. Verrees M, Selman WR. Management of normal pressure hydrocephalus. *Am Fam Physician.* 2004;70:1071-1078.
9. Vanneste J, Augustijn P, Dirven C, Tan WF, Goedhart ZD. Shunting normal-pressure hydrocephalus: do the benefits outweigh the risk? A multicenter study and literature review. *Neurology.* 1992;42:54-59.
10. Poca MA, Mataro M, Del Mar Matarin M, Arikan F, Junque C, Sahuquillo J. Is the placement of shunts in patients with idiopathic normal-pressure hydrocephalus worth the risk? Results of study based on continuous monitoring of intracranial pressure. *J Neurosurg.* 2004;100:855-866.
11. Soelberg-Sorensen PS, Jansen EC, Gjerris F. Motor disturbances in normal pressure hydrocephalus. Special reference to stance and gait. *Arch Neurol.* 1986;43:34-38.

12. Sudarsky L, Simon S. Gait disorder in late-life hydrocephalus. *Arch Neurol.* 1987;44:263-267.
13. Graff-Radford NR, Godersky JC. Normal-pressure hydrocephalus. Onset of gait abnormality before dementia predicts good surgical outcome. *Arch Neurol.* 1986;43:940-942.
14. McGirt MJ, Woodworth G, Coon AL, Thomas G, Williams MA, Rigamonti D. Diagnosis, treatment, and analysis of long-term outcomes in idiopathic normal-pressure hydrocephalus. *Neurosurgery.* 2005;57:699-705.
15. Marmarou A, Young HF, Aygok GA, et al. Diagnosis and management of idiopathic normal--pressure hydrocephalus: a prospective study in 151 patients. *J Neurosurg.* 2005;102:987-997.
16. Feick D, Sickmond J, Liu L, et al. Sensitivity and predictive value of occupational and physical therapy assessment in the functional evaluation of patients with suspected normal pressure hydrocephalus. *J Rehabil Med.* 2008;40:715-720.
17. Podsiadlo D, Richardson S. The timed "Up & Go": a test of basic functional mobility for frail elderly persons. *J Am Geriatr Soc.* 1991;39:142-148.
18. Shumway-Cook A, Brauer S, Woollacott M. Predicting the probability for falls in communitydwelling older adults using the Timed Up & Go Test. *Phys Ther.* 2000;80:896-903.
19. Tinetti ME, Williams TF, Mayewski R. Fall risk index for elderly patients based on number of chronic disabilities. *Am J Med.* 1986;80:429-434.
20. Lin MR, Hwang HF, Hu MH, Wu HD, Wang YW, Huang FC. Psychometric comparisons of the timed up and go, one-leg stand, functional reach, and Tinetti balance measures in community-dwelling older people. *J Am Geriatr Soc.* 2004;52:1343-1348.
21. O'Sullivan S. Parkinson disease. In: O'Sullivan S, Schmitz TJ, eds. *Physical Rehabilitation.* 5th ed. Philadelphia, PA: FA Davis Company; 2007.
22. Duncan PW, Weiner DK, Chandler J, Studenski S. Functional reach: a new clinical measurement of balance. *J Gerontol.* 1990;45:M192-M197.
23. Newton RA. Validity of the multi-directional reach test: a practical measure for limits of stability in older adults. *J Gerontol A Bio Sci Med Sci.* 2001;56:M248-M252.
24. Ropper AH, Samuels MA. Chapter 7. Disorders of stance and gait. *Adams and Victor's Principles of Neurology.* 9th ed. http://www.accessmedicine.com/content.aspx?aID=3630849. Accessed October 31, 2010.

Meningite por Coccidioidomicose

Delisa Rideout
Terrence M. Nordstrom
Rolando Lazaro

CASO 6

O paciente é um homem de origem hispânica, com 60 anos e trabalha no pomar de uma fazenda, no Condado de Kern, na Califórnia. Seu trabalho envolve, basicamente, a poda das árvores, o que significa que realiza manobras em espaços pequeníssimos, subidas em escada e manuseio de maquinário de fazendas e equipamento de jardinagem. O paciente foi trazido ao setor de emergências do hospital com queixas de cefaleia severa, tontura, náuseas e vômitos, além de incapacidade de andar. Nos últimos dois meses, apresentou tosse crônica, falta de ar ocasional, fraqueza generalizada e dor nas articulações. No exame físico, foi observado que o paciente apresentava lesões na pele, no nariz e nos braços. Mais exames, inclusive exames de sangue e ressonância magnética (RM) do cérebro e da medula espinal, indicaram que o paciente tinha coccidioidomicose, com consequente pneumonia, meningite e hidrocefalia. A ressonância magnética mostrou dilatação da metade inferior do quarto ventrículo. Lesões císticas semelhantes a granulomas cóccicos foram identificadas nos segmentos C1-C2, C6-C7 e T6-T7 da medula espinal. As intervenções médicas incluíram medicamentos antifúngicos e colocação de derivação ventrículo-peritoneal (DVP). No terceiro dia de hospitalização, o paciente foi encaminhado à fisioterapia para tratar as limitações na mobilidade funcional, transferências e marcha. Antes da hospitalização, o paciente morava com a esposa, era ativo na comunidade e não tinha história de abuso de drogas ou álcool. Na realização do exame, não havia mudanças intestinais/vesicais, cefaleia e náuseas ou vômitos. Embora o idioma principal do paciente fosse o espanhol, ele falava um pouco de português. Quando questionado sobre suas metas, disse: "Quero conseguir andar novamente". Os medicamentos que toma atualmente incluem acetaminofeno, bisacodil supositório, clorexidina, clotrimazol tópico, famotidina, heparina, voriconazol, fluconazol e prednisona.

- Com base na condição de saúde do paciente, o que você presume como colaboradores para as limitações da atividade?
- Quais são as prioridades do exame?
- Quais são os instrumentos de avaliação da fisioterapia mais apropriados para a marcha e o equilíbrio?
- Quais são as possíveis complicações que podem interferir na fisioterapia?

DEFINIÇÕES-CHAVE

DERIVAÇÃO VENTRÍCULO-PERITONEAL (DVP): dreno colocado cirurgicamente, que passa subcutaneamente entre o quarto ventrículo e a cavidade abdominal; usado no tratamento de hidrocefalia e pressão intracraniana aumentada, causadas por excesso de líquido cerebrospinal.

EFEITO TETO: propriedade psicométrica de uma medida de resultado, em que o instrumento não é capaz de detectar mais um aumento na pontuação para as pessoas com os escores mais altos

PRÁTICA DA TAREFA DA PARTE PARA O TODO: método de estruturar as intervenções terapêuticas, com base em teorias de controle motor e aprendizagem motora, de maneira que uma tarefa é repartida em componentes menores (etapas), praticados pelo indivíduo, com progressão gradativa na direção da realização da tarefa inteira

Objetivos

1. Descrever os sinais e sintomas típicos de coccidioidomicose que afetam o sistema nervoso central (SNC).
2. Listar testes e medidas pertinentes, usados em um exame fisioterapêutico para paciente hospitalizado, com meningite e hidrocefalia, devido à coccidioidomicose.
3. Discutir intervenções fisioterapêuticas apropriadas para uma pessoa com disfunção dos movimentos, devido à coccidioidomicose.

Considerações sobre a fisioterapia

Considerações de fisioterapia durante o controle de indivíduo com disfunção do equilíbrio, instabilidade na marcha e fraqueza por meningite por coccidioidomicose:

- **Plano de cuidados/metas gerais da fisioterapia:** monitoração atenta de sinais vitais e sinais de neurônio motor superior, em especial nos primeiros estágios da resolução da doença; prevenção dos efeitos deletérios da inatividade (fissuras na pele, redução da mobilidade e força das articulações, melhora do equilíbrio ao sentar e levantar, mobilidade funcional, transferências e marcha.
- **Intervenções de fisioterapia:** treino de equilíbrio ao sentar, treino de mobilidade funcional, treino de marcha usando dispositivos auxiliares apropriados, exercícios terapêuticos para melhorar o funcionamento.
- **Precauções durante a fisioterapia:** pressão intracraniana aumentada, mudanças no nível de consciência, aumento do risco de quedas.
- **Complicações que interferem na fisioterapia:** piora dos sinais vitais, sinais/sintomas de aumento da pressão intracraniana, desenvolvimento de úlceras de pressão, quedas.

Visão geral da patologia

Coccidioidomicose também conhecida como febre do vale, é causada pela inalação de esporos do fungo *Coccidioides immitis*, presente no solo.[1,2] Essa condição é endêmica na parte ocidental dos EUA, com a maioria dos casos no Arizona, na Califórnia, em Nevada, no Novo México e no Texas. A maior incidência de coccidioidomicose na Califórnia foi relatada no Condado de Kern (155 novos casos/100.000 indivíduos).[3,4] Há relatos de que a maioria dos casos de coccidioidomicose têm solução espontânea, sem necessidade de intervenção médica. Filipinos e negros, entretanto, têm risco aumentado de doença severa e disseminação da infecção.[1,5] A coccidioidomicose pode afetar a pele, os pulmões, o SNC (p. ex., meninges), os ossos e as articulações.[1] A meningite pode levar à hidrocefalia e pode exigir colocação de *shunt* ventriculo-peritoneal. Os sinais e sintomas dessa infecção costumam estar presentes em uma a três semanas após a exposição, persistindo durante semanas a meses. Os sinais e sintomas incluem fadiga, edema nas extremidades inferiores, febre, tosse, sudorese noturna, dor ou rigidez articular, perda do apetite, perda de peso, rigidez nucal, estado mental alterado, cefaleia, náuseas, vômitos e exantema ou lesão dolorosa na pele.[1,2] Os exames diagnósticos incluem cultura de coriza ou esfregaço, teste serológico, exames por imagem, broncoscopia, biópsia (medula óssea e músculos), punção lombar e testes de pele.[2] O tratamento médico inclui **medicamentos antifúngicos** (tópicos, orais ou intravenosos) e/ou desbridamento cirúrgico (para lesões de pele graves).[1,5] Não existe vacina contra o *Coccidioides immitis*.[7] O prognóstico médico varia, dependendo de vários fatores, inclusive gravidade da doença, grau de progressão, tratamento médico oportuno e apropriado e região (-ões) anatômica (s) ou sistema (s) do corpo afetado (s). É comum a coccidioidomicose inicial aguda ser leve, mas as pessoas podem levar meses ou mais para a recuperação total. Em um exame retrospectivo da morbidade e mortalidade da coccidioidomicose disseminada (a forma mais grave da condição, em que a infecção se espalha para além dos pulmões, chegando a outras partes do organismo), pesquisadores descobriram que 15 de 91 pacientes hospitalizados devido à infecção morreram durante esse período.[8] Além disso, os autores concluíram que a resolução dos sintomas não garantia a resolução das complicações secundárias à infecção original. Uma infecção aguda pode se tornar crônica, e a presença de placas residuais (lesões nodulares de pele) decorrentes da disseminação da infecção pode persistir durante anos após o diagnóstico inicial e o tratamento.

Manejo da fisioterapia do paciente

Não há bibliografia que descreva a reabilitação física de indivíduos com coccidioidomicose. A apresentação do paciente varia, no entanto, quando a infecção afeta o sistema nervoso; as pessoas podem se apresentar como as com outros diagnósticos que envolvem dano neurológico, como acidente vascular cerebral (AVC) ou lesão encefálica traumática. Devido à presença de esporos cocci na medula espinal, o paciente pode apresentar sinais e sintomas consistentes com lesão medular. A reabilitação física pode ser orientada por procedimentos médico/cirúrgicos comuns nesses pacientes, inclusive procedimentos neurocirúrgicos, como inserção de DVP e craniectomia. Assim, é importante a realização de um exame neurológico completo para determinar a extensão do envolvimento neurológico causado pela inflamação das meninges e para monitorar o paciente quanto a complicações, após a colocação da DVP. Devido à colocação dessa derivação, o nível de consciência do paciente deve ser reavaliado de forma consistente, a cada encontro com o paciente.

Exame, avaliação e diagnóstico

O exame deve ter o foco nas capacidades individuais do paciente. Isso ajuda o fisioterapeuta a escolher as intervenções apropriadas para otimizar o funcionamento e apoiar a meta do paciente de recuperar sua capacidade para deambular. Logo que o terapeuta identificar o que o paciente consegue e não consegue fazer, a etapa seguinte é postular os danos potenciais, causadores de suas limitações à atividade. No caso de paciente com possível disfunção de neurônio motor superior, os danos potenciais causadores de limitações às atividades incluem anormalidades no tônus muscular, déficits do controle motor, redução da força e limitações na amplitude de movimentos (ADM) das articulações. A presença de edema cerebral requer monitoramento atento dos sinais vitais e dos sintomas de aumento da pressão intracraniana (aumento de cefaleia, náuseas, vômitos, redução da cognição, mudanças nas reações pupilares). O terapeuta deve, periodicamente, investigar o nível de consciência do paciente e seu estado cognitivo, relatando quaisquer sinais de deterioração à equipe de saúde, imediatamente.

O paciente necessitava apenas de assistência mínima para rolar na cama; conseguia ajudar, usando as laterais da cama. Ele necessitava de assistência moderada para transferir-se de supino para sentado, com a ajuda dada a tronco e pélvis, além de indicadores verbais voltados ao uso do braço direito para empurrar contra o colchão, quando na posição de lado na cama. Logo que sentado ereto, queixava-se de cefaleia, a qual desaparecia após vários minutos. Os sinais vitais estavam estáveis. O paciente precisava de assistência máxima para arrastar-se até a beira do leito, em que evidenciava um equilíbrio insatisfatório sentado, estático e dinâmico, exigindo também assistência moderada para apoiar a cabeça e o tronco, quando sentado. Ainda nessa posição, o paciente demonstrava cifose torácica, cabeça projetada para frente, inclinação lateral da cabeça para a esquerda, flexão cervical, inclinação do tronco para a esquerda e projeção bilateral das escápulas (escápula alada). Durante o exame, o paciente conseguiu manter 30 segundos de postura ereta e linha média cervical contínua, com facilitação manual de extensores cervicais. Ele precisava de indicadores verbais, como "incline-se para frente" ou "sente-se ereto". A volta de sentado para supino demandava assistência moderada pelo paciente nas extremidades inferiores e no tronco. Ele ajudava, cruzando a perna direita sob a esquerda. O terapeuta decidiu adiar o exame do equilíbrio de pé e da marcha devido a resistência insatisfatória do paciente, baixo nível de funcionamento e questões de segurança.

É importante que o terapeuta identifique e implemente uma medida padronizada adequada das funções para o acompanhamento do progresso do paciente e a documentação da eficácia das intervenções fisioterapêuticas. A meta, assim, era encontrar uma medida de resultado adequada à condição física atual do paciente e cujos resultados ofereceriam uma orientação para as futuras sessões de fisioterapia. Sentar era o foco para a escolha de um instrumento de avaliação padronizado, pois se trata de uma tarefa funcional que integra o desempenho das atividades cotidianas, e diversas intervenções podem ser realizadas nessa posição. Os instrumentos de avaliação levados em consideração incluíram o Performance Oriented Mobility Assessment[9] (POMA, também chamado de Tinetti Balance Assessment Tool), a Berg Balance Scale (BBS),[10] a Stroke Rehabilitation Assessment of Movement (STREAM),[11] a Trunk Impairment Scale (TIS),[12] e o **Function in Sitting Test (FIST).**[13] O fisioterapeuta decidiu que várias dessas escalas de avaliação não eram apropriadas no momento para esse paciente. O POMA tem apenas um item de equilíbrio sentado, não sendo adequado para demonstrar progresso funcional ao sentar, pois não é suficientemente sensível para medir progresso ao sentar.[14] Como muitos dos itens de teste na BBS são mais avançados do que o paciente pode alcançar no momento (p. ex., tarefas de equilíbrio dinâmico sentado), esse instrumento de avaliação não seria um bom indicador do progresso, especialmente durante sua hospitalização aguda.[15] Os itens sobre sentar no STREAM seriam razoáveis para realização pelo paciente, mas sua hipotonicidade significativa e fraqueza muscular na extremidade superior esquerda teriam limitado a capacidade de concluir algum desses itens do teste. Além disso, essa escala de avaliação somente acentuaria os danos já determinados pelo exame. A TIS também não seria apropriada, pois mede a qualidade da realização das atividades em um nível superior ao que o paciente conseguiria, quando do primeiro exame. A posição inicial (sentado na borda da superfície de teste, sem apoio das costas ou dos braços) não seria possível, porque o paciente necessitava de apoio para a extremidade superior e assistência no sentar estático. Levando-se em conta essas considerações relativas a acurácia das escalas de avaliação, o terapeuta optou pelo FIST como o instrumento mais apropriado para esse paciente. O FIST foi desenvolvido por Gorman e colaboradores no ano de 2010.[13] É um teste feito à cabeceira do leito que demora de 8 a 10 minutos para ser realizado, consistindo em 14 tarefas funcionais com o paciente sentado. (Instruções detalhadas sobre a implementação e o escore do FIST podem ser encontradas em http://www.samuelmerritt.edu/fist.) Um **melhor equilíbrio sentado** tem correlação positiva com resultados funcionais e equilíbrio inicial melhor, e incapacidade pode ser elemento que prevê recuperação, após um AVC.[16] Atividades funcionais sentadas específicas de equilíbrio (p. ex., equilíbrio sentado com apoio, equilíbrio sentado estático, equilíbrio sentado dinâmico)[17] têm boa correlação com medidas de resultado para equilíbrio confiáveis e válidas, como a Berg Balance Scale, a Motor Assessment Scale,[18] e o Rivermead Mobility Index.[19] O paciente atual apresentava semelhança com uma pessoa que teria sofrido derrame agudo, que é a população em que foi validado o FIST. Esse pareceu a melhor combinação com a atual tolerância do paciente à atividade e ao baixo nível de mobilidade funcional, possivelmente *não* apresentaria efeito teto e teria o foco na quantificação da capacidade de sentar – uma tarefa funcional criticamente importante e uma em que o paciente não era independente. No exame inicial, o paciente pontuou 13/56 no FIST com limitações importantes, identificadas em múltiplos itens do teste (Tab. 6.1).

Após o exame das atividades, o terapeuta fez vários testes para determinar se os danos estavam contribuindo para a redução do desempenho funcional do paciente. A ADM passiva das extremidades superiores e inferiores estava dentro dos limites funcionais. Como o paciente pareceu ter controle motor seletivo das extremidades superiores e inferiores, foi realizado teste manual da musculatura para determinar deficiências de força. As extremidades superior e inferior direitas receberam grau 4/5 (bom); a extremidade esquerda superior recebeu 2+/5 (insatisfatório +) e a extremidade inferior esquerda recebeu grau 2/5 (insatisfatório).

O terapeuta também investigou os graus do equilíbrio funcional para sentar, conforme o protocolo descrito por O´Sullivan e Schmidt.[20] O paciente apresentou equilíbrio sentado estático insatisfatório (¼) (i.e., precisou de assistência moderada a máxima para manter a posição sentada ereta). Quando ele perdeu o equilíbrio sentado, tendeu a inclinar-se para trás. Mais testes foram realizados, específicos para os sinais e sintomas neu-

Tabela 6.1 RESULTADOS DO PACIENTE EM TESTE DE FUNÇÃO SENTADO DURANTE EPISÓDIO DE CUIDADOS NA INTERNAÇÃO

	Item	Exame inicial	Semana 2	Semana 4 (alta)
1	Empurrão leve anterior	1 (máx)	4	4
2	Empurrão leve posterior	1 (máx)	4	4
3	Empurrão leve lateral	1 (máx)	4	4
4	Sentar estático	1 (máx)	4	4
5	Sentar, sem tremor	1 (máx)	4	4
6	Sentar, olhos fechados	1 (máx)	4	4
7	Sentado, erguer pé	1 (máx)	4	4
8	Pegar objeto atrás	1 (máx)	3	4
9	Alcançar na frente	1 (máx)	1 (mod)	2
10	Alcançar lateral	1 (máx)	1 (mín)	4
11	Pegar objeto do chão	1 (máx)	3	4
12	Movimento rápido posterior	0	4	4
13	Movimento rápido anterior	1 (máx)	4	4
14	Movimento rápido lateral	1 (máx)	4	4
	Total	13/56	48/56	54/56

0, dependente; 1, precisa de assistência física; 2, precisa usar extremidades superiores; 3, tempo maior/precisa de indicadores verbais; 4, normal; máx, assistência física máxima (≥ 75%); mod, assistência física moderada (26%-74%); min, assistência física mínima (≤ 25%).
Reproduzido, com permissão, de Gorman SL. Function in Sitting Test. Disponível em http://www.samuelmerritt.edu/fist/documentation. Recuperado em 10 de abril, 2013.

romusculares do paciente. Ele apresentou diminuição do tato discriminativo e grosseiro, nas extremidades superior e inferior esquerdas, com deficiências mais acentuadas distal que proximalmente. Também apresentou propriocepção diminuída no polegar, joelho, tornozelo e dedão do pé, no lado esquerdo; não foram percebidas deficiências nas extremidades superior e inferior direitas. Foi realizado teste de nervos cranianos (NC II-XII), percebendo-se estarem intactos.

Plano de atendimento e intervenções

O terapeuta identificou deficiências importantes que poderiam ser melhoradas com intervenções da fisioterapia: postura sentada insatisfatória, equilíbrio/controle postural sentado prejudicado, fraqueza das extremidades superior e inferior esquerdas e mobilidade funcional diminuída. O diagnóstico fisioterapêutico foi mobilidade limitada no leito, capacidade reduzida de transferir-se e incapacidade de deambular devido à fraqueza global (maior no lado esquerdo que no direito), e equilíbrio insatisfatório, consistente com a meningite por coccidioidomicose que impossibilitou o paciente voltar a vida com participação independente nas tarefas da casa.

As metas previstas para o paciente alcançar em duas semanas incluíram: (1) assistência mínima para transferir-se da posição sentado para atrás e para frente para a posição supino; (2) bom equilíbrio estático e dinâmico sentado; (3) fortalecimento dos músculos da extremidade superior esquerda 3+/5 e fortalecimento dos músculos da extremidade inferior 3/5 e (4) assistência moderada em transferências seguras para/do leito para cadeira de rodas ou cadeira comum. Em quatro semanas, os resultados esperados para o paciente foram: (1) independente, com toda a mobilidade no leito para minimizar risco de fissuras na pele; (2) independente, com transferências seguras para/de uma superfície nivelada para cadeira de rodas/cadeira comum com intuito de melhorar a mobilidade; (3) independente, com ajuste de cadeira de rodas e posicionamento para transferências buscando acesso melhor ao hospital da comunidade e (4) autopropulsão, independente da cadeira de rodas por 60 metros, para locomoção no espaço domiciliar. Uma vez que o paciente estava altamente motivado a participar das sessões de fisioterapia, demonstrando ausência de sinais e sintomas de intolerância à atividade ou complicações durante as visitas atuais do fisioterapeuta, o profissional determinou que seu prognóstico era bom para o alcance das metas estabelecidas. No primeiro exame, o paciente conseguiu realizar 13 dos 14 itens do FIST. Assim, apresentou um bom potencial para melhora de função de sentar nessas áreas, o que pode indicar um bom potencial para melhoras em outras tarefas da mobilidade funcional. O paciente participou das sessões de fisioterapia duas vezes ao dia, cinco dias na semana, durante quatro semanas (total de 40 sessões).

Foram prescritos exercícios terapêuticos para melhorar a mobilidade e a força do paciente. Exercícios progressivos de resistência foram realizados com uso de resistência manual, Thera-Band e pesos. Foi, ainda, dado ao paciente um programa de exercícios a ser feito por ele sozinho, com a finalidade de aumentar as atividades realizadas durante as sessões de fisioterapia. Os exercícios específicos incluíram séries isométricas e isotônicas de curta amplitude, ou para melhorar a força do quadríceps e ponte com uma só perna, para aumentar a força da extremidade inferior e dos glúteos. O paciente foi orientado a fazer amplitude de movimentos ativa assistida (ADMAA), usando uma bengala, para melhorar a mobilidade das extremidades superiores e a força da rotação externa, a abdução e a flexão das escápulas.

Com base na capacidade do paciente de realizar as mesmas tarefas sentado durante o FIST, o foco inicial das intervenções foram as atividades de equilíbrio sentado. No começo, o terapeuta concentrou-se em exercícios posturais estáticos ao sentar, para aprimorar a postura, o equilíbrio e a tolerância à postura ereta. Os exercícios incluíram fazer mímicas de pregas do queixo para ativar os flexores cervicais, pressões sobre as escápulas e exercícios de extensão do pescoço e tronco para melhorar a resistência na postura ereta. Exercícios de facilitação proprioceptiva neuromuscular foram realizados sempre que possível para oferecimento de *input* proprioceptivo que ativasse os músculos posturais e reparasse a postura e o equilíbrio sentados. Com o paciente sentado com um ótimo alinhamento postural, o terapeuta realizou aproximação dos ombros por completo para melhorar o *input* proprioceptivo e estimular a cocontração dos músculos posturais. Quando o paciente conseguiu fazer esses exercícios com menos auxílio tátil e verbal do terapeuta, foram introduzidas atividades de equilíbrio sentado. Elas incluíram sentar ereto, alinhamento conforme a linha média, transferências de peso e, finalmente, alcance fora da base de apoio. A melhora da resistência para aumentar a tolerância sentado foi um foco interprofissional em comum. O fisioterapeuta trabalhou com o terapeuta ocupacional e com enfermeiros para assegurar que o paciente ficasse fora do leito por períodos breves de tempo, com supervisão e assistência, inclusive durante as refeições, atividades matinais e higiene cotidianas e visitas familiares. No começo, o paciente precisou de cadeira de rodas com encosto alto para ter apoio ao sentar; todavia, com a melhora do equilíbrio sentado, o fisioterapeuta passou o paciente para uma cadeira de rodas comum.

O treinamento de mobilidade no leito incluiu ponte/impulsão rápida e rolagem para reduzir a assistência de que necessitaria em casa. A prática iniciou com etapas separadas, depois passando para a tarefa inteira devido à resistência e à força reduzidas do paciente. O terapeuta ajudou no desempenho conforme a necessidade e, pouco a pouco, foi diminuído o auxílio, enquanto o paciente desenvolveu força e controle motor para fazer a atividade. O treinamento para transferir-se foi incorporado ao plano de cuidados para permitir ao paciente sair da cama e melhorar a mobilidade. Ele aprendeu a impulsionar-se lateralmente, para frente e para atrás. A impulsão foi incluída por ser uma área de fraqueza identificada pelo FIST e devido à necessidade de autorreposicionamento. Com a melhora do desempenho do paciente, ele evoluiu para erguer-se de forma parcial até, finalmente, realizar transferências agachado em pivô, da cama para a cadeira de rodas, ou da cama para uma cadeira comum. Em seguida, o terapeuta aumentou a dificuldade, fazendo o paciente transferir-se de superfícies e alturas de assento diferenciadas.

Atividades de treino com cadeira de rodas foram realizadas para que o paciente pudesse se locomover usando esse dispositivo. No início, a cadeira de rodas tinha encosto e descanso mais altos para as pernas, uma vez que o paciente apresentava controle insatisfatório do tronco e necessitava de descansos para pernas que o auxiliassem a posicionar a extremidade inferior esquerda fraca. Foram dadas instruções para uso da mão e perna direitas para impulsionar a cadeira. O paciente aprendeu também sobre segurança da cadeira de rodas, usando travamento e destravamento dos freios. Com a melhora da mobilidade, do equilíbrio e da força do tronco, o paciente passou para uma cadeira de rodas padrão.

O paciente demonstrou melhora em todas as áreas de funcionamento, progredindo para atividades envolvendo colocar-se de pé e deambular. Ele não tinha metas quanto a isso durante o exame inicial; sua melhora considerável, porém, possibilitou que evoluísse para a deambulação, com essa meta adicionada ao plano de cuidados. Para começar, foram feitas atividades de equilíbrio de pé e pré-marcha, a fim de melhorar o suporte de peso na extremidade inferior esquerda mais fraca. Em seguida, uma sequência pré-marcha de alternância lateral do peso foi implementada, seguida de passadas com uma só perna, com o lado esquerdo. Foram também realizadas atividades para facilitar a aceitação do peso sobre o lado esquerdo, quando o paciente conseguiu dar uma passada completa com a perna direita. Todas as atividades evoluíram com base nos princípios da aprendizagem motora, proporcionando, assim, uma quantidade adequada de desafios.[21] O paciente conseguiu deambular usando um andador com rodas dianteiras ao longo de 30 metros, com assistência mínima de uma pessoa, quando recebeu alta do hospital.

No momento da alta hospitalar, o paciente demonstrava melhora em todas as áreas de mobilidade funcional, transferências e mobilidade com cadeira de rodas. A Tabela 6.1 mostra os resultados do FIST no primeiro exame, nas semanas 2 e 4 (alta hospitalar). A Tabela 6.2 mostra o progresso do paciente em relação a áreas de mobilidade funcional.

Tabela 6.2 TESTE DE MOBILIDADE FUNCIONAL DO PACIENTE DURANTE EPISÓDIO DE CUIDADOS HOSPITALARES

Atividade	Exame inicial	Semana 2	Semana 4 (alta)
Rolamento de um lado a outro	Min A	Min A	I
Sentado para supino	Mo A	Min A	SBA
Supino para sentado	Mod A	Min A	SBA
Impulsão para a borda do leito	Max A	CCA	SBA
Transferência em pivô agachado para cadeira de rodas	Mod A x 2	Min A	CCA
Sentado para de pé	Incapaz de tentar	Min A	CCA

Abreviaturas: Min A, assistência física mínima oferecida (≤ 25%); Mod A, assistência física moderada oferecida (50%); Max, assistência máxima oferecida (≥ 75%); x 2, necessidade da assistência de duas pessoas; CCA, assistência protetora de contato (toque de mãos) dada devido ao equilíbrio; SBA, assistência de prontidão dada por segurança; I, independente, sem necessidade de assistência[22]

Na alta, ele atingiu todas as metas antecipadas e os resultados esperados. Foi para casa e continuou a reabilitação com fisioterapia domiciliar, durante duas semanas, seguida de fisioterapia em clínica por mais quatro semanas, em que demonstrou manutenção do progresso. Quatro meses após a baixa hospitalar, o paciente conseguiu voltar ao trabalho, tendo alcançado capacidade funcional total.

Recomendações clínicas baseadas em evidências

SORT: Valor/Força da Taxonomia da Recomendação (do inglês, *Strength of Recommendation Taxonomy*)

A: evidências consistentes e de boa qualidade voltadas ao paciente
B: evidências inconsistentes ou de qualidade limitada voltadas ao paciente
C: evidências consensuais voltadas à doença, prática usual, opinião de especialistas ou séries de casos

1. Medicamentos antifúngicos são o tratamento preferido para pacientes com coccidioidomicose. **Grau A**
2. O Function in Sitting Test (FIST) é um instrumento apropriado para avaliar o equilíbrio sentado em pessoas com meningite por coccidioidomicose. **Grau C**
3. Melhoras no equilíbrio sentado têm correlação positiva com melhores resultados na mobilidade funcional. **Grau B**

PERGUNTAS PARA REVISÃO

6.1 Qual dos pacientes adiante pode ser o mais adequado para exame com uso do FIST?

A. Paciente que consegue deambular com dispositivo auxiliar e assistência física mínima

B. Paciente que consegue ficar de pé sobre extremidade inferior direita durante 10 segundos e extremidade inferior esquerda durante 29 segundos
C. Paciente que consegue sentar-se com apoio de extremidade superior na borda da cama, durante 20 segundos, antes de precisar de assistência de contato para proteção
D. Paciente que está em coma

6.2 O fisioterapeuta está trabalhando com um paciente com dificuldade de transferências de sentado para de pé. O profissional decidiu ensinar ao paciente a habilidade de dividir a tarefa em etapas, fazendo que ele as praticasse e, depois, solicitando a reunião das etapas em um único movimento. A esse tipo de prática dá-se o nome de:

A. Prática distribuída
B. Prática da tarefa da parte para o todo
C. Prática randômica
D. Prática em massa

RESPOSTAS

6.1 **C.** O FIST é instrumento indicado a pessoas com deficiências no equilíbrio sentado, que não conseguem ficar de pé ou deambular (opções A e B). Pacientes dependentes no sentar estático podem ter nível muito baixo para o FIST (opção D).

6.2 **B.** A prática de parte da tarefa para o todo foi usada nesse exemplo, com o paciente primeiro praticando as tarefas de cada etapa e depois praticando toda a tarefa.

REFERÊNCIAS

1. DiCuado DJ. Coccidioidomycosis: a review and update. *J Am Acad Dermatol.* 2006;55:929-942.
2. National Center for Emerging and Zoonotic Infectious Diseases. Coccidioidomycosis. http://www.cdc.gov/nczved/divisions/dfbmd/diseases/coccidioidomycosis/. Accessed February 15, 2012.
3. Centers for Infectious Diseases. Epidemiologic summary of coccidioidomycosis in California, 2001-2008.http://www.vfce.arizona.edu/resources/pdf/Epidemiologic_summary_of_Coccidipoidomycosis_in_California, 2001-2008.pdf. Updated November 5, 2011. Accessed January 30, 2012.
4. Centers for Disease Control and Prevention. Increase in coccidioidomycosis—California, 2000-2007. *MMWR Morb Mortal Wkly Rep.* Feb 13, 2009. http://www.cdc.gov/mmwr/preview/mmwrhtml/mm5805a1.htm#content_area. Accessed January 30, 2012.
5. Galgiani JN, Ampel NM, Blair JE, et al. Coccidioidomycosis. *Clin Infect Dis.* 2005;41:1217-1223.
6. Barnes NP, Jones SJ, Hayward RD, Harkness JW, Thompson D. Ventriculoperitoneal shunt block: what are the best predictive clinical indicators? *Arch Dis Child.* 2002;87:198-201.
7. Magee D, Cox R, eds. Vaccine development for coccidioidomycosis. In: Esser K, Bennett J. *The Mycota: A Comprehensive Treatise on Fungi as Experimental Systems for Basic Applied Research.* 12th ed. Berlin, Germany: Springer, 2004:243-257.

8. Adam RD, Elliot SP, Taljanovic MS. The spectrum and presentation of disseminated coccidioidomycosis. *Am J Med.* 2009;122:770-777.
9. Tinetti ME. Performance-oriented assessment of mobility problems in elderly patients. *J Am Geriatr Soc.* 1986;34:119-126.
10. Berg KO, Wood-Dauphinee SL, Williams JI, Maki B. Measuring balance in the elderly: validation of an instrument. *Can J Pub Health.* 1992;83:S7-S11.
11. Ashburn A. A physical assessment for stroke patients. *Physiotherapy.* 1982;68:109-113.
12. Verheyden G, Nieuwboer A, Mertin J, Preger R, Kiekens C, De Weerdt W. The Trunk Impairment Scale: a new tool to measure motor impairment of the trunk after stroke. *Clin Rehabil.* 2004;18:326-334.
13. Gorman SL, Radtka S, Melnick ME, Abrams GM, Byl NN. Development and validation of the Function in Sitting Test in adults with acute stroke. *J Neurol Phys Ther.* 2010;34:150-160.
14. Faber MJ, Bosscher RJ, van Wieringen PC. Clinimetric properties of the performance--oriented mobility assessment. *Phys Ther.* 2006;86:944-954.
15. Blum L, Korner-Bitensky N. Usefulness of the Berg Balance Scale in stroke rehabilitation: a systematic review. *Phys Ther.* 2008;88:559-566.
16. Tyson S, Hanley M, Chillala J, Selley AB, Tallis RC. The relationship between balance, disability, and recovery after stroke: predictive validity of the Brunel Balance Assessment. *Neurorehabil Neural Repair.* 2007;21:341-346.
17. Gorman SL. Function in Sitting Test. Samuel Merritt University. http://www.samuelmerritt.edu/fist. Accessed August 11, 2012.
18. Carr JH, Shepherd RB, Nordholm L, Lynne D. Investigation of a new motor assessment scale for stroke patients. *Phys Ther.* 1985;65:175-180.
19. Collen FM, Wade DT, Robb GF, Bradshaw CM. The Rivermead Mobility Index: a further development of the Rivermead Motor Assessment. *Int Disabil Stud.* 1991;13:50-54.
20. O'Sullivan S. Stroke. In: O'Sullivan S, Schmitz TJ, eds. *Physical Rehabilitation.* 5th ed. Philadelphia, PA: FA Davis; 2007:705-769.
21. VanSwearingen JM, Parera S, Brach JS, Wert D, Studentski SA. Impact of exercise to improve gait efficiency on activity and participation in older adults with mobility limitations: a randomized controlled trial. *Phys Ther.* 2011;91:1740-1751.
22. O'Sullivan S. Examination of functional status and activity level. In: O'Sullivan S, Schmitz TJ, eds. *Physical Rehabilitation.* 5th ed. Philadelphia, PA: FA Davis; 2007:373-400.

Concussão

Christopher Ivey

CASO 7

Um jogador de futebol americano de 22 anos de idade foi diagnosticado com concussão, após bater a cabeça com capacete em outro jogador, que também usava capacete, durante um jogo, há dois dias. Inicialmente, após a lesão, o atleta mostrou desequilíbrio ao deslocar-se lentamente até a lateral do campo. O exame feito no local envolveu o fisioterapeuta da equipe. A avaliação dos sintomas da concussão, da postura corporal e da função neurocognitiva foi consistente com a concussão. Não foi permitido que o atleta retornasse ao jogo. Durante a avaliação da lesão após o jogo, o médico do time confirmou o diagnóstico de concussão.

- Quais são as metas mais apropriadas da fisioterapia?
- Que precauções devem ser tomadas durante exame e intervenções fisioterapêuticos?
- Quais são as possíveis complicações que podem interferir na fisioterapia?

DEFINIÇÕES-CHAVE

CONCUSSÃO: processo fisiopatológico complexo, que afeta o cérebro, induzido por forças biomecânicas traumáticas. Vários aspectos comuns incluem: (1) pode ser causada por golpe direto na cabeça, no rosto, no pescoço ou em outro local do corpo, com força "impulsiva" transmitida para a cabeça; (2) costuma resultar em surgimento rápido de dano de curta duração da função neurológica que desaparece espontaneamente; em alguns casos, no entanto, os sintomas e sinais podem evoluir, em minutos a horas; (3) pode resultar em mudanças neurológicas, embora os sintomas clínicos agudos refletem, amplamente, perturbação funcional mais do que uma lesão estrutural e, assim, não é encontrada qualquer anormalidade em exames estruturais padronizados de imagem neurológica; (4) resultados em um grupo de sinais clínicos gradativos que podem ou não envolver perda de consciência; a resolução dos sintomas clínicos e cognitivos costumam ter um curso em sequência; é importante, entretanto, observar que, em alguns casos, os sintomas podem persistir[1]

SÍNDROME DO SEGUNDO IMPACTO: condição que ocorre em minutos de uma concussão em alguém ainda sentindo os sintomas de lesão encefálica anterior, que pode ter ocorrido mais cedo durante o mesmo evento. Congestão vascular leva a aumento dramático da pressão intracraniana e herniação cerebral, que pode resultar em dano encefálico grave ou morte[2]

SÍNDROME PÓS-CONCUSSIVA: sintomas que ocorrem após a concussão; os que perduram por mais de três meses após uma concussão são classificados como síndrome pós-concussiva persistente[2]

Objetivos

1. Discutir os componentes apropriados do exame do atleta com uma possível concussão.
2. Descrever as potenciais complicações durante o período de recuperação inicial e por período de tempo maior.
3. Identificar instrumentos de avaliação validados e confiáveis para medir a adequação de um atleta para seu retorno ao jogo.
4. Descrever as fases da recuperação no tratamento de uma concussão.

Considerações sobre a fisioterapia

Considerações de fisioterapia para o controle do indivíduo com um diagnóstico de concussão:

- **Metas gerais da fisioterapia:** monitoração do atleta quanto a sinais e sintomas indicando qualquer declínio potencial que necessite de mais avaliação médica; manutenção da reabilitação, com base na resolução dos sintomas do atleta.
- **Intervenções da fisioterapia:** educação do paciente quanto a sinais e sintomas de síndrome pós-concussiva; implementação de um programa de reabilitação que começa com repouso físico e cognitivo e passa por exercícios aeróbicos, exercícios de resistência,

exercícios específicos do esporte, repetições de treino sem contato, prática de contato completo e retorno ao jogo.

- **Precauções durante a fisioterapia:** a duração da recuperação é maior para atletas mais jovens; não se recomenda avançar no estágio de reabilitação em caso de pessoa com sintomas pós-concussão.
- **Complicações que interferem na fisioterapia:** sintomas persistentes associados à síndrome pós-concussiva alteram a progressão dos estágios de reabilitação e podem influenciar o retorno à vida de atleta.

Visão geral da patologia

Calcula-se que de 1.6 a 3.8 milhões de pessoas tenham alguma lesão cerebral traumática durante atividades desportivas, anualmente, nos EUA.[3] A maior parte dessas lesões é classificada como lesão traumática leve (mTBI, do inglês *mild traumatic brain injury*). Muitas são classificadas como concussões. As crianças têm a incidência anual mais alta, que ocorre em 692 de cada 100.000 crianças norte-americanas com menos de 15 anos.[4] Dados epidemiológicos são, possivelmente, mais conservadores, considerando-se a grande quantidade de pessoas que não procura cuidados médicos após esse tipo de lesão. Com os números cada vez maiores de participantes em esportes e com a melhora na identificação de uma lesão desse tipo, o número de concussões diagnosticadas provavelmente aumentará.

Muitas pesquisas sobre a fisiopatologia de uma concussão são realizadas em modelos animais. Depois de uma concussão, ocorre uma liberação repentina do neurotransmissor excitatório glutamato – o que resulta em perda rápida de potássio intracelular e influxo de cálcio.[5,6] Para recuperar o potencial normal de neurônios lesionados da membrana em repouso, a bomba de sódio-potássio trabalha em excesso, o que aumenta o metabolismo da glicose do cérebro.[5,6] Infelizmente, esse aumento no metabolismo da glicose no cérebro ocorre em um período de fluxo diminuído de sangue nesse órgão, criando uma crise de energia celular.[5] Além disso, o influxo de cálcio desregula o metabolismo oxidativo no interior dos neurônios lesionados, inibindo, dessa forma, a atividade mitocondrial e aumentando o descompasso entre suprimento e demanda de energia.[6] Esse descompasso pode aumentar a vulnerabilidade para uma segunda lesão durante o processo de recuperação – algo como uma síndrome de segundo impacto.[2] Após o período inicial de metabolismo aumentado da glicose, ocorre um período maior de metabolismo aeróbico diminuído da glicose nos neurônios lesionados, que costuma durar de 7 a 10 dias.[7] Em modelos animais, essa cascata neurometabólica, após uma concussão, representa mudança funcional no sistema nervoso, mais do que um dano estrutural. Evidências de modelos animais são consistentes com achados de que radiografias ou imagens por ressonância magnética têm pouco valor no diagnóstico das concussões.

Muitos sinais e sintomas associados a uma concussão são vagos. Os mais comuns constam na Tabela 7.1.[8] As quatro categorias incluem perturbações físicas, cognitivas, emocionais e do sono. A pessoa diagnosticada com concussão pode ter sintomas em uma ou mais dessas categorias. Ao mesmo tempo em que pode ocorrer perda de consciência com esse tipo de lesão, menos de 10% das concussões diagnosticadas têm relação com perda de consciência.[9]

Tabela 7.1 SINAIS E SINTOMAS COMUNS DE UMA CONCUSSÃO[8]

Físicos	Cognitivos	Emocionais	Do sono
Cefaleia Náuseas Vômitos Problemas de equilíbrio Vertigens Problemas visuais Fadiga Sensibilidade à luz Sensibilidade a ruído Entorpecimento/ formigamento Atordoamento ou choque	Sentir-se mentalmente "nebuloso" Sentir-se lento Dificuldade de concentração Dificuldade para lembrar Esquecimento de informações ou conversas recentes Confusão sobre eventos recentes Resposta lenta a perguntas Repetição de perguntas	Irritabilidade Tristeza Mais emocional Nervosismo	Sonolência Dormir menos que o normal Dormir mais que o normal Problemas para adormecer

Os sintomas de concussão costumam melhorar em um padrão previsível em 7 a 10 dias, mas há alguns indivíduos que têm sintomas persistentes.[10] Sintomas que duram três meses ou mais após uma concussão são classificados como síndrome persistente pós-concussiva.[2] Eles podem ser imprecisos e não específicos, o que pode dificultar o diagnóstico. A Organização Mundial de Saúde (OMS) estabeleceu uma definição de síndrome pós-concussiva como a presença de três ou mais dos seguintes sintomas, após lesão encefálica: cefaleia, vertigem, fadiga, irritabilidade, dificuldade para concentrar-se e desempenhar tarefas mentais, prejuízo da memória, insônia e redução da tolerância a estresse, álcool ou excitação emocional.[11]

A volta ao jogo enquanto o indivíduo ainda está sintomático não é recomendada. Atletas com história de concussão têm risco aumentado de sofrer uma segunda concussão.[9] Os efeitos neurocognitivos de concussões repetidas foram, inicialmente, reconhecidos em boxeadores, em uma síndrome classificada de demência pugilística (síndrome *punch drunk*). Além disso, parkinsonismo (parkinsonismo pugilístico) pode também estar associado a esse tipo de lesão repetida.[12] Com o surgimento de mais evidências de efeitos neurocognitivos adversos causados por concussões repetitivas, está claro que os efeitos cumulativos de lesões encefálicas não são específicos do boxe. O termo encefalopatia traumática crônica (ETC) é cada vez mais usado em esportes, inclusive futebol americano e luta greco-romana. A primeira autópsia relatada de um jogador de futebol profissional que demonstrou os efeitos da ETC ocorreu no ano de 2005.[13] Essa condição é uma doença neurodegenerativa progressiva, decorrente de trauma cerebral cumulativo. Os sinais e sintomas iniciais só costumam se manifestar décadas após o trauma, o que normalmente ocorre na quinta ou sexta década de vida. A incidência e a prevalência de ETC são desconhecidas,[1] pois a condição é diagnosticada mediante autópsia, por meio de manchas distintas imunorreagentes do cérebro para a proteína tau. A ETC, no entanto, não é o mesmo que a doença de Alzheimer.[2] Os sinais e sintomas típicos da ETC incluem declínio na memória e na função executiva recentes, distúrbios de humor e comportamento, como depressão, agressividade e comportamento suicida, e progressão para demência.[2] Um pequeno subconjunto de pessoas com ETC desenvolve encefalomiopatia traumática crônica, uma doença neuronal motora progressiva similar à esclerose lateral amiotrófica, caracterizada por fraqueza profunda, atrofia, espasticidade e fasciculação.[2]

Foram desenvolvidos cerca de 25 conjuntos de critérios para classificar as concussões, porém nenhum deles foi validado.[14] As recomendações atuais aconselham abandonar o controle de concussões com base nessas escalas classificatórias.[10] Em vez disso, os critérios para a volta à prática do esporte devem contar com os sintomas mais como um guia do que como um prazo baseado em classificações.[15,16]

Manejo da fisioterapia do paciente

Uma concussão exige abordagem multidisciplinar para controle eficaz. O profissional de saúde envolvido na avaliação pré-jogo depende de quem está presente no evento desportivo. A primeira avaliação do atleta pode ser feita por um fisioterapeuta, treinador, médico ou técnico de emergências médicas. O reconhecimento precoce dos sintomas de uma concussão é fundamental, e **o atleta não deve voltar ao jogo no mesmo dia.**[2] Quando possível, os resultados referenciais de testes neurocognitivos e de equilíbrio durante o exame pré-participação devem ser comparados aos dos testes após a lesão. O atleta deve ser examinado por um médico para a confirmação do diagnóstico, o que, em geral, ocorre na lesão clínica após jogo ou durante uma visita ao consultório médico, no dia seguinte. As recomendações iniciais de tratamento após o diagnóstico de concussão enfatizam o repouso, com volta gradativa e monitorada à atividade. Com o atleta pouco a pouco aumentando suas atividades, o fisioterapeuta costuma envolver-se para monitorar e, em segurança, fazer chegar o momento da volta ao jogo. Assim que o atleta conclui o protocolo de retorno gradativo ao jogo, um médico treinado em controle de concussões deve ser envolvido na decisão de volta à prática normal do esporte.

Exame, avaliação e diagnóstico

O exame do atleta lesionado pode ser feito por vários profissionais de saúde, inclusive por treinador, médico ou fisioterapeuta e, em vários momentos, após a lesão inicial. A identificação de uma concussão é, talvez, o componente mais difícil da investigação, porque a maioria dos atletas não costuma informar aos profissionais de saúde os sintomas de concussão por medo de serem retirados do jogo ou evento.[17] Ao mesmo tempo em que perda de consciência é um sinal prontamente identificável de uma possível lesão por concussão, menos de 10% dos atletas apresentam algum episódio associado de perda de consciência.[9] A avaliação imediata desse paciente é a investigação primária, que pode ocorrer até mesmo no campo. Quando o atleta está inconsciente, deve-se suspeitar de lesão na medula cervical, com manutenção das precauções apropriadas. Primeiro, deve ser determinado o nível de consciência. Pode ser usada a Escala de Coma de Glasgow, para avaliar o nível de consciência. Se ocorrer perda de consciência, sua duração precisa ser registrada.

A investigação primária continua com uma avaliação das vias aéreas, respiração e circulação do atleta. Assim que ele recupera a consciência, pode ser levado para a lateral do campo para mais exames, desde que seja baixa a probabilidade de lesões mais graves, como lesões na medula cervical.[18] Problemas de equilíbrio ou instabilidade podem ser observados durante o deslocamento para a lateral do campo de jogo. Se o atleta não recuperar a consciência, há necessidade de transporte até o hospital mais próximo.

A primeira avaliação antes de entrar em campo inclui investigação dos sintomas do atleta, exame neurológico e avaliação da cognição. Existem vários instrumentos de avaliação antes de um jogo, inclusive uma lista de itens de verificação com sistema de pontos, as perguntas Maddocks, o **Standardized Assessment of Concussion (SAC), o Balance Error Scoring System (BESS)** e o Sport Concussion Assessment Tool 2 (SCAT2). Esse é uma versão atualizada do SCAT original, incluindo a maior parte das investigações pré-jogo aceitas em uma avaliação ampla. O SCAT2 foi elaborado para ser administrado por profissionais da saúde. Tem partes para uma lista de verificação com sistema de pontos, a Escala de Coma de Glasgow, o Escore Maddocks e o BESS. Embora o SCAT2 não esteja validado, possui uma sessão que calcula o SAC, validada para detectar mudanças no estado mental após uma lesão por concussão entre atletas. [19] O SCAT2 está disponível para *download* de forma gratuita[20]. A Tabela 7.1 demonstra a variabilidade de sinais e sintomas que podem ocorrer com uma concussão. A lista de verificação com sistema de pontos permite ao examinador acompanhar os sintomas ao longo do tempo. O atleta tem que concluir a lista de verificação com sistema de pontos na primeira avaliação e a cada investigação de acompanhamento, até todos os sinais e sintomas desaparecerem em repouso e durante esforço físico. [21] Os sintomas recebem pontos em uma escala de 0 a 6, em que 0 = não presente, 1 = leve, 3 = moderado e 6 = muito grave.

O examinador deve estar consciente de que perguntas padronizadas de orientação, como tempo, lugar e pessoa, não são confiáveis para avaliar atletas durante um evento esportivo, em relação a uma concussão, na comparação com uma investigação mais completa da memória.[22] Por isso, testes neuropsicológicos breves, como as perguntas do Teste de Maddocks (Maddocks Questions Test For Concussion On Sports Sideline) e o SAC, podem ser usados como instrumentos avaliativos práticos e eficazes. [23] O escore de Maddocks é uma medida qualitativa usada para avaliar a orientação e a memória de curto e longo prazos relativas ao esporte e ao jogo atual.[22] A incapacidade do atleta para responder corretamente ao teste deve despertar suspeitas em relação à presença de uma lesão concussiva. No caso desse paciente, uma das perguntas especialmente importante é "em que local estamos hoje?". O SAC é um instrumento investigativo curto, usado para avaliar a neurocognição, que não exige treinamento em teste psicométrico para ser administrado ou interpretado.[24] Ele demanda cerca de cinco minutos para ser feito; são avaliadas orientação, memória imediata, concentração e lembrança atrasada.[25] São usadas múltiplas variações do SAC, resultando em efeito pouco ou nada prático.[19] Em outras palavras, o uso de variações múltiplas evita que o atleta memorize as respostas ao SAC de forma antecipada, ou com repetição do teste. Os resultados da investigação pré-jogo podem ser comparados aos da investigação referencial feita mais cedo, na temporada ou pré-temporada. Descobriu-se que qualquer redução em relação ao escore referencial no SAC era 95% sensível e 76% específica de uma concussão.[26]

Problemas de equilíbrio são comuns em concussões. O BESS é uma investigação da estabilidade postural de administração fácil e barata, que exige cerca de cinco a sete minutos para ser realizada.[26] Foi criada para oferecer aos profissionais de saúde uma forma barata e objetiva de avaliar a estabilidade postural longe do laboratório.[27] Bastante semelhantes aos do SAC, os resultados do BESS podem ser comparados a uma investigação referencial. Três posições (duplo apoio com pouca distância entre as pernas, apoio único e apoio alternado) e duas superfícies para andar (superfície firme/de espuma com densidade média e assoalho) são usadas para a realização do teste. Cada posição é mantida, com as mãos nos quadris e os olhos fechados, durante 20 segundos. São descontados pontos para erros específicos, inclusive abertura dos olhos, retirada das mãos dos quadris, passo protetor, tropeços, quedas, movimentação da posição do quadril em mais de 30^0 de flexão ou abdução, levantamento da ponta do pé ou do calcanhar ou permanência fora da posição do teste por mais de cinco segundos.[28] Há um escore máximo de 60 pontos se usadas ambas as superfícies de solo, ou 30 pontos se usada apenas uma. É importante observar que o BESS parece ter um efeito prático que resulta em melhora dos pontos em decorrência da realização repetida do mesmo teste.[29] Além disso, o BESS pode ser influenciado por fadiga.[27] Foi validado em relação ao Sensory Organization Test na população vítima de concussão.[28] A confiabilidade intratestador e intertestador em relação ao BESS varia de 0,6 a 0,92 e 0,57 a 0,85, respectivamente. É moderada a confiabilidade teste-reteste.[30] A especificidade do BESS varia de 91% a 96% nos dias 1 a 7 após a lesão concussiva; a sensibilidade do BESS, no entanto, é insatisfatória – 34% sendo o valor mais alto no momento da lesão.[30] Assim, o BESS não seria um bom instrumento para *descartar* uma concussão. Atletas com estabilidade postural prejudicada após uma concussão costumam voltar aos escores referenciais do BESS em três a cinco dias após a lesão.[31] O SCAT2 usa um BESS modificado, feito em uma superfície (que deve combinar com a do teste de referência). No momento, não há estudos divulgados de confiabilidade, sensibilidade ou especificidade para o BESS modificado.

Os testes neuropsicológicos (NP), em atletas, começaram na década de 1980 como um instrumento para identificar prejuízo cognitivo e auxiliar a documentar a recuperação de lesão concussiva.[28] Com a facilidade de testes neuropsicológicos por computador, o uso desses testes ampliou-se. Atualmente, vários programas de testes neuropsicológicos por computador estão em uso, inclusive o ANAM (Automated Neuropsychological Assessment Metrics), o CogState, o HeadMinder e o ImPACT. O atleta pode fazer um teste NP monitorado por um profissional de saúde, como fisioterapeuta, treinador de atletas ou médico que conheça o *software*.[32] Além disso, o atleta pode fazer um teste NP com papel e lápis, administrado por um neuropsicólogo. Prejuízos cognitivos podem perdurar mais tempo que sintomas subjetivos e, enquanto não é validado o teste NP, como instrumento diagnóstico para concussão, ele tem a capacidade de identificar prejuízos cognitivos em atletas que parecem assintomáticos.[30,33] A interpretação dos testes deve ser feita por neuropsicólogo ou médico com experiência na realização do teste e em controle de concussões. Há necessidade de mais pesquisas para criar diretrizes baseadas em evidências ou validar protocolos acerca de quando administrar testes neuropsicológicos eletrônicos após uma concussão.

Plano de atendimento e intervenções

O tratamento imediato da população de pacientes pós-concussão deve dar ênfase à educação do atleta, do treinador, dos familiares, do cônjuge/companheiro e/ou dos cuidadores. Essa educação inclui sinais e sintomas que precisam ser monitorados, indicativos de qualquer declínio potencial que demande mais investigação médica. O processo de recuperação normal deve também ser discutido. Quando indivíduos que tiveram lesão concussiva prolongada receberam orientações sobre a lesão e o tratamento, apresentaram menos perturbações do sono e menos ansiedade e estresse psicológico em comparação a atletas que não receberam a educação.[34]

As diretrizes atuais recomendam repouso físico e cognitivo para tratar uma concussão.[35] Como antes referido, um retorno antecipado ao esporte pode acarretar efeitos adversos graves, como a síndrome do segundo impacto.[2] Repouso físico inclui afastamento do esporte competitivo, de outras atividades aeróbicas e de treino de resistência. O atleta deve evitar essas atividades até que os sintomas não estejam mais presentes quando em repouso. Esse período de descanso é seguido de aumento gradativo da atividade física. Se ocorrerem sintomas durante o aumento gradual da atividade física, o atleta deve voltar ao nível anterior em que se encontrava sem sintomas. Repouso cognitivo é obtido por minimização das atividades que exigem concentração e atenção, o que inclui leitura, tarefas escolares, *videogames*, mensagens de texto e trabalho *online*.[35] Devem ser avaliados alojamentos acadêmicos durante o processo de recuperação de atletas estudantes, pois se adaptados, facilitam o repouso cognitivo e podem auxiliar a preservar o desempenho acadêmico do atleta, que podem ser afetados durante o processo de recuperação.

As diretrizes para o retorno ao jogo devem seguir uma progressão gradativa. A Tabela 7.2 apresenta a progressão gradativa da atividade, com apoio da American Medical Society for Sports Medicine e da National Athletic Trainers Association.[26,36] O protocolo de reabilitação leva cerca de uma semana, e cada um dos estágios deve demandar por volta de 24 horas.[2] O curso da recuperação é maior para atletas mais jovens que para os em final de curso superior e profissionais, tendo que assegurar uma abordagem mais conservadora.[37] Se ocorrerem sintomas com a progressão das etapas de reabilitação, o atleta deve voltar ao estágio assintomático anterior. A progressão para o estágio seguinte é tentada depois da ocorrência de um período de repouso de 24 horas.

Tabela 7.2 RETORNO GRADUAL AO PROTOCOLO DE JOGO[26,36]

Estágio de reabilitação	Exercícios funcionais a cada estágio de reabilitação	Objetivos de cada estágio
1. Ausência de atividade	Repouso cognitivo e físico completo	Recuperação
2. Exercício aeróbico leve	Andar, nadar ou usar a bicicleta ergométrica – manter a intensidade em 70% da frequência cardíaca máxima prevista para a idade Sem treino de resistência	Aumento da frequência cardíaca
3. Exercício específico do esporte	Treinos com patins de *hockey* no gelo, treinos de corrida no futebol. Sem atividades com impacto na cabeça	Adição de movimentos
4. Repetições de treino sem contato	Progressão para repetições de treino mais complexo (p. ex., repetições de passe no futebol americano e *hockey* no gelo) Pode ser iniciado treino progressivo de resistência	Exercício, coordenação e carga cognitiva
5. Prática de contato total	Após liberação médica, participação em atividades de treino normal	Recuperação da confiança e investigação de habilidades funcionais pela equipe de treinadores
6. Retorno ao jogo	Jogo normal	

Recomendações clínicas baseadas em evidências

SORT: Valor/Força da Taxonomia de Recomendações (Strength of Recommendation Taxonomy)

A: evidências consistentes e de boa qualidade voltadas ao paciente
B: evidências inconsistentes ou de qualidade limitada voltadas ao paciente
C: evidências consensuais, voltadas à doença, prática usual, opinião de especialistas ou séries de casos

1. Atletas diagnosticados com concussão não devem voltar ao jogo no mesmo dia. **Grau C**
2. O desempenho dos atletas em testes de preparação para o jogo, como o Standardized Assessment of Concussion (SAC) e o Balance Error Scoring System (BESS) deve ser comparado a seu desempenho em testes referenciais anteriores à lesão. **Grau C**
3. Para reduzir a probabilidade de efeitos adversos graves, como a síndrome do segundo impacto, um atleta não deve se envolver em atividades físicas ou cognitivas que aumentem os sintomas, durante os estágios iniciais da recuperação da concussão. **Grau B**
4. A volta ao jogo após uma concussão deve ser individualizada, gradativa e progressiva. **Grau C**

PERGUNTAS PARA REVISÃO

7.1 A investigação pré-jogo relativa a uma concussão deve incluir qual dos testes adiante:

A. Perguntas padronizadas de orientação, como tempo, lugar e pessoa
B. Testes neuropsicológicos eletrônicos
C. Perguntas do Teste de Maddocks
D. Sensory Organization Test (Teste de Organização Sensorial)

7.2 Um fisioterapeuta está trabalhando com um atleta que teve concussão há quatro dias. Com o atleta tendo evoluído para o estágio 3 do protocolo gradativo de retorno ao jogo, o profissional da saúde informou o início de uma cefaleia. Considerada a situação, que recomendações deve o fisioterapeuta dar a esse atleta?

A. Continuar o tratamento atual com nova investigação dos sintomas no dia seguinte
B. Fazer que o atleta interrompa o estágio 3 e continue no estágio 2
C. Fazer que o atleta passe ao estágio 4
D. Fazer que o atleta interrompa o estágio 3 e continue no estágio 1

RESPOSTAS

7.1 **C.** As perguntas do Teste de Maddocks são uma medida qualitativa usada para avaliar a orientação e a memória de curto e longo prazos em relação ao esporte e ao jogo atual. Perguntas padronizadas de orientação, como tempo, lugar e pessoa, não são confiáveis para investigação de concussão em atletas durante o esporte (opção A).

Teste neuropsicológico eletrônico e o Sensory Organization Test não são avaliações práticas para exame pré-jogo (opções B e C). O SAC e o BESS são testes que devem ser levados em consideração como avaliações pré-jogo.

7.2 **B.** Se ocorrerem sintomas com a passagem para o estágio seguinte de reabilitação, o atleta deve voltar ao estágio assintomático anterior. Evoluir para o estágio seguinte é tentado após a ocorrência de repouso de 24 horas.

REFERÊNCIAS

1. McCrory P, Meeuwisse WH, Aubry M, et al. Br J Sports Med 2013;47:250-258.
2. Herring SA, Cantu RC, Guskiewicz KM, et al. Concussion (mild traumatic brain injury) and the team physician: a consensus statement—2011 update. *Med Sci Sports Exerc.* 2011;43:2412-2422.
3. Langlois JA, Rutland-Brown W, Wald MM. The epidemiology and impact of traumatic brain injury: a brief overview. *J Head Trauma Rehabil.* 2006;21:375-378.
4. Guerrero JL, Thurman DJ, Sniezek JE. Emergency department visits associated with traumatic brain injury: United States, 1995–1996. *Brain Inj.* 2000;14:181-186.
5. Giza CC, Hovda DA. The neurometabolic cascade of concussion. *J Athl Train.* 2001;36:228-235.
6. DeLellis SM, Kane S, Katz K. The neurometabolic cascade and implications of mTBI: mitigating risk to the SOF community. *J Spec Oper Med.* 2009;9:36-42.
7. Giza CC, DiFiori JP. Pathophysiology of sports-related concussion: an update on basic science and translational research. *Sports Health.* 2011;3:46-51.
8. US Department of Health and Human Services, Centers for Disease Control and Prevention. *Heads Up: Facts for Physicians About Mild Traumatic Brain Injury (MTBI).* www.cdc.gov/NCIPC/pub-res/tbi_toolkit/physicians/mtbi/mtbi.pdf. Accessed November 15, 2012.
9. Guskiewicz KM, McCrea M, Marshall SW, et al. Cumulative effects associated with recurrent concussion in collegiate football players: the NCAA concussion study. *JAMA.* 2003;290:2549-2555.
10. Brooks D, Hunt B. Current concepts in concussion diagnosis and management in sports: a clinical review. *BCMJ.* Nov 2006;48(9):453-459.
11. The ICD-10 Classification of Mental and Behavioural Disorders Diagnostic criteria for research. www.who.int/classifications/icd/en/GRNBOOK.pdf. Accessed February 5, 2013.
12. DeKosky ST, Ikonomovic MD, Gandy S. Traumatic brain injury—football, warfare, and long-term effects. *N Engl J Med.* 2010;363:1293-1296.
13. Omalu BI, DeKosky ST, Minster RL, et al. Chronic traumatic encephalopathy in a National Football League player. *Neurosurgery.* 2005;57:128-134.
14. McCrory P. The eighth wonder of the world: the mythology of concussion management. *Br J Sports Med.* 1999;33:136-137.
15. Aubry M, Cantu R, Dvorak J, et al. Summary and agreement statement of the 1st International Symposium on Concussion in Sport, Vienna 2001. *Clin J Sport Med.* 2002;12:6-11.
16. McCrory P, Johnston K, Meeuwisse W, et al. Summary and agreement statement of the 2nd international conference on Concussion in Sport, Prague 2004. *Clin J Sport Med.* 2005;15:48-55.
17. McCrea M, Hammeke T, Olsen G, Leo P, Guskiewicz K. Unreported concussion in high school football players: implications for prevention. *Clin J SportMed.* 2004;14:13-17.
18. Broglio SP, Guskiewicz KM. Concussion in sports: the sideline assessment. *Sports Health.* 2009:1:361-369.

19. McCrea M, Kelly JP, Randolph C, Cisler R, Berger L. Immediate neurocognitive effects of concussion. *Neurosurgery.* 2002;50:1032-1042.
20. SCAT2 Sport Concussion Assessment Tool 2. www.cces.ca/files/pdfs/SCAT2[1].pdf. Accessed January 30, 2013.
21. Guskiewicz KM, Bruce SL, Cantu RC, et al. National Athletic Trainers' Association position statement: management of sport-related concussion. *J Athl Train.* 2004;39:280-297.
22. Maddocks DL, Dicker GD, Saling MM. The assessment of orientation following concussion in athletes. *Clin J Sport Med.* 1995;5:32-35.
23. McCrory P, Meeuwisse W, Johnston K, et al. Consensus Statement on Concussion in Sport: the 3rd International Conference on Concussion in Sport held in Zurich, November 2008. *Br J Sports Med.* 2009;43(suppl 1):i76-i90.
24. McCrea M, Kelly JP, Randolph C. *Standardized Assessment of Concussion (SAC): Manual for Administration, Scoring and Interpretation.* 3rd ed. Waukesha, WI: Comprehensive Neuropsychological Services; 2000.
25. McCrea M. Standardized mental status testing on the sideline after sport-related concussion. *J Athl Train.* 2001;36:274-279.
26. Harmon KG, Drenzer JA, Gammons M, et al. American Medical Society for Sports Medicine position statement: concussion in sport. *Br J Sports Med.* 2013;47:15-26.
27. Wilkins JC, Valovich McLeod TC, Perrin DH, Gansneder BM. Performance on the Balance Error Scoring System decreases after fatigue. *J Athl Train.* 2004;39:156-161.
28. Guskiewicz KM, Ross SE, Marshall SW. Postural stability and neuropsychological deficits after concussion in collegiate athletes. *J Athl Train.* 2001;36:263-273.
29. Valovich TC, Perrin DH, Gansneder BM. Repeat administration elicits a practice effect with the Balance Error Scoring System but not with the Standardized Assessment of Concussion in high school athletes. *J Athl Train.* 2003;38:51-56.
30. McCrea M, Barr WB, Guskiewicz K, et al. Standard regression-based methods for measuring recovery after sport-related concussion. *J Int Neuropsychol Soc.* 2005;11:58-69.
31. Bell DR, Guskiewicz KM, Clark MA, Padua DA. Systematic review of the balance error scoring system. *Sports Health.* 2011;3:287-295.
32. Overview and Features of the ImPACT Test. http://www.impacttest.com/about/background. Accessed January 30, 2013.
33. Makdissi M, Darby D, Maruff P, et al. Natural history of concussion in sport: markers of severity and implications for management. *Am J Sports Med.* 2010;38:464-471.
34. Ponsford J, Willmott C, Rothwell A, et al. Impact of early intervention on outcome following mild head injury in adults. *J Neurol Neurosurg Psychiatry.* 2002;73:330-332.
35. Meehan WP 3rd. Medical therapies for concussion. *Clin Sports Med.* 2011;30:115-124.
36. McCrory P, Meeuwisee W, Johnston K, et al. Consensus statement on concussion in sport: the 3rd international Conference on Concussion in Sport held in Zurich, November 2008. *J Athl Train.* 2009;44:434-448.
37. Halstead ME, Walter KD. The Council on Sports Medicine and Fitness. American Academy of Pediatrics. Clinical report—sport-related concussion in children and adolescents. *Pediatrics.*2010;126:597-615.

Transtorno conversivo

Rolando T. Lazaro
Sharon L.Gorman
Anthony R. Novello
Gail L. Widener

CASO 8

Uma paciente de 25 anos de idade apresentou-se ao setor de emergência com dor no peito e nas costas, além de cefaleia. Ela deu baixa no hospital para tratamento e realização de mais exames. Posteriormente, desenvolveu entorpecimento e formigamento no lado esquerdo, bem como visão embaçada nos dois olhos. Duas horas após a baixa, os sintomas evoluíram e ela informou incapacidade de movimentar a extremidade inferior esquerda, além de cegueira total. Considerando-se a apresentação na baixa hospitalar e um possível diagnóstico médico que "descartou caso de derrame", o neurologista ordenou uma avaliação por fisioterapeuta. Nos dois dias subsequentes, a paciente realizou exame de diagnóstico por imagem do cérebro e da medula espinal, com realização de vários controles laboratoriais. Todos foram negativos para patologias neurológicas. O médico de cuidados primários e o neurologista concluíram que não conseguiram encontrar qualquer causa orgânica para as queixas atuais da paciente, sendo solicitada consulta psiquiátrica. A avaliação do psiquiatra revelou história anterior de abuso físico pelo pai, embora a paciente tenha declarado que a vida em casa melhorara. A equipe médica analisou a possibilidade de a paciente ter transtorno conversivo. Essa paciente mora em uma casa térrea com a mãe. Antes da hospitalização, fazia um curso superior nas proximidades e trabalhava em um mercado. A paciente gosta de dançar nas horas vagas e relatou que gostaria de ficar mais forte para que pudesse retornar aos estudos e ao trabalho.

- ▶ Quais são as prioridades do exame?
- ▶ Quais são os instrumentos de avaliação fisioterapêuticos mais adequados para marcha e equilíbrio?
- ▶ Quais são as possíveis complicações que interferem na fisioterapia?
- ▶ Qual é o prognóstico de reabilitação da paciente?

DEFINIÇÕES-CHAVE

ABASIA-ASTASIA: maneira instável e anormal de colocar-se de pé e andar, em que uma pessoa demonstra modos de balançar exagerados e incomuns concomitantes quando tenta andar; a pessoa tende a recuperar o equilíbrio no último momento ou cai quando algum membro da família ou objeto palpável está por perto[1]

CONHECIMENTO DE RESULTADOS: tipo de retorno (*feedback*) dado após a realização de uma habilidade; cujas informações sobre o *resultado* do desempenho são dadas em lugar de informações sobre os movimentos específicos ou a qualidade dos movimentos que compõem a habilidade

MÉTODO VOLTADO À TAREFA: método terapêutico e funcional para retreinamento de movimentos, em que a prática é específica da tarefa e do contexto, com meta geral de independência funcional; deriva-se de conceitos do Controle Motor de Aprendizagem Motora, Teoria dos Sistemas Dinâmicos e neuroplasticidade

MODELO COLABORATIVO: método de estabelecimento de metas terapêuticas que possibilita ao paciente (e, potencialmente, ao familiar e/ou às pessoas próximas) trabalhar com o terapeuta para determinar metas prognosticadas e resultados esperados; há necessidade de concordância das metas pelo paciente e terapeuta, sem pressuposição; o modelo é diferente da abordagem em equipe, em que a colaboração costuma se limitar aos membros da equipe multiprofissional (p. ex., fisiatra, terapias, enfermagem, serviço social)

Objetivos

1. Descrever os aspectos clínicos comuns do transtorno conversivo.
2. Listar testes e medidas pertinentes ao nível de prejuízo, atividade e participação para um paciente com o diagnóstico de transtorno conversivo.
3. Discutir intervenções apropriadas de fisioterapia para uma pessoa com o diagnóstico de transtorno conversivo.

Considerações sobre a fisioterapia

Considerações da fisioterapia durante o controle do indivíduo com instabilidade da marcha, fraqueza, cegueira e disfunção do equilíbrio devido ao transtorno conversivo:

- **O plano de cuidado/metas gerais da fisioterapia:** melhorar a atividade e a participação por meio de atividades de treino da mobilidade funcional e da marcha; coordenar os cuidados com outros membros da equipe de saúde multiprofissional.
- **Intervenções da fisioterapia:** treino da mobilidade funcional, treino da marcha e treino com escadas, com dispositivos auxiliares adequados; método voltado à tarefa para intervenção que trata de questões de controle motor reduzido.
- **Precauções durante a fisioterapia:** proteção apropriada durante as intervenções fisioterapêuticas para minimizar risco de quedas; manutenção de compatibilidade e confiança durante as interações com o paciente e a família.
- **Complicações que interferem na fisioterapia:** adesão ao plano de cuidados psiquiátrico quanto a não confrontação pertencente às manifestações físicas do transtorno conversivo.

Visão geral da patologia

No item Revisão de Texto, do Manual Diagnóstico e Estatístico de Transtornos Mentais (DSM-IV-TR), quarta edição, está descrito o transtorno conversivo como uma condição em que a pessoa tem função motora ou sensorial reduzida, de forma voluntária, com fatores psicológicos associados.[2] Os sintomas não são produzidos de forma intencional, não se limitam à dor, não podem ser causados por uma condição médica geral passível de diagnóstico e devem causar um impacto clinicamente importante no funcionamento social e ocupacional. Os prejuízos em pessoas com transtorno conversivo não são produzidos por problemas fisiológicos no nível celular ou tissular. Diferentemente, os sintomas observados são entendidos como uma extensão do estado psicológico do indivíduo, sendo apresentados sem seu controle proposital ou consciente. Isso contrasta com as pessoas que fingem doenças, uma vez que esse tipo de indivíduo apresenta, de forma consciente e intencional, sintomas, comumente para algum tipo de ganho externo (p. ex., dinheiro, atenção).[2] Uma pessoa com transtorno conversivo realmente crê ter problemas físicos. Os sintomas clínicos comuns incluem fraqueza ou paralisia muscular, prejuízos sensoriais que não seguem quaisquer padrões anatômicos, perda da visão ou audição, aspectos do tipo espásticos ou postura do tipo distônica, dor e afonia. Pacientes com transtorno conversivo podem ainda evidenciar abasia-astasia, que é uma forma de marcha instável, semelhante à ataxia, caracterizando-se por incoordenação estranha ao andar ou à ortostase.[1] As pessoas que demonstram abasia-astasia podem andar com instabilidade ou se balançar de maneira acrobática ao caminhar; raramente, elas caem ou se machucam durante uma queda, porque essa apresentação tende a ocorrer quando elas estão próximas de objetos macios ou pessoas que podem auxiliá-las no equilíbrio.

Um elemento central do transtorno conversivo é a *ausência* de uma base neurológica ou orgânica capaz de explicar os sinais e sintomas presentes. Acredita-se ser uma espécie de expressão inconsciente de um conflito ou necessidade psicológica, reforçada pela esquiva de estresse emocional subjacente. O transtorno foi anteriormente chamado de neurose histérica, tipo conversivo, antes de a American Psychiatric Association (APA) trocar o termo para transtorno conversivo na década de 1980.[3] Nos EUA, a incidência anual do transtorno conversivo é de 22 casos a cada 100 mil pessoas.[2] Há relatos de prevalência entre 1% e 14% em pacientes internados para atendimento médico e cirúrgico.[4,5] Os fatores de risco incluem sexo feminino (2:1 na comparação com os homens), história de abuso físico e sexual, com o paciente tendo dificuldade de expressar o sofrimento causado pelo suposto abuso, antecedentes econômicos precários e desarmonia psicológica subjacente (com frequência, depressão ou ansiedade).[6,7] Em termos de prognóstico, a literatura atualizada relata que 60% daqueles diagnosticados com transtorno conversivo recuperam-se em duas semanas, enquanto 98% precisam de um ano para a recuperação. [8,9]

Manejo da fisioterapia do paciente

Há relatos de poucos casos publicados relativos ao tratamento fisioterapêutico de indivíduos com transtorno conversivo.[7,8,10] Seguem recomendações importantes baseadas nesses casos publicados e em outros recursos que tratam das intervenções para pessoas com o transtorno.[4,14] Primeiro, o fisioterapeuta precisa, imediatamente, estabelecer confiança e compatibilidade com o paciente e a família, principalmente, para desenvolver um ambiente de apoio, centrado no alcance de níveis excelentes de atividade e participação do paciente. Da perspectiva do fisioterapeuta, é melhor **evitar confronto com o paciente em relação à natureza psiquiátrica de seus sinais e sintomas apresentados.** É importante considerar as manifestações físicas da condição, inclusive quaisquer dificuldades manifestadas, mas não por meio de confronto acerca da natureza psicológica dessas dificuldades. Dizer a um paciente com transtorno conversivo que seus sintomas estão "todos na cabeça" ou que não há nada errado com ele e que deve movimentar um membro paralisado é comportamento contraprodutivo para a recuperação geral. A capacidade da paciente para fazer movimentos funcionais deve ser salientada, inclusive uso de *feedback* positivo quando ocorre sucesso. No decorrer do tratamento, o terapeuta deve afastar a atenção para os sintomas da doença. Por exemplo, o profissional não deve abordar diretamente as queixas de fraqueza dessa paciente; deve, no entanto, focalizar a capacidade dele usar a força que tem para realizar uma tarefa, como rolamento no leito. Essa **ênfase no conhecimento dos resultados** também estimula o terapeuta a dar *feedback* relativo o quanto da tarefa o paciente conseguiu realizar. Para essa paciente, o terapeuta, de maneira consistente, validou suas tentativas de movimento funcional e ofereceu *feedback* positivo quanto ao tanto da tarefa que ela conseguiu realizar, algo como: "muito bom o rolamento para a direita. Você conseguiu rolar para todo o lado direito e precisou de menos ajuda que na última tentativa." O terapeuta deve ainda estabelecer metas claras e colaborativas. Para concluir, a paciente deve ser **afastada de dispositivos auxiliares e/ou de apoio assim que isso for seguramente possível.**[8] O uso de um dispositivo de apoio por pessoa com transtorno conversivo, em especial no longo prazo, não é apropriado devido à falta de necessidade fisiológica para o uso. Uma pessoa com transtorno conversivo não tem prejuízos fisiológicos (p. ex., redução da força, diminuição da amplitude de movimentos, equilíbrio prejudicado, prejuízo da coordenação, etc.) derivados de alguma condição médica. O que a pessoa tem é uma manifestação psicológica ou psiquiátrica de paralisia ou perda sensorial, que resulta em prejuízo da capacidade para deambular. Nesse caso, a cegueira e a hemiparesia da paciente são uma manifestação física de seu conflito psiquiátrico, muito possivelmente em relação à sua história de abuso sexual por parente. Permitir que a paciente desenvolva necessidade psicológica ou confiança em um dispositivo auxiliar é contraproducente para a meta final de alcançar o nível anterior de funcionamento e confirmar mais controle sobre sua vida e as circunstâncias. O uso prolongado de dispositivos auxiliares pode se tornar um verdadeiro "apoio", impedindo a cura psicológica da paciente. Essa cura é acompanhada de uma melhora nas funções e uma redução das manifestações de prejuízos não fisiológicos.

Exame, avaliação e diagnóstico

É importante uma revisão completa do prontuário médico para a obtenção de informações sobre o tratamento médico multiprofissional dessa paciente. Nesse caso, foram também feitos encaminhamentos a neurologista, psiquiatra e terapeuta ocupacional. O plano da alta teve papel importante na coordenação dos cuidados da paciente, porque muitas orientações foram dadas durante sua hospitalização.

Em seguida, seria adequado o exame do desempenho funcional da paciente na mobilidade no leito, nas transferências e na deambulação. A paciente precisou de supervisão para mobilidade no leito, de assistência moderada para transferências sentada para de pé e de assistência máxima de duas pessoas para deambulação sobre superfícies niveladas. Concluiu-se que a assistência de duas pessoas, durante a marcha, seria mais apropriada e segura, modelando também as intervenções a serem realizadas após o exame. A paciente mostrou características da marcha consistentes com a abasia-astasia, que, quando analisadas com sua cegueira, também explicaram a necessidade de assistência de dois indivíduos.

O teste de incapacidades deve seguir o exame de desempenho funcional. Em pessoas com transtorno conversivo, é importante sondar múltiplos sistemas para orientar testes específicos do nível de incapacidades, uma vez que o diagnóstico por si só não dá muitas informações sobre possíveis manifestações ou apresentações do nível dos prejuízos. Os testes de amplitude de movimentos e de força dão informações de referência, capazes de funcionar como uma plataforma para metas e plano de cuidados. Essa paciente demonstrou amplitude passiva total de movimentos, em todas as articulações importantes, bilateralmente. No teste manual de força muscular,[15] a paciente apresentou grau normal (5/5) nas duas extremidades superiores e na extremidade inferior direita. Os flexores do quadril e o joelho esquerdos foram classificados como graduados (traço) (1/5) e extensores e dorsiflexores do joelho esquerdo foram classificados como zero (0/5). Foi normal a discriminação sensorial para tato leve e dor superficial (teste com picada de alfinete) para as duas extremidades superiores e a extremidade inferior direita, ausente na extremidade inferior esquerda. Devido à importância do equilíbrio na segurança, ele deve ser avaliado em profundidade para possibilitar ao terapeuta a cooperação com a paciente em relação a metas apropriadas e a elaboração de um plano de cuidados seguro. Essa paciente demonstrou um bom equilíbrio dinâmico sentada (tolerou desafios mínimos; manteve o equilíbrio nas viradas de cabeça e tronco) e equilíbrio insatisfatório dinâmico de pé (incapaz de aceitar desafio ou se movimentar sem perda de equilíbrio).[16] Após o exame, o diagnóstico do fisioterapeuta indicou que a paciente apresentava limitações na mobilidade funcional e na deambulação. Déficits na força e no equilíbrio estático/dinâmico, bem como disestesias podem contribuir para seus problemas funcionais devido a um diagnóstico médico de transtorno conversivo.

Plano de atendimento e intervenções

Após o exame e a avaliação, foram estabelecidas as metas que orientaram as intervenções. A paciente e sua mãe foram envolvidas no estabelecimento das metas, usando um modelo colaborativo. Houve concordância quanto às intervenções do fisioterapeuta terem o foco no alcance da independência da mobilidade no leito e transferências, bem como na deambulação somente com assistência de mão, quando da alta hospitalar. O alcance dessas metas possibilitaria uma alta segura da paciente para a volta para casa com a mãe.

As intervenções concentraram-se no funcionamento, mediante uso, basicamente, de uma abordagem voltada à tarefa. A paciente foi encorajada a sair do leito com o mínimo de assistência possível do terapeuta, frequentemente, com o profissional ressaltando a importância dessa função para o alcance da meta de conseguir sair da cama sozinha. O foco do *feedback* recaiu no desempenho da paciente com relação à tarefa e não naquilo que ela fez de "errado". Proporcionar *feedback* dos resultados foi também uma estratégia usada no treino para sentar-levantar. O terapeuta ressaltava que o movimento havia sido realizado com sucesso, com menos assistência, e não que o movimento era "desorganizado". A deambulação foi iniciada nas barras paralelas, com a meta de levar a paciente a sentir-se segura ao dar os primeiros passos, embora tenha rapidamente evoluído das barras para um andador com rodinhas frontais e depois para uma bengala com um só ponto de apoio. De forma consistente, o terapeuta lembrava a paciente sobre a necessidade de concentrar-se na meta de ter assistência apenas da mão de alguém, quando da alta hospitalar, em especial, durante as fases da intervenção, quando estava sendo usado um dispositivo auxiliar.

Durante todo o período de cuidados da paciente, foi enfatizada uma abordagem colaborativa consistente, com foco em metas e plano de cuidados. Cada sessão iniciava com uma visão geral das intervenções planejadas para o encontro e como elas estavam relacionadas aos resultados esperados na época da alta. O terapeuta também assegurou a inclusão de familiares em quem podia confiar durante todo o processo de atendimento.

A paciente esteve no hospital durante cinco dias. Na alta, precisava de supervisão na mobilidade no leito, nas transferências, deambulando 2,40 m com uma bengala de um só apoio, com assistência mínima de uma pessoa. Recebeu a alta para casa e continuou a fisioterapia como paciente externo.

Recomendações clínicas baseadas em evidências

SORT: Valor/Força da Taxonomia da Recomendação (do inglês, *Strength of Recommendation Taxonomy*)

A: evidências consistentes e de boa qualidade voltadas ao paciente
B: evidências inconsistentes ou de qualidade limitada voltadas ao paciente
C: evidências consensuais, voltadas à doença, prática usual, opinião de especialistas ou séries de casos

1. Confrontar um indivíduo quanto ao elo psiquiátrico evidenciado por suas manifestações físicas de transtorno conversivo não é recomendado durante o exame e as intervenções fisioterapêuticas. **Grau B**
2. Uma abordagem voltada à tarefa ao planejar as intervenções é factível e recomendada a pessoas com transtorno conversivo, pois estimula o estabelecimento de metas colaborativas e maior ênfase nos resultados e no funcionamento durante a terapia. **Grau C**
3. Ao oferecer intervenções a uma pessoa com transtorno conversivo, deve ser interrompido, o mais cedo possível, o uso de dispositivos auxiliares para a marcha. **Grau C**

PERGUNTAS PARA REVISÃO

8.1 Qual entre as seguintes é a estratégia de intervenção mais apropriada ao ser oferecida fisioterapia para pessoa com transtorno conversivo?

A. Enfatizar que não existe razão médica para os sinais e sintomas do paciente

B. Ao oferecer *feedback*, enfatizar conhecimento dos resultados mais do que do desempenho
C. Estimular uso de dispositivos auxiliares e de apoio para facilitar a recuperação funcional
D. Enfatizar a presença de sintomas da doença ao conversar com o paciente como uma forma de motivá-lo a melhorar o desempenho

8.2 O uso da prática sentar-levantar como um método de fortalecimento das extremidades inferiores é um exemplo de que tipo de intervenção?

A. Conhecimento do desempenho
B. Baseada em resultados
C. Orientada para a tarefa
D. Baseada nos prejuízos

8.3 A abordagem recomendada para o estabelecimento da meta terapêutica para pessoas com transtorno conversivo envolve um foco em metas definidas com clareza, constantemente reforçadas, usando-se qual dos métodos adiante?

A. Colaboração com o paciente e a família
B. Consenso da equipe multiprofissional
C. Experiência e julgamento profissional do terapeuta
D. Derivado de uma avaliação psiquiátrica

RESPOSTAS

8.1 **B.** O terapeuta deve oferecer *feedback* a respeito do *resultado* da prática de determinada habilidade e não do desempenho ou qualidade de cada componente da habilidade. Não é produtivo enfatizar os sintomas da doença (opção D) ou a falta de razão orgânica para esses sinais e sintomas do paciente (opção A). Os dispositivos auxiliares podem ser usados para facilitar uma mobilidade funcional segura, no entanto, recomenda-se que os pacientes fiquem sem esses dispositivos auxiliares/de apoio o mais breve possível, desde que seja garantida sua segurança (opção C).

8.2 **C.** O uso de uma tarefa funcional específica, tanto em relação à tarefa quanto ao contexto, é a base inicial da abordagem centrada na tarefa. Ao mesmo tempo em que a intervenção está *voltada* à abordagem dos prejuízos, os movimentos funcionais são a ênfase na abordagem voltada à tarefa (opção D). Conhecimento do desempenho é um método de oferecimento de *feedback* ao paciente (opção A).

8.3 **A.** O modelo colaborativo de estabelecimento de metas é recomendado como uma forma primária de dar voz à paciente em sua recuperação e de começar a possibilitar que ela assuma certo grau de controle no plano terapêutico. O *input* da equipe profissional pode ter valor, entretanto, não constitui o método principal para a abordagem de estabelecimento de metas para uma pessoa com transtorno conversivo (opção B). Mesmo que deva ser levado em conta o juízo do terapeuta e do psiquiatra (opções C e D), garantir o envolvimento da paciente (e, potencialmente, de familiares em quem se possa confiar) é recomendado.

REFERÊNCIAS

1. Kim HJ, Lee JY, Beom GS. Episodic astasia-abasia associated with hyperperfusion in the subthalamic region and dorsal brainstem. *Neurology Asia.* 2010;15:279-281.
2. American Psychiatric Association. *Diagnostic and Statistical Manual of Mental Disorders.* 4th ed, text revision (DSM IV-TR). Washington, DC: American Psychiatric Association; 2000.
3. Owens C, Dein S. Conversion disorder: the modern hysteria. *Adv Psychiatric Treatment.* 2006;12:152-157.
4. Letonoff EJ, Williams TR, Sidhu KS. Hysterical paralysis: a report of three cases and a review of the literature. *Spine.* 2002;27:E441-E445.
5. Stefansson JG, Messina JA, Meyerowitz S. Hysterical neurosis, conversion type: clinical and epidemiological considerations. *Acta Psychiatr Scand.* 1976;53:119-138.
6. Teasdell RW, Shapiro A. Rehabilitation of conversion disorders: a programmatic experience. *Phys Med Rehabil.* 2002;16:45-53.
7. Deaton AV. Treating conversion disorders: is a pediatric rehabilitation hospital the place? *Rehabil Psychol.* 1998;43:56-62.
8. Ness D. Physical therapy management for conversion disorder: case series. *J Neurol Phys Ther* 2007;31:30-39.
9. Binzer M, Kullgren G. Motor conversion disorder: a prospective 2- to 5-year follow-up study. *Psychosomatics.* 1998;39:519-527.
10. Carlson ML, Archibald DJ, Gifford RH, Driscoll CL. Conversion disorder: a missed diagnosis leading to cochlear reimplantation. *Otol Neurotol.* 2011;32:36-38.
11. Heruti RJ, Levy A, Adunski A, Ohry A. Conversion motor paralysis disorder: overview and rehabilitation model. *Spinal Cord.* 2002;40:327-334.
12. Trieschmann RB, Stolov WC, Montgomery ED. An approach to the treatment of abnormal ambulation resulting from conversion reaction. *Arch Phys Med Rehabil.* 1970;51:198-206.
13. Brazier DK, Venning HE. Conversion disorders in adolescents: a practical approach to rehabilitation.*Br J Rheumatol.* 1997;36:594-598.
14. Speed J. Behavioral management of conversion disorder: a retrospective study. *Arch Phys Med Rehabil.*1996;77:147-154.
15. Reese NB. *Muscle and Sensory Testing.* 3rd ed. St. Louis, MO: Elsevier; 2012.
16. O'Sullivan SB, Schmitz TJ. *Physical Rehabilitation: Assessment and Treatment.* 5th ed. Philadelphia, PA: F.A. Davis Company; 2007: 254.

Vertigem posicional paroxística benigna – Canal semicircular posterior

Kristen M. Johnson

CASO 9

Um homem com 52 anos de idade teve surgimento de vertigem aguda, logo após manobra de Valsalva, durante exercício de levantamento de peso. Seu médico de cuidados primários encaminhou-o a uma clínica de fisioterapia, uma vez que os sintomas foram persistentes por mais de três semanas, apesar de ele tomar meclizina (fármaco comum para vertigem) durante os últimos cinco dias. O paciente vem limitando, de forma proposital, a amplitude de movimentos cervicais, uma vez que relata que esse movimento da cabeça para cima e para a direita causa vertigem. Ele é engenheiro mecânico ainda consegue trabalhar suas tarefas envolvem serviços burocráticos e uso de computador. O paciente necessita realizar intervalos frequentes para descansar ao longo do dia. Também limitou o uso do carro, uma vez que tem sintomas ao virar a cabeça para observar o trânsito. No momento, é levado ao trabalho por um colega que também o transporta de volta para casa. O paciente é casado, tem três filhos em idade escolar e mora em uma casa de dois andares. A esposa está frustrada diante do auxílio limitado do cônjuge no cuidado dos filhos e nas tarefas domésticas desde o surgimento da vertigem.

- ▶ Quais são os testes mais apropriados para exame?
- ▶ Quais são as prioridades dos exames?
- ▶ Quais são as intervenções fisioterapêuticas mais adequadas?
- ▶ Qual é o prognóstico da reabilitação?

DEFINIÇÕES-CHAVE

AMPOLA: porção alargada do canal semicircular (CSC), perto do utrículo, que contém as células capilares sensoriais

CANAIS SEMICIRCULARES: três alças cheias de líquido, na orelha interna, que medem a aceleração angular; incluem o canal anterior (superior), posterior (inferior) e horizontal (lateral)

CANALITÍASE: tipo de vertigem posicional paroxística benigna em que otocônias estão flutuando soltas nos canais semicirculares

CRISTAS AMPULARES: estruturas sensoriais (que incluem células pilosas) que sentem movimentos angulares nos canais semicirculares

CÚPULA: massa gelatinosa e bulbar que circunda as células pilosas das cristas no interior dos canais semicirculares

LABIRINTO MEMBRANOSO: estrutura que contém a endolinfa, a qual está suspensa no labirinto ósseo por líquido e tecido conectivo; contém a porção membranosa dos três canais semicirculares, do utrículo e do sáculo

LABIRINTO ÓSSEO: cápsula óssea cheia de líquido perilinfático, com composição similar à do líquido cerebrospinal (elevado teor de sódio, reduzido teor de potássio); inclui os três canais semicirculares, a cóclea e o vestíbulo

MANOBRA DIX-HALLPIKE: teste clínico para o diagnóstico da vertigem posicional paroxística benigna, nos canais semicirculares anterior e/ou posterior

NISTAGMO: movimentos involuntários dos olhos, para atrás e para frente, ou cíclicos; os movimentos podem ser de rotação, horizontais ou verticais

OTOCÔNIAS (OTÓLITOS): cristais de carbonato de cálcio no utrículo e sáculo que causam estimulação das células pilosas, quando as otocônias são estimuladas por aceleração linear

PROCEDIMENTO DE REPOSICIONAMENTO CANALICULAR/MANOBRA DE EPLEY: técnica clínica usada no tratamento da forma canalitíase de vertigem posicional paroxística benigna (VPPB)

SÁCULO: estrutura otolítica na orelha interna, que detecta o movimento vertical de translação da cabeça

UTRÍCULO: estrutura otolítica na orelha interna, que detecta a translação horizontal e a inclinação da cabeça

VERTIGEM: ilusão de movimento; sensação de giro

Objetivos

1. Descrever a anatomia vestibular básica.
2. Descrever a vertigem posicional paroxística benigna (VPPB) como uma síndrome clínica.
3. Descrever a investigação e o tratamento mais adequados para a VPPB do canal posterior.
4. Identificar o uso apropriado de medicamentos para uma pessoa com diagnóstico de VPPB.

Considerações sobre a fisioterapia

Considerações de fisioterapia durante o controle do indivíduo com queixas de vertigem por VPPB, que estão causando restrições à atividade e à participação:

- **Plano de cuidados/metas gerais da fisioterapia:** investigar e tratar os sintomas de VPPB; monitorar os prejuízos secundários da limitação da amplitude de movimentos (ADM) cervicais.
- **Intervenções da fisioterapia:** procedimento de reposicionamento canalicular.
- **Precauções durante a fisioterapia:** proteção e monitoração atentas, uma vez que o paciente pode ter **controle postural prejudicado**, com náuseas e vômitos; ter cautela com pacientes que apresentam hipomobilidade ou hipermobilidade na coluna cervical.
- **Complicações que interferem na fisioterapia:** uso de medicamentos supressores vestibulares; envolvimento múltiplo do canal semicircular.

Visão geral da patologia

Para entender a vertigem posicional paroxística benigna (VPPB), há necessidade de compreender a anatomia básica do sistema vestibular periférico (Fig. 9.1).[1,2] O sistema vestibular periférico tem tripla finalidade: estabilizar as imagens da fóvea da retina durante movimentos da cabeça, auxiliar no controle postural e auxiliar na orientação espacial. O sistema vestibular periférico contém o labirinto membranoso, cheio de líquido endolinfático, e o labirinto ósseo, cheio de líquido perilinfático, bem como células pilosas, cuja função é detectar os movimentos da cabeça. O labirinto membranoso está no interior do labirinto ósseo, situado exatamente dentro da porção pétrea do osso temporal. Esse labirinto compõe-se de cinco estruturas sensoriais para detecção de movimentos da cabeça. Existem três canais semicirculares, que sentem a aceleração angular, e dois órgãos otolíticos (utrículo e sáculo), que sentem a aceleração linear e a inclinação estática da cabeça. Os canais semicirculares (CSCs) estão alinhados de modo que o sistema vestibular periférico esquerdo e direito funcionem como pares coplanares, e o líquido endolinfático flua em resposta a movimentos da cabeça. Cada CSC tem uma base ampla, a ampola. A importância da ampola reside no fato de conter a cúpula – uma membrana gelatinosa, cuja direção se projetam células pilosas originárias da estrutura sensorial primária, a crista ampular. O movimento do líquido endolinfático no interior do CSC faz que as células pilosas se dobrem. Essa informação é, então, transmitida para o disparo neural, a fim de que os pares coplanares dos CSCs trabalhem em uníssono. Por exemplo, se você virar a cabeça para a esquerda, o movimento das células pilosas nos CSCs, lado esquerdo, causa aumento na atividade neural, e o movimento das células pilosas no par coplanar, no interior do CSC oposto, causa uma diminuição na atividade neural. Os órgãos otolíticos, o utrículo e o sáculo, localizam-se no labirinto membranoso. Esses órgãos também possuem células pilosas, no interior da estrutura sensorial primária chamada mácula. As células pilosas da mácula projetam-se de forma ascendente, entrando em uma membrana otolítica gelatinosa. Há otólitos ou cristais de carbonato de cálcio acima e no interior da membrana otolítica. Os otólitos têm massa maior que a cúpula, que obriga a mácula a ser mais sensível ao impulso da gravidade e aos movimentos lineares da cabeça.

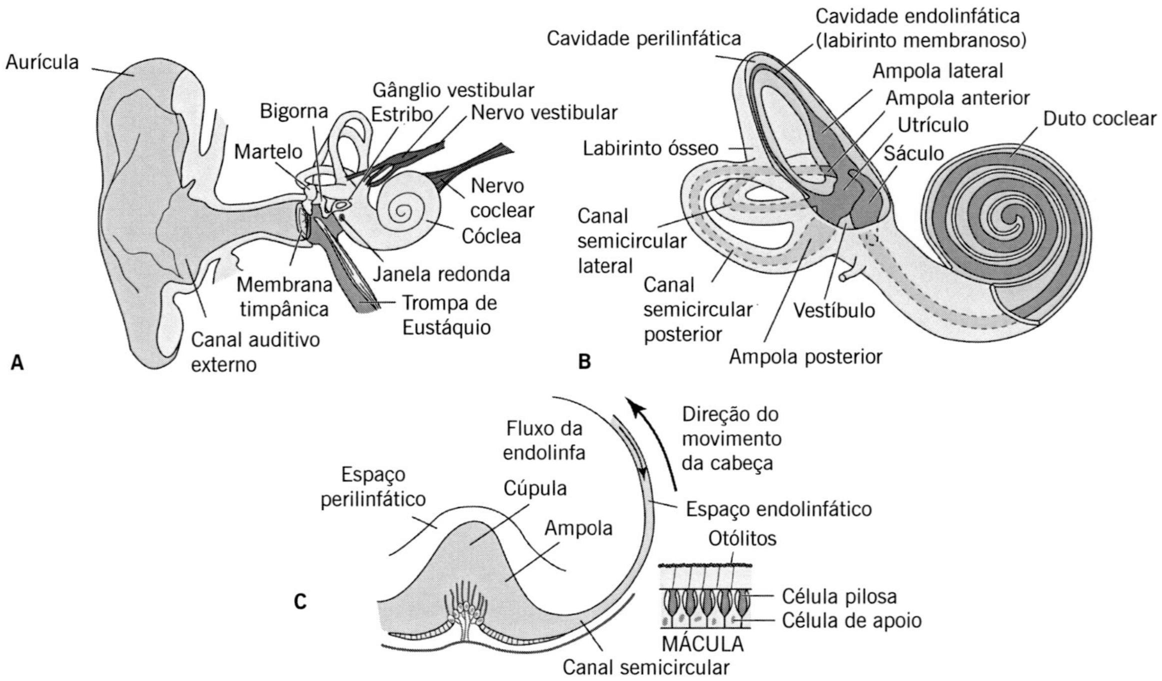

Figura 9.1 (A) A orelha direita demonstrando a orelha externa, o canal auditivo, a orelha média e a orelha interna, com seus canais semicirculares. **(B)** As partes principais da orelha interna. **(C)** A crista da ampola, que é o epitélio sensorial especializado de um canal semicircular. A crista sente o deslocamento da endolinfa durante a rotação da cabeça. A direção da rotação da cabeça é indicada pela seta ascendente grande, e a direção da endolinfa é indicada pela seta descendente pequena. A mácula localiza-se no interior do utrículo e do sáculo. As extremidades das células pilosas estão em contato com os otólitos, que integram a cúpula gelatinosa. (Reproduzida, com permissão, de Ropper AH, Samuels MA, eds. *Adams and Victor's Principles of Neurology.* 9th ed. New York: McGraw-Hill; 2009. Figs. 15-1A, B, e D.)

Com uma prevalência ao longo da vida de 2,4%, a VPPB é a causa mais comum de vertigem.[1-5] As estimativas variam de 10,7 a 64 casos a cada 100 mil pessoas. A VPPB é mais comum em adultos, com frequência maior ocorrendo entre a quinta e a sexta décadas de vida.[2,4-7] Devido à elevada prevalência dessa condição clínica, Bhattacharyya e colaboradores[4] calcularam os custos diretos e indiretos da VPPB para o sistema de saúde. Eles avaliaram que essa condição causa limitações à atividade e restrições à participação em 86% das pessoas que sofrem disso, com custos que se aproximam dos US$2 bilhões anuais – simplesmente para que se chegue a um diagnóstico definitivo.[8,9]

A VPPB é mais bem caracterizada por episódios breves de vertigem, relacionados a mudanças na posição da cabeça, podendo ainda incluir náuseas com ou sem vômitos e controle postural diminuído.[1] Indivíduos com VPPB costumam informar os sintomas da vertigem ao trocarem de posição, como rolamento no leito e olhar para cima e/ou para baixo, quando estão fazendo atividades funcionais. Exemplos comuns de atividades que precipitam vertigens incluem guardar compras de supermercado em prateleiras superiores, lavar os cabelos em chuveiro ou abaixar-se para amarrar sapatos.[1,2] O surgimento dessa condição pode ser idiopático, embora possa também ocorrer após labirintite, isquemia na distribuição vascular do sistema vestibular periférico, ou após trauma encefálico.[2]

A VPPB é uma perturbação vestibular periférica mecânica, em que as otocônias são deslocadas dos órgãos otolíticos, sendo, então, contidas dentro dos CSCs. As duas formas propostas de VPPB são canalitíase e cupulolitíase.[1,2] A canalitíase, forma mais comumente encontrada, caracteriza-se pelas otocônias que fluem livremente no CSC.[10] Com movimentos da cabeça para uma posição provocativa, as otocônias movimentam-se no líquido endolinfático do CSC, bloqueando a cúpula. Em um indivíduo com canalitíase, o aparecimento dos sintomas costuma diminuir em 60 segundos desde que foi assumida a posição provocativa da cabeça. Esse declínio temporal nos sintomas tem a ver com a redução do movimento da endolinfa e a posição das otocônias.[1,2,4] A cupulolitíase foi teorizada pela primeira vez por Schuknecht, no ano de 1969.[11] Ele propôs que peças das otocônias estariam aderidas à cúpula e, com a pessoa permanecendo na posição provocativa, os sintomas persistiriam devido ao bloqueio continuado da cúpula. Pacientes que sofrem de cupulolitíase, em geral, relatam o aparecimento dos sintomas *imediatamente* após movimentos provocadores da cabeça, com a permanência dos sintomas enquanto mantida a posição. [1,2]

Manejo da fisioterapia do paciente

Os fisioterapeutas têm papel distinto no diagnóstico e tratamento da VPPB. Como ela é a causa mais comum de vertigem potencialmente incapacitante e como o diagnóstico precoce pode facilitar intervenções rápidas e eficazes e reduzir os custos dos cuidados de saúde, todos os fisioterapeutas em atuação devem conhecer muito bem os procedimentos investigativos e de tratamento. Além disso, esses profissionais podem colaborar com outros membros da equipe de saúde para fazerem recomendações contra o uso prolongado de medicamentos supressores vestibulares e a favor do aumento da percepção das manobras eficazes para o reposicionamento canalicular.[4] Reações adversas comuns dos fármacos supressores vestibulares, como a meclizina, incluem sonolência, tontura e falta de coordenação, todas com potencial para aumento do risco de quedas. O papel do fisioterapeuta é auxiliar no diagnóstico preciso da VPPB e aplicar as intervenções apropriadas para acabar com os sintomas capazes de impactar muito as capacidades funcionais e a qualidade de vida do paciente.

Exame, avaliação e diagnóstico

O exame do paciente que relata vertigem deve ser multifatorial. O fisioterapeuta deve identificar os principais componentes na história, inclusive o aparecimento e a duração dos sintomas. Inicialmente, é importante diferenciar vertigem de outras queixas, como tontura.[1,2] Muitos pacientes usam o termo genérico "tontura" para descrever os sintomas. Trata-se, porém, de um termo vago, que pode ser interpretado de várias maneiras. Ao mesmo tempo em que a determinação da causa de tontura pode ser um desafio, o fisioterapeuta precisa especificar, quais os sintomas que o paciente tem, elucidando se é vertigem real, capaz de ser causada por VPPB. A queixa de uma sensação de girar, porém com *ausência* de enjoo parece prever VPPB (59% de sensibilidade e 98% de especificidade).[12] O teste de posição, no entanto, ainda é uma exigência para o diagnóstico adequado.

O exame e o diagnóstico de VPPB envolvem múltiplas manobras de posição para a investigação do envolvimento de cada um dos canais semicirculares. O paciente atual apresentou-se com sintomas bastante sugestivos de envolvimento do canal semicircular posterior, conforme indicam seus sintomas provocados por movimentação da cabeça para cima e para a direita. Assim, para esse caso somente a **manobra de Dix-Hallpike** abrange, pois esse teste é considerado o padrão ouro para o diagnóstico de VPPB do canal posterior devido à sua elevada sensibilidade (82%) e especificidade (71%).[13] Antes de iniciar essa manobra, o fisioterapeuta precisa orientar o paciente a respeito de possíveis efeitos secundários, como náuseas, vômitos e vertigem, que podem ocorrer durante o exame e, quando presentes, cessarão em 60 segundos.[4] Esse teste de posicionamento ocorre quando o terapeuta gira, de forma passiva, a cabeça do paciente em 45%, com o paciente sentado, e, em seguida, rapidamente, baixa sua cabeça e corpo, estendendo a cabeça 20° abaixo do horizonte. O paciente é instruído a manter os olhos abertos e a não fixar ou focalizar qualquer objeto no ambiente. Enquanto apoia a cabeça do paciente nessa posição, o fisioterapeuta procura sinais de nistagmo e solicita ao paciente o relato de quaisquer sintomas de vertigem. Paciente e terapeuta devem permanecer nessa posição por 60 segundos; o paciente, depois, recebe auxílio para retornar a uma posição sentada. A manobra de Dix-Hallpike é depois repetida, com rotação da cabeça em 45° para o lado oposto.[1-5] Uma manobra Dix-Hallpike positiva para o CSC posterior direito deve envolver rotação de 45° da cabeça para a direita e para cima e nistagmo rotacional enquanto nessa posição provocativa.[1-5] Além disso, a forma de VPPB (canalitíase ou cupulolitíase) pode ser determinada. Nesse exemplo, o diagnóstico de *canalitíase* CSC posterior direita envolve elevar a cabeça, nistagmo rotacional e queixas de vertigem, que têm período de latência de 5 a 20 segundos, além de sintomas que perturbem durante uns 60 segundos.[1-5] Se a manobra de Dix-Hallpike foi feita e a direção do nistagmo foi a mesma, com exceção de os sintomas terem tido um efeito de latência (surgimento após 20 segundos) e terem sido mantidos, seguramente o diagnóstico é de *cupulolitíase* CSC posterior direita.[1-5]

O restante do exame pode incluir outros testes e medidas sensíveis aos prejuízos adicionais em relação a ADM e força (especialmente da coluna cervical), além dos que confirmam limites à atividade e restrições à participação.[1,2]

Plano de atendimento e intervenções

O plano de tratamento para canalitíase CSC posterior deve se concentrar no retorno das otocônias aos órgãos otolíticos, na melhora do controle postural, na redução das queixas de vertigem com movimentos da cabeça e na normalização da ADM cervical.[1,2] A canalitíase CSC posterior é a forma mais comum de VPPB e existem evidências sólidas em apoio ao **procedimento de reposicionamento canalicular (PRC)** para solucionar a condição.[4,5,14-19] Antes do início do tratamento, o paciente deve ser orientado sobre possíveis efeitos secundários, como náuseas, vômitos e vertigem, que costumam ocorrer durante a intervenção.[4]

O procedimento de reposicionamento canalicular (PRC) envolve colocar a cabeça do paciente em quatro posições específicas e consecutivas. Na primeira posição de tratamento, o terapeuta movimenta o paciente de uma posição sentada para a de Dix-Hallpike direita (mantendo 45° de rotação para a direita e 20° de extensão cervical), além de manutenção dessa posição até cessar o nistagmo e as queixas de vertigem (Fig. 9.2A).[2] Para a segunda posição do tratamento, o terapeuta gira a cabeça do paciente para além da linha média, para uma posição de Dix-Hallpike esquerda, novamente mantendo os mesmos graus de movimento da cabeça, como na primeira posição. O paciente permanece assim até o desaparecimento de todos os sintomas (Fig. 9.2B). A terceira posição envolve movimentar a cabeça do indivíduo, deixando o nariz para baixo, fazendo o paciente rolar para o lado (Fig. 9.2C). Durante a terceira posição, o terapeuta mantém os 45° de rotação cervical e, mais uma vez, mantém o paciente nessa posição até passarem os sintomas. Se não houver sintomas, a posição deve ser mantida durante um mínimo de 20 a 30 segundos. Para a quarta posição e última, o terapeuta mantém o pescoço do paciente em 45° de rotação cervical para a esquerda (igual à terceira posição), mas pede que o paciente vá da posição deitado de lado para a sentada (Fig. 9.2D). Logo que sentado ereto, o paciente pode, devagar, olhar diretamente para frente. Concluído um ciclo de PRC (por volta de 2-4 minutos para todas as quatro posições), o paciente pode, então, movimentar-se em liberdade. As precauções pós-procedimento (p. ex., evitar dormir ou deitar na horizontal durante as primeiras 24 horas e evitar flexão exagerada e extensão do pescoço) não são mais indicadas para melhorar a eficácia do PRC ou prevenir recorrências de VPPB.[20-23]

Pacientes recebem, com frequência, prescrição de **medicamentos supressores vestibulares para VPPB.** Esse paciente está tomando medicamento para inibir vertigens (meclizina), há cinco dias, conforme prescrição do médico de cuidados primários. A meclizina é um antagonista central e periférico dos receptores da histamina H1. Ela causa várias reações adversas, inclusive sonolência, falta de coordenação e tontura, capazes de interferir na investigação e no tratamento da pessoa com VPPB. A meclizina pode interferir na compensação central e na recuperação das vertigens.[4] Além disso, pode causar redução da cognição, alteração visual e constipação. Conforme uma diretriz recente de prática clínica, medicamentos supressores vestibulares não são recomendados para con-

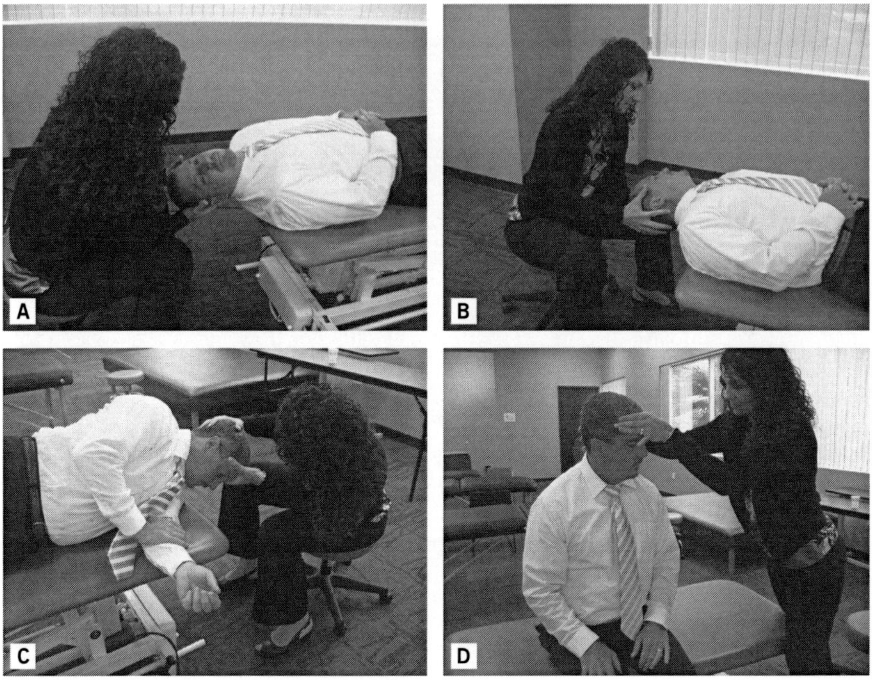

Figura 9.2 Quatro posições do procedimento de reposicionamento canalicular, usados para tratamento da canalitíase posterior direita do VPPB. **(A)** Com rotação cervical direita mantida a 45°, o terapeuta movimenta o paciente de uma posição sentada para posição supino; em seguida, movimenta a cabeça do paciente em 20° de extensão cervical. **(B)** O terapeuta gira a cabeça do paciente além da linha média para uma posição de Dix-Hallpike esquerda (rotação de 45° para a esquerda, com 20° de extensão). **(C)** Enquanto o paciente rola para o lado direito, o terapeuta movimenta a cabeça dele para uma posição em que o nariz é abaixado. **(D)** Com o paciente indo da posição deitada para a sentada, o terapeuta mantém o pescoço do paciente em 45° de rotação cervical para a esquerda.

trole prolongado da VPPB.[4] É elemento da prática a comunicação do fisioterapeuta com o médico do paciente a respeito de como esses fármacos podem contribuir para a apresentação clínica do paciente, passando depois às recomendações apropriadas.

O controle bem-sucedido da VPPB inclui **ensino ao paciente.** Ele, então, se beneficia com instruções sobre diagnóstico, taxas de recorrência e cuidados do acompanhamento, conforme a necessidade. Embora o desempenho de um PCR tenha uma taxa de sucesso informada de 67 a 94% no tratamento de VPPB, a recorrência após a avaliação inicial e o tratamento é possível.[24] Nunez e colaboradores[25] calculam que a taxa de recorrência da VPPB seja de 15%. Devido ao potencial de recorrência, os pacientes devem ser orientados quanto à melhor forma de acesso aos provedores de cuidados de saúde para minimizar prejuízos secundários adicionais e restrições prolongadas à atividade e à participação. Também, como um diagnóstico de VPPB pode colocar o paciente em risco maior de quedas, pacientes e suas famílias devem ser orientados a respeito dessa consideração e de estratégias de redução do risco de quedas.

Mais ensino e *feedback* devem ser dados, com recomendações aos demais provedores de cuidados de saúde, em especial se os sintomas do paciente persistirem e/ou mostrarem-se combinados com sintomas atípicos, como perda auditiva ou outros distúrbios da marcha.[26]

Intervenções adicionais para uma pessoa com VPPB devem incluir tratamento para perda secundária de ADM cervical, declínios no controle postural e desequilíbrio muscular. Prejuízos além do diagnóstico de VPPB podem causar enorme impacto nas limitações das atividades e nas restrições de participação do paciente.

Recomendações clínicas baseadas em evidências

SORT: Valor/Força da Taxonomia da Recomendação (do inglês, *Strength of Recommendation Taxonomy*)

A: evidências consistentes e de boa qualidade voltadas ao paciente
B: evidências inconsistentes ou de qualidade limitada voltadas ao paciente
C: evidências consensuais, voltadas à doença. Prática usual, opinião de especialistas ou séries de casos

1. O padrão ouro para diagnóstico de VPPB do canal posterior é a manobra de Dix-Hallpike. **Grau A**
2. O procedimento de reposicionamento canalicular (PRC) é um tratamento eficaz para canalitíase CSC posterior. **Grau A**
3. Medicamentos supressores vestibulares não são recomendados para controle prolongado da VPPB. **Grau B**
4. Para aumentar a segurança e diminuir as limitações à atividade e as restrições à participação, os fisioterapeutas devem instruir os pacientes a respeito do potencial de recorrência e do impacto da VPPB. **Grau C**

PERGUNTAS PARA REVISÃO

9.1 Um fisioterapeuta está avaliando um paciente com VPPB que envolve o canal semicircular posterior. A manobra com a melhor exatidão diagnóstica para essa condição é:

A. Manobra de Dix-Hallpike
B. Teste de rolamento
C. Manobra de Epley
D. Manobra de Semont Liberatory

9.2 O ensino a pacientes que sofrem de VPPB deve incluir qual tema entre os seguintes?

A. Prevenção de quedas
B. Importância do acompanhamento
C. Risco de recorrência
D. Todos os anteriores devem ser parte do ensino ao paciente

9.3 Se um paciente com VPPB está tomando medicamento supressor vestibular, como meclizina, as evidências sugerem que o fisioterapeuta deve:

A. Colaborar com o médico que prescreveu em apoio aos medicamentos supressores vestibulares
B. Continuar o plano tal como determinado inicialmente pelo médico
C. Fazer uma recomendação ao médico contrária ao uso de medicamentos supressores vestibulares
D. Dizer ao paciente para, imediatamente, interromper o uso de medicamentos supressores vestibulares

RESPOSTAS

9.1 **A.** A manobra de Dix-Hallpike deve ser usada para o diagnóstico de VPPB do canal posterior quando o paciente tem sintomas de vertigem e nistagmo ao ser provocada a posição do teste.

9.2 **D.** Devido às queixas de vertigem, nistagmo e controle postural alterado, pacientes com VPPB correm mais risco de quedas.[21] É também importante que os pacientes saibam como e quando fazer contato com o fisioterapeuta, caso haja recorrência dos sintomas.[25]

9.3 **C.** As diretrizes de prática clínica para VPPB posicionam-se *contra* o uso de medicamentos supressores vestibulares. O fisioterapeuta deve fazer recomendações ao médico que os prescreve em relação a essas diretrizes. Além disso, não há evidências na literatura que recomendem medicamentos supressores vestibulares como tratamento eficiente para VPPB.[28-32]

REFERÊNCIAS

1. O' Sullivan SB, Schmitz TJ. *Physical Rehabilitation.* Philadelphia, PA: FA Davis; 2007.
2. Herdman SJ. *Vestibular Rehabilitation.* 3rd ed. Philadelphia, PA: FA Davis; 2000.
3. Herdman SJ, Clendaniel RA. *Vestibular Rehabilitation:* a competency based course sponsored by Emory School of Medicine and American Physical Therapy Association. Atlanta, GA; 2004.
4. Bhattacharyya N, Baugh RF, Orvidas L, et al. Clinical practice guideline: benign paroxysmal positional vertigo. *Otolaryngol Head Neck Surg.* 2008;139:S47-S81.
5. Fife TD, Iverson DJ, Lempert T, et al. Practice parameter: therapies for benign paroxysmal positional vertigo (an evidence-based review). *Neurology.* 2008;70:2067-2074.
6. Froehling DA, Silverstein MD, Mohr DN, Beatty CW, Offord KP, Ballard DJ. Benign positional vertigo: incidence and prognosis in a population-based study in Olmsted county, Minnesota. *Mayo Clin Proc.* 1991;66:596-601.
7. Baloh RW, Honrubia V, Jacobson K. Benign positional vertigo: clinical and oculographic features in 240 cases. *Neurology.* 1987;37:371-378.
8. von Brevern M, Radtke A, Lezius F, et al. Epidemiology of benign paroxysmal positional vertigo: a population based study. *J Neurol Neurosurg Psychiatry.* 2007;78:710-715.
9. Li JC, Li CJ, Epley J, Weinberg L. Cost-effective management of benign positional vertigo usingcanalith repositioning. *Otolaryngol Head Neck Surg.* 2000;122:334-339.

10. Hall SF, Ruby RR, McClure JA. The mechanics of benign paroxsymal vertigo. *J Otolaryngol.* 1979;8:151-158.
11. Schuknecht HF. Cupulolithiasis. *Arch Otolaryngol.* 1969;90:765-778.
12. Oghalai JS, Manolidis S, Barth JL, Stewart MG, Jenkins HA. Unrecognized benign paroxysmal in elderly patients. *Otolaryngol Head Neck Surg.* 2000;122:630-634.
13. Lopez-Escamez JA, Lopez-Nevot A, Gamiz MJ, et al. Diagnosis of common causes of vertigo using a structured clinical history. *Acta Otorrinolaringol Esp.* 2000;51:25-30.
14. Herdman SJ, Tusa RJ, Zee DS, Proctor LR, Mattox DE. Single treatment approaches to benign paroxysmal positional vertigo. *Arch Otolaryngol Head Neck Surg.* 1993;119:450-454.
15. Epley JM. The canalith repositioning procedure: for treatment of benign paroxysmal positional vertigo. *Otolaryngol Head Neck Surg.* 1992;107:399-404.
16. Lynn S, Pool A, Rose D, Brey R, Suman V. Randomized trial of the canalith repositioning procedure. *Otolaryngol Head Neck Surg.* 1995;113:712-720.
17. Hilton M, Pinder D. The Epley (canalith repositioning) manoeuvre for benign paroxysmal positional vertigo. *Cochrane Database Syst Rev.* 2004;2:CD003162.
18. Froehling DA, Bowen JM, Mohr DN, et al. The canalith repositioning procedure for the treatment of benign paroxysmal positional vertigo: a randomized controlled trial. *Mayo Clin Proc.* 2000;75:695-700.
19. Yimtae E, Srirompotong S, Srirompotong S, Saie-Seaw P. A randomized trial of the canalith repositioning procedure. *Laryngoscope.* 2003;113:828-832.
20. Massoud EA, Ireland DJ. Post-treatment instructions in the nonsurgical management of benign paroxysmal positional vertigo. *J Otolaryngol.* 1996;25:121-125.
21. Roberts RA, Gans RE, DeBoodt JL, Lister JJ. Treatment of benign paroxysmal positional vertigo: necessity of postmanuever patient restrictions. *J Am Acad Audiol.* 2005;16:357-366.
22. Tusa RJ, Herdman SJ. BPPV: controlled trials, contraindications, post-maneuver instructions, complications, imbalance. *Audiological Med.* 2005;3:57-62.
23. DiGirolamo S, Paludetti G, Briglia G, Cosenza A, Santarelli R, Di Nardo W. Postural control in benign paroxysmal positional vertigo before and after recovery. *Acta Otolaryngol.* 1998;118:289-293.
24. Blakley BW. A randomized, controlled assessment of the canalith repositioning maneuver. *Otolaryngol Head Neck Surg.* 1994;110:391-396.
25. Nunez RA, Cass SP, Furman JM. Short- and long-term outcomes of canaltih repositioning for benign paroxysmal positional vertigo. *Otolaryngol Head Neck Surg.* 2000;122:647-652.
26. Rupa V. Persistent vertigo following particle repositioning maneuver: an analysis of causes. *Arch Otolaryngol Head Neck Surg.* 2004;130:436-439.
27. Brandt T, Dieterich M. Vestibular falls. *J Vestib Res.* 1993;3:3-14.
28. Frohman EM, Kramer PD, Dewey RB, Kramer L, Frohman TC. Benign paroxysmal positioning vertigo in multiple sclerosis: diagnosis, pathophysiology and therapeutic techniques. *Mult Scler.* 2003;9:250-255.
29. Hain TC, Uddin M. Pharmacological treatment of vertigo. *CNS Drugs* 2003;17:85-100.
30. Carlow TJ. Medical treatment of nystagmus and ocular motor disorders. *Int Ophthalmol Clin.* 1986;26:251-264.
31. Cesarani A, Alpini D, Monti B, Raponi G. The treatment of acute vertigo. *Neurol Sci.* 2004;25:S26-S30.
32. Fujino A, Tokumasu K, Yosio S, Naganuma H, Yoneda S, Nakamura K. Vestibular training for benign paroxysmal positional vertigo. Its efficacy in comparison with antivertigo drugs. *Arch Otoleryngol Head Neck Surg.* 1994;120:497-504.

Vertigem Posicional Paroxística Benigna – Canal Semicircular Lateral

Kristen M. Johnson

CASO 10

Uma professora aposentada do ensino fundamental relatou tontura e vertigem ao se virar na cama, há dois dias. Depois desse episódio, caiu no chuveiro. Embora não relatasse lesões, ficou mais preocupada com sua "instabilidade". No terceiro dia, chamou uma ambulância, pois os sintomas haviam se agravado. Foi levada ao setor de emergências para exames médicos mais completos. Os resultados das tomografias revelaram-se negativos. Os sintomas persistiram, especialmente durante as trocas de decúbito no leito hospitalar. Essa senhora mora sozinha e tornou-se viúva recentemente. Ela está preocupada quanto à capacidade de voltar para casa e cuidar de si. Gosta muito de jardinagem e do jogo de cartas com moradores de uma comunidade para idosos. Ela sobreviveu a um câncer de mama (o diagnóstico inicial ocorreu há oito anos) e tem queixas leves de osteoartrite nos dois joelhos. Só ingere fármaco sem receita médica (acetaminofeno) quando necessário para dor da artrite. Sua história de saúde não apresenta outros eventos dignos de atenção.

- ▶ Quais são os testes mais adequados no exame?
- ▶ Quais são as intervenções fisioterapêuticas mais apropriadas?

DEFINIÇÕES-CHAVE

MANOBRA DE ROLAR/MANOBRA DE LEMPERT/MANOBRA DE *BARBECUE*: técnicas clínicas usadas no tratamento da VPPB do canal semicircular lateral (forma canalitíase)

NISTAGMO APOGEOTRÓPICO: nistagmo horizontal do olho mais afastado do solo ou no sentido da orelha mais alta, durante s manobra de inclinação lateral da cabeça, indicativo de vertigem posicional paroxística benigna do canal lateral (supostamente causada por otólitos aderidos à cúpula do CSC do lado rebaixado na inclinação)

NISTAGMO GEOTRÓPICO: nistagmo horizontal do olho mais próximo do solo ou no sentido da orelha mais baixa, durante a manobra de inclinação lateral da cabeça, indicativo de VPPB do canal lateral (supostamente causado por otólitos que flutuam livremente no braço posterior do canal semicircular lateral rebaixado na inclinação)

POSICÃO FORÇADA PROLONGADA: técnica clínica usada no tratamento da vertigem posicional paroxística benigna do canal semicircular lateral (VPPB)

TESTE DE ROLAR EM SUPINO: teste clínico para o diagnóstico da VPPB nos canais semicirculares laterais

VESTÍBULO CENTRAL: local em que todos os três canais semicirculares se unem no labirinto membranoso

Objetivos

1. Descrever como diferenciar VPPB do canal lateral de VPPB do canal posterior ou anterior.
2. Descrever os cuidados e tratamentos para VPPB do canal lateral (canalitíase).
3. Identificar o instrumento de avaliação padrão adequado para um indivíduo com diagnóstico de VPPB que capturem limitações de atividade e restrições à participação usando o modelo International Classification of Functioning, Disability and Health (ICF).

Considerações sobre a fisioterapia

Considerações fisioterapêuticas durante o controle do indivíduo com vertigem devido a VPPB do canal lateral, que está causando restrições à atividade e à participação:

- **Plano de cuidados/metas gerais da fisioterapia:** investigar e tratar os sintomas de VPPB; monitorar prejuízos secundários de marcha limitada e controle postural.
- **Intervenções da fisioterapia:** manobra de rolar/manobra de Lempert/manobra de *barbecue*; posição forçada prolongada.
- **Precauções durante a fisioterapia:** proteção e monitoração atentas, pois o paciente pode ter controle postural prejudicado, com cautela relativa quanto a náuseas e vômitos com pacientes que apresentam hipomobilidade ou hipermobilidade na coluna cervical.
- **Complicações que interferem na fisioterapia:** uso de medicamentos supressores vestibulares; envolvimento múltiplo do canal semicircular.

Visão geral da patologia

Ver o Caso 9 para compreender a anatomia vestibular básica e a VPPB.

Manejo da fisioterapia do paciente

O papel do fisioterapeuta é dar assistência no diagnóstico preciso da VPPB e aplicar intervenções adequadas para eliminar os sintomas de VPPB, os quais podem impactar bastante as atividades funcionais do paciente e seus papéis de participação na sociedade. A VPPB do canal lateral demanda diagnóstico diferencial criterioso do fisioterapeuta.[1] O controle do paciente começa com a obtenção de uma história de saúde detalhada. Quando os sintomas são coerentes com VPPB, devem ser investigados os canais posterior e anterior, usando-se a manobra de Dix-Hallpike, conforme descrita no Caso 9. Se esses achados forem negativos, a investigação precisará continuar, em busca de um possível envolvimento dos canais laterais.[2-7] Em relação ao envolvimento do canal semicircular, o canal lateral é o segundo tipo mais comum de VPPB (depois do canal posterior).[8-10] Ainda mais importante, indivíduos avaliados e tratados para VPPB do canal posterior (com a manobra de Dix-Hallpike e de Epley, respectivamente) podem apresentar, com o tempo, VPPB do canal lateral. Esse é o fenômeno conhecido como troca de canal, causada pelas otocônias que se movimentam do canal posterior para o lateral.[11] Entender os sintomas de vertigem do paciente e o rumo do nistagmo na posição provocativa é essencial para que se faça um diagnóstico diferencial preciso.[12]

Exame, avaliação e diagnóstico

O exame do paciente que informa vertigem envolve um conhecimento criterioso e investigação da história de saúde passada e atual, revisão da medicação, exame do controle postural e determinação das posições provocativas, envolvidas na mobilidade cotidiana. O exame feito pelo fisioterapeuta inclui o teste de posição para o canal posterior e anterior, conforme descrito no Caso 9. Se os achados forem negativos, o terapeuta terá que avaliar os canais laterais, usando o teste de rolar em supino. Antes de começar esse teste, ele deve informar o paciente da possibilidade de provocar sintomas de vertigem. As demais precauções para esse teste incluem, embora não se limitem a elas, pacientes com hipomobilidade (p. ex., perturbações como escoliose, estenose) ou hipermobilidade da coluna cervical (p. ex., síndrome de Down, artrite reumatoide).[1] O **teste de rolar em supino** envolve solicitar ao paciente que deite em supino enquanto o examinador flexiona sua cabeça em 20° (Fig. 10.1A) para, depois, rapidamente, girar a cabeça 90° para um dos lados (Fig. 10.1B). O fisioterapeuta observa se há nistagmo e queixas de vertigem do paciente. Quando desaparecem os sintomas provocados, o terapeuta gira a cabeça do paciente de volta para a posição neutra (mantendo a flexão de 20°), novamente aguardando o desaparecimento de sintomas surgidos (Fig. 10.1C). Enquanto mantém 20° de flexão cervical, o terapeuta gira a cabeça do paciente em 90° para o lado oposto e, mais uma vez, avalia se ocorrem nistagmo e/ou sintomas de vertigem (Fig. 10.11). Diferentemente da investigação Dix-Hallpike (Caso 9), em que os sintomas possivelmente são provocados

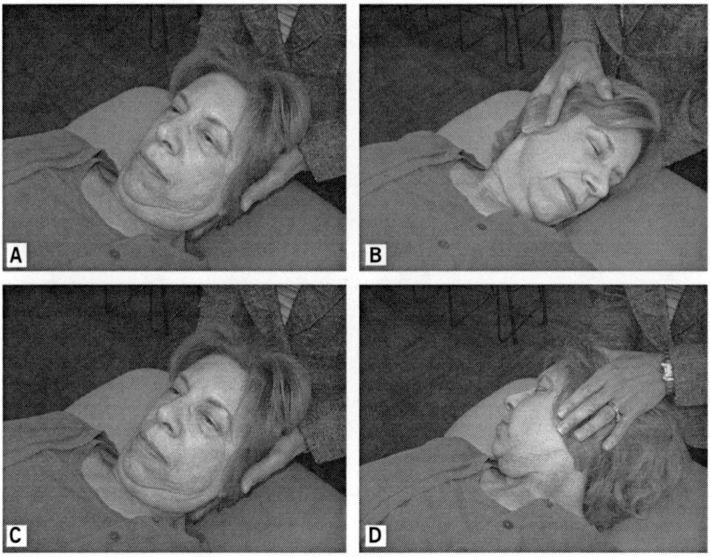

Figura 10.1 Teste de rolamento em supino usado para o diagnóstico de VPPB do canal lateral. **(A)** O fisioterapeuta flexiona a coluna cervical em 20° e, **(B)** rapidamente, gira em 90° a cabeça da paciente para um dos lados, enquanto observa se há nistagmo e queixas de vertigem. **(C)** O terapeuta gira o pescoço da paciente de volta para a posição inicial e **(D)** gira a cabeça em 90° para o lado oposto e, mais uma vez, observa se há nistagmo e/ou sintomas de vertigem.

por rotação para um dos lados, o teste de rolar em supino costuma provocar sintomas nas *duas* direções. Assim, o fisioterapeuta deve, com cuidado, identificar e comparar as reações de nistagmo quando a cabeça é girada para a esquerda e, em seguida, para a direita. A direção do nistagmo durante o teste de rolar em supino pode ser a geotrópica (*na direção* do solo, como ocorre na forma de canalitíase da VPPB) mais comum ou a apogeotrópica (*afastando-se* do solo, como ocorre na cupulolitíase da VPPB) menos comum. Na VPPB do canal lateral, a direção do nistagmo costuma mudar, significando que ele é geotrópico (na direção da porção mais baixa da orelha), nas duas posições da cabeça; o nistagmo, todavia, é mais forte quando o paciente é rolado na direção do lado envolvido. Durante o teste de rolar em supino, considera-se a orelha envolvida aquela da direção da rotação da cabeça, que provoca os sintomas e o nistagmo *mais intensos*. Embora o teste de rolar em supino seja o método preferido para o exame do canal lateral, sua especificidade e sensibilidade ainda precisam ser informadas. Mesmo assim, o teste de rolar em supino supostamente é o mais benéfico para um diagnóstico eficaz de VPPB do canal lateral.[11,13] O fisioterapeuta pode conseguir prevenir mais testes diagnósticos desnecessários se, de forma rápida e eficiente, descartar o envolvimento dos canais posterior e anterior, usando a manobra de Dix-Hallpike, para, então, investigar os canais laterais com o teste de rolar em supino.

Devem ser usadas escalas de avaliação padronizadas, como complemento ao paciente com VPPB. Entre as avaliações sensíveis para abordar as limitações de atividade e as restrições à atividade dessa paciente devem incluir: **Functional Gait Assessment (FGA)**/ Avaliação Funcional da Marcha, e o Dizziness Handicap Inventory (DHI). A FGA, estabelecida para avaliar os aspectos dinâmicos da marcha, pode ser usada para investigação das limitações à atividade do paciente. Essa medida possui dez itens que variam, de forma peculiar, os aspectos dinâmicos da marcha. Solicita-se ao paciente que ande em velocidade normal e rápida em superfície nivelada, caminhe e faça uma volta em pivô, caminhe com movimentos horizontais da cabeça e, depois, com movimentos verticais da cabeça, caminhe com os olhos fechados, caminhe para trás, ultrapasse obstáculos, caminhe com uma base de apoio estreita e suba e desça escadas.[14] A avaliação FGA confere pontos com base em uma escala ordinal de quatro pontos (0-3 pontos), com a pontuação mais alta indicando menos limitações à atividade. A FGA parece ter uma confiabilidade intraclassificadora e interclassificadora de boa a excelente, além de possivelmente ser uma medida abrangente, sensível a mudanças na investigação de disfunção da marcha e do equilíbrio, seja em idosos moradores de comunidades, ou em pessoas com disfunção vestibular. Um escore FGA menor ou igual a 22/30 prevê risco aumentado de quedas na população idosa das comunidades.[14-17]

O **DHI** foi estabelecido como uma medida de autorrelato de incapacidade. Trata-se de um questionário com 25 itens, que pode ser subdividido em três categorias que medem os efeitos impostos por uma disfunção vestibular: emocional, funcional e física.[18] Cada item recebe pontos: "sim" equivale a 4 pontos, "às vezes" equivale a 2 pontos e "não" equivale a 0 pontos. Os escores totais podem variar de 0 (nenhuma deficiência percebida) a 100 (máxima deficiência percebida). O DHI parece ter elevada consistência interna, bem como confiabilidade.[18,19] Para a paciente atual, esse inventário conseguiu, com eficiência, avaliar as restrições à participação e a eficácia das intervenções fisioterapêuticas.

Plano de atendimento e intervenções

A VPPB não costuma reagir ao procedimento de reposicionamento canalicular (PRC), descrito no Caso 9. Existem várias técnicas de reposicionamento para as formas de VPPB de canalitíase lateral e cupulolitíase. Este caso, no entanto, focaliza a manobra usada para tratar a VPPB, na forma canalitíase lateral.[20-22] Lembrando a anatomia vestibular, a meta da VPPB do canal lateral é movimentar as otocônias do canal para o vestíbulo central.[23-25] A **manobra de rolar** (também chamada de manobra de Lempert ou manobra de *barbecue*) é o tratamento mais amplamente aceito para VPPB, na forma canalitíase lateral.[11,24,26-28] A eficácia informada varia muito, com valor aproximado de 75% e uma variação de 50 a 100%.[11,26] Em um estudo randomizado prospectivo recente, um máximo de duas manobras de rolagem durante uma única sessão de tratamento resultaram em respostas melhores que uma manobra simulada (69 *versus* 35%), em pacientes com VPPB do canal lateral.[20] A manobra de rolar envolve fazer o paciente realizar movimentos que totalizem 360°. Cada componente da manobra envolve uma virada de 90° da cabeça (e do corpo), com manutenção de cada posição por cerca de 10 a 30 segundos, depois que desaparecem os sintomas da vertigem. Esse procedimento continua até que a cabeça do paciente volte à posição inicial. A primeira posição da manobra de rolamento é a supino, com giro de cabeça de 90º na direção da orelha mais envolvida (Fig. 10.2A). Depois de ficar nessa posição por 10 a 30 segundos (ou até o desaparecimento dos sintomas), o fisioterapeuta movimenta a cabeça do paciente 90º longe da orelha (mais) afetada, para que o indivíduo passe a uma posição com o nariz de pé, ou fique em supino neutro, olhando para o teto (Fig. 10.2B). Depois de se manter nessa segunda posição, o fisioterapeuta rola a cabeça da paciente 90º *além* da linha intermediária a partir da orelha mais envolvida (Fig. 10.2C). A paciente em seguida passa para uma posição pronada ou com o nariz para baixo (Fig. 10.2D), e, finalmente, ocorre a volta para a posição inicial (Fig. 10.2A).[25,29-32]

A **posição forçada prolongada** é outra intervenção possível para VPPB do canal lateral. Muitas fontes descobriram que esse tratamento era eficiente quando usado sozinho ou em conjunto com a manobra de rolar. Nos casos dos pacientes, considerados individualmente, a taxa de sucesso documentada está entre 75 e 90%.[1] Para tratar a VPPB geotrópica do canal lateral, a posição prolongada forçada envolve levar o paciente a deitar em supino e, em seguida, rolar sobre o lado não envolvido/menos envolvido, ficando nessa posição durante a noite. Para tratar a VPPB apogeotrópica do canal lateral, o paciente

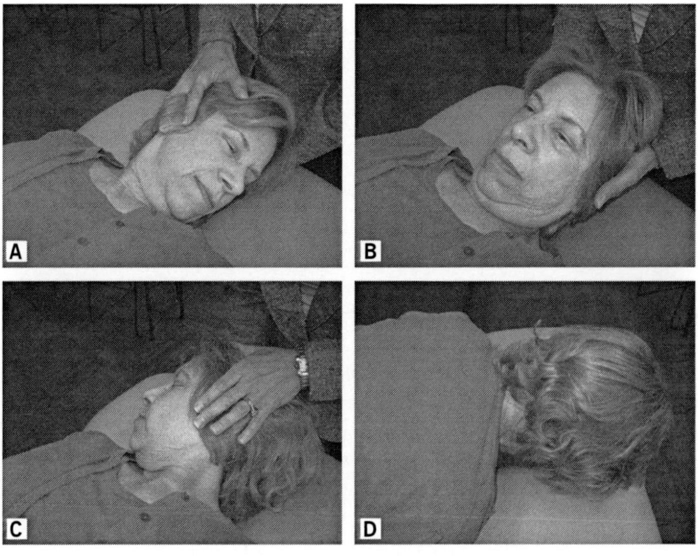

Figura 10.2 A manobra de rolar (também chamada de manobra de Lempert ou manobra de *barbecue*), usada para tratar VPPB, na forma de canalitíase lateral esquerda. **(A)** A paciente está em supino, com a cabeça girada em 90º na direção da orelha mais envolvida, durante 10 a 30 segundos, ou até o desaparecimento de nistagmo ou vertigem. **(B)** O fisioterapeuta movimenta a cabeça da paciente, afastando-a da orelha esquerda (mais) envolvida, de modo que ela fique com o nariz elevado, na posição supino, olhando o teto. **(C)** O fisioterapeuta rola a cabeça da paciente em 90º a partir da linha intermediária, afastando-a da orelha mais envolvida. **(D)** O profissional, com auxílio da paciente, se possível, movimenta a cabeça dela na direção do lado esquerdo, e a paciente se movimenta de volta para a posição supino, como em **A**.

deita em supino sobre as costas e rola o corpo sobre o lado mais envolvido, permanecendo na posição de lado durante a noite.[7,28,29,33]

Outras intervenções para indivíduo com VPPB devem incluir tratamento do organismo, da estrutura e das funções dentro dos domínios do modelo, International Classification of Functioning, Disability, and Health (ICF) para perda da amplitude de movimentos, declínios no controle postural e desequilíbrio muscular. Além disso, prejuízos além do diagnóstico de VPPB podem impactar de forma significativa as limitações à atividade e as restrições à participação do paciente, conforme medido pela FGA e DHI. Todos os três domínios do modelo ICF devem ser levados em conta durante as intervenções, tendo-se que usar atenção para compreender como as barreiras contextuais e o ambiente interagem no modelo, com intuito de otimizar as metas específicas do paciente.

Recomendações clínicas baseadas em evidências

SORT: Valor/Força da Taxonomia da Recomendação (do inglês, *Strength of Recommendation Taxonomy*)

A: evidências consistentes e de boa qualidade voltadas ao paciente
B: evidências inconsistentes ou de qualidade limitada voltadas ao paciente
C: evidências consensuais, voltadas à doença, prática comum, opinião de especialistas ou séries de casos

1. O teste clínico preferido para diagnóstico de VPPB do canal lateral é o de rolar em supino. **Grau B**
2. O Functional Gait Assessment pode ser usado pelos fisioterapeutas para avaliação do risco de quedas e limitações à atividade, em pacientes com VPPB. **Grau B**
3. O Dizziness Handicap Inventory pode ser usado por fisioterapeutas para investigação das restrições à participação, em pacientes com VPPB. **Grau C**
4. A manobra de rolar (manobra de Lempert ou manobra de *barbecue*) e posição forçada prolongada são tratamentos eficazes para VPPB do canal semicircular lateral. **Grau B**

PERGUNTAS PARA REVISÃO

10.1 Um fisioterapeuta está avaliando um paciente com VPPB que envolve o canal semicircular lateral. A manobra com a melhor precisão diagnóstica para essa condição é:

A. Manobra de Dix-Hallpike
B. Teste de rolamento em supino
C. Manobra de Epley
D. Manobra liberadora de Semont

10.2 A atual prática baseada em evidências envolve que manobra(s) para tratar VPPB do canal semicircular lateral?

A. Manobra de *barbecue* e/ou posição forçada prolongada
B. Manobra de Dix-Hallpike
C. Manobra de Epley

D. Nenhuma das anteriores

10.3 Que medida de avaliação padronizada é a mais completa e sensível a mudanças, quando investigada disfunção de marcha e equilíbrio, em adulto idoso morador da comunidade com a patologia vestibular descrita neste caso?

A. Functional Gait Assessment (FGA)
B. Dynamic Gait Index (DGI)
C. Berg Balance Scale
D. Performance Oriented Mobility Assessment (POMA)

RESPOSTAS

10.1 **B.** O teste de rolamento em supino deve ser usado pelo fisioterapeuta para o diagnóstico de VPPB do canal lateral, quando o paciente tem sintomas de vertigem e nistagmo, no teste de posição provocativa. Esse teste envolve fazer o paciente deitar em supino, com a cabeça em posição neutra. Em seguida, o examinador, rapidamente, movimenta em 90º a cabeça do paciente para a esquerda (para testar o canal lateral esquerdo), ou direita (para testar o canal lateral direito), enquanto observa se ocorre nistagmo. Assim que os sintomas e o nistagmo provocados desaparecem, a cabeça do paciente é retornada à posição neutra, e esse teste é repetido no lado oposto.[4]

10.2 **A.** Tanto a manobra de *barbecue* quanto a posição forçada prolongada são manobras eficazes para tratar VPPB do canal semicircular (CSC) lateral. A manobra de *barbecue* envolve fazer o paciente girar 360º, em uma tentativa de movimentar ou reposicionar as partículas no interior do CSC lateral. A posição forçada prolongada pode ser usada sozinha e/ou com as manobras CSC lateral. Para tratar VPPB geotrópica do canal lateral, a posição prolongada forçada envolve ter o paciente deitado em supino para então rolar sobre o lado não envolvido/menos envolvido, permanecendo nessa posição durante a noite. Para tratar VPPB apogeotrópica do canal lateral, o paciente deita em supino sobre as costas e depois gira sobre o lado mais envolvido e permanece deitado de lado, nessa posição, durante a noite.

10.3 **A.** Embora existam correlações moderadas entre todas as opções listadas, a FGA é a mais abrangente e sensível a mudanças ao investigar disfunção de marcha e equilíbrio em idosos deambuladores comunitários e pessoas com disfunção vestibular. Um escore FGA de $\leq$22/30 é elemento que prevê aumento do risco de quedas.

REFERÊNCIAS

1. Bhattacharyya N, Baugh RF, Orvidas L, et al. Clinical practice guideline: benign paroxysmal positional vertigo. *Otolaryngol Head Neck Surg.* 2008;139:S47-S81.
2. Herdman SJ, Tusa RJ, Clendaniel RA. Eye movement signs in vertical canal benign paroxysmal positional vertigo. In: Fuch A, Brandt T, Buttner U, Zee D, eds. *Contemporary Ocular Motor and Vestibular Research: A Tribute to Dave A. Robinson.* Stuttgart, Germany: George Theime; 1994:385-387.3.
3. McClure JA. Horizontal canal BPV. *J Otolaryngol.* 1985;14:30-35.
4. Baloh RW, Jacobson K, Honrubia V. Horizontal semicircular canal variant of benign positional vertigo. *Neurology.* 1993;43:2542-2549.

5. De la Meilleure G, Dehaene I, Depondt M, Damman W, Crevits L, Vanhooren G. Benign paroxysmal positional vertigo of the horizontal canal. *J Neurol Neurosurg Psychiatry.* 1996;60;68-71.
6. Nuti D, Vannucchi P, Pagnini P. Benign paroxysmal positional vertigo of the horizontal canal: a form of canalolithiasis with variable clinical features. *J Vestib Res.* 1996;6;173-184.
7. Vannucchi P, Giannoni B, Pagnini P. Treatment of horizontal semicircular canal benign paroxysmal positional vertigo. *J Vestib Res.* 1997;7:1-6.
8. Imai T, Ito M, Takeda N, et al. Natural course of the remission of vertigo in patients with benign paroxysmal positional vertigo. *Neurology.* 2005;64:920-921.
9. Steenerson RL, Cronin GW, Marbach PM. Effectiveness of treatment techniques in 923 cases of benign paroxysmal positional vertigo. *Laryngoscope.* 2005;115:226-231.
10. Moon SY, Kim JS, Kim BK, et al. Clinical characteristics of benign paroxysmal positional vertigo in Korea: a multicenter study. *J Korean Med Sci.* 2006;21:539-543.
11. White JA, Coale KD, Catalano PJ, Oas JG. Diagnosis and management of lateral semicircular canal benign paroxysmal positional vertigo. *Otolaryngol Head Neck Surg.* 2005;133:278-284.
12. Herdman SJ. *Vestibular Rehabilitation.* 3rd ed. Philadelphia, PA: FA Davis; 2000.
13. Fife TD, Iverson DJ, Lempert T, et al. Practice parameter: therapies for benign paroxysmal positional vertigo (an evidence-based review): report of the Quality Standards Subcommittee of the American Academy of Neurology. *Neurology.* 2008;70;2067-2074.
14. Wrisley DM, Walker ML, Echternach JL, Strasnick B. Reliability of the dynamic gait index in people with vestibular disorders. *Arch Phys Med Rehabil.* 2003;84:1528-1533.
15. Wrisley DM, Marchetti GF, Kuharsky DK, Whitney SL. Reliability, internal consistency, and validity of data obtained with the functional gait assessment. *Phys Ther.* 2004;84:906-918.
16. Walker ML, Austin AG, Banke GM, et al. Reference group data for the functional gait assessment. *Phys Ther.* 2007;87:1468-1477.
17. Wrisley DM, Kumar NS. Functional gait assessment: concurrent discriminative, and predictive validity in community-dwelling older adults. *Phys Ther.* 2010;90:761-773.
18. Jacobson GP, Newman CW. The development of the Dizziness Handicap Inventory. *Arch Otolaryngeol Head Neck Surg.* 1990;116:424-427.
19. Jacobson GP, Newman CW, Hunter L, Baltzer GK. Balance function test correlates of the Dizziness Handicap Inventory. *J Am Acad Audiol.* 1991;2:253-260.
20. Kim JS, Oh SY, Lee SH, et al. Randomized clinical trial for geotropic horizontal canal benign paroxysmal positional vertigo. *Neurology.* 2012;79:700-707.
21. Kim SH, Jo SW, Chung WK, Byeon HK, Lee WS. A cupulolith repositioning maneuver in the treatment of horizontal canal cupulolithiasis. *Auris Nasus Larynx.* 2012;39:163-168.
22. Boleas-Aguirre MS, Perez N, Batuecas-Caletrio A. Bedside therapeutic experiences with horizontal canal benign paroxysmal positional vertigo (cupulolithiasis). *Acta Otolaryngol.* 2009;129:1217-1221.
23. Herdman SJ, Tusa RJ. Complications of the canalith repositioning procedure. *Arch Otolaryngol Head Neck Surg.* 1996;122:281-286.
24. Fife TD. Recognition and management of horizontal canal benign positional vertigo. *Am J Otol.* 1998;19:345-351.
25. Lempert T, Tiel-Wilck K. A positional maneuver for treatment of horizontal-canal benign positional vertigo. *Laryngoscope.* 1996;106:476-478.
26. Prokopakis EP, Chimona T, Tsagournisakis M, et al. Benign paroxysmal positional vertigo: 10-year experience in treating 592 patients with canalith repositioning procedure. *Laryngoscope.* 2005;115:1667-1671.

27. Nuti D, Agus G, Barbieri MT, Passali D. The management of horizontal-canal paroxysmal positional vertigo. *Acta Otolaryngol.* 1998;118:455-460.
28. Casani AP, Vannucchi G, Fattori B, Berrettini S. The treatment of horizontal canal positional vertigo: our experience in 66 cases. *Laryngoscope.* 2002;112:172-178.
29. Ciniglio Appiani G, Gagliardi M, Magliulo G. Physical treatment of horizontal canal benign positional vertigo. *Eur Arch Otorhinolaryngol.* 1997;254:326-328.
30. Asprella Libonati G. Diagnostic and treatment strategy of the lateral semicircular canal canalolithiasis. *Acta Otorhinolaryngol Ital.* 2005;25:277-283.
31. Tusa RJ, Herdman SJ. Canalith repositioning for benign paroxysmal positional vertigo. *American Academy of Neurology Publication 319.* St. Paul, MN: American Academy of Neurology; 1996.
32. Lempert T, Wolsley C, Davies R, Gresty MA, Bronstein AM. Three hundred sixty-degree rotation of the posterior semicircular canal for treatment of benign positional vertigo: a placebo-controlled trial. *Neurology.* 1997;49:729-733.
33. Chiou WY, Lee HL, Tsai SC, Yu TH, Lee XX. A single therapy for all subtypes of horizontal canal positional vertigo. *Laryngoscope.* 2005;115:1432-1435.

Neurite vestibular

Wendy Wood

CASO 11

Uma mulher de 37 anos de idade, que trabalha em construção civil, teve surgimento agudo de vertigem contínua espontânea acompanhada de náuseas, vômitos e equilíbrios severamente prejudicado quando se encontrava em prédios altos. Ela não conseguiu andar e precisou rastejar no chão. Depois de 34 horas de sintomas contínuos, foi levada ao setor de emergências pela irmã, a qual teve que dar assistência máxima devido à mobilidade severamente prejudicada. O médico da emergência observou nistagmo durante exame ocular e ordenou tomografia do cérebro, que não demonstrou anormalidades. A paciente mencionou ter recentemente se recuperado de uma gripe. O médico administrou prometazina intramuscular para o controle da vertigem e náuseas e prescreveu um fármaco oral para tratar a vertigem (meclizina) a ser tomado até três vezes ao dia, durante os próximos 30 dias. Como a vertigem desapareceu uma hora após a injeção intramuscular, a paciente recebeu alta para casa, com a recomendação de procurar o médico de atenção primária. O médico da emergência sugeriu "repouso relativo no leito" durante os próximos dois a três dias. A paciente procurou seu médico primário no quinto dia após o evento inicial. Nesse momento, apresentava tontura vaga e oscilopsia com movimentos rápidos, mas vertigem e náuseas estavam ausentes. Ela estava evitando movimentar a cabeça, pois isso exacerbava a tontura e causava perda do equilíbrio. O médico primário diagnosticou-a com infecção sinusal severa para a qual receitou um anti-histamínico (loratadina). Após duas semanas, a paciente não apresentou mudanças nos sintomas de tontura, intolerância ao movimento e desequilíbrio, sendo, então, encaminhada pelo médico primário a um otorrinolaringologista, que solicitou a presença de um audiologista no consultório para que fosse realizado exame auditivo (que teve resultado normal) e uma videonistagmografia, que indicou hiporreflexia labiríntica na prova calórica à esquerda de 42%. Com base nesses exames, o otorrinolaringologista diagnosticou a paciente com neurite vestibular. Ela não poderia voltar ao trabalho na construção civil durante um mês, o que a preocupou financeiramente. Também não confiava em suas habilidades de motorista. A paciente mora em uma casa de dois andares com um parceiro que trabalha em turno integral. O otorrinolaringologista orientou-a a parar de tomar a meclizina e encaminhou-a a uma clínica de fisioterapia para o problema vestibular e o equilíbrio devido à persistência dos sintomas.

- Quais são os testes mais apropriados para exame?
- Quais são os elementos críticos do exame clínico da paciente?
- Quais são as intervenções fisioterapêuticas mais apropriadas?
- Qual é seu prognóstico para reabilitação?

DEFINIÇÕES-CHAVE

DISFUNÇÃO VESTIBULAR PERIFÉRICA UNILATERAL: perturbações, como neurite vestibular, doença de Ménière, vertigem posicional paroxística benigna e neurinoma do acústico, que afetam um dos lados do labirinto vestibular; a origem da patologia não está no cérebro

ÍNDICE DINÂMICO DA MARCHA (IDM): avaliação da marcha e do risco de quedas, desenvolvida para pacientes com disfunção vestibular

LEI DE ALEXANDER: olhar na direção do componente rápido do nistagmo aumenta sua amplitude e frequência, enquanto olha na direção inversa tem efeito oposto

NISTAGMO: movimentos oculares desorganizados para atrás e/ou para frente; os movimentos podem ser de rotação, horizontais ou verticais

ÓCULOS OU LENTES DE FRENZEL: óculos que amplificam e iluminam os olhos do paciente, com lentes que bloqueiam a capacidade de fixá-los; são úteis na avaliação vestibular, porque o examinador é capaz de ver, com clareza, os movimentos oculares, como o nistagmo

OSCILOPSIA: falsa ilusão de movimento de objetos no ambiente

POSTUROGRAFIA DINÂMICA COMPUTADORIZADA (PDC): testes laboratoriais que medem o equilíbrio ou o balanço do centro de gravidade

TESTE DINÂMICO DE ACUIDADE VISUAL (TDAV): teste clínico da função vestibular, que mede a acuidade visual com a cabeça em movimento, comparada à acuidade visual com a cabeça estática

TESTE DO IMPULSO DA CABEÇA: teste clínico que exige que a pessoa fixe o olhar em um alvo estacionário enquanto o médico movimenta a cabeça do paciente com rapidez, em uma direção horizontal; se o profissional observar movimentos corretivos rápidos e intermitentes dos olhos (sacádicos) ao término do movimento da cabeça, o teste é positivo para hipofunção vestibular e sugere redução na excitação do reflexo vestibulo-ocular

VERTIGEM: ilusão de movimento; sensação de girar

VIDEONISTAGMOGRAFIA (VNG): registro dos movimentos oculares em resposta a um estímulo vestibular

Objetivos

1. Descrever a função do sistema vestibular.
2. Descrever a fisiopatologia da neurite vestibular e os sinais e sintomas dessa condição.
3. Descrever testes da função vestibular usados para o diagnóstico diferencial das perturbações vestibulares.
4. Identificar e descrever intervenções fisioterapêuticas apropriadas para a neurite vestibular.

Considerações sobre a fisioterapia

Considerações de fisioterapia durante o controle do indivíduo com queixas de tontura e desequilíbrio devido a neurite vestibular:

- **Plano de cuidados/metas gerais da fisioterapia:** reduzir os sintomas de sensibilidade a movimento e de tontura; melhorar a acuidade dinâmica visual, melhorar o equilíbrio, construir confiança no equilíbrio e na marcha e reduzir o risco de quedas; voltar ao trabalho.
- **Intervenções da fisioterapia:** treino de equilíbrio e vestibular, inclusive treino de acuidade visual dinâmica e estabilização do olhar, exercícios de formação de hábitos para reduzir a sensibilidade a movimentos e a tontura; exercícios de controle postural, treino dinâmico da marcha, educação do paciente sobre o problema, programa de exercícios domiciliares.
- **Precauções durante a fisioterapia:** prevenção de quedas e percepção da segurança; supervisão próxima e/ou proteção do paciente devido a prejuízos no equilíbrio e tontura; estar ciente de que o desempenho de exercícios vestibulares pode causar tontura.
- **Complicações que interferem na fisioterapia:** o uso excessivo ou continuado de medicamentos contra vertigem pode interferir na compensação e recuperação.

Visão geral da patologia

A neurite vestibular (também chamada de neuronite vestibular) afeta o sistema vestibular periférico, especificamente a porção vestibular do nervo vestibulococlear (VIII NC). Quando a porção coclear ou auditiva do nervo também é afetada, temos o que é conhecido como labirintite. O sistema vestibular tem funções sensoriais e motoras. Trata-se de um dos três principais sistemas sensoriais para o equilíbrio (vestibular, visual, proprioceptivo). O sistema vestibular percebe a aceleração angular e linear da cabeça e essas informações são usadas para o cálculo exato da posição da cabeça e do corpo. As funções motoras desse sistema coordenam movimentos da cabeça e dos olhos para estabilizar o olhar, manter o controle postural e estabilizar a cabeça sobre o pescoço. Há dois reflexos motores primários do sistema vestibular: o reflexo vestibulococlear (RVC) e o reflexo vestibuloespinal (RVE). O RVC coordena os movimentos dos olhos com os da cabeça. À medida que a cabeça se movimenta em uma direção, os olhos se movimentam na direção oposta por um mesmo número de graus. Esse reflexo garante que a imagem vista fique estabilizada na fóvea da retina para uma acuidade visual clara. A via aferente começa com informações sobre movimentos da cabeça vindas do labirinto vestibular (dentro da orelha interna), transmitidas através do nervo vestibulococlear para os núcleos vestibulares no cérebro. Projeções com origem nos núcleos repassam informações para os músculos extraoculares dos olhos. Um movimento dos olhos é, então, gerado em uma ação contrária ao movimento da cabeça. Com o RVE, as conexões neurais com origem nos núcleos vestibulares excitam os músculos antigravitários para controle do equilíbrio e da postura.

O cérebro integra as informações dos sistemas vestibulares periféricos direito e esquerdo. Comumente, há uma taxa tônica de disparo em repouso dos nervos aferentes em cada um dos lados. A neurite vestibular causa uma hipofunção no lado envolvido e, consequentemente, desequilíbrio neural. Na fase aguda, a apresentação clínica inclui vertigem, nistagmo, oscilopsia, náuseas, vômitos, *ausência* de perda auditiva ou zumbido (que indicaria envolvimento da cóclea) e ausência de outros sinais ou sintomas neurológicos, como hemiplegia, disartria e outros sinais relacionados a acidente vascular cerebral. Na forma grave, pode ser observado nistagmo misto horizontal e de torção, na direção do nervo intacto. O nistagmo, movimento involuntário e sem coordenação dos olhos, envolvendo movimento rápido ou sacudidela e, em seguida, movimento de reajuste ou lento, recebe o nome conforme a direção da fase rápida. Uma lesão vestibular impulsiona a fase lenta do nistagmo, de modo que uma neurite vestibular do lado esquerdo (hipofunção do nervo vestibulococlear esquerdo) causa nistagmo com movimentos para o lado direito.[1-4] Esse movimento patológico do olho deixa o paciente bastante desorientado, tonto, desequilibrado e, com muita frequência, nauseado. O paciente tem tendência a cair ou dar uma guinada para o lado lesionado. O nistagmo é mais facilmente observado com a fixação visual bloqueada, como com os óculos de Frenzel ou óculos infravermelhos para videonistagmografia e pode desaparecer à luz ambiente. A intensidade do nistagmo também aumenta quando a pessoa olha na direção das fases rápidas (Lei de Alexander). O nistagmo costuma passar à luz ambiente, entre um e três dias.[1,2] O paciente pode, porém, ter tontura e desequilíbrio durante semanas ou meses, e pode ser observado nistagmo semanas após, a fixação visual ser bloqueada.[1-4-]

A neurite vestibular é a segunda[1,2] ou terceira[3,5] causa mais comum de vertigem, ocorrendo com mais frequência em adultos entre 20 e 60 anos.[5-8] Há várias causas para a neurite vestibular. Um vírus da família herpes pode ser uma das causas primárias da condição.[1,2] Com frequência, o paciente relata uma história recente de infecção nas vias respiratórias superiores.[6-9] A neurite vestibular é um problema benigno, mas podem ser considerados vários diagnósticos diferenciais: insuficiência vertebrobasilar, doença de Ménière e vertigem posicional paroxística benigna (VPPB). A insuficiência vertebrobasilar (IVB) é um tipo de acidente vascular cerebral (AVC) que, com frequência, apresenta-se com vertigem repentina. Costuma estar associada a outros achados neurológicos, como diplopia, disartria, hemiparesia e entorpecimento facial ou da língua. Quando suspeitada IVB, deve ser feita uma tomografia. A doença de Ménière também é um distúrbio vestibular periférico unilateral. Diferentemente da vertigem de longa duração (um a três dias), sentida por indivíduos com neurite vestibular, pacientes com a doença de Ménière têm crises espontâneas de vertigem durante horas. A doença de Ménière é também associada a perda auditiva e zumbido. Na VPPB, a vertigem tem relação com mudanças de posição, mas as fases de vertigem duram apenas segundos. A VPPB não resulta em perda auditiva. Os médicos envolvidos no diagnóstico diferencial do paciente com tontura podem incluir especialistas, como otologistas, neurologistas ou otorrinolaringologistas. Um exame de tomografia ou de ressonância magnética pode ser prescrito se o médico achar que esses exames podem descartar envolvimento do sistema nervoso central. Exames de sangue podem ser indicados para descarte de sífilis ótica ou vasculite. Um audiólogo pode fazer exames da função auditiva e vestibular. Com a neurite vestibular, não deve haver qualquer prejuízo auditivo associado. Uma videonistagmografia (VNG) mede os movimentos dos olhos em resposta a estímulos visuais ou vestibulares; ela pode ajudar a distinguir se a disfunção é *periférica* na orelha interna ou disfunção no sistema nervoso *central*. Existem quatro partes a serem examinadas: mobilidade ocular, nistagmo optocinético, posicional e calórico. Durante o teste calórico, a orelha é irrigada com água morna e, depois, água fria; opcionalmente pode ser usado ar. A reação dos olhos (i.e., nistagmo) ao estímulo vestibular da água ou do ar é observada, e cada um dos lados é comparado. Uma diferença de >25% entre os lados costuma ser entendida como clinicamente importante para indicar hipofunção unilateral vestibular periférica. No estágio agudo de muitas dessas condições de "tontura", os médicos podem prescrever medicamentos que aliviem os sintomas, os quais devem ser usados somente por uma semana ou menos.[1,2,10] Os fármacos incluem supressores vestibulares, como meclitizina e prometazina.[2,11] A prednisona (glicocorticoide) e o aciclovir (antiviral) são medicamentos que podem ser prescritos durante os dez primeiros dias após o aparecimento dos sintomas.[2,10,11] Exercícios para reabilitação vestibular são muito importantes para a recuperação.[12]

Manejo da fisioterapia do paciente

Os fisioterapeutas exercem papel importante no tratamento dos problemas vestibulares. Os sintomas desses problemas incluem tontura, sensibilidade ao movimento, medo de cair, desequilíbrio e marcha prejudicada. O profissional colabora com outros membros da equipe de saúde, como o otorrinolaringologista ou o audiologista, para confirmar um diagnóstico. Se o fisioterapeuta suspeitar de uma causa mais séria para a tontura, como lesão encefálica, problema cardiovascular ou outra deficiência vestibular não diagnosticada, há necessidade de uma comunicação clara e rápida com o médico. O terapeuta pode também conscientizar os pacientes quanto às recomendações contra uso prolongado de medicamentos supressores vestibulares, capazes de interferir em sua capacidade de recuperarem-se efetivamente da lesão no sistema vestibular.[2] Esses agentes farmacológicos também têm efeitos adversos, como tontura, falta de coordenação e letargia, capazes de aumentar o risco de quedas do paciente.

Exame, avaliação e diagnóstico

O exame do paciente que relata vertigem deve sempre começar com uma história completa. Em se tratando de paciente que informa tontura e desequilíbrio, cabe ao fisioterapeuta determinar o surgimento dos sintomas do paciente, os fatores provocadores e uma descrição exata e esclarecimento do tipo e tempo de duração da tontura.[1,2,13] A vertigem – sintoma importante da neurite vestibular – é similar a uma sensação real de girar sobre si mesmo ou rodar. O termo, porém, costuma ser usado de forma incorreta, e o terapeuta deve dar ao paciente tempo suficiente para uma descrição clara de seus sintomas, a fim de determinar se o que há é realmente vertigem. Uma neurite vestibular causa aparecimento espontâneo e agudo de vertigem que dura de um a três dias. Assim que desaparece, o paciente costuma relatar desequilíbrio e tontura associados a movimentos rápidos, em especial, da cabeça.

O Dizziness Handicap Inventory (DHI) é uma medida subjetiva de resultados, que ajuda a identificar e quantificar o impacto da tontura e da instabilidade na qualidade de vida de uma pessoa. Trata-se de um questionário com 25 itens, que aborda três domínios primários: físico, emocional e funcional. As perguntas derivam de histórias de casos de pacientes que informaram tontura. [14] O DHI parece ter elevada consistência interna.

Escores mais altos no questionário estão associados a uma frequência maior de tontura e maior prejuízo funcional.[15] Correlação com outras escalas de avaliação também foram validadas.[16-18] Jacobson e Newman[14] examinaram esse instrumento e demonstraram uma confiabilidade teste-reteste satisfatória e determinaram que uma mudança de 18 pontos indicava uma diferença mínima clinicamente importante. A **Activities-Specific Balance Confidence (ABC) Scale** (Escala de Confiança no Equilíbrio para Atividades Específicas) é outro protocolo de avaliação subjetivo, desenvolvido para pacientes com tontura e/ou deficiências de equilíbrio. Essa medida quantifica a confiança no equilíbrio e identifica o medo potencial de cair.[19] O questionário contém 16 itens diferentes relativos a funções diárias. Solicita-se à pessoa que pontue seu percentual de confiança em cada item. Powell e Myers[19] compararam a ABC com a Falls Efficacy Scale (FES – avaliação de autoeficácia relacionada às quedas – Avaliação de Tinetti), descobrindo que a ABC apresenta alta consistência interna e alta confiabilidade teste-reteste. Os escores da ABC tinham uma correlação moderada com os da Physical Self-Efficacy Scale (avaliação de autoeficácia relacionada às atividades físicas) e da FES. Escores mais baixos na Escala ABC estavam associados a níveis inferiores de mobilidade e superiores de ocorrência de quedas. Talley e colaboradores[20] compararam as propriedades psicométricas da escala ABC e do Survey of Activities and Fear of Falling in the Elderly (SAFE – Levantamento de Atividades e Medo de Quedas nos Idosos). As duas escalas demonstraram consistência interna sólida (α de Cronbach = 0.95 para a ABC e 0,82 para a SAFE). As duas escalas também têm forte correlação com as medidas do desempenho físico da Berg Balance Scale (Escala do Equilíbrio de Berg), a Timed Up and Go (Levantar e Andar Cronometrados), a velocidade da marcha e a medida de autorrelato do Medical Outcomes Measure 36-item Short Form Survey (Levantamento Breve com 36 Itens de Medida de Resultados Médicos).[20] Da mesma forma, Huang e Wang[21] descobriram que a ABC possuía elevada consistência interna e validade concorrente sólida quando comparada com a FES. Lajoi e Gallagher[22] determinaram que um escore de corte na escala ABC de 67% resultava em 87,5% de especificidade e 84,4% de sensibilidade na identificação de pessoas que sofrem quedas. No ano de 2011, Moore e colaboradores[23] estabeleceram uma correlação da Escala ABC com outros cinco instrumentos psicológicos associados a quedas (FES, Survey of Activities and Fear of Falling in the Elderly modificada [mSAFFE], Consequences of Falling [CoF], Physical Activity Scale for the Elderly [PASE] e a 36-item Short-Form Health Survey [SF-36]) e mobilidade. A Escala ABC foi útil para distinguir pessoas que sofrem quedas daquelas que não sofrem e para prever risco de quedas.[21] Os escores na Escala ABC melhoraram depois que os pacientes participaram de um programa de exercícios para o equilíbrio.[24] Embora a Escala ABC tenha relação com a confiança no equilíbrio e o medo de quedas, descobriu-se tratar-se de um instrumento válido de resultados para avaliar pacientes com disfunção vestibular e tontura associada.[15,25,26] A Escala DHI e a ABC são medidas subjetivas de resultados importantes, capazes de ajudar a identificar as limitações às atividades e à participação.

O fisioterapeuta deve também administrar medidas objetivas apropriadas. Há necessidade de exame clínico completo para um paciente com tontura. Os elementos do exame incluem teste oculomotor e vestibulocular (inclusive acuidade visual dinâmica), exame sensorial e testes de marcha, equilíbrio e controle postural. O exame clínico costuma iniciar com teste oculomotor. É essencial o descarte das causas centrais de tontura, uma vez que são mais graves e demandam atenção médica imediata. Nistagmo pode ser visto mais rapidamente quando a fixação visual é bloqueada, como quando se usa as lentes de Frenzel ou os óculos com infravermelho para videoistagmografia (Fig. 11.1). O nistagmo causado por uma perturbação periférica, como neurite vestibular, pode ser suprimido com fixação do olhar em luz ambiente. No caso de uma lesão vestibular periférica, o nistagmo aumenta de intensidade quando o sujeito fixa o olhar para a direção da fase rápida do nistagmo. Diferentemente, o nistagmo decorrente de problemas vestibulares centrais não diminui com a fixação do olhar, podendo aumentar quando o paciente olha em qualquer direção. Movimentos socádicos ou anormais dos olhos acompanhando suavemente algum objeto podem também indicar lesão central. Embora o médico tenha feito exame de ressonância magnética do cérebro que acusou normalidade, condições mais sérias que afetam o cérebro podem, por vezes, ser passageiras e não percebidas.[27-29] Uma tomografia computadorizada (TC) pode possibilitar a visualização do sistema arterial basilar vestibular. O fisioterapeuta pode ainda avaliar a integridade e exatidão do RVC da paciente com o **teste do movimento da cabeça ou impulso da cabeça.** O terapeuta realiza o teste de movimento da cabeça, fazendo o paciente fixar o olhar em um alvo facilmente visto. Os olhos são observados depois de o profissional girar rapidamente a cabeça do paciente em 30° em uma direção que o paciente não consegue prever. Se observados movimentos rápidos de refixação, o teste de movimento da cabeça é considerado positivo. Isso indica RVC novamente reduzido e confirma lesão periférica coerente com hipofunção vestibular. Varia a exatidão diagnóstica relatada do teste de movimento da cabeça. Quando comparada com o teste calórico bitérmico, a especificidade pareceu ser de 100%, mas a sensibilidade foi de apenas 34%.[30] No caso de paresia neural vestibular severa, o teste do movimento da cabeça foi bastante sensível (87,5%), embora ele não tenha sido útil para detectar, com precisão, fraqueza leve a moderada.[30] Foram empregadas estratégias para aumentar a precisão diagnóstica do teste de movimento da cabeça. Quando feito com amplitudes randômicas de movimentos da cabeça, foram mais bem detectados movimentos rápidos de ajuste (socádicos).[31] Da mesma forma, a realização do teste em

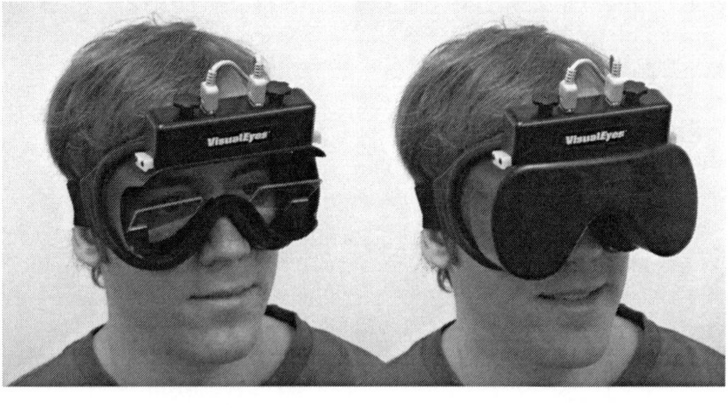

Figura 11.1 Óculos de Frenzel usados para aumentar e iluminar os olhos da paciente, enquanto bloqueiam sua capacidade de fixar os olhos. Esses óculos possibilitam ao examinador ver, com clareza, os movimentos dos olhos, como um nistagmo. (Imagem fornecida pela Micromedical Technologies, 10 Kemp Drive, Chatham, IL 62629.)

acelerações maiores melhorou os resultados.[32] Os autores do estudo antes referido recomendaram a repetição do teste para evitar falsos negativos. A sensibilidade foi melhorada em 71% e a especificidade, 82%, quando a cabeça foi inclinada 30º para baixo e quando o momento e a direção do movimento foram imprevisíveis.[33]

Como se poderia esperar, a exatidão do teste de movimento da cabeça diminuiu quando a paciente fez um movimento voluntário da cabeça durante o teste.[34]

É fundamental testar a acuidade visual dinâmica do paciente, seu equilíbrio e marcha. O teste de acuidade visual dinâmica é um teste funcional do RVC, usando-se um cartaz para os olhos, ou um programa de computador. A acuidade visual dinâmica computadorizada é mais precisa. Quando usado cartaz para exame dos olhos, a diferença entre acuidade visual estática, quando o paciente lê o cartaz com a cabeça imóvel, é ainda comparada a quando o fisioterapeuta a movimenta a uma frequência de 2 Hz. Uma diferença de mais de duas linhas no cartaz visual, entre acuidade visual estática e acuidade visual dinâmica, é considerada anormal. O teste de acuidade visual estática de referência é também uma avaliação da integridade visual, outro componente do equilíbrio. Outro componente principal do equilíbrio é a sensação somática. Sensações intactas dos pés e de partes inferiores das pernas têm importância especial para o equilíbrio. Vibração, propriocepção e toque leve devem ser testados. Existem vários testes de equilíbrio e marcha, os quais incluem testes estáticos de equilíbrio, como o de Romberg, e testes funcionais, como a Berg Balance Scale, o Dynamic Gait Index e o Functional Gait Assessment. Como essa paciente possuía um nível de funcionamento anterior alto, os mais adequados seriam o Dynamic Gait Index ou o Functional Gait Assessment. Essa paciente foi ainda avaliada com uma posturografia dinâmica computadorizada. O teste de coordenação, com o teste *index*-nariz, foi negativo, descartando envolvimento do cerebelo.

Plano de atendimento e intervenções

As metas da reabilitação vestibular incluem reduzir a tontura, melhorar o equilíbrio e a marcha, diminuir ou eliminar o medo de cair, prevenir quedas e melhorar a acuidade visual dinâmica. Os tipos de exercícios usados variam dependendo das queixas de cada indivíduo e dos resultados dos exames objetivos. As intervenções usuais, porém, incluem exercícios de adaptação para melhorar a acuidade visual dinâmica e o equilíbrio, exercícios de habituação para reduzir a tontura, treino da marcha em superfícies variadas e com movimentos da cabeça, educação do paciente e cuidador sobre o problema vestibular e o prognóstico e um programa de exercícios a ser realizado em casa.

Um exercício comum de acuidade visual dinâmica ou estabilização do olhar envolve orientar o paciente para virar a cabeça rapidamente, durante 30 segundos a um minuto, enquanto fixa o olhar em um objeto a curta distância. O paciente costuma ser orientado a fazer esse exercício durante 30 segundos a um minuto, de 5 a 10 vezes ao dia. A evolução do exercício inclui focalizar alvos cada vez mais afastados até, então, realizar o exercício ao deambular. A meta é promover a adaptação do sistema vestibulocular.

Existem diversos exercícios de equilíbrio adequados a um paciente com prejuízos nessa área devido à neurite vestibular. O fisioterapeuta pode pedir ao paciente que, pouco a pouco, reduza a base de apoio enquanto mantém o controle postural. Exemplos incluem um só membro, um pé alinhado em frente ao outro e postura de Romberg. O terapeuta pode manipular o ambiente, levando o paciente a colocar-se de pé em superfície complacente, como espuma. Giros de cabeça ou corpo podem ser adicionados para aumentar o desafio. A marcha deve, pouco a pouco, ser desafiada em superfícies niveladas ou irregulares, bem como em aclives e declives.

Os exercícios de habituação costumam ser prescritos para pessoas com prejuízos vestibulares periféricos. Eles envolvem solicitar ao paciente a repetição de movimentos que podem provocar um pouco de tontura, na tentativa de treinar o sistema nervoso central para ficar "menos tonto". Uma vez que ter um problema vestibular pode assustar e parecer ameaçar a vida, o paciente pode recear os movimentos que provocam tontura. É frequente os pacientes precisarem ser tranquilizados acerca dos benefícios potenciais desses exercícios. A orientação deve focalizar que esses movimentos podem, de forma efetiva, ajudar a reduzir os sintomas e melhorar o funcionamento. A progressão dos exercícios deve ser adaptada às necessidades específicas do paciente.

Sabidamente, várias formas de **reabilitação vestibular** (**RV**) facilitam a recuperação de problemas vestibulares. Em uma análise retrospectiva de 20 pacientes diagnosticados com disfunção central ou periférica, Badke e colaboradores[35] relataram melhoras significativas no equilíbrio, na acuidade visual e na estabilidade da marcha, após participação em programas individualizados de RV. Os escores no Dynamic Gait Index melhoraram em 95% dos sujeitos; 58% demonstraram melhora na acuidade visual dinâmica. Em 53 adultos com queixas de vertigem *crônica* durante, pelo menos, dois meses (não resultante de doença de Ménière, VPPB, neuronite vestibular aguda ou labirintite, ou história de trauma encefálico), Cohen e Kimbell[36] mostraram que até mesmo um programa simples de exercícios de RV em casa (com duração de 5-10 minutos, cinco vezes por dia) resultou em maior independência e redução da vertigem, em 30 a 45 dias. Em um estudo com RV mais abrangente e instrumentos objetivos de avaliação, Horak e colaboradores[37] designaram, aleatoriamente, pacientes com hipofunção vestibular unilateral crônica a um de três grupos: (1) programa adaptado de RV incluindo exercícios de estabilização do olhar, habituação e equilíbrio; (2) exercícios de condicionamento geral ou (3) medicamentos supressores vestibulares. Esses autores descobriram que, apenas, o grupo de RV relatou redução significativa da tontura e melhora da estabilidade postural, conforme medida do balanço postural e da posição sobre um só membro. Os outros dois grupos não mostraram melhoras. Em um estudo prospectivo, randomizado e controlado, Herdman e colaboradores[38] compararam o efeito de exercícios vestibulares envolvendo movimentos da cabeça com exercícios placebo quanto a mudanças na acuidade visual dinâmica de 21 adultos com hipofunção vestibular unilateral. Apenas o grupo que realizou exercícios em que viravam rapidamente a cabeça e estabilizaram o olhar melhorou de forma significativa a acuidade visual, em movimentos com e sem previsão.

Uma revisão de Cochrane Reviu's de 2011, feita por Hillier e McDonnel[39], concluiu que há evidências moderadas a fortes em apoio à eficácia da RV para os sintomas de disfunção vestibular periférica unilateral (DVPU). A revisão resumiu os resultados de 27 ensaios com 1.668 sujeitos. Os ensaios incluídos compararam a RV ao tratamento com placebo ou de controle, a outro tratamento (p. ex., farmacológico) ou a tipos diferentes de RV. A RV incluiu qualquer combinação de exercícios de formação de hábito, movimentos de coordenação de olhos e cabeça, treino do equilíbrio, treino da marcha e educação do paciente sobre seus problemas. Os autores concluíram que evidências moderadas dão suporte ao dado de que a RV pode resultar em desaparecimento de sintomas e melhora segundo instrumento de avaliação subjetivos e objetivos para marcha, equilíbrio, visão e atividades cotidianas, mantidos por três a doze meses após a RV, em estudos com avaliações de acompanhamento. Não houve relato de efeitos adversos da RV. Uma vez que os estudos foram uma mistura heterogênea de ensaios, não existem evidências claras em apoio à frequência, momento, intensidade ou exercícios específicos ideais de RV. No entanto, até mesmo um programa mínimo de exercícios em casa mostrou-se eficaz.

Recomendações clínicas baseadas em evidências

SORT: Valor/Força da Taxonomia da Recomendação (do inglês, *Strength of Recommendation Taxonomy*)

A: evidências consistentes e de boa qualidade voltadas ao paciente
B: evidências inconsistentes ou de qualidade limitada voltadas ao paciente
C: evidências consensuais, voltadas à doença, prática usual, opinião de especialistas ou séries de casos

1. A escala Activities-Specific Balance Confidence (ABC) tem confiabilidade intra e interavaliados e foi validada para uso em pacientes com distúrbios vestibulares. **Grau B**
2. O teste do movimento da cabeça tem elevada especificidade, possibilitando ao fisioterapeuta *considerar*, com segurança, um diagnóstico de hipofunção vestibular periférica. **Grau B**
3. A reabilitação vestibular é eficaz para o controle de perturbações periféricas unilaterais, como a neurite vestibular. **Grau A**

PERGUNTAS PARA REVISÃO

11.1 Qual das descrições de nistagmo adiante é mais coerente com uma disfunção periférica unilateral esquerda aguda (4 dias)?

A. O nistagmo puramente vertical, observável em luz ambiente, mas não com bloqueio da fixação, e que aumenta de intensidade quando o paciente olha para cima
B. O nistagmo provavelmente não passível de observação em luz ambiente, mas que pode ser visto com bloqueio da fixação, que é um nistagmo direito horizontal e de torção misto e que aumenta de intensidade quando o paciente olha para a direita
C. O nistagmo passível de observação em luz ambiente ou com bloqueio da fixação, voltado para a esquerda e de torção, e que não aumenta de intensidade, independentemente da direção em que o paciente olhar
D. Nenhum nistagmo é observado com o paciente na posição de Dix-Hallpike

11.2 Qual a opção que melhor descreve as propriedades psicométricas do teste de movimento da cabeça ou do teste do impulso?

A. Baixa sensibilidade à hipofunção vestibular de leve a moderada

B. Alta sensibilidade a lesões vestibulares graves
C. Sensibilidade e especificidade de moderadas a elevadas, quando a cabeça é flexionada em 30° e movimentada rapidamente, em uma direção que o paciente não previu
D. Todos as anteriores

11.3 Exercícios de habituação são um componente da reabilitação vestibular. A premissa por trás desses exercícios é:

A. Evitar movimentar a cabeça até o desaparecimento total da tontura
B. Realizar movimentos rápidos e repetidos da cabeça para induzir vertigem grave a ponto de náusea extrema e perda do equilíbrio
C. Pouco a pouco fazer movimentos da cabeça e do corpo que induzam tontura, até ocorrer a diminuição dos sintomas
D. Tomar supressores vestibulares para dessensibilizar o sistema nervoso com o passar do tempo

RESPOSTAS

11.1 **B.** Com disfunção vestibular periférica unilateral (DVPU), o paciente pode conseguir suprimir o nistagmo em luz ambiente, em especial, após o terceiro dia desde o aparecimento dos sintomas. O paciente possivelmente não consegue suprimir o nistagmo se bloqueada a fixação visual pelos óculos de Frenzel. Com a DVPU, o nistagmo ficará misturado em horizontal e torcional, podendo ocorrer na direção da orelha intacta – nesse caso, a orelha direita, uma vez que a pessoa tem DVPU no lado esquerdo. Conforme a Lei de Alexander, o nistagmo aumentará também quando o paciente olhar na direção da fase rápida (lado esquerdo no caso).

11.2 **D.** O teste do impulso da cabeça foi informado como tendo uma sensibilidade de 34% e uma especificidade de 100% para detectar hipofunção vestibular unilateral, na comparação com teste calórico bitérmico. A sensibilidade do teste melhorou com a cabeça flexionada a 30° e quando o movimento da cabeça foi aleatório em amplitude e direção.

11.3 **B.** Exercícios de habituação envolvem desempenho repetido, gradativo e lento de exercícios que induzem tontura, tendo como meta levar o sistema nervoso a não sofrer tontura.

REFERÊNCIAS

1. Herdman SJ. *Vestibular Rehabilitation.* 3rd ed. Philadelphia, PA: FA Davis; 2000.
2. Herdman SJ, Clendaniel RA. *Vestibular Rehabilitation: A Competency Based Course.* Atlanta, GA: Emory School of Medicine and American Physical Therapy Association; 2006.
3. Strupp M, Brandt T. Vestibular neuritis. *Semin Neurol.* 2009;29:509-519.
4. Schubert MC, Minor LB. Vestibulo-ocular physiology underlying vestibular hypofunction. *Phys Ther.* 2004;84:273-284.
5. Hain TC. Vestibular neuritis and labyrinthitis. http://www.tchain.com/otoneurology/disorders/ unilat/vneurit.html. Accessed February 4, 2013.

6. Dix MR, Hallpike CS. The pathology, symptomatology, and diagnosis of certain common disorders of the vestibular system. *Ann Otol Rhinol Laryngol.* 1952;61:987-1017.
7. Lumio JS, Aho J. Vestibular neuronitis. *Ann Otol Rhino Laryngol.* 1965;74:264-270.
8. Sperling H, Lesoine W. Neuronitis vestibularis. *HNO.* 1968;16:264-265.
9. Aschan G, Stahle J. Vestibular neuritis: a nystagmographical study. *J Laryngol Otol.* 1956;70: 497-511.
10. Hain TC, Uddin M. Pharmacological treatment of vertigo. *CNS Drugs.* 2003;17:85-100.
11. Cesarani A, Alpini D, Monti B, Raponi G. The treatment of acute vertigo. *Neurol Sci.* 2004;25:S26-S30.
12. Hiller SL, McDonnell M. Vestibular rehabilitation for unilateral peripheral dysfunction. *Cochrane Database Syst Rev.* 2011 Feb 16;2:CD0005397.
13. Lopez-Escamez JA, Lopez-Nevot A, Gamiz MJ, et al. Diagnosis of common causes of vertigo using a structured clinical history. *Acta Otorrinolaryngol Esp.* 2000;51:25-30.
14. Jacobson GP, Newman CW. The development of the Dizziness Handicap Inventory. *Arch Otolaryngol Head Neck Surg.* 1990;116:424-427.
15. Whitney SL, Wrisley DM, Brown KE, Furman JM. Is perception of handicap related to functional performance in persons with vestibular dysfunction? *Otol Neurotol.* 2004;25:139-143.
16. Jacobson GP, Newman CW, Hunter L, Balzer GK. Balance function tests correlates of the Dizziness Handicap Inventory. *J Am Acad Audiol.* 1991;2:253-260.
17. Fielder H, Denholm SW, Lyons RA, Fielder CP. Measurement of health status in patients with vertigo. *Clin Otolaryngol Allied Sci.* 1996;21:124-126.
18. Enloe LJ, Shields RK. Evaluation of health-related quality of life measures in individuals with vestibular disease using disease-specific and general outcome measures. *Phys Ther.* 1997;77:890-903.
19. Powell LE, Myers AM. The Activities-specific Balance Confidence (ABC) scale. *J Gerontol A Biol Sci.* 1995;50:M28-M34.
20. Talley KM, Wyman JF, Gross CR. Psychometric properties of the activities-specific balance confidence scale and the survey of activities and fear of falling in older women. *J Am Geriatr Soc.* 2008;56:328-333.
21. Huang TT, Wang WS. Comparison of the three established measures of fear of falling in communitydwelling older adults: psychometric testing. *Int J Nurs Stud.* 2009;46:1313-1319.
22. Lajoie Y, Gallagher SP. Predicting falls within the elderly community: comparison of postural sway, reaction time, the Berg Balance Scale and the activities-specific balance confidence scale for comparing fallers and non-fallers. *Arch Gerontol Geriatr.* 2004;38:11-226.
23. Moore DS, Ellis R, Kosma M, Fabre JM, McCarter KS, Wood RH. Comparison of the validity of four fall-related psychological measures in a community-based falls risk screening. *Res Q Exerc Sport.* 2011;82:545-554.
24. Myers AM, Fletcher PC, Myers AH, Sherk W. Discriminative and evaluative properties of the activities-specific balance confidence (ABC) scale. *J Gerontol A Biol Sci.* 1998;53:M287--M294.
25. Whitney SL, Hudak MT, Marchetti GF. The activities-specific balance confidence scale and the dizziness handicap inventory: a comparison. *J Vestib Res.* 1999;9:253-259.
26. Legters K, Whitney SL, Porter R, Buczek F. The relationship between the activities-specific balance confidence scale and the dynamic gait index in peripheral vestibular dysfunction. *Physiother Res Int.* 2005;10:10-22.

27. Braun EM, Tomazic PV, Ropposch T, Nemetz U, Lackner A, Walsh C. Misdiagnosis of acute peripheral vestibulopathy in central nervous system ischemic infarction. *Otol Neurotol.* 2011;32:1518-1521.
28. Chen L, Lee W, Chambers BR, Dewey HM. Diagnostic accuracy of acute vestibular syndrome at the bedside in a stroke unit. *J Neurotol.* 2011;258:855-561.
29. Newman-Toker DE, Kattah JC, Alvernia JE, Wang DZ. Normal head impulse test differentiates acute cerebellar strokes from vestibular neuritis. *Neurology.* 2008;70(24 pt 2):2378-2385.
30. Beynon CG, Jani P, Beguley DM. A clinical evaluation of the head impulse test. *Clin Otolaryngol Allied Sci.* 1998;2:117-122.
31. Tjernstrom F, Nystrom A, Magnusson M. How to uncover the covert saccade during the head impulse test. *Otol Neurotol.* 2012;33:1583-1585.
32. Weber KP, Aw ST, Todd MJ, McGarvie LA, Curthoys IS, Halmagyi GM. Head impulse test in unilateral vestibular loss: vestibulo-ocular reflex and catch-up saccades. *Neurology.* 2008;70:454-463.
33. Schubert MC, Tusa RJ, Grine LE, Herdman SJ. Optimizing the sensitivity of the head thrust test for identifying vestibular dysfunction. *Phys Ther.* 2004;84:151-158.
34. Della Santina CC, Cremer PD, Carey JP, Minor LB. Comparison of the head thrust test with head autorotation test reveals that the vestibule-ocular reflex is enhanced during voluntary head movements. *Ach Otolaryngol Head Neck Surg.* 2002;128:1044-1054.
35. Badke MB, Shea TA, Miedaner JA, Grove CR. Outcomes after rehabilitation for adults with balance dysfunction. *Arch Phys Med Rehabil.* 2004;5:227-233.
36. Cohen HS, Kimball HT. Increased independence and decreased vertigo after vestibular rehabilitation. *Otolaryngol Head Neck Surg.* 2003;128:60-70.
37. Horak FB, Jones-Rycewicz C, Black FO, Shumway-Cook A. Effects of vestibular rehabilitation on dizziness and imbalance. *Otolaryngol Head Neck Surg.* 1992;106:175-180.
38. Herdman SJ, Schubert MC, Das VE, Tusa RJ. Recovery of dynamic visual acuity in unilateral vestibular hypofunction. *Ach Otolaryngol Head Neck Surg.* 2003;129:819-824.
39. Hillier SL, McDonnell M. Vestibular rehabilitation for unilateral peripheral dysfunction *Cochrane Database Syst Rev.* 2011 Feb 16;2:CD005397.

Paralisia de Bell

Michael Furtado

CASO 12

Um homem de 64 anos de idade apresentou-se ao setor de emergência, após acordar com paralisia do nervo facial. As queixas principais eram lado direito da face caído, dificuldades para manter alimentos e líquidos na boca, dor e incapacidade de piscar ou fechar o olho direito. Durante o primeiro exame, o paciente não foi capaz de identificar o evento que levou à fraqueza, mencionando boa saúde nos três meses anteriores ao surgimento. Sua história de saúde anterior negava episódios de hipertensão, hipercolesterolemia, e herpes-zóster na última década. O exame neurológico revelou leve movimento dos músculos do lado direito da face, com incapacidade para fechar o olho direito, erguer a sobrancelha direita, fungar, sorrir, enrugar ou franzir. O restante do exame neurológico estava dentro dos limites normais, inclusive sensibilidade tátil leve no lado direito da face, reflexo intacto de mandíbula e capacidade intacta para ver e distinguir odores. O paciente não foi internado e recebeu alta sem ter realizado exames laboratoriais específicos ou exames de imagem. Foi feito um diagnóstico de Paralisia de Bell devido ao aparecimento idiopático de sinais e sintomas e à ausência de outras deficiências neurológicas. Foi receitado ibuprofeno e prednisona para reduzir a dor e a inflamação associadas ao edema do nervo facial, e o paciente foi aconselhado a visitar seu médico de atenção primária. Quando da visita de acompanhamento com esse último médico, 10 dias depois, o paciente relatou ausência de melhora nas funções e uma piora da fraqueza facial, que continuou durante uns cinco dias após o surgimento. Foi feita uma eletromiografia (EMG) que demonstrou resposta motora de 25% da amplitude do lado esquerdo. O médico decidiu encaminhar o paciente à fisioterapia. O fisioterapeuta está avaliando o paciente em uma clínica externa, duas semanas após o aparecimento da paralisia facial. O paciente é engenheiro aposentado, ativo na comunidade, e mora com a esposa em uma casa de três andares.

- ▶ Que sinais no exame podem ser associados a esse diagnóstico?
- ▶ Quais são as intervenções de fisioterapia mais apropriadas?
- ▶ Descreva um plano de cuidados de fisioterapia com base em cada estágio do diagnóstico.
- ▶ Qual é o prognóstico da reabilitação?
- ▶ Identifique possíveis fatores psicológicos/psicossociais aparentes nesse caso.

DEFINIÇÕES-CHAVE

HIPERACUSIA: aumento da sensibilidade ao som em algumas amplitudes de frequência

PARALISIA DE BELL: paralisia facial temporária (perda total dos movimentos) ou paresia (fraqueza) resultante de lesão ou trauma a um (em certos eventos mais de um) dos nervos faciais; os sinônimos incluem paralisia aguda do nervo facial periférico, paralisia idiopática do nervo

PREDNISONA: glicocorticoide administrado para reduzir a inflamação e suprimir o sistema imunológico

SINAL DE BELL: rolagem do globo ocular para cima e para a parte externa, quando feita uma tentativa de fechar o olho no lado afetado da face

SINCINESIA: regeneração anormal do nervo facial que resulta em um entrecruzamento das placas terminais do músculo motor (p. ex., quando o paciente sorri, a pálpebra fecha no lado afetado)

Objetivos

1. Descrever a Paralisia de Bell, inclusive: apresentação clínica, diagnóstico diferencial, investigação diagnóstica e intervenção médica.
2. Discutir os componentes apropriados do exame do fisioterapeuta, inclusive a diferença nos esquemas de graus para teste de força de musculatura facial.
3. Identificar achados principais na história da doença atual, o nível anterior de funcionamento, o exame do fisioterapeuta e/ou os fatores psicossociais que podem impactar o prognóstico.
4. Descrever intervenções fisioterapêuticas apropriadas para tratamento de paciente em estágios variados da condição.
5. Identificar um instrumento de avaliação para medir a função do nervo facial.
6. Discutir o papel dos membros da equipe de saúde: neurologista, médico de atenção primária, médico audiologista e laringologista e fonoaudiólogo.

Considerações sobre a fisioterapia

Considerações de fisioterapia durante o controle do indivíduo com uma situação de paralisia/paresia facial, após acometimento da Paralisia de Bell:

- **Plano de cuidado/metas gerais da fisioterapia:** prevenir ou minimizar a perda de flexibilidade na musculatura facial; melhorar a amplitude de movimentos (ADM) da articulação temporomandibular; melhorar a força, a capacidade funcional e a coordenação dos músculos responsáveis pelos movimentos faciais; maximizar a independência funcional no controle da paresia ou paralisia, enquanto minimizam os prejuízos secundários; melhorar a qualidade de vida e a participação na vida e papéis sociais.
- **Intervenções da fisioterapia:** terapia manual (mobilizações articulares, liberação miofascial); exercícios terapêuticos (alongamento, fortalecimento, treino de resistência);

procedimentos (estimulação elétrica neuromuscular e/ou retroalimentação); reeducação neuromuscular para melhorar a coordenação e a percepção do momento certo para os movimentos; prescrição de um programa de exercícios em casa; educação do paciente sobre a progressão da condição e dispositivos de adaptação para melhorar a qualidade de vida.

- **Precauções durante a fisioterapia:** monitorar sinais vitais e estado neurológico.
- **Complicações que interferem na fisioterapia:** progressão ou piora da paralisia, reações adversas a medicamentos (RAM) glicocorticoides, perda auditiva, dor severa, mudança repentina na condição neurológica (p. ex., fraqueza em extremidade, perda visual, mudança na sensibilidade).

Visão geral da patologia

A Paralisia de Bell (também chamada de paralisia facial idiopática) é uma perturbação aguda do nervo facial, que pode começar com dor na região mastoide e paralisia parcial ou total em um dos lados da face.[1] Cada vez mais evidências sugerem que a principal etiologia da Paralisia de Bell é a reativação do vírus herpes simples tipo 1 latente, nos gânglios de nervos cranianos.[2] A causa exata, porém, não é completamente entendida. A maioria dos casos de Paralisia de Bell pode ser secundária a respostas inflamatórias ou imunológicas a vírus como o herpes-zóster, o adenovírus, a rubéola ou a caxumba.[3] Literatura mais antiga descreve a Paralisia de Bell como um diagnóstico de exclusão. Isto é, outras condições que podem levar a uma paralisia facial parcial ou total devem ser descartadas: doença de Lyme, vírus da imunodeficiência humana (HIV), síndrome de Ramsay Hunt, tumores na glândula parótida, processos meníngeos, derrame e tumores intracranianos.[3-4] Assim, o termo Paralisia de Bell deve ser reservado a casos de paralisia facial em que os sinais e sintomas são consistentes com a condição e quando uma busca bem conduzida fracassa na identificação de alguma outra causa para os achados clínicos.[4] Há sessenta anos, Taverner[5] delineou os critérios diagnósticos mínimos para reforçar o diagnóstico de Paralisia de Bell, com base em características clínicas específicas. Elas incluem (1) paralisia ou paresia de todos os grupos de músculos em um dos lados da face; (2) surgimento repentino; (3) ausência de sinais de doença no sistema nervoso central e (4) ausência de sinais de doença na orelha ou do ângulo ponto-cerebelar.

Calcula-se que a incidência anual de Paralisia de Bell seja de 20 a 30 pacientes a cada 100 mil. O pico da incidência parece ser em pessoas com mais de 70 anos e mulheres grávidas (em especial durante o terceiro trimestre e/ou uma semana após o parto). Idade mais avançada, gravidez e diabetes melito parecem ser fatores de risco para o aparecimento da Paralisia de Bell.[4] A proporção entre homens e mulheres para essa paralisia parece ser a mesma, exceto pela predominância em mulheres com menos de 20 anos e por uma leve predominância em homens com mais de 40 anos. Nos dois sexos, 40 anos é a idade média para o aparecimento.[3,6] Os lados esquerdo e direito do rosto parecem ser igualmente afetados; 30% dos pacientes têm paralisia unilateral incompleta na apresentação, e ocorre paralisia bilateral em 0,3% dos pacientes.[7] Calcula-se que 9% dos pacientes com essa paralisia apresentam uma história de, no mínimo, um episódio de paralisia facial anterior, e uma história familiar tem ligação com 8% dos pacientes.[6]

O aparecimento da Paralisia de Bell costuma ser repentino, e os sinais e sintomas tendem a alcançar o auge em menos de 48 horas. A apresentação clínica mais comum inclui aparecimento agudo de paralisia/paresia facial superior e inferior unilateral, dor auricular posterior, redução das lágrimas, hiperacusia, perturbações do paladar e/ou otalgia.[8] A paralisia/paresia *deve* incluir a testa e o aspecto inferior do rosto. Se a paralisia/paresia envolver apenas a porção inferior do rosto, suspeita-se comumente de uma causa central. [8] O grau de lesão do nervo facial depende de quão afetado está o nervo proximalmente e da extensão do envolvimento de seus ramos associados.[3] Uma progressão da paralisia/paresia é possível, embora ela não costume evoluir além de sete a dez dias após o surgimento.[8] A fraqueza máxima pode perdurar por até três semanas após o aparecimento. É comum os pacientes relatarem a incapacidade de fechar o olho ou de sorrir no lado afetado, bem como um entorpecimento no lado da paralisia. Há autores que acreditam que o entorpecimento é secundário ao envolvimento do nervo trigêmeo, enquanto outros defendem que esse sintoma possivelmente decorre de falta de mobilidade dos músculos faciais, não sendo consequência de algum prejuízo direto de nervos sensoriais.[8]

O curso natural da Paralisia de Bell varia de uma recuperação total logo após o aparecimento até uma lesão substancial do nervo, com sequelas permanentes, como paralisia persistente e sincinesias. Quanto ao prognóstico, os pacientes situam-se em três grupos.[8] No grupo 1, as pessoas têm recuperação total da função motora facial, sem sequelas. No grupo 2, há uma recuperação incompleta da função motora facial, ainda que não exista defeitos estéticos aparentes do olho acometido. No grupo 3, as pessoas têm sequelas neurológicas permanentes, estética e clinicamente aparentes. O prognóstico para a maioria dos pacientes com Paralisia de Bell é excelente: de 80 a 90% recuperam-se totalmente, em seis semanas a três meses.[9] O fator prognóstico mais importante é se a paralisia é completa ou incompleta. Para pessoas afetadas que não apresentaram paralisia facial completa, o prognóstico é excelente: 95 a 100% sem sequelas identificáveis.[9] Os fatores associados a um resultado insatisfatório incluem: hiperacusia, redução das lágrimas, idade superior a 60 anos, diabetes melito, hipertensão e dor aural, facial anterior ou radicular severa.[10] As pessoas com 60 anos de idade ou mais têm cerca de 40% de chances de recuperação total, com uma taxa mais alta de sequelas. Diferentemente, pessoas mais jovens (<30 anos) têm 85 a 90% de possibilidade de recuperação total sem sequelas em longo prazo. Em relação àqueles que não se recuperam completamente, por volta de 23% ficam com sintomas moderados a severos, recuperação motora parcial, lágrimas ao salivar, contratura ou sincinesias. [1,8] O prognóstico também depende muito da época em que começou a recuperação, sendo a recuperação precoce um preditor de bom prognóstico, e a recuperação tardia sendo preditor de mau prognóstico. Quando a recuperação tem início uma semana após o surgimento, 88% conseguem recuperação total. Com recuperação entre uma e duas semanas, 83% conseguem recuperação total,e, nos que têm a recuperação entre duas a três semanas, 61% conseguem recuperação total.[11] Observou-se que os pacientes conseguem atingir recuperação parcial a total dois a três meses após o surgimento, embora essa probabilidade seja bastante menor.

Procedimentos completos para o diagnóstico médico não são necessários para a maioria dos casos de Paralisia de Bell, uma vez que o diagnóstico depende da história e do exame físico. Se, todavia, os achados clínicos forem duvidosos ou se a paralisia durar mais de seis a oito semanas, recomenda-se mais investigação. [3,8] Os exames laboratoriais recomendados dependem dos sintomas do paciente, embora possam incluir nível de glicose sérica, contagem completa de células sanguíneas, análise do líquido cerebrospinal e teste de HIV e anticorpos para a bactéria causadora da doença de Lyme. Exames eletrodiagnósticos dos ramos motores do nervo facial são usados para avaliar funções e prever resultados. Os exames, porém, devem ser retardados, uma vez que as anormalidades só serão evidentes quando a regeneração do nervo atingir o local da estimulação, que costuma levar entre quatro e cinco dias após o aparecimento dos sinais e sintomas de paralisia de Bell. No começo, a reação motora facial é normal; depois, decresce rapidamente, dependendo da gravidade da lesão. A função motora facial é comparada com o lado contralateral (não afetado); uma reação motora que seja 10% da amplitude do lado não afetado é definida como de valor crítico, com recuperação insatisfatória.[3,12] Exames de imagem não costumam ser indicados, a menos que exista fratura do crânio, como em traumas, ou diante de suspeita de outro envolvimento do sistema nervoso central. Se for o caso, recomenda-se sondagem por tomografia computadorizada (TC) do osso temporal ou por ressonância magnética (RM) do cérebro.

O controle da Paralisia de Bell evoluiu com o tempo. Atualmente, não há protocolos de prática clínica seguidos com regularidade. A recuperação espontânea e o prognóstico excelentes encontrados pela maioria dos indivíduos dificultam a determinação das melhores diretrizes de prática pelos clínicos. Os tratamentos médicos hoje defendidos incluem glicocorticoides, descompressão cirúrgica e/ou agentes antivirais.[12] As intervenções não farmacológicas incluem observação ("aguardar e ver"), fisioterapia e/ou acupuntura. Há revisões que sugerem que a fisioterapia pode resultar em recuperação mais rápida e menos sequelas, quando comparada a nenhuma intervenção; no entanto, há necessidade de mais ensaios controlados e randomizados para confirmar qualquer benefício.[13] Inicialmente, o foco do tratamento reside na proteção da córnea contra ressecamento e abrasões por conta do fechamento prejudicado do olho e da redução da produção de lágrimas. Colírios oftalmológicos, unguento e/ou tampão ocular costumam ser recomendados para proteger o olho. As metas principais do tratamento passam a incluir melhora da função do nervo facial e redução do potencial de mais danos ao nervo facial.

No ano de 2001, a American Academy of Neurology publicou um consenso clínico que declara que os glicocorticoides são, *possivelmente*, eficazes e que a adição de um agente antiviral, como aciclovir (com prednisona), tem possibilidade de ser eficaz para o tratamento da paralisia de Bell.[14] Assim, a terapia com glicocorticoide tornou-se o método mais comum de tratamento da Paralisia de Bell.[15] Em uma metanálise, Ramsey e colegas[16] concluíram que pacientes tratados com glicocorticoides apresentaram uma chance 17% maior de recuperação completa em comparação com pacientes que não receberam glicocorticoides. Além disso, eles concluíram que as probabilidades de recuperação com tratamento com glicocorticoides variaram de 49 a 97% *versus* 23 a 64% para pacientes não tratados. Assim, o consenso que surge é o de que o tempo de recuperação é mais curto quando os indivíduos são tratados com glicocorticoides, e que os antivirais não proporcionam muita melhora em comparação com um placebo. Isso levou a maior parte das diretrizes de tratamento a recomendar prednisona (embora não haja concordância quanto à dosagem e à frequência). Há autores, no entanto, que ainda recomendam tratamento com antivirais, em especial, quando há suspeita de etiologia viral.[3] Intervenção cirúrgica, que pode incluir descompressão do nervo facial, elevação do corpo adiposo infraorbital (*subocularis oculi*-[500F]), implantes colocados na pálpebra, transposição do músculo temporal, enxerto do nervo facial e elevação direta da testa, são controversos e costumam ser possibilidades apenas quando os pacientes não reagiram à terapia médica e apresentam >90% de degeneração axonal em teste eletrodiagnóstico. A descompressão cirúrgica do nervo facial parece promissora, embora seja difícil reunir uma série de pacientes suficientemente grande para, de maneira definitiva, estabelecer seu valor. Além disso, está associada à possibilidade de lesão adicional significativa. Pessoas com prognóstico insatisfatório identificado por teste do nervo facial ou paralisia persistente parecem se beneficiar muito de uma intervenção cirúrgica, como a descompressão do nervo facial. Os resultados dos estudos, todavia, estão misturados em relação à quantidade de benefício ou à recuperação a ser alcançada.[14]

Manejo da fisioterapia do paciente

Indivíduos com Paralisia de Bell podem se apresentar à fisioterapia em estágios diferentes da condição. O mais comum é o paciente ir a uma clínica de neurorreabilitação como paciente externo. O curso normal do tratamento envolve o controle de emergência no hospital assim que surge a paralisia facial. Após exclusão de patologias mais sérias, o paciente recebe alta para casa. Depois, ele, em geral, consulta o médico de atenção primária ou um neurologista para tratamento médico. Dependendo do curso de ação escolhido, o paciente pode ser encaminhado à fisioterapia, receber medicamentos e/ou instruções para continuar a monitorar e observar os sintomas. Alguns pacientes podem fazer fisioterapia na condição aguda, enquanto há os que aparecem dois meses ou mais após o surgimento, quando outros tratamentos fracassaram ou os sinais/sintomas não desapareceram completamente. O paciente pode ser encaminhado a um fonoaudiólogo para controle de dificuldades para deglutir ou deficiências da fala. Pode ser necessário o envolvimento de um psicólogo ou psiquiatra para lidar com o estresse emocional vivido pela pessoa. O fisioterapeuta deve mostrar empatia e sensibilidade frente à frustração do paciente, uma vez que esse profissional tem potencial para causar impacto negativo na autoestima. Os pacientes podem evitar situações sociais e podem ainda não ver a si mesmos de modo positivo, visto que sua aparência estética mudou. Em geral, o indivíduo pode ter diminuído sua participação e atividades em papéis sociais, pessoais e profissionais. Como há um prognóstico geral excelente para a Paralisia de Bell, o fisioterapeuta pode ficar otimista, embora realista acerca do prognóstico, dizendo que alguns sinais e sintomas podem persistir com o tempo. O papel do fisioterapeuta é criar um plano de cuidados que otimize a recuperação funcional e minimize a perda dos movimentos. Outros papéis específicos incluem proporcionar ensino ao paciente e tranquilizá-lo. Isso envolve, embora não se limite a tal, dar conselhos ao paciente para aderir ao regime medicamentoso, reduzir exposição à luz e usar colírio; usar tampão ocular, havendo envolvimento de um dos olhos. O terapeuta deve investigar ADM, força e movimentos funcionais, e também considerar desequilíbrio postural, oferecer recursos analgésicos e reeducação neuromuscular, facilitação da contração muscular e simetria facial, desenvolver programa de exercícios em casa e evitar complicações secundárias que podem ocorrer.

Exame, avaliação e diagnóstico

O exame do paciente começa com uma entrevista que deve incluir as seguintes informações: (1) história da doença atual (data do surgimento, progressão da condição); (2) curso do tratamento (médicos consultados, recomendações médicas, resultados de exames de imagem e/ou diagnósticos; (3) história de doenças pregressas (problemas clínicos relevantes/comorbidades); (4) história social (vida profissional e estado atual, passatempos, estado civil, situação de vida); (5) impacto psicológico (condição emocional); (6) metas do paciente e (7) lista de medicamentos. Considerando que costumam ser receitados glicocorticoides, é importante perguntar a dose e a forma como o médico está retirando a medicação do paciente. Isso é importante devido aos efeitos adversos associados ao uso prolongado de glicocorticoides, que incluem hiperglicemia, risco aumentado de infecções, osteoporose, supressão da produção de hormônios das glândulas suprarrenais, cicatrização mais lenta de feridas e formação fácil de lesões.[17] O paciente pode também estar tomando um antiviral; é prudente que o fisioterapeuta investigue os efeitos secundários do antiviral específico. Depois de obter história completa, deve ser feita uma revisão de sistemas. Deve-se priorizar o neurológico, com foco no rastreamento da função dos nervos cranianos e do controle postural. Examinar força, sensibilidade e tônus muscular das extremidades deve ser parte das investigações, em especial se o paciente se queixar de complicações secundárias. É fundamental determinar se o paciente apresenta paralisia idiopática do nervo facial ou se tem um problema no sistema nervoso central ou problema clínico não diagnosticado. Se o fisioterapeuta suspeitar de problema concomitante ou observar sinais e sintomas que não combinam com paralisia do nervo facial, deve ser feito um encaminhamento imediato ao médico de atenção primária e a um neurologista.

Durante a história e a revisão dos sistemas, o fisioterapeuta deve observar a simetria e os movimentos faciais. Muitos médicos produzem vídeos ou tiram fotos para documentar a simetria de referência e a progressão subsequente. Eis o que deve ser observado e documentado: simetria facial (i.e., levantamento da sobrancelha do lado envolvido, traçado dos lábios no lado não envolvido), movimentos faciais, sincinesias, lacrimejamento e/ou sinal de Bell. O teste de sensibilidade dependerá da modalidade específica a ser testada. Aconselha-se, comumente, o teste de todas as sensações exteroceptivas relatadas como ausentes pelo paciente (p. ex., tato leve, temperatura, discriminação da dor, paladar). Uma verdadeira Paralisia de Bell que afeta o nervo facial, no entanto, deve apresentar somente perda do paladar nos dois terços anteriores da língua. As informações sobre o paladar podem ser obtidas com conhecimento da história, mas o médico deve testar as sensações gerais como uma sondagem de outros sinais e sintomas do sistema nervoso central (SNC).

No caso de pessoas com Paralisia de Bell, os locais mais frequentes de dor incluem sobre o mastoide; no ponto de saída do nervo facial, no meato auditivo interno e na coluna cervical (devido a uma postura compensatória após o surgimento). Embora não estudadas quanto à confiabilidade ou à validação nessa população de pacientes, a escala análoga visual (EAV – *visual analog scale*) e a escala numérica de classificação da dor (ENCD – *numeric pain rating scale*) são usadas com frequência. A EAV foi utilizada em um ensaio controlado randomizado a propósito da eficácia da prednisona para a dor.[18]

Apresentou excelente confiabilidade teste-reteste[19], e a ENCD apresentou boa correlação com a EAV.[20] Assim, qualquer uma pode ser usada nessa população de pacientes.

Em termos de ADM, é prudente investigar a articulação temporomandibular. Embora os músculos da mastigação sejam, basicamente, inervados pelo trigêmeo, o movimento facial diminuído (devido ao envolvimento do músculo bucinador) pode dificultar a mastigação. Consequentemente, redução dos movimentos nessa articulação pode levar à hipomobilidade. Existem procedimentos padronizados de teste para medir depressão, protrusão e desvio lateral da mandíbula. Os valores normativos para adultos são 43 cm de depressão, 7 cm de protrusão e 9 cm de desvio lateral.[21] Ao mesmo tempo em que mede a ADM, o fisioterapeuta pode também avaliar a mobilidade da articulação temporomandibular e a rigidez miofascial da musculatura ao seu redor (p. ex., pterigoides, masseter).

A força da musculatura facial é testada sistematicamente para investigação de movimentos funcionais da face. Os músculos inervados por nervos cranianos não recebem pontuação da mesma forma que outros músculos (p. ex., por meio de testes de força manuais dos músculos), porque não possuem uma alavanca óssea. Diferentemente, a força pode ser medida conforme descrito no Muscle Testing Examination de Daniels e Worthingham, que classifica os músculos da face com os seguintes graus: Normal (N), Fraco (F), Traço (T) ou Zero (0).[22] Em geral, um músculo classificado como "N" pode desempenhar uma ação específica e vencer resistência. Um músculo classificado como "F" tem o desempenho do movimento com dificuldade. Um músculo classificado como "T" é aquele que, provavelmente, apresenta um estremecimento ou leve contração que não executa a ação ou tarefa específica desejada pelo fisioterapeuta. Um músculo classificado como "0" significa ausência de movimento. A Tabela 12.1 mostra os músculos faciais mais comuns testados e a ação específica ou a tarefa funcional que o músculo intacto deve conseguir realizar. Ao classificar, o fisioterapeuta deve ainda observar sincinesias, falta de coordenação (p. ex., incapacidade de movimento para a esquerda e a direita quando solicitado) e velocidade (p. ex., quantidade de repetições em 10 segundos).

A medida da função do nervo da face, de uma forma consistente e confiável, é um desafio há anos. A dificuldade deriva-se da complexidade inerente do nervo em si, uma vez que controla múltiplas regiões da face, além da produção de lágrimas, salivação e paladar. Assim, qualquer medida composta da função geral do nervo facial deve tentar qualificar ou quantificar esses tipos diferentes de funções em uma escala comum.[23] Existem algumas escalas, criadas e usadas em contextos de reabilitação, que incluem: (1) Escala de House-Brackmann (EHB), (2) Sistema de Burres-Fisch, (3) Sistema de Nottingham, (4) Escala de Sunnybrook. Pela subjetividade inerente das descrições da expressão facial, há uma variação interobservador ao se avaliar um paciente, usando-se *qualquer* uma dessas escalas. A Escala de House-Brackmann foi apresentada no ano de 1983, com endosso do Facial Nerve Disorders Committee da American Academy of Otolaryngology.[24] Desde que essa escala foi adotada na prática clínica, foram identificados vários pontos fracos nela. Por exemplo, ela não é capaz de distinguir bem diferenças mais sutis na função facial por ser uma escala mais grosseira. Com novos procedimentos cirúrgicos para reparo e reanimação do nervo facial, a EHB não é suficientemente sensível para quantificar mudanças pequenas. A subjetividade nos escores intermediários da EHB leva a erro interobservador.[25] Para concluir, ao longo da escala de classificação, há ambiguidade relativa a defeitos secundários, como sincinesias, contratura e espasmo. Essas falhas da EHB levaram ao desenvolvimento de outras escalas de classificação que, no entanto, estão sendo menos estudadas e pouco adotadas por motivos como exigências de tempo e de equipamentos caros. Assim, o uso da EHB é aceitável em clínicas. Ao documentar o progresso de um paciente com Paralisia de Bell, é importante registrar as mudanças sutis observadas e os defeitos secundários, ao mesmo tempo em que avalia melhoras na função. A Tabela 12.2 descreve a classificação da função facial da EHB.

Até esse ponto na investigação, muitos exames e medidas se concentraram em funções, estrutura ou prejuízos do corpo. Uma vez que perturbações do sistema neuromuscular facial podem resultar em desfiguramento acentuado da face e dificuldades nas atividades cotidianas, como comer, beber e comunicar-se, a pessoa com Paralisia de Bell costuma apresentar deficiências nas atividades ou na participação em papéis diversos. Pesquisadores clínicos da Facial Nerve Center at the University of Pittsburgh Medical Center reconheceram a falta de medidas de avaliação de incapacidade no controle de indivíduos com a Paralisia de Bell. No ano de 1996, introduziram o **Facial Disability Index (FDI)**. É uma avaliação específica da doença para perturbações da face, composta por um questionário curto e de autorrelato da incapacidade física e dos fatores sociais relacionados à função neuromuscular facial.[27] Subdivide-se em dois domínios: função física e função social/de bem-estar. Um escore de 100 em cada domínio demonstra que o indivíduo não apresenta dificuldades no funcionamento físico e não tem qualquer disfunção social/de bem-estar em momento algum de seu dia. O instrumento é de administração rápida e fácil, com simplicidade na atribuição dos pontos. VanSwearingen e Brach[27] demonstraram que o FDI é confiável, com um escore de uma boa consistência interna nos dois domínios. Na subescala de funcionamento físico, a validação foi demonstrada pela correlação com exame físico dos movimentos faciais por um médico; na subescala social/de bem-estar, a validação foi demonstrada pela correlação com o estado psicossocial, no SF-36 Short-Form Health Survey. Em uma clínica de fisioterapia, recomenda-se o FDI para determinar o impacto da Paralisia de Bell nas limitações à atividade e nas restrições de participação.

Tabela 12.1 TESTE DA FORÇA DO MÚSCULO FACIAL

Músculo	Ação funcional
Frontal	Erguer sobrancelha
Corrugador	Franzir, unir sobrancelhas
Orbicular do olho	Fechar o olho
Prócero	Franzir o nariz
Nasal-porção alar	Abrir as narinas
Risório	Sorrir mostrando os dentes
Zigomático maior	Sorrir mostrando os dentes, rir
Orbicular dos lábios	Lábios em concha/franzidos
Levantada do ângulo da boca	Sorrir mostrando os dentes, unilateral = rir

Tabela 12.2 ESCALA DE HOUSE-BRACKMANN PARA CLASSIFICAÇÃO DA FUNÇÃO FACIAL[26]

		Descrição		
Categoria	**Grau**	**Grosseira**	**Em Repouso**	**Em Movimento**
1	Normal	Função facial normal em todos os ramos nervosos	Função facial normal em todos os ramos nervosos	Função facial normal em todos os ramos nervosos
2	Leve	Fraqueza leve em exame atento, assimetria leve	Tônus e simetria normais	Testa: boa em relação a movimentos moderados; olho: fechamento completo com esforço mínimo; boca: leve assimetria
3	Moderado	Assimetria facial óbvia, mas desfigurante. Sincinesia perceptível, mas não grave, pode apresentar espasmo ou contratura hemifacial	Tônus e simetria normais	Testa: movimento leve a moderado; olho: fechamento completo com esforço; boca: fraqueza leve com esforço máximo
4	Modera-damente grave	Assimetria desfigurante e/ou fraqueza facial óbvia	Tônus e simetria normais	Testa: sem movimentos; olho: fechamento incompleto; boca: assimétrica com esforço máximo
5	Grave	Movimento pouco, perceptível	Aparência facial assimétrica	Testa: sem movimento; olho: fechamento incompleto; boca: leve movimento
6	Paralisia total	Sem função facial	Sem função facial	Sem função facial

Reproduzida, com permissão, de *House JW, Brackmann DE. Facial nerve grading system.* Otolaryngol Head Neck Surg.*1985;93;146-147.*

Plano de atendimento e intervenções

A frequência das sessões de tratamento e das intervenções específicas selecionadas é diferente, dependendo da severidade e do prognóstico de cada paciente. Exames eletrodiagnósticos feitos pelo médico podem identificar o tipo de lesão do nervo facial, que pode orientar o fisioterapeuta ao escolher determinado tipo de intervenção. Tipos diferentes de lesões nervosas incluem bloqueio da condução (neuropraxia), degeneração axonal e neurotmese. Um bloqueio de condução do tipo neuropraxia costuma ter recuperação rápida. A degeneração axonal leva mais tempo para recuperar, pois precisa ocorrer uma regeneração do nervo antes da reinervação do músculo. A neurotmese é um rompimento total do nervo, em que os axônios em regeneração podem não se reconectar com o músculo alvo original. Essa lesão nervosa mais grave resulta em uma recuperação incompleta. Recomenda-se que indivíduos com Paralisia de Bell recebam intervenções fisioterapêuticas: três vezes por semana, para pessoas com deficiências severas, no estágio agudo da

Paralisia de Bell; duas vezes por semana, para pessoas com deficiências moderadas ou no estágio subagudo e, uma vez por semana, para indivíduos com deficiências mínimas ou no estágio crônico.[28] Os indivíduos devem ser encaminhados ao médico para outras avaliações se não for observado progresso na repetição dos exames. As taxas de recuperação variam de rápida a mais de um ano.[28]

Quando alguém tem deficiências graves, como assimetria grave de repouso, movimentos voluntários mínimos a ausentes e função prejudicada (mas sem sincinesias), são recomendados **"exercícios de iniciação"**. Esses exercícios podem incluir os de mobilidade da articulação temporomandibular, exercícios de flexibilidade muscular (com bandagem funcional para ajudar a reduzir queda ou estiramento excessivo dos músculos) e exercícios de amplitude de movimento ativo-assistidos (ADMAA). Para os exercícios ADMAA, o paciente deve estar em posição que reduza a gravidade (supino) e aprender a usar a mão para colocar um músculo em posição específica para um movimento (p. ex., franzir, fechar um dos olhos, sorrir) e depois, lentamente, tirar a mão e tentar manter a posição. Nesse estágio, é comum que o olho esteja bastante prejudicado. Um exercício que parece permitir ao paciente controlar o sinal de Bell pode ser feito. O paciente direciona os dois olhos a um objeto posicionado mais abaixo e, em sua frente, ao mesmo tempo em que tenta fechá-los. Focalizar os olhos para baixo, teoricamente, ajuda a iniciar o abaixamento da pálpebra superior, prevenindo o fenômeno de Bell.[28,29] Como o paciente está suscetível à fadiga nesse estágio, a prescrição de exercícios de baixa intensidade e alta frequência, trará benefício. Na maior parte da prática clínica e, em um relato de caso, a prescrição de exercícios inclui menos de dez repetições de determinado movimento de que carece o paciente, até três a quatro minutos por dia.[28] Nessa fase, o paciente deve ainda ser orientado sobre o processo de recuperação e/ou o uso de um auxiliar do sono, como um tampão ocular.

Assim que o paciente aumentar os movimentos voluntários sem sincinesias, é adequado iniciar os "**exercícios de facilitação**." Eles podem incluir tarefas para aumentar os movimentos que surgem e terapia manual para melhorar a mobilidade e a flexibilidade articular e muscular (mobilizações articulares, exercícios de alongamento facial). Os exercícios de facilitação também envolvem movimentos faciais ativos simétricos, sem permitir que o lado não envolvido assuma a ação específica exigida (p. ex., se o lado esquerdo está envolvido, o direito eleva demais o seio da face em um sorriso com os dentes). Colocar o lado não envolvido em posição de menor alcance causará impacto no comprimento dos músculos no lado envolvido. Se o paciente não apresentar sinais de sincinesias, e o grau de força muscular for no mínimo Fraco (F), a introdução de exercícios de resistência com apoios manuais, usando a mão do paciente, é adequada, desde que não haja contração excessiva ou sincinesias do lado não envolvido. Fadiga não é uma preocupação nesse estágio e aumentar as repetições é importante para promover resistência. O terapeuta pode adaptar a prescrição de exercícios para três conjuntos de dez repetições, feitas duas vezes ao dia (ou até que o paciente demonstre fadiga ou desempenho pobre).[28] Os exercícios funcionais devem ser introduzidos para dar sentido às atividades: beber usando canudo mais largo e evoluir para outro com diâmetro menor, movimentar os lábios, fechar os olhos. Nesse período de tempo, o paciente pode continuar a necessitar de equipamento adicional para o controle das tarefas diárias, como dormir (tampão para olhos) ou se alimentar (canudos mais largos para prevenir que o alimento escorra pelo rosto) e receber mais orientações sobre o processo de recuperação.

Em algum momento na fase de recuperação, é provável que atividade muscular inadequada, como movimento anormal e de compensação excessiva, fique aparente, com ou sem sincinesias. Quando isso ocorrer, é importante apresentar técnicas de relaxamento, enquanto é trabalhado o controle dos movimentos. Os exercícios podem ainda focalizar a facilitação dos movimentos normais no lado envolvido, mas agora o paciente é avisado para controlar ou inibir movimento anormal. É bom que sejam dadas informações de *feedback* ao paciente (usando retroinformação por eletromiografia), ou um espelho para que ele se autocorrija. O paciente é orientado a fazer uma ação determinada, o máximo possível sem provocar sincinesias. Por exemplo, ele pode trabalhar para manter aberto o olho enquanto sorri sem mostrar os dentes. Se o olho fechar enquanto sorri, o paciente é orientado a manter esse olho aberto e a sorrir mantendo o olho aberto. O exercício pode evoluir desde que não haja movimento prejudicado ou sincinético. Nessa fase, o melhor é colocar o foco na *qualidade* de cada movimento e não na quantidade. Costuma ser indicado solicitar ao paciente a realização máxima possível de repetições com uma boa forma, várias vezes por dia.[28] O fortalecimento pode continuar até que o paciente tenha força funcional sem sincinesias.

Existem alguns ensaios controlados e randomizados, de qualidade, que apoiam as intervenções fisioterapêuticas em pacientes com a Paralisia de Bell. Devido a uma taxa de recuperação geral excelente, à dificuldade de classificar o estágio da Paralisia de Bell e à apresentação peculiar de cada paciente, costumam inexistir evidências em apoio às intervenções fisioterapêuticas. Em um estudo de Manikandan[30], no ano de 2007, 59 pacientes foram divididos aleatoriamente em dois grupos: um recebeu "exercícios convencionais" e o outro recebeu **reeducação neuromuscular facial** individualizada, três vezes ao dia, durante duas semanas. Os dois grupos melhoraram o funcionamento, estatisticamente, com base na Facial Grading Scale, mas o grupo de reeducação neuromuscular melhorou significativamente mais. No ano de 2004, Beurskens e Heymans[31] analisaram dados de arquivos de mais de 155 pacientes com Paralisia de Bell que receberam terapia de mímica (descrita como exercícios faciais imitados pelo paciente), com melhoras significativas observadas em relação a simetria e funcionamento faciais. Estudos similares apresentaram achados em apoio aos exercícios, no tratamento da Paralisia de Bell, mas a descrição do tipo de exercício é limitada.[28,31] Com experiência clínica, exercícios terapêuticos individualizados são uma forma excelente de reabilitação de pacientes com a Paralisia de Bell. Costumam ser usadas modalidades nas clínicas, tendo que ser levadas em conta no plano de cuidados, inclusive estimulação elétrica, retroalimentação por eletromiografia, diatermia com ondas curtas, ultrassom e *laser*. A eletroterapia é usada clinicamente para melhorar a função de um nervo facial intacto. De forma geral, ainda inexistem evidências sólidas da eletroterapia em apoio a seu uso, devido a metodologias inadequadas de pesquisa, pequeno número de sujeitos, parâmetros indefinidos de tratamento e acompanhamento inconsistente.[32] Atualmente, não há evidências em apoio à estimulação elétrica no estágio agudo da Paralisia de Bell (definido como nos dez primeiros dias), mas parece ser eficaz em um estágio mais subagudo ou crônico.[32] Deve-se cuidar durante a regeneração de um nervo, uma vez que a estimulação elétrica pode ser contraindicada.[32] Assim, o melhor é discutir com o médico que encaminhou o paciente, *antes* de se utilizar essa modalidade. Descobriu-se que a retroalimentação é terapeuticamente eficaz quando presente a atividade muscular; isso pode ser usado para facilitação ou relaxamento.[28,32,33] Não há evidências em apoio de qualquer benefício do uso da diatermia de ondas curtas no modo contínuo, mas o de pulsação pode facilitar a cura, na Paralisia de Bell aguda. O ultrassom pode ser benéfico para Paralisia de Bell aguda, embora as pesquisas não tenham investigado seu efeito em longo prazo.[28]

Recomendações clínicas baseadas em evidências

SORT: Valor/Força da Taxonomia de Recomendações (do inglês, *Strength of Recommendation Taxonomy*)

A: evidências consistentes e de boa qualidade voltadas ao paciente
B: evidências inconsistentes ou de qualidade limitada voltadas ao paciente
C: evidências consensuais, voltadas à doença, prática habitual, opinião de especialistas ou séries de casos

1. Paciente com Paralisia de Bell pode ser avaliado com o Facial Disability Index para quantificar as restrições no funcionamento físico e social/de bem-estar. **Grau C**
2. Exercícios de iniciação e facilitação voltados a músculos faciais específicos reduzem a presença de sincinesias motoras e contraturas e melhoram o funcionamento em pessoas com a Paralisia de Bell. **Grau B**
3. A reeducação neuromuscular facial facilita os movimentos simétricos e controla atividade motora bruta indesejada (p. ex., sincinesias), em pessoas com a Paralisia de Bell. **Grau B**

PERGUNTAS PARA REVISÃO

12.1 Se um paciente com Paralisia de Bell apresentar força funcional diminuída dos músculos frontal, orbicular do olho e orbicular dos lábios, com um pouco de queda facial no lado direito e fechamento de pálpebra no mesmo lado, observado ao sorrir, qual dos graus da Escala de House-Brackman classificaria o paciente?

A. Grau 1
B. Grau 2
C. Grau 3
D. Grau 4

12.2 Um fisioterapeuta está trabalhando com paciente com Paralisia de Bell cujos sintomas iniciaram há três semanas. O paciente apresenta queda facial severa em repouso, movimentos voluntários mínimos a nenhum no lado direito do rosto e dificuldade para fechar o olho direito ao dormir. Qual das estratégias de intervenção adiante reduziria melhor os prejuízos e as limitações funcionais do paciente nesse momento?

A. Estimulação elétrica
B. Exercícios faciais ativos assistidos
C. Ultrassom
D. Retroalimentação

RESPOSTAS

12.1 **C.** Os escores musculares indicam que esse paciente tem movimentos funcionais na testa, nos olhos e na boca, ainda que fracos. O caimento facial e o movimento da pálpebra ao sorrir indicam assimetria e sincinesias. Assim, o melhor grau para esse paciente, na Escala de House-Brackmann, é 3.

12.2 **B.** O paciente parece estar no estágio agudo da Paralisia de Bell. As evidências apoiam mais o uso de exercícios do que de procedimentos no estágio agudo da Paralisia de Bell. O ultrassom pode beneficiar no estágio agudo, mas esse paciente precisa de exercícios ativos assistidos para melhorar a capacidade de fechar o olho para dormir e diminuir a queda facial (opção C). Sem outras informações sobre a qualidade e a lesão ao nervo facial, a estimulação elétrica não seria indicada (opção A). A retroalimentação também não seria indicada, porque o paciente não tem movimento facial nesse momento (opção D).

REFERÊNCIAS

1. Valenca MM, Valenca LP, Lima MC. Idiopathic facial paralysis (Bell's palsy): a study of 180 patients. *Arq Neuro Psiquiatr.* 2001;59:733-739.
2. Holland NJ, Weiner GM. Recent developments in Bell's palsy. *BMJ.* 2004;329:553-557.
3. Sladky J. Bell's Palsy: Diseases and Disorders. www.expertconsult.com. Accessed December 31, 2011.
4. Flint PW, Haughey BH, Lund VJ, Mattox DE. *Clinical Disorders of the Facial Nerve in Cummings Otolaryngology: Head and Neck Surgery.* 5th ed. Philadelphia, PA: Mosby Elsevier; 2010.
5. Taverner D. The prognosis and treatment of spontaneous facial palsy. *Proc R Soc Med.* 1959;52:1077.
6. Adour KK, Byl FM, Hilsinger RL, Jr, Kahn ZM, Sheldon MI. The true nature of Bell's palsy: analysis of 1000 consecutive patients. *Laryngoscope.* 1978;88:787-801.
7. Peitersen E. Natural history of Bell's palsy. *Acta Otolaryngol Suppl.* 1992;492:122-124.
8. Taylor DC, Keegan M. Bell palsy. http://emedicine.medscape.com/article/1146903-overview. Accessed December 31, 2011.
9. Katusic SK, Beard CM, Wiederholt WC, et al. Incidence, clinical features, and prognosis in Bell's palsy: Rochester, Minnesota, 1968-1982. *Ann Neurol.* 1986;20:622-627.
10. Adour KK, Wingerd J, Bell DN, Manning JJ, Hurley JP. Prednisone treatment for idiopathic facial paralysis (Bell's palsy). *N Engl J Med.* 1972;287:1268-1272.
11. Teixeira LJ, Soares BG, Vieria VP, Prado GF. Physical therapy for Bell's palsy (idiopathic facial paralysis). *Cochrane Database Syst Rev.* 2008;Jul 16(3):CD006283.
12. Manni JJ, Stennert E. Diagnostic methods in facial nerve pathology. *Adv Otorhinolaryngol.* 1984;34:202-213.
13. Cardoso JR, Teixeira EC, Moreira MD, et al. Effects of exercises on Bell's palsy: systematic review of randomized controlled trials. *Otol Neurotol.* 2008;29:557-560.
14. Grogan PM, Gronseth GS. Practice parameter: steroids, acyclovir, and surgery for Bell's palsy (an evidence-based review). Report of the Quality Standards Subcommittee of the American Academy of Neurology. *Neurology.* 2001;56:830-836.
15. American Academy of Otolaryngology—Head and Neck Surgery, Committee on Drugs and Devices. 1981 Drug survey. *AAO Bull.* 1982;1:1.

16. Ramsey MH, DerSimonian R, Holtel MR, Burgess LP. Corticosteroid treatment for idiopathic facial nerve paralysis: a meta-analysis. *Laryngoscope.* 2000;110:335-341.
17. Prednisone and other corticosteroids: balance the risks and benefits. http://www.mayoclinic.com/health/steroids/HQ01431. Accessed December 6, 2011.
18. Berg T, Axelsson S, Engström M, et al. The course of pain in Bell's palsy: treatment with prednisolone and valacyclovir. *Otol Neurotol.* 2009;30:842-846.
19. Scott J, Huskisson EC. Vertical or horizontal visual analogue scales. *Ann Rheum Dis.* 1979;38:560.
20. Stratford PW, Spadoni G. The reliability, consistency, and clinical application of a numeric pain rating scale. *Physiother Can.* 2001;53:88-91.
21. Walker N, Bohannon RW, Cameron D. Discriminant validity of temporomandibular joint range of motion measurements obtained with a rule. *J Orthop Sports Phys Ther.* 2000;30:484-492.
22. Hislop HJ, Montgomery J. *Daniels and Worthingham's Muscle Testing: Techniques of Manual Examination.* 7th ed. Philadelphia, PA: Saunders; 2002.
23. Kang TS, Vrabec JT, Giddings N, Terris DJ. Facial nerve grading systems (1985-2002): beyond the House-Brackmann Scale. *Otol Neurotol.* 2002;23:767-771.
24. House JW. Facial nerve grading systems. *Laryngoscope.* 1993;93:1056-1069.
25. Lewis BI, Ardour KK. An analysis of the Adour-Swanson and House-Brackmann grading systems for facial nerve recovery. *Eur Arch Otorhinolaryngol.* 1995;252:265-269.
26. House JW, Brackmann DE. Facial nerve grading system. *Otolaryngol Head Neck Surg.* 1985;93;146-147.
27. VanSwearingen JM, Brach JS. The Facial Disability Index: reliability and validity of a disability assessment instrument for disorders of the facial neuromuscular system. *Phys Ther.* 1996;76:1288-1300.
28. Brach JS, VanSwearingen JM. Physical therapy for facial paralysis: a tailored treatment approach. *Phys Ther.* 1999;79:397-404.
29. Jelks GW, Smith B, Bosniak S. The evaluation and management of the eye in facial palsy. *Clin Plast Surg.* 1979;6:397-419.
30. Manikandan N. Effect of facial neuromuscular reeducation on facial symmetry in patients with Bell's palsy: a randomized controlled trial. *Clin Rehabil.* 2007;21:338-343.
31. Beurskens CH, Heymans PG. Physiotherapy in patients with facial nerve paresis: description of outcomes. *Am J Otolaryngol.* 2004;2:394-400.
32. Quinn R, Cramp F. The efficacy of electrotherapy for Bell's palsy: a systematic review. *Phys Ther Reviews.* 2003;8:151-164.
33. Targan RS, Alon G, Kay SL. Effect of long-term electrical stimulation and improvement of clinical residuals in patients with unresolved facial nerve palsy. *Otolaryngol Head Neck Surg.* 2000;122:246-252.

Radiculopatia cervical

Annie Burke-Doe

CASO 13

Uma mulher de 49 anos de idade, destra, apresenta-se à clínica de fisioterapia com história de três semanas de dor moderada no pescoço que irradia para ombro e braço direitos, distalmente em relação ao cotovelo. A paciente relata ter dor que iniciou após episódio de espirros. Recentemente, reorganizou a mesa de trabalho com computador, a qual, em sua opinião, estava contribuindo para os sintomas. A história de doença pregressa é significante em relação à compressão do disco cervical, resultante de um acidente quando praticava patinação artística, aos 18 anos. Na sala de exames, a paciente foi acomodada em uma cadeira e inclinada contra a parede, mantendo o braço direito sobre a cabeça, e esta, inclinada para frente e para a esquerda. Segundo a paciente, é nessa posição que ela tem dormido em cadeira reclinável em casa.

- Com base no caso apresentado, quais são os principais sinais e sintomas presentes?
- Quais são os melhores testes provocativos para auxiliar no diagnóstico?
- Qual é o prognóstico da reabilitação?
- Quais são as avaliações funcionais de fisioterapia mais apropriadas para disfunção da coluna cervical?

DEFINIÇÕES-CHAVE

RADICULOPATIA CERVICAL: condição neurológica caracterizada por disfunção de um nervo da coluna cervical, suas raízes, ou ambos; o normal é apresentar-se com dor unilateral no pescoço e braço, com parestesia, fraqueza ou mudanças reflexas na distribuição da raiz do nervo afetado.

TESTE A DE SPURLING: teste clínico provocativo usado em pacientes com suspeita de espondilose cervical ou radiculopatia cervical aguda; o paciente fica sentado, o pescoço é flexionado lateral e passivamente, na direção do lado sintomático, e pressão contínua (~7kg) é aplicada à cabeça do paciente;[1] um teste positivo é a reprodução dos sintomas do paciente.

TESTE DE DISTRAÇÃO DA CERVICAL: teste clínico provocativo, que tenta descomprimir o nervo afetado e reduzir os sintomas radiculares, em pacientes com suspeita de radiculopatia cervical; o paciente deita-se em supino e o terapeuta segura sob o queixo e o occipto, flexiona confortavelmente o pescoço do paciente e, pouco a pouco, aplica força de distração; um teste positivo é a redução ou eliminação dos sintomas durante a distração do pescoço.

TESTE DE TENSÃO DE MEMBRO SUPERIOR: teste clínico provocativo que posiciona o pescoço e o braço do paciente para aliviar ou agravar os sintomas no braço; usado em pacientes com suspeita de radiculopatia cervical.

Objetivos

1. Descrever a radiculopatia cervical.
2. Identificar perguntas-chave para auxiliar no diagnóstico de radiculopatia cervical.
3. Identificar a presença de sinais clínicos importantes de processos patológicos em curso ou presença de dor, indicativos de que o problema do paciente não tem origem musculoesquelética.
4. Identificar instrumentos de avaliação de resultados validados e confiáveis para medir disfunção cervical.
5. Discutir os componentes apropriados do exame.

Considerações sobre a fisioterapia

Considerações sobre a fisioterapia durante o controle do indivíduo com radiculopatia cervical:

- **Cuidados/objetivo do plano geral de fisioterapia:** aliviar a dor, melhorar a função neurológica, prevenir recorrência.
- **Intervenções de fisioterapia:** terapia manual; procedimentos (inclusive tração cervical); reeducação postural; fortalecimento e alongamento dos músculos do pescoço; e, se necessário, modificações ergonômicas.
- **Precauções durante a fisioterapia:** dor constante ou progressiva que não muda com movimentos ou posição;[2] tontura, vertigem, zumbido, náuseas, disfagia, perturbações visuais que ocorrem com rotação e extensão da cervical.

Visão geral da patologia

A radiculopatia cervical é uma condição neurológica, que se caracteriza por disfunção de um nervo da coluna cervical, das raízes do nervo ou ambos.[2,3] Costuma se apresentar com dor no pescoço e em um dos braços, com uma combinação de perda sensorial, perda da função motora e/ou mudanças reflexas no dermátono da raiz do nervo afetado.[2,4] A radiculopatia cervical tem uma incidência anual de cerca de 107 a cada 100 mil homens e 64 a cada 100 mil mulheres, com pico nos 50 a 54 anos de idade.[5] Na população mais jovem, essa condição costuma ser consequência de hérnia de disco (20-25% dos casos) ou de uma lesão aguda, causando aprisionamento foraminal de um nervo de saída.[6] Na população idosa, as causas comuns incluem ocupação do forame de conjunção resultante de formação de osteófitos (70-75% dos casos), redução da altura do disco, mudanças degenerativas nas articulações uncovertebrais, anteriormente, e nas facetas articulares, posteriormente.[3,6]

As causas que podem levar a sintomas radiculares incluem levantar peso, dirigir veículo ou operar equipamento que vibra (p. ex., britadeira), compressão ou hipoxia da raiz do nervo e hérnia de disco. Causas incomuns incluem tumor, cisto sinovial cervical em expansão, condromatose sinovial na faceta da articulação cervical, arterite de células gigantes e infecção espinal.[7-9] Características clínicas comuns da radiculopatia cervical incluem desgaste muscular, fraqueza motora, reflexos tendinosos profundos deprimidos e mudanças sensoriais na raiz do nervo envolvido (sinais da raiz).[2] A dor é descrita como aguda e penetrante, sendo exacerbada pela tosse; costuma irradiar sobre o ombro, descendo pelo braço. Com frequência, dormência, formigamento e dor seguem distribuição dermatômica. O reflexo motor associado e a distribuição motora e sensorial afetadas pelo envolvimento de cada nível neurológico são parte da Tabela 13.1.

Embora não exista um padrão-ouro, a ressonância magnética passou a ser o exame diagnóstico preferido para distinguir a radiculopatia cervical de uma doença de disco ou óssea.[10] Estudos de eletromiografia (EMG) podem ser úteis quando a história e o exame físico do paciente são pobres para distinguir a radiculopatia cervical de outras causas

Tabela 13.1 TESTE MUSCULAR, SENSITIVO E DE REFLEXO PARA DETERMINAR O NÍVEL DA RAIZ NERVOSA ENVOLVIDO NA RADICULOPATIA CERVICAL

Nível neurológico	Motor	Reflexo	Sensitivo
C4	Trapézio, romboide	Nenhum	Porção superior do ombro
C5	Deltoide, bíceps, braquiorradial	Tendão do bíceps	Lateral do braço a partir da porção mais superior do ombro até o cotovelo
C6	Bíceps, extensor longo e curto de carpo	Braquiorradial	Lateral de antebraço, dedo polegar e indicador
C7	Tríceps, pronador redondo	Tríceps	Dedo médio
C8	Interósseo, flexor profundo dos dedos		Região medial do antebraço médio, dedo mínimo e anular

neurológicas de dor no pescoço e no braço.[3] Além disso, a EMG pode algumas vezes ser usada para descartar outros processos de doença.[11]

Manejo da fisioterapia do paciente

Um paciente com radiculopatia cervical costuma apresentar dor unilateral do pescoço e braço, com qualquer combinação de parestesia, fraqueza ou mudanças reflexas no dermátomo da raiz do nervo afetado. A identificação de prejuízos, disfunção e limitações funcionais, como presença de cefaleia; diminuição da força, da amplitude de movimentos (ADM), da resistência, das alterações da postura e da marcha, bem como redução da independência, ajudam o terapeuta a determinar metas e intervenções. As metas primárias da fisioterapia incluem aliviar a dor, melhorar a função neurológica e prevenir recorrências. As intervenções fisioterapêuticas podem incluir manipulação e mobilização, tração cervical, reeducação postural, exercícios específicos de fortalecimento e alongamento dos músculos do pescoço, procedimentos para a dor e mudanças ergonômicas, sempre que necessário. Manutenção dos cuidados pelo médico generalista (inclusive prescrição de medicamentos anti-inflamatórios e analgésicos) pode auxiliar a recuperação.

Exame, avaliação e diagnóstico

Antes de atender o paciente, o fisioterapeuta precisa obter informações pertinentes com o paciente, inclusive história, exames diagnósticos anteriores, medicamentos e nível de funcionalidade. Exemplos de perguntas podem incluir "Qual é sua queixa principal (p. ex., dor, dormência, fraqueza)"? e "Onde estão os sintomas"?

Pode ser usada uma escala analógica visual para determinar o nível de dor do paciente. Desenhos da anatomia da dor podem também ser úteis para dar ao fisioterapeuta uma revisão rápida do padrão de dor do paciente. Outras perguntas podem incluir: "Que atividades e posições da cabeça reduzem ou aumentam os sintomas"? e "Quando ocorreu a lesão, qual foi o mecanismo que provocou e o que foi feito para aliviar os sintomas naquele momento"? As respostas do paciente auxiliam o fisioterapeuta a determinar os testes apropriados e as medidas apropriadas a administrar. Para descartar envolvimento de artéria vertebral, o fisioterapeuta deve perguntar ao paciente se ele tem tontura, zumbido, vertigem, náuseas ou visão embaçada.[12] Deve ser determinada a presença de sinais clínicos importantes de processos patológicos em curso ou presença de dor durante a história médica. Esses incluem febre, calafrios, perda de peso sem explicação, dor noturna contínua, câncer anterior e/ou imunossupressão. A presença de qualquer desses sinais deve chamar a atenção do profissional para a possibilidade de uma doença mais grave, como tumor ou infecção,[3] acarretando encaminhamento ao provedor de cuidados primários de saúde. O fisioterapeuta ainda deve perguntar sobre a presença de sintomas indicativos de mielopatia, uma alteração patológica na medula espinal. Os sintomas podem, ocasionalmente, ser sutis ou atribuíveis a outras causas.[3] Por exemplo, dormência e movimentos difusos e atrapalhados da mão costumam ser atribuídos à neuropatia periférica ou síndrome do túnel do carpo. Outros sinais de mielopatia incluem prejuízos no equilíbrio e perturbações de esfincteres.[3]

Dor crônica costuma ser associada à radiculopatia cervical. Alguns autores propõem que fatores psicossociais, cognitivos e comportamentais, como medo, esquiva ou crença de que a dor na coluna é prejudicial ou potencialmente incapacitante, podem aumentar o risco de desenvolvimento de dor crônica.[13-15] Pacientes com esses fatores de risco podem se beneficiar com encaminhamento a profissionais de saúde psicossocial.

Para determinar o diagnóstico de radiculopatia cervical e o nível de envolvimento da raiz do nervo cervical, o fisioterapeuta investiga postura, ADM, desconforto muscular, força e integridade dos reflexos. Testes clínicos provocativos podem também ajudar no diagnóstico de radiculopatia cervical. O fisioterapeuta deve observar a postura da cabeça e do pescoço nos planos frontal, das laterais e posterior. Desvios do alinhamento normal costumam ser encontrados nas desordens da coluna.[16] É comum um paciente manter rígido o pescoço e posicionar a cabeça longe do lado lesionado. A ADM ativa do pescoço costuma estar diminuída,[9] e a dor é normalmente desencadeada ou intensificada com extensão, rotação e flexão lateral da cervical, seja na direção da raiz do nervo afetado, seja afastando-se dela. Dor aumentada com flexão lateral *oposta* ao lado sintomático pode ser devido a deslocamento aumentado de um disco com hérnia sobre a raiz do nervo afetado, enquanto dor aumentada com flexão lateral *na direção* do lado afetado sugere impacto na da raiz de um nervo, porque essa posição fecha ainda mais um forame já estreitado.[1,16]

Durante a palpação, desconforto ao longo dos músculos paraespinais cervicais pode estar especialmente pronunciado no lado ipsilateral da raiz do nervo afetado. Os músculos nos quais os sintomas são referidos (p. ex., na escápula medial, no braço proximal, no epicôndilo lateral) podem também estar sensibilizados e hipertonicidade associada ou espasmo à palpação podem ocorrer. Letchuman e colaboradores[17] mostraram que a radiculopatia cervical está associada a aumento de locais sensibilizados tanto "*tender points*" (pontos "gatilho") quanto pontos sensíveis, no lado da radiculopatia, com uma predileção voltada aos músculos inervados pela raiz do nervo envolvido.

Testes musculares, sensibilidade e de reflexos devem ser feitos para determinar o nível da raiz nervosa envolvido na radiculopatia cervical (Tabela 13.1). Testes manuais de força muscular podem detectar fraqueza sutil em uma distribuição miotômica. O teste da sensibilidade (usualmente do tato/leve) ajuda a determinar se está alterada ou perdida, em uma distribuição dermatômica. Além disso, pacientes com radiculopatia podem apresentar hiperestesia ao tato leve e aos estímulos de picada. Reflexos tendiosos profundos da extremidade superior devem ser investigados. Qualquer grau reflexo pode ser normal, mas uma *assimetria* dos reflexos é um achado diagnóstico útil em pacientes que apresentam sintomas em membros, sugestivos de uma radiculopatia.

Testes clínicos provocativos do pescoço que, de maneira específica, posicionam o pescoço e/ou o braço do paciente para aliviar ou agravar quaisquer sintomas podem ser usados em pacientes com suspeita de radiculopatia cervical. Três testes comuns provocativos incluem o (Tensão de Membro Superior A, ULTT-A), o Teste de Distração da Cervical (Neck Distraction Test) e o teste A de Spurling. Para o ULTT-A, o paciente deita em supino, e o fisioterapeuta, sequencialmente, posiciona a extremidade superior e o pescoço do paciente na seguinte série: (1) depressão escapular, (2) abdução do ombro, (3) supinação do antebraço, extensão do punho e dedos, (4) rotação lateral do ombro, (5) extensão do cotovelo e (6) contralateral e, em seguida, flexão lateral cervical iprilateral. Pergunta-se ao paciente a respeito de reprodução de sintomas durante o teste.[18] O ULTT-A é considerado positivo quando os sintomas do paciente são reproduzidos e quando há uma diferença >10° entre os lados na extensão do cotovelo ou aumento dos sintomas com flexão lateral contralateral da cervical ou redução com flexão lateral ipsilateral da cervical.[19-21] Wainner e colaboradores[21] investigaram a confiabilidade e a acurácia diagnóstica do exame clínico (inclusive dos três testes provocativos) e resultados autorrelatados para a radiculopatia cervical. Em 82 adultos com radiculopatia cervical ou síndrome do túnel do carpo suspeitada, o ULTT-A apresentou sensibilidade elevada (97%), embora especificidade baixa (22%). Em consequência, esse teste se mostrou muito melhor para descartar a radiculopatia cervical como um diagnóstico provável do que para levá-la em consideração.[21] O teste manual de distração da cervical (Neck Distraction Test) é um teste provocativo em que o paciente se deita em supino, e o fisioterapeuta faz uma distração manual suave do pescoço. Nesse teste, considera-se sinal positivo quando há uma redução dos sintomas do paciente durante a distração. Esse teste provocativo foi mais específico (90%) que sensível (44%).[21] O teste A de Spurling é um teste de compressão do forame. Com o paciente sentado, o terapeuta, realiza, passivamente, flexão lateral, do pescoço do paciente na direção do lado sintomático e faz pressão contínua de aproximandamente 7 kg. O teste é considerado positivo quando a dor do paciente é reproduzida. Assim, ele se assemelha à ciática, produzida na elevação da perna estendida, em paciente com hérnia de disco lombar. O teste A de Spurling foi considerado bastante específico (86%), mas não sensível (50%), no diagnóstico de radiculopatia cervical.[21] Em consequência, não tem utilidade como exame de sondagem, embora possa ter utilidade clínica na confirmação do diagnóstico de radiculopatia cervical.[22] Wainner e colaboradores[21] descobriram que a **presença de ≥ 3 de 4 variáveis específicas leva a diagnóstico mais correto de radiculopatia cervical que qualquer teste isolado do exame clínico.** Essas quatro variáveis preditivas incluem ULTT-A positivo, rotação cervical ativa *na direção* do lado envolvido <60°, teste positivo de distração cervical e teste A de Spurling positivo.

Há várias escalas de avaliação confiáveis e válidas que podem auxiliar o clínico a determinar a eficácia e a eficiência do tratamento na radiculopatia cervical. As medidas de resultados para pacientes com problemas na coluna cervical devem ser realizadas antes, durante e após um período de tratamento, de modo a ajudar o fisioterapeuta a determinar o progresso do paciente. O **Neck Disability Index (NDI)** é um instrumento de autorrelato com dez itens relativos a como a dor no pescoço afeta a capacidade de levar a rotina cotidiana. Sete itens relacionam-se às atividades da vida diária, dois à dor e um à concentração. O NDI é uma revisão do Oswestry Disability Questionnaire; foi criado para medir o nível de redução nas atividades cotidianas em paciente com dor no pescoço. O NDI foi alvo de muitas pesquisas e validações[23] e possui uma confiabilidade teste-reteste de 0,89.[23] O **Northwick Park Neck Pain Questionnaire** contém nove partes que abrangem atividades com possibilidade de afetar a dor no pescoço.[24] Cada seção contém cinco afirmações relacionadas ao nível de dificuldade percebido pelo paciente para desempenhar a atividade descrita em cada seção. Os escores no questionário variam de 0 a 100%, sendo 0% associado à ausência de incapacidade e 100% associado à incapacidade severa. O questionário tem uma boa repetibilidade de curto prazo e consistência interna.[25]

Plano de atendimento e intervenções

As metas específicas da fisioterapia são fixadas após a avaliação. Elas devem se basear na atual condição e na história de capacidades funcionais do indivíduo. As intervenções de uso mais comum para tratamento de pessoas com radiculopatia cervical incluem procedimentos para a dor e inflamação, mobilização e/ou manipulação do pescoço, reeducação da musculatura do pescoço e técnicas de energia muscular (da Terapia Manual), exercício terapêuticos e educação. Na ausência de sinais clínicos importantes e outros processos patológicos em curso, os pacientes que apresentam dor aguda no pescoço e braço, sugestiva de radiculopatia cervical, costumam ser tratados com analgésicos, anti-inflamatórios e fisioterapia.

Em duas séries de casos, a maioria dos pacientes mostrava resultados melhores (conforme medidos pelo NDI e pela escala numérica da dor) com terapia **manual, exercícios de fortalecimento e tração cervical.**[26,27] Cleland e colaboradores[27] descobriram que a combinação de mobilização, tração cervical e fortalecimento do flexor profundo do pescoço estava associada a uma ocorrência maior de resultados clinicamente importantes nessa população. Em um estudo de coorte prospectivo de grupos de 96 adultos, Cleland e colaboradores[28] ofereceram um modelo para prever quais pacientes com radiculopatia cervical teriam benefícios substanciais com a fisioterapia de curto prazo (~28 dias). O sucesso do tratamento foi definido por exceder mínimas diferenças clinicamente importantes (DMCIs) no NDI, na Patient-Specific Functional Scale (PSFS), na escala de classificação numérica da dor e no Global Rating of Change (GROC). Sua análise desencadeou uma combinação de quatro variáveis que, com acuária, se mostraram preditoras de resultados de sucesso com a fisioterapia. Essas variáveis foram < 54 anos, braço dominante não afetado, ausência de piora dos sintomas quando o paciente olha para baixo e tratamento multimodal (i.e., tração cervical, terapia manual e treinamento do flexor profundo do pescoço), com mínimo de 50% das visitas. Enquanto a taxa geral de sucesso para pacientes que recebem fisioterapia individualizada e não padronizada ficou em 53%, a probabilidade pós-teste de um resultado de sucesso cresceu para 85 ou 90% quando atendidos três ou quatro dos critérios, respectivamente.

A cirurgia fica reservada a pacientes com dor persistente e incapacitante após, no mínimo, seis a doze semanas de tratamento conservador, progressão de déficits neurológicos ou sinais de mielopatia moderada a grave.[3]

Recomendações clínicas baseadas em evidências

SORT: Força da Taxonomia de Recomendações (do inglês, *Strength of Recommendation Taxonomy*)

A: Evidências consistentes e de boa qualidade voltadas ao paciente
B: Evidências inconsistentes ou de qualidade limitada voltadas ao paciente
C: Evidências consensuais, voltadas à doença, prática habitual, opinião de especialistas ou séries de casos

1. Resultados positivos em três ou mais dos testes que seguem aumentam a probabilidade do diagnóstico de radiculopatia cervical: Upper Limb Tension Test A, rotação cervical ativa na direção do lado envolvido < 60°, teste de distração da cervical, teste A de Spurling. **Grau B**
2. Os fisioterapeutas podem usar o Neck Disability Index e o Northwick Park Neck Pain Questionnaire para, com confiança, medir as mudanças na dor no pescoço e na incapacitação. **Grau A**

3. O uso de programa de tratamento multimodal, inclusive tração intermitente da cervical, terapia manual e fortalecimento dos flexores profundos do pescoço reduz a dor e aumenta a função em pacientes com radiculopatia cervical. **Grau B**

PERGUNTAS PARA REVISÃO

13.1 Um fisioterapeuta está trabalhando com uma mulher de 55 anos de idade, três semanas após acidente automotivo que resultou em torcicolo. A paciente tem queixas de dor e dormência no ombro esquerdo que irradia para baixo até o polegar e aumenta com a extensão do pescoço. O exame motor revela redução da força abdutora do ombro (4/5) e diminuição da sensibilidade tátil precisa/grosseira no ombro esquerdo. Qual é o nível cervical de envolvimento mais provável?

A. C4
B. C5
C. C6
D. C7

13.2 Que instrumento de avaliação seria o *mais* apropriado para determinar se a dor no pescoço reduz a capacidade de uma pessoa para desempenhar as atividades da vida diária?

A. Northwick Park Neck Pain Questionnaire
B. Exame eletrofisiológico padronizado
C. Neck Disability Index
D. Escala de classificação numérica da dor

Respostas

13.1 **B.** A raiz C5 do nervo proporciona sensibilidade ao ombro. Inervação motora do músculo deltoide é provida pelo nervo axilar, que contém fibras predominantemente a partir da raiz C5.

13.2 **C.** O Neck Disability Index (NDI) é um instrumento de autorrelato que contém dez itens relativos como a dor no pescoço afeta a capacidade de levar a rotina diária. Sete itens têm relação com as atividades cotidianas, dois com a dor e um com a concentração. O NDI é uma revisão do Oswestry Disability Questionnaire e foi criado para medir o nível de redução nas atividades da vida diária, em pacientes com dor no pescoço.

REFERÊNCIAS

1. Spurling RG, Scoville WB. Lateral rupture of the cervical intervertebral discs: a common cause of shoulder and arm pain. *Surg Gynecol Obstet.* 1944;78:350-358.
2. Waddell G. *The Back Pain Revolution.* 2nd ed. New York: Churchill Livingstone; 2004.
3. Carette S, Fehlings MG. Clinical practice. Cervical radiculopathy. *New Engl J Med.* 2005;353:392-399.

4. Bogduk N. The anatomy and pathophysiology of neck pain. *Phys Med Rehabil Clin N Am.* 2003;14:455-472.
5. Radhakrishnan K, Litchy WJ, O'Fallon WM, Kurland LT. Epidemiology of cervical radiculopathy. A population-based study from Rochester, Minnesota, 1976 through 1990. *Brain.* 1994;117:325-335.
6. Murphey F, Simmons JC, Brunson B. Chapter 2. Ruptured cervical discs, 1939 to 1972. *Clin Neurosurg.* 1973;20:9-17.
7. Shelerud RA, Paynter KS. Rarer causes of radiculopathy: spinal tumors, infections, and other unusual causes. *Phys Med Rehabil Clin N Am.* 2002;13:645-696.
8. Soubrier M, Dubost JJ, Tournadre A, Deffond D, Clavelou P, Ristori JM. Cervical radiculopathy as a manifestation of giant cell arteritis. *Joint Bone Spine.* 2002;69:316-318.
9. Malanga GA, Romello MA. Cervical radiculopathy. *Medscape.* 2011. http://emedicine. medscape. com/article/94118-overview. Accessed: December 30, 2012.
10. Brown BM, Schwartz RH, Frank E, Blank NK. Preoperative evaluation of cervical radiculopathy and myelopathy by surface-coil MR imaging. *AJR Am J Roentgenol.* 1988;151:1205-1212.
11. Knoop KJ, Stack LB, Storrow AB, Thurman RJ. Extremity conditions. In: Tubbs RJ, Savitt DL, Suner S, eds. *The Atlas of Emergency Medicine.* 3rd ed. Access Medicine: McGraw Hill; 2010.
12. Grant R. Vertebral artery concerns: premanipulative testing of the cervical spine. In: Grant R, ed. *Physical Therapy of the Cervical and Thoracic Spine.* 2nd ed. New York: Churchill Livingstone; 1994:145-166.
13. Sions JM, Hicks GE. Fear-avoidance beliefs are associated with disability in older American adults with low back pain. *Phys Ther.* 2011;91:525-534.
14. Guez M, Hildingsson C, Stegmayr B, Toolanen G. Chronic neck pain of traumatic and nontraumatic origin: a population-based study. *Acta Orthop Scand.* 2003;74:576-579.
15. Cibulka MT. Understanding sacroiliac joint movement as a guide to the management of a patient with unilateral low back pain. *Man Ther.* 2002;7:215-221.
16. Chiarello C. Spinal disorders. In: Cameron MH, Monroe LG, eds. *Physical Rehabilitation Evidence-Based Examination, Evaluation and Interventions.* St. Louis, MO: Saunders Elsevier; 2007.
17. Letchuman R, Gay RE, Shelerud RA, VanOstrand LA. Are tender points associated with cervical radiculopathy? *Arch Phys Med Rehabil.* 2005;86:1333-1337.
18. Elvey RL. The investigation of arm pain: signs of adverse responses to the physical examination of the brachial plexus and related tissues. In: Boyling JD, Grieve GP, Jull GA, eds. *Grieve's Modern Manual Therapy.* 2nd ed. New York: Churchill Livingston; 1994:577-585.
19. Butler DA. *Mobilization of the Nervous System.* Melbourne, Australia: Churchill Livingstone; 1991.
20. Butler D, Gifford L. The concept of adverse mechanical tension in nervous system. Part 1: Testing for dural tension. *Physiotherapy.* 1989;75:622-628.
21. Wainner RS, Fritz JM, Irrgang JJ, Boninger ML, Delitto A, Allison S. Reliability and diagnostic accuracy of the clinical examination and patient self-report measures for cervical radiculopathy. *Spine.* 2003;28:52-62.
22. Nordin M, Carragee EJ, Hogg-Johnson S, et al. Assessment of neck pain and its associated disorders: results of the Bone and Joint Decade 2000-2010 Task Force on Neck Pain and Its Associated Disorders. *Spine.* 2008;33:S101-S122.
23. Vernon H, Mior S. The Neck Disability Index: a study of reliability and validity. *J Manipulative Physiol Ther.* 1991;14:409-415.

24. Leak AM, Cooper J, Dyer S, Williams KA, Turner-Stokes L, Frank AO. The Northwick Park Neck Pain Questionnaire, devised to measure neck pain and disability. *Br J Rheumatol.* 1994;33:469-474.
25. Hoving JL, O'Leary EF, Niere KR, Green S, Buchbinder R. Validity of the neck disability index, Northwick Park neck pain questionnaire, and problem elicitation technique for measuring disability associated with whiplash-associated disorders. *Pain.* 2003;102:273-281.
26. Waldrop MA. Diagnosis and treatment of cervical radiculopathy using a clinical prediction rule and a multimodal intervention approach: a case series. *J Orthop Sports Phys Ther.* 2006;36:152-159.
27. Cleland JA, Whitman JM, Fritz JM, Palmer JA. Manual physical therapy, cervical traction, and strengthening exercises in patients with cervical radiculopathy: a case series. *J Orthop Sports Phys Ther.* 2005;35:802-811.
28. Cleland JA, Fritz JM, Whitman JM, Heath R. Predictors of short-term outcome in people with a clinical diagnosis of cervical radiculopathy. *Phys Ther.* 2007;87:1619-1632.

Lesão na medula espinal – Unidade de Terapia Intensiva

Heather David

CASO 14

Há uma semana, uma mulher de 24 anos de idade sofreu lesão total da medula, no nível neurológico C7, em consequência de acidente automotivo. As intervenções cirúrgicas logo após o acidente incluíram laminectomia e fusão de C6 até os níveis vertebrais de T1. Quatro dias após a cirurgia, ela desenvolveu trombose venosa profunda na panturrilha e foi colocado um filtro na veia cava inferior para prevenir embolia pulmonar. Atualmente, ela está na unidade de terapia intensiva (UTI). Seus prejuízos incluem paralisia e perda sensitiva nas extremidades inferiores bilaterais, no tronco e nas extremidades superiores. O choque medular está melhorando e agora ela apresenta espasticidade em extremidade inferior, hiper-reflexia, intestinos e bexiga reflexos e dificuldades para eliminar secreções pulmonares. A paciente é professora de escola e mora com o esposo em uma casa térrea. Ela gosta de jogar basquete, surfar e brincar com os cães. Não tem filhos, mas ela e o marido planejavam começar uma família em poucos anos. O fisioterapeuta foi solicitado para avaliar e tratar a paciente na UTI.

- ▶ Com base na condição de saúde da paciente, o que você antecipa como colaboradores às limitações de atividade?
- ▶ Que precauções devem ser tomadas durante o exame fisioterapêutico?
- ▶ Quais são as prioridades do exame?
- ▶ Quais são as escalas de avaliação fisioterapêuticas mais adequadas?
- ▶ Quais são as possíveis complicações que interferem na fisioterapia?

DEFINIÇÕES-CHAVE

CHOQUE MEDULAR: paralisia dos músculos flácidos e ausência de reflexos abaixo do nível da lesão na medula; pode durar de horas a semanas

EMBOLIA PULMONAR: quando um coágulo de sangue fica alojado em uma artéria pulmonar e obstrui o suprimento de sangue aos pulmões, podendo resultar em morte; a causa mais comum é uma trombose venosa profunda com deslocamento de trombo

FILTRO DA VEIA CAVA INFERIOR: filtro vascular colocado na veia cava inferior para prevenir embolia pulmonar.

TROMBOSE VENOSA PROFUNDA (TVP): oclusão parcial ou total de uma veia profunda por um trombo (coágulo), normalmente causado por estase venosa, hipercoagulabilidade e/ou lesão à parede da veia

Objetivos

1. Descrever etiologia, incidência e prevalência das lesões do cordão espinal.
2. Usar as diretrizes da classificação da American Spinal Injury Association (ASIA) para lesões da medula espinal visando determinar nível motor, sensorial, nível neurológico e zona de preservação parcial, quando for o caso.
3. Descrever as síndromes clínicas relacionadas a lesões incompletas da medula espinal.
4. Descrever prejuízos primários e secundários comuns em pessoas com lesões na medula espinal.
5. Descrever a avaliação fisioterapêutica e a potencial necessidade de encaminhamento de pessoas com lesão na medula espinal a outros profissionais de saúde.

Considerações sobre a fisioterapia

Considerações fisioterapêuticas durante o controle do indivíduo com perda da ativação muscular e da sensibilidade musculares, redução da mobilidade funcional e múltiplas complicações de saúde devido à lesão na medula espinal:

- **Plano de cuidados/metas gerais da fisioterapia:** melhorar a mobilidade funcional, inclusive mobilidade no leito, transferências e locomoção (propulsão com cadeira de rodas); melhorar a tolerância e o equilíbrio sentados.
- **Testes e medidas fisioterapêuticos:** investigação da amplitude de movimentos (ADM) e da força; instrumentos confiáveis e válidados para mobilidade funcional, equilíbrio e restrições à participação.
- **Precauções durante a fisioterapia:** hipotensão ortostática, disreflexia autonômica, trombose venosa profunda (TVP), instabilidade da coluna, lesões na pele.
- **Complicações que interferem na fisioterapia:** dor, espasticidade, hipotensão ortostática, disreflexia autonômica, precauções medulares, restrições de ADM, controle dos intestinos e da bexiga.

Visão geral da patologia

Lesões na medula espinal são causadas por ruptura neurológica do cordão espinal, com potencial de resultar em paralisia/paresia, perda sensitiva, mudanças na atividade autonômica e mudanças nas respostas reflexas.[1] Esse tipo de lesão tem como causa mais comum um trauma, embora possa também ocorrer em consequência de doença, malformação congênita, dano vascular, tumores, infecções e doenças neurológicas.[1-3] Nos EUA, a incidência anual de lesões da medula é de cerca de 12 mil casos, sem incluir os indivíduos que morrem no local do acidente.[4] No ano de 2010, por volta de 265 mil indivíduos com essa lesão moravam nos EUA. Quase metade das pessoas com lesão na medula tinha entre 16 e 30 anos de idade.[5] Os homens constituíam cerca de 80% daqueles com lesões medulares[5], sendo mais prevalentes em homens jovens. As três principais causas são as mesmas para homens e mulheres: acidentes automotivos, quedas e ferimentos com arma de fogo. O trauma direto ao tecido da medula espinal, que ocorre no momento da lesão, é chamado de lesão primária. Esse trauma inicial raramente resulta em transecção completa da medula, independentemente da totalidade da lesão neurológica. Dano secundário ao tecido neurológico ocorre após a lesão inicial e pode ser causado por isquemia, edema, desmielinização dos axônios, necrose da medula espinal e formação de tecido cicatricial.[1] Esse dano tissular secundário é responsável por perda adicional da função motora e sensitiva, além da lesão inicial. [1] Por volta de 30 a 60 minutos após o trauma medular, o indivíduo passa por um período de choque medular, caracterizado por paralisia dos músculos flácidos e ausência de reflexos *abaixo* do nível da lesão medular. O choque pode persistir durante horas a semanas, e a totalidade da lesão do indivíduo só pode ser determinada após a resolução do choque.[2]

A medula espinal vai do tronco cerebral ao nível vertebral L1 ou L2. A terminação caudal da coluna vertebral é chamada de cone medular. As raízes nervosas da coluna a partir de C1 e C7 saem *acima* do corpo vertebral correspondente, enquanto as raízes nervosas de C8 saem *abaixo* do nível vertebral correspondente. Durante o desenvolvimento fetal, a medula espinal ocupa o comprimento da coluna vertebral, e os nervos da coluna saem horizontalmente. Com o crescimento, as vértebras aumentam em comprimento, o que não ocorre com a medula. Devido à medula encurtada em relação à coluna vertebral, as raízes nervosas da coluna vertebral percorrem, em uma linha descendente, o canal da coluna antes de saírem. Por causa dessa relação anatômica entre as vértebras e a medula, o nível de dano esquelético na coluna costuma ser *diferente* do nível de dano neurológico. As raízes dos nervos espinais caudais ao cone medular são chamadas de cauda equina. A tetraplegia (ou a quadriplegia) é causada por dano à coluna na porção cervical, resultando em rompimento da função motora e/ou sensitiva nas extremidades superiores e inferiores, no tronco e nos órgãos pélvicos. A paraplegia é causada por dano ao tecido nervoso no canal medular, nas regiões torácica, lombar ou sacral da coluna. Uma paraplegia resulta em transtorno da função motora e/ou sensitiva em extremidades inferiores, tronco e órgãos pélvicos. De 2005 a 2010, a categoria neurológica mais frequente de lesão medular (LM), na alta hospitalar, foi a tetraplegia incompleta (39,5%), seguida da paraplegia total (22,1%), paraplegia incompleta (21,7%) e tetraplegia total (16,3%).[4]

O nível neurológico da lesão de um indivíduo é determinado usando-se a **American Spinal Injury Association (ASIA) Classification Scale.**[1,6,7] Uma revisão sistemática para exame das propriedades psicométricas da Escala de Classificação da ASIA para avaliar a função motora e sensitiva foi feita no ano de 2006. Dos 39 estudos identificados inicialmente, 18 atenderam aos critérios de inclusão e exclusão fixados pelos autores. Eles descobriram que a versão do ano 2000 da Escala de Classificação da ASIA era mais confiável que as versões anteriores. Embora não pudesse ter sido estabelecida a sua validação por falta de um padrão-ouro para investigar pessoas com lesão na medula espinal, essa validade construto foi sólida em vários estudos que compararam os escores motores dessa escala ao desempenho em tarefas funcionais, parâmetros de marcha, imagens e avaliação eletrofisiológica. Com base em seus achados, os autores recomendaram o uso da Escala de Classificação da ASIA em 72 horas após a lesão para comparação com outras avaliações neurológicas. Eles ainda sustentaram o relato dos subescores motores das extremidades superiores e inferiores em substituição a um único escore motor da dessa escala. Há necessidade de mais pesquisas para determinar a diferença mínima clinicamente importante da Classificação da ASIA.[6]

A Figura 14.1 inclui a Classificação da ASIA para lesões medulares e a Escala de Deficiência da ASIA (ASIA Impairment Scale). Para determinar o nível de lesão neurológica de um indivíduo, o médico precisa fazer um exame sensitivo e outro motor. O sensitivo inclui distinguir estímulos dolorosos e de toque leve em pontos-*chave* determinados representativos de níveis específicos de dermátomos. O examinador atribui 0, 1 ou 2 em cada local testado para representar função sensorial ausente, prejudicada ou normal, respectivamente. O exame motor inclui teste manual de músculos-*chave* determinados como representativos de níveis dermatômicos específicos. O examinador usa uma escala de 0 a 5, com 0 representando ausência de contração muscular e 5 representando força muscular normal. Um músculo chave, com um grau motor de 3 a 5, é considerado neurologicamente intacto se todos os músculos chave acima daquele nível têm grau 5/5. Quanto a níveis da coluna representados por miótomos que não podem ser testados de forma específica com o teste manual de força muscular (i.e., C2-C4 e T2-L1), pressupõe-se que o nível sensitivo seja o mesmo do nível motor. O exame da ASIA ainda inclui exame digital do reto para determinar se há uma função motora voluntária no esfincter anal ou sensação anal profunda.[7] O uso do sistema de classificação da ASIA permite ao médico obter informações sobre os níveis sensitivos e motores, respectivamente, para os lados direito e esquerdo do corpo, o que resulta em quatro níveis espinais, representativos à área mais caudal de função normal para cada aspecto-motor e sensitivo. O nível da lesão neurológica é o nível mais caudal àquele onde todos os testes motores e sensoriais demonstram inervação normal.[7] Além de determinar o nível da lesão neurológica do indivíduo, o examinador determina uma de cinco categorias (A-E), na ASIA Impairment Scale (AIS). As etapas de classificação de lesões na medula podem ser encontradas na Figura 14.1, com a planilha da ASIA. Uma pessoa é classificada como AIS A se a lesão é completa, indicando ausência de função motora e sensitiva nos segmentos sacrais mais inferiores da coluna vertebral (S4-S5), o que se determina por exame digital, conforme descrito antes.[7] Uma pessoa com função sensitiva e/ou motora nos segmentos sacrais mais inferiores apresenta lesão incompleta, sendo classificada com nível B a D da AIS. Um indivíduo sem déficit sensitivo ou motor é considerado normal na escala da ASIA, sendo classificado como AIS E. Um indivíduo com lesão completa (i.e., AIS A) pode ter alguma

Nome do paciente ____________

Nome do examinador ____________ Data/Hora do exame ____________

ASIA — AMERICAN SPINAL INJURY ASSOCIATION

INTERNATIONAL STANDARDS FOR NEUROLOGICAL CLASSIFICATION OF SPINAL CORD INJURY
(Padrões Internacionais para Classificação Neurológica de Lesão na Medula)

ISCOS

MOTOR
Músculos chave

	D	E	
C5	5	5	*Flexores do cotovelo*
C8	5	5	*Extensores do pulso*
C7	2	2	*Extensores do cotovelo*
C8	1	0	*Flexores dos dedos (falange distal do dedo médio)*
T1	0	0	*Abdutores dos dedos (dedo mindinho)*

TOTAL DO MEMBRO SUPERIOR (Máximo) 13 + 12 = 25
(25) (25) (50)

Comentários:

	D	E	
L2	0	0	*Flexores do quadril*
L3	0	0	*Extensores do joelho*
L4	0	0	*Dorsiflexores do tornozelo*
L5	0	0	*Extensores do hálux*
S1	0	0	*Flexores plantares do tornozelo*

Contração anal voluntária (Sim/Não) N

TOTAL DO MEMBRO INFERIOR (Máximo) 0 + 0 = 0
(25) (25) (50)

SENSITIVO
Pontos-chave da sensibilidade

	Toque leve D	*Toque leve* E	*Picada com alfinete* D	*Picada com alfinete* E
C2	2	2	2	2
C3	2	2	2	2
C4	2	2	2	2
C5	2	2	2	2
C6	2	2	2	2
C7	2	1	2	1
C8	1	0	1	0
T1	0	0	0	0
T2	0	0	0	0
T3	0	0	0	0
T4	0	0	0	0
T5	0	0	0	0
T6	0	0	0	0
T7	0	0	0	0
T8	0	0	0	0
T9	0	0	0	0
T10	0	0	0	0
T11	0	0	0	0
T12	0	0	0	0
L1	0	0	0	0
L2	0	0	0	0
L3	0	0	0	0
L4	0	0	0	0
L5	0	0	0	0
S1	0	0	0	0
S2	0	0	0	0
S3	0	0	0	0
S4-5	0	0	0	0

TOTAIS (Máximo) {13 + 11 = 24 (56) (56); 13 + 11 = 24 (56) (56)

0 = ausente
1 = prejudicado
2 = normal
NT = não passível de teste

N Alguma sensibilidade anal
24 **Escore de apicada com alfinete** (Máx. 112)
24 **Escore de toque leve** (Máx. 112)

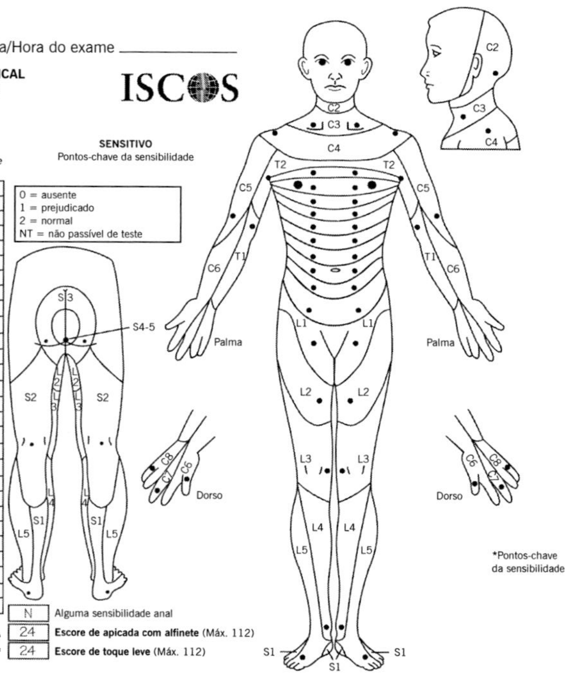

NÍVEL NEUROLÓGICO O segmento mais caudal com função normal		D	E
	MOTOR	C7	C6
	SENSITIVO	C6	C6

COMPLETO OU INCOMPLETO? Incompleto=nenhuma função sensitiva ou motora em S4-S5: C

ESCALA ASIA DE DEFICIÊNCIA (AIS): A

(somente em lesões completas) **ZONA DE PRESERVAÇÃO PARCIAL** O nível mais caudal com alguma intervenção	D	E
MOTOR	C8	C7
SENSITIVO	C8	C7

Este formulário pode ser livremente copiado, mas não deve ser alterado sem permissão da American Spinal Cord Injury Association.

(*Continua*)

Figura 14.1 Formulário de Classificação Neurológica de Lesão Medular, da American Spinal Injury Association para o paciente do caso. (Reproduzida, com permissão, da American Spinal Injury Association: International Standards for Neurological Classification of Spinal Cord Injury, revised 2011; Atlanta, GA. Reprinted 2011.)

Graduação da função muscular

0 = paralisia total

1 = contração palpável ou visível

2 = movimento ativo, amplitude de movimentos (ADM) total, com eliminação da gravidade

3 = movimento ativo, ADM total contra a gravidade

4 = movimento ativo, ADM total contra a gravidade e resistência moderada em uma posição muscular específica

5 = movimento ativo (normal), ADM total contra a gravidade e resistência completa em uma posição muscular específica exercida pelo avaliador

5* = movimento ativo (normal), ADM total contra gravidade e resistência suficiente a ser considerada normal quando não estão presentes os fatores inibidores identificados. (i.e., dor, falta de uso)

NT = não passível de teste (i.e., devido a imobilização, dor grave a ponto de o paciente não ser capaz de receber pontuação, amputação de membro ou contratura de > 50% da amplitude de movimentos).

Escala de Deficiência da ASIA (AIS)

☐ **A** = **Completo**. Ausência de função sensitiva ou motora nos segmentos sacrais S4-S5.

☐ **B** = **Sensitiva Incompleta**. Função sensitiva, mas não motora, preservada abaixo do nível neurológico, incluindo os segmentos sacrais S4-S5 (tato leve, picada de alfinete em S4-S5; ou pressão anal profunda E função motora preservada mais do que três níveis abaixo do nível motor em cada um dos lados do corpo.

☐ **C** = **Motor Incompleto**. Função motora preservada abaixo do nível neurológico** e mais da metade das funções de músculos chave abaixo do nível neurológico da lesão tem uma pontuação muscular inferior a 3 (Pontos 0-2).

☐ **D** = **Motor Incompleto**. Função motora preservada abaixo do nível neurológico** e no mínimo metade (metade ou mais) das funções musculares principais abaixo do nível neurológico da lesão tem pontuação muscular $\geq$ 3.

☐ **E** = **Normal**. Quando as funções sensitiva e motora são testadas conforme os Padrões Internacionais de Classificação Neurológica de Lesões Medulares e como normais em todos os segmentos, e o paciente apresentava deficiências anteriores, AIS é então E. Alguém sem uma LM inicial não recebe graduação na AIS.

**Para que um indivíduo receba um grau C ou D, isto é, estado motor incompleto, ele deve associar, dos itens que seguem (1) contração do esfíncter anal voluntária ou (2) sensibilidade sacral residual com função motora residual além de três níveis abaixo do nível motor para aquele lado do corpo. As normas atuais permitem até mesmo função motora de músculos não chave além de três níveis abaixo do nível motor a ser usada na determinação da condição motora incompleta (AIS B *versus* C).

NOTA: ao investigar a extensão da função motora residual abaixo do nível de distinção entre AIS B e C, o *nível motor* em cada um dos lados é usado; enquanto que, para distinguir entre AIS C e D (com base na proporção da função de músculos chave, com força de grau 3 ou maior), é usado o *nível neurológico da lesão*.

Etapas da Classificação

A ordem adiante é recomendada para determinar a classificação de indivíduos com LM.

1. Determinar os níveis sensoriais para os lados direito e esquerdo.
2. Determinar os níveis motores para os lados direito e esquerdo. *Nota: nas regiões em que não há miótomo a ser testado, pressupõe-se que o nível motor seja o mesmo do nível sensitivo, quando a função motora passível de teste acima deste nível também for normal.*
3. Determinar o nível neurológico da lesão. *Trata-se do segmento mais inferior, em que as funções motora e a sensitiva estão normais em ambos os lados, em direção mais cefálica dos níveis sensitivo e motor determinados nas etapas 1 e 2.*
4. Determinar se a lesão é completa ou incompleta (i.e., ausência ou presença de função residual sacral) *Se contração anal voluntária =* **Não** *E todos os escores sensitivo S4-5 =* **0** *E pressão anal profunda =* **Não**, *então a lesão é COMPLETA. De outra forma, ela é incompleta.*
5. Determinar os pontos da Escala de Deficiência da ASIA (AIS):

A lesão é Completa?

Se SIM, AIS =A e pode ser registrado Zona de Preservação Parcial (dermátomo ou miótomo mais inferior em cada lado, com alguma preservação)

NÃO ↓

A lesão motora é Incompleta?

Se NÃO, AIS = B
(Sim=contração anal voluntária OU função motora além de três níveis abaixo do nível motor em determinado ladose o paciente tiver classificação sensitiva incompleta)

SIM ↓

Pelo menos metade dos músculos chave abaixo do nível neurológico da lesão receberam grau 3 ou maior?

NÃO ↓ **AIS = C**

SIM ↓ **AIS = D**

Quando as funções sensitiva e motora estão normais em todos os segmentos, AIS = E.

Nota: AIS E é usada no teste de acompanhamento, quando um indivíduo com uma LM documentada recuperou a função normal. Quando não encontradas défices em um teste inicial, o indivíduo está neurologicamente intacto; não se aplica a Escala de Deficiência ASIA.

Figura 14.1 (*Continuação*).

escassa função motora ou sensitiva preservada, caudal ao nível da lesão neurológica; essa área de preservação é chamada de zona de preservação parcial, um termo usado apenas com LM completa.[7] O exame da ASIA é feito muitas vezes ao longo do processo de recuperação individual. O teste da ASIA costuma ser feito na UTI, após resolução do choque medular, e na admissão hospitalar, em cada nível de progressão dos cuidados, o que inclui locais externos de reabilitação do paciente internado e locais de terapia do paciente.

Algumas lesões medulares incompletas apresentam padrões distintos de perda sensitiva e motora, determinados pela localização do dano ao cordão espinal em decorrência da sua organização somatotópica e da localização dos tratos espinais ascendentes e descendentes.[1,2] Essas lesões de medula são descritas como síndromes clínicas, conhecidas como, de Brown-Séquard, central da medula, anterior da medula, posterior da medula, cone medular da cauda equina. A Tabela 14.1 revisa as síndromes clínicas de LMs incompletas.

Lesões de medula podem resultar em prejuízos primários e secundários. Os primários podem incluir perda ou alterações de função motora, tônus muscular, sensibilidade, função respiratória, função voluntária de intestinos e bexiga, função genital, função cardiovascular e termorregulação.[1] A paralisia muscular é causada por dano aos tratos motores descendentes, às células do corno anterior e/ou às raízes dos nervos espinais. Os danos localizados perifericamente às células do corno anterior resultam em lesão de neurônio motor inferior (NMI), com paralisia **flácida** abaixo do nível da lesão. Uma LM que afeta os tratos motores descendentes pode resultar em lesão de neurônio motor

Tabela 14.1 SÍNDROMES CLÍNICAS DE LESÃO INCOMPLETA DA MEDULA

	Área do dano à medula	**Apresentação clínica**
Síndrome de Brown-Séquard	Hemissecção da medula	Fraqueza ipsilateral e perda da propriocepção e da sensibilidade vibratória Perda contralateral de dor e temperatura
Síndrome central da medula	Região central da coluna cervical	Perda da função de extremidade superior maior que da extremidade inferior e função sacral residual
Síndrome anterior da medula	Porção anterior e anterolateral da medula	Perda da função motora, da dor e de temperatura bilateralmente e preservação bilateral da propriocepção
Síndrome posterior da medula	Aspectos posteriores da coluna	Perda bilateral da propriocepção, estereognosia, discriminação de dois pontos e sensibilidade vibratória abaixo do nível da lesão, com conservação da função motora, da dor e do tato leve
Síndrome do cone medular	Cone medular e dano às raizes lombares e sacrais de nervo	Paralisia bilateral e flácida de extremidade inferior, perda de sensibilidade, e arreflexia de intestinos e bexiga
Síndrome da cauda equina	Cauda equina com lesões nas raízes lombares e sacrais de nervos	Paralisia flácida tipicamente incompleta bilateral das extremidades inferiores, perda da sensibilidade, e arreflexia de intestinos e bexiga.

superior (NMS), com paralisia *espástica* abaixo do nível da lesão. A maioria das lesões medulares resulta em dano combinado aos tratos motores, às células do corno anterior e nervos espinais, resultando numa combinação de lesões de NMS e de NMI. O local do dano determinará os tipos de alterações no tônus muscular em consequência da LM.[1] A espasticidade, resistência velocidade-dependente ao alongamento passivos de músculos, está também associada a hiper-reflexia e ao clônus.[1,3] Em consequência de um dano de NMS, a espasticidade pode vir a se apresentar em indivíduos com lesões da medula cervical e torácica superior (após um período de flacidez durante o choque medular). Dano a NMI relacionado a lesões no cone medular ou na cauda equina pode resultar em flacidez nos músculos paralisados. Paralisia flácida de músculos resulta diminuição ou ausência de reflexos tendiosos profundos e resistência reduzida ou ausente ao alongamento do músculo. Pode ocorrer uma combinação de dano a NMS e NMI, com lesões em nível superior, possibilidade de levar a uma apresentação mista, com alguns grupos musculares flácidos e outros espásticos.[1,3] Disfunção sensitiva ocorre com LM devido a dano aos tratos sensoriais ascendentes da coluna. Podem ser detectadas deficiências sensoriais mistas em consequência de uma LM incompleta, conforme descrição nas síndromes clínicas de LM incompleta.

A capacidade de respirar e tossir costuma ficar alterada em pessoas com lesões na medula. Como o diafragma é inervado pelos segmentos C3 a C5 da medula, indivíduos com lesões completas no nível C3 ou acima precisarão de ventilação mecânica para respirar. Muitas pessoas com nível neurológico C4 também precisarão de ventilação mecânica. A capacidade de produzir uma tosse eficiente requer a coordenação do diafragma, dos músculos abdominais e acessórios. A tosse eficaz fica prejudicada em pessoas sem inervação dessa musculatura (C1-T12).[1]

As funções intestinal e vesical costumam estar prejudicadas em pessoas com lesões medulares devido a uma perda da função da medula espinal sacral. As funções intestinal e vesical diferirão, dependendo do tipo e do local do dano à medula ou ao nervo. Uma bexiga reflexa (como ocorre com este paciente) está presente em pessoas com lesões da medula *acima* do cone medular (i.e., uma lesão de NMS). Uma bexiga reflexa caracteriza-se pelo enchimento e esvaziamento reflexo, em um determinado nível de enchimento. Esse esvaziamento reflexo pode ser estimulado manualmente.[1,3,5] Uma bexiga arreflexa pode resultar de lesões no nível T12 ou abaixo dele; ela caracteriza-se por uma perda da função do músculo detrusor e do esfincter externo, que resulta em quantidades pequenas de incontinência por transbordamento quando a bexiga fica cheia; a urina restante retida na bexiga pode ocasionar distensão se não drenada de forma artificial. Pessoas com LM possivelmente precisarão usar cateterização intermitente ou de demora para manejo da bexiga. Indivíduos com LM podem perder o controle voluntário da bexiga e a sensação de bexiga cheia. Semelhante às disfunções vesicais, a LM pode resultar em intestino reflexo, em uma LM de nível mais superior, em consequência de dano de NMS, ou em bexiga arreflexa, resultante da lesão de NMI. Intestinos reflexos resultam em manutenção do tônus de repouso do esfincter anal interno, com relaxamento reflexo quando do enchimento retal. Intestinos arreflexos resultam em tônus reduzido ou flacidez do esfincter anal externo e interno, com consequente incontinência.[1] A função genital e as respostas sexuais costumam ficar alteradas ou perdidas em pessoas com LM. A fertilidade nos homens comumente fica reduzida, enquanto, nas mulheres, existe a possibilidade de não ser afetada.[1]

A LM pode afetar a função cardiovascular devido a um desequilíbrio entre a estimulação simpática (a partir dos segmentos da coluna T1-L2/L3) e a estimulação parassimpática (a partir do nervo vago, NC X). Tal desequilíbrio é especialmente verificado em pessoas com lesões em T6 e acima. São pessoas que costumam ter bradicardia, bradiarritmias, hipotensão e hipotensão ortostática. Os prejuízos na termorregulação variam, dependendo do nível da LM. As lesões de nível mais alto levam a prejuízos maiores na termorregulação. A capacidade de transpirar costuma estar ausente *abaixo* do nível da lesão.[1]

Prejuízos secundários resultantes de LM incluem fissuras na pele, complicações respiratórias, hipotensão ortostática, disreflexia autonômica, perda de ADM e desenvolvimento de contraturas, osteoporose, ossificação heterotópica, trombose venosa profunda, dor, infecções vesicais e do trato urinário e doença cardiovascular.[1,9] Em decorrência da falta de função sensitiva normal e da mobilidade física limitada, indivíduos com LM correm alto risco de fissuras na pele. O surgimento de úlceras de pressão é a complicação secundária mais comum em uma pessoa com LM.[1,10] Complicações respiratórias resultam de ventilação e capacidade de tossir diminuídas, o que pode levar a insuficiência respiratória e pneumonia.[1,11] A hipotensão ortostática pode ser consequência da falta de reflexos simpáticos para regular a pressão sanguínea com as mudanças de postura. Além disso, o repouso prolongado no leito e a redução do retorno venoso por paralisia abdominal e, em extremidade inferior, aumentam o risco de hipotensão ortostática.[9] Os sintomas de hipotensão ortostática incluem tontura, perda da visão, náuseas, zumbido nas orelhas e perda de consciência. Se ocorrerem, as pessoas com LM devem receber assistência para ficar em supino ou reclinadas de costas em cadeira de rodas, com as pernas elevadas, para a promoção de uma posição mais reclinada. Transições gradativas de supino para sentado, meias de compressão em extremidades inferiores e uma cinta abdominal ajudam a reduzir o risco de hipotensão ortostática.[1]

A disreflexia autonômica é uma condição com potencial de colocar a vida em risco, podendo ocorrer em indivíduos com lesões na medula acima de T6, em resposta a algum estímulo nocivo que ocorre *abaixo* do nível da lesão, que desencadeia uma reação simpática. Caracteriza-se por hipertensão, bradicardia, cefaleia grave, transpiração *acima* do nível da lesão e visão embaçada. As causas mais comuns de disreflexia autonômica são distensão intestinal e vesical. Ela é considerada uma emergência médica devido ao aumento persistente e repentino da pressão sanguínea, o que pode colocar a pessoa em risco de derrame ou morte.[12,13] Em uma resposta a um episódio de disreflexia autonômica, o médico ou o cuidador deve sentar a pessoa de forma ereta, com as pernas pendentes, para ajudar a reduzir a pressão elevada do sangue, conseguir assistência médica, monitorar a pressão sanguínea e agir para identificar e remover o estímulo nocivo.[1,13]

Imobilidade, paralisia e posicionamento prolongado no leito ou na cadeira de rodas aumentam o risco de desenvolvimento de contraturas devido a ADM ativa e passiva diminuída.[1] Osteoporose também é comum em pessoas com LM, provavelmente devido a uma combinação de menos suporte de peso nas extremidades inferiores, perda da contração muscular nos ossos e alterações circulatórias. A presença de osteoporose aumenta o risco de fratura.[1] Ossificação heterotópica (OH) é a formação de ossos novos em tecidos moles; e indivíduos com LM correm risco aumentado de desenvolver OH abaixo do nível da lesão, mais frequentemente nos quadris, joelhos e cotovelos. A causa é desconhecida e essa ossificação costuma aparecer entre um e seis meses após a LM.[1]

Após a lesão, são comuns as tromboses venosas profundas, especialmente na fase aguda, devido a uma falta de bomba muscular venosa, originada pela paralisia de musculatura de extremidade inferior e em aumento temporário da coagulação sanguínea após lesão traumática.[14] Trata-se de uma preocupação médica séria e deve ser monitorada atentamente para prevenção e identificação precoce, de modo a evitar uma embolia pulmonar, causada quando a trombose venosa profunda libera um trombo que se desloca até os pulmões.[14,15] A embolia pulmonar é a causa mais comum de morte no primeiro ano após LM.[1] A profilaxia contra a formação de trombos é iniciada em poucas horas da lesão e inclui medicamentos anticoagulantes, meias de compressão, dispositivos de compressão pneumática intermitente, mobilização e exercícios de ADM precoces e, por vezes, colocação de filtro na veia cava inferior.[1,9,16]

Pacientes com LM costumam ter dor por causas múltiplas, inclusive trauma ortopédico ou uso excessivo de membro, dor visceral ou neuropática. A dor pode ser acima, abaixo e/ou no nível transicional da lesão, podendo influenciar de forma negativa a qualidade de vida da pessoa.[1,3] Infecções do trato urinário são outra complicação comum secundária à LM devido à retenção urinária e ao uso continuado de cateteres.[1]

Manejo da fisioterapia do paciente

Cuidados imediatos no local do acidente para paciente com LM traumática incluem estabilização da coluna, assistência na ventilação e circulação conforme a necessidade e transporte de emergência para um hospital. Centros de trauma nível 1, em especial, os com equipes especializadas em LM, têm a preferência para o atendimento imediato de pacientes com LM traumática.[1,9] O controle médico no hospital inclui monitoração e assistência com ventilação e circulação, se necessário, proteção da coluna, radiografias, tração ou estabilização cirúrgica da coluna, estabilização de fraturas extraespinais e possível administração de glicocorticoides para minimização de danos teciduais secundários.[9] Órteses para coluna (coletes) costumam ser prescritas após estabilização cirúrgica ou não cirúrgica de pessoas com fraturas na coluna. O tipo de órtese dependerá das restrições de coluna necessárias conforme o tipo específico de lesão.[1]

A reabilitação de indivíduos com LM ocorre em um amplo espectro de instituições, inclusive hospital para pacientes graves, hospital para reabilitação de paciente internado, instituição de enfermagem especializada, programa/dia para paciente externo, clínica para paciente externo e a própria casa do paciente. O tratamento fisioterapêutico para paciente com LM inclui ensino de habilidades de mobilidade funcional ao indivíduo, atividades de autocuidado e prevenção de complicações secundárias. Normalmente, o fisioterapeuta é parte de uma equipe de profissionais da saúde que inclui médicos de atenção primária, neurologistas, fisiatras, enfermeiros, terapeuta ocupacional, fonoaudiólogo, profissionais de saúde mental e outros profissionais de saúde. Pode haver necessidade de encaminhar o indivíduo a profissionais de saúde mental para ajudar na adaptação à situação de incapacidade, a profissionais que auxiliem com tecnologias para adaptação de equipamento, inclusive cadeira de rodas, e a outros médicos para alívio da dor, controle da espasticidade e controle intestinal e vesical.

Exame, avaliação e diagnóstico

Um exame fisioterapêutico envolve procedimentos específicos de sondagem e testes que levam a um diagnóstico fisioterapêutico e ao encaminhamento a outros membros da equipe de saúde, quando for o caso. O fisioterapeuta possui vários instrumentos para avaliar os prejuízos e a perda da mobilidade funcional do indivíduo com LM.

A avaliação que o fisioterapeuta realiza da pessoa com LM deve ter o foco no exame de sinais vitais, função respiratória, integridade da pele, sensibilidade, ADM, força, tônus muscular e limitações da mobilidade funcional. É essencial monitorar os sinais vitais, inclusive pressão sanguínea, frequência cardíaca e respiratória. Tem importância especial, nos estágios agudos, a monitorar a ocorrência ou não de hipotensão ortostática, enquanto aumenta a tolerância individual para a postura ereta. O exame da função respiratória inclui avaliação da força dos músculos respiratórios, diafragmáticos, abdominais, intercostais, esternocleidomastóideo e escalenos. A expansão torácica pode ser quantificada com medida da circunferência nas axilas e no processo xifoide. As medidas devem ser feitas no final da expiração máxima e no final da inspiração máxima. Nos adultos, a expansão torácica normal no processo xifoide é de cerca de 6,4 a 8,1 cm.[3] Pode-se investigar a capacidade vital com o uso de um espirômetro manual. Além da medida da respiração, investigar a eficácia da tosse é imperativo.[3] Todos os membros da equipe de saúde devem, com frequência, avaliar a integridade da pele, especialmente nos estágios agudos da lesão, quando a mobilidade funcional está severamente limitada e a pessoa conta com os outros para que seja aliviada a pressão.

Testes sensitivos, inclusive investigação de sensibilidade do trato preciso e leve e dor, são feitos como parte do exame da ASIA. O fisioterapeuta deve ainda investigar a propriocepção para confirmar informações sobre a capacidade do paciente para saber onde seus membros estão no espaço, o que afetará a capacidade de realizar as habilidades de mobilidade funcional. O tônus muscular deve ser reavaliado com frequência em relação à presença de espasticidade ou flacidez, em especial nos estágios agudos, durante e após choque espinal.[1] A avaliação do tônus muscular é feita com ADM passiva lenta, usando-se a amplitude disponível de uma articulação, seguida de alongamento passivo rápido dos mesmos músculos. A espasticidade é um tipo de hipertonicidade que ocorre em resposta ao alongamento passivo *rápido* de um grupo muscular. Ela pode ser graduada com a Escala de Ashworth Modificada[17] (Tabela 14.2). Hipertonicidade pode levar a dor, formação de contratura e úlceras de pressão, podendo também limitar as atividades funcionais.[1] O Patient Reported Impact of Spasticity Management (PRISM) é um questionário padronizado de autorrelato, que pode ser usado para avaliar o impacto da espasticidade na qualidade de vida da pessoa.[18] Avaliação da ADM passiva deve ser feita para determinar o comprimento de músculos e qualquer restrição à ADM em articulações, capazes de afetar, negativamente, o treino da mobilidade funcional.[1] O teste manual de músculos chave, envolvendo força muscular, é feito como parte do exame da ASIA, mas testes musculares adicionais além dos realizados podem beneficiar a elaboração de um plano de cuidados para a pessoa. Testes de ADM e musculares devem ser realizados com cautela para evitar estresse em áreas de instabilidade da coluna, em especial, durante teste

Tabela 14.2 ESCALA DE ASHWORTH MODIFICADA PARA CLASSIFICAR A ESPASTICIDADE[17]

0	Sem aumento no tônus muscular
1	Leve aumento no tônus muscular, manifestado por tensão momentânea ou por resistência mínima ao final da amplitude de movimentos, quando a parte afetada é movimentada em flexão ou extensão
1+	Leve aumento no tônus muscular, manifestado por uma tensão abrupta, seguida de resistência mínima em menos da metade da ADM
2	Aumento acentuado no tônus muscular durante a maior parte da ADM, embora a parte afetada seja movimentada com facilidade
3	Aumento considerável no tônus muscular, dificuldade no movimento passivo
4	Parte afetada rígida em flexão ou extensão

Reproduzida, com permissão, de Bohannon RW, Smith MB. Interrater reliability of a modified Ashworth scale of muscle spasticity. Phys Ther. *1987;67:206-207.*

de membros superiores em pessoas com tetraplegia e de membros inferiores em pessoas com paraplegia.[1] Devido às demandas aumentadas nas extremidades superiores para a mobilidade, pessoas com LM crônica devem ser avaliadas em relação a lesões por uso excessivo dos membros superiores.

A avaliação da mobilidade funcional é de grande importância no exame fisioterapêutico e será feita com frequência ao longo do plano de cuidados e, em todos os locais de reabilitação. A avaliação inclui as habilidades de mobilidade que a pessoa consegue executar, o nível de assistência necessário para isso e o equipamento de adaptação necessário para a realização exitosa da habilidade. No hospital em que atualmente está esse paciente, a avaliação inicial da mobilidade funcional inclui habilidades de mobilidade no leito, habilidades de transferência e capacidade locomotora (habilidades com cadeira de rodas no caso desse paciente).[1] Na UTI e nos locais de atendimento a pacientes agudos, o indivíduo precisa de um alto nível de assistência para executar tais tarefas, e nem toda mobilidade será adequada para teste. Os resultados funcionais esperados para uma pessoa com LM, no nível neurológico C7, são assunto do Caso 15.

Plano de atendimento e intervenções

Na UTI e em hospital de atendimento a pacientes agudos, o plano de cuidados da fisioterapia concentra-se na prevenção de complicações secundárias, no aumento da tolerância individual a posições eretas, na mobilidade funcional precoce e na educação do paciente ou da família. A prevenção de complicações secundárias inclui manter as ADMs e posicionamento correto do paciente no leito para prevenir contraturas e úlceras de pressão.[1,3,9] A execução diária das ADMs envolvendo toda a excursão de movimentos dos quatro membros deve ser realizada. As exceções incluem as articulações limitadas por contraindicações de movimento ou articulações e tecidos em que a rigidez proporciona a função – como flexões firmes dos dedos das mãos que promovem tenodese em pessoas sem flexão ativa nos dedos e extensores lombares rígidos que promovem controle e mobilidade do tronco. Consegue-se preensão por tenodese estendendo-se o punho (com uso dos extensores radial do carpo longo e curto), o que resulta em tensão passiva nos dedos (flexor profundo dos dedos, flexor superficial dos dedos, flexor longo do polegar). Isso faz os dedos flexionarem e o polegar formar uma espécie de pinça com o indicador.[1,19] A conservação da rigidez dos flexores dos dedos é fundamental para pessoas com tetraplegia C7 e acima (como o paciente deste caso), possibilitando ao indivíduo pegar e manipular objetos usando extensão ativa do pulso. Embora pessoas com tetraplegia C5 e acima não tenham extensão ativa do pulso, os flexores dos dedos nesses pacientes devem ainda poder comprimir de modo a possibilitar o uso da mão como um gancho e pelo fato da possibilidade de ocorrer retorno da função motora voluntária caudal ao nível neurológico da lesão, nos meses e anos após a lesão. O alongamento exagerado dos flexores longos dos dedos evitará o uso de preensão por tenodese. Assim que os flexores dos dedos são alongados excessivamente, fica muito difícil reobter a firmeza, e a pessoa pode perder a capacidade de usar uma futura preensão por tenodese. É responsabilidade do fisioterapeuta informar os pacientes, as famílias e outros membros da equipe de atendimento sobre a importância de se preservar a rigidez nos flexores dos dedos. A mão deve ser posicionada com os pulsos estendidos, e aos dedos deve ser possibilitado o relaxamento em uma posição flexionada. Talas de posicionamento podem ser adequadas para ajudar a promover o encurtamento dos flexores dos dedos, e talas funcionais podem ajudar a pessoa a desenvolver a habilidade de usar uma preensão por tenodese.[1,3] É também importante, para pessoas com tetraplegia e paraplegia, a manutenção de uma rigidez leve na porção inferior das costas para ajudar as habilidades de controle e mobilidade do tronco, desenvolvidas pelo indivíduo ao longo da reabilitação. Na UTI e no local de atendimento a pacientes agudos, o fisioterapeuta pode trabalhar para maximizar o comprimento dos músculos isquiotibiais (desde que esse tipo de mobilidade não seja contraindicada devido a estabilização cirúrgica ou a outros fatores). Aumentar o comprimento dos múlculos isquiotibiais na UTI e no atendimento a pacientes agudos irá preparar a pessoa para as habilidades de mobilidade no leito e em colchonete, que terão início no local em que o paciente fará a reabilitação ainda internado. Habilidades de mobilidade no leito e em colchonete demandam períodos progressivamente maiores na posição sentada prolongada, o que requer comprimento adequado dos músculos isquiotibiais para evitar tensão excessiva dos extensores lombares. Botas ou talas de posicionamento para tornozelos podem ser usadas para prevenir encurtamento dos flexores plantares devido à força sem oposição da gravidade e ao potencial de espasticidade destes músculos. Essas botas ou talas posicionam os tornozelos da pessoa em uma posição neutra e costumam reduzir a carga sobre os calcanhares ("flutuar"), prevenindo fissuras na pele.

O fisioterapeuta trabalha com a equipe de saúde para prevenir úlceras de pressão com uso de equipamento especial, com intuito de minimizar a pressão sobre a pele da pessoa (p. ex., colchões que alternam a pressão ou acolchoar superfícies de apoio ativo, almofadas especiais para cadeira de rodas, botas e talas), obediência aos horários de alívio da pressão e conferências frequentes de que a pele do indivíduo continua limpa e seca.[1,10] O risco de úlceras de pressão é maior sobre as saliências ósseas, variando conforme a posição da pessoa. Em supino, as áreas com risco de úlceras de pressão incluem o occipital, as escápulas, as cristas ilíacas, o sacro e os calcanhares. Em decúbito lateral, as áreas de risco incluem os trocânteres maior, joelhoe e tornozelo. Sentado, as áreas de risco incluem as tuberosidades isquiáticas, o sacro e o cóccix. **A prevenção do surgimento de úlceras de pressão** no leito exige uma rotina de viradas em que a posição do indivíduo é trocada *no mínimo* a cada duas horas. Essa é a rotina habitual de posicionamento, mas há indivíduos com mais fatores de risco de fissuras na pele que precisam de uma rotina com trocas de decúbito mais frequentes para evitar problemas de pele.[1,10] A pele da pessoa deve ser avaliada sempre que ocorrer uma virada. Durante as mudanças de posição, é importante evitar deslizar a pessoa sobre a superfície em que se encontra sentada ou deitada devido às forças de cisalhamento, que aumentam o risco de fissuras na pele. Sentado, o indivíduo deve ser colocado sobre almofada especial para cadeira de rodas (p. ex., Roho, Jay), e ele deve fazer alívios da pressão a cada 15 a 20 minutos.[10,20] Aliviar a pressão é, simplesmente, trocar a posição ou transferir o peso, retirando-o das superfícies que o suportavam. A quantidade de tempo que deve ser utilizada no alívio de pressão com a pessoa sentada em cadeira de rodas não está clara. Um estudo no Journal of Spinal Cord Medicine descobriu que a quantidade de tempo necessária para recuperar a perfusão tissular durante alívio de pressão é de 200 a 300 segundos (por volta de 3,5 a 5 minutos). A quantidade média de tempo de alívio de pressão para a reperfusão realizada nesse estudo foi de 49 segundos.[20] O método para executar o alívio da pressão pode determinar a duração de cada período. Em uma cadeira de rodas manual, o alívio da pressão pode, no começo, ser feito com auxílio de outra pessoa que ergue as nádegas, transfere lateral ou anteriormente o tronco ou inclina a pessoa no retorno à cadeira de rodas. [1,10,20] Deve-se cuidar ao reclinar a pessoa de volta para a cadeira de rodas, uma vez que isso pode causar uma força de cisalhamento no sacro. Em cadeira de rodas motorizada, mesmo a pessoa com muito pouca mobilidade pode fazer os próprios alívios de pressão usando o elemento de inclinação a motor da própria cadeira.[1.10]

O fisioterapeuta na UTI ou no local de atendimento a pacientes agudos começa trabalhando para melhorar a tolerância da pessoa às posições eretas. Pessoas com LM precisam desenvolver uma tolerância à posição sentada ereta, sem que ocorra qualquer queda na pressão sanguínea capaz de causar náuseas, vômitos ou perda de consciência. O fisioterapeuta trabalha com o paciente para, gradativamente, aceitar bem a elevação da cabeça acima da horizontal. O uso de meias de compressão nas extremidades inferiores e de uma cinta abdominal pode ser benéfico para o retorno venoso, devendo ser implementado enquanto a pessoa está desenvolvendo uma tolerância para sentar-se ereta. Cadeira de rodas reclinável pode ser usada para, pouco a pouco, erguer a pessoa até uma posição vertical completa. Com a cadeira de rodas na posição completamente reclinada, a pessoa está quase totalmente na horizontal, com as pernas elevadas sobre apoios para os pés. O fisioterapeuta pode elevar a cadeira verticalmente e baixar as pernas pouco a pouco, enquanto monitora o aparecimento de sinais e sintomas de hipotensão ortostática. Se quando a pessoa ficar sintomática, com relatos de tontura, mudanças na visão, na audição, náuseas, ou se começar a perder a consciência, o terapeuta pode inclinar a cadeira de rodas, retornando-a para uma posição mais reclinada, e/ou as pernas podem ser elevadas.[1,3]

O plano de cuidados fisioterapêuticos, o estabelecimento de metas e as intervenções para este paciente com LM completa, no nível neurológico C7, são apresentados quando o paciente é internado em uma instituição de reabilitação (Caso 15) e levado a um setor externo de fisioterapia (Caso 16).

Recomendações clínicas baseadas em evidências

SORT: Valor/Força da Taxonomia da Recomendação (do inglês, *Strength of Recommendation Taxonomy*)

A: evidências consistentes e de boa qualidade voltadas ao paciente
B: evidências inconsistentes ou de qualidade limitada voltadas ao paciente
C: evidências consensuais, voltadas à doença, prática habitual, opinião de especialistas ou séries de casos

1. As diretrizes para classificação de lesões da medula da American Spinal Injury Association (ASIA) têm correlação validada entre os escores motor e sensitivo e capacidades funcionais de um indivíduo. **Grau A**
2. Para reduzir o risco de formação de úlceras de pressão, pessoas com lesão na medula, em locais para pacientes agudos e de reabilitação, devem ter o decúbito trocado ou reposicionado a cada duas horas em supino e devem fazer alívios da pressão a cada quinze minutos, quando sentados. **Grau C**

PERGUNTAS PARA REVISÃO

14.1 Um fisioterapeuta avaliou um homem de 35 anos de idade com LM em local de atendimento a pacientes agudos. O terapeuta também trabalhou com os enfermeiros para fazer um exame completo com os testes da ASIA. Qual é a classificação da ASIA, incluindo o nível neurológico de lesão para esse paciente?

Motor			Sensitiva				
				Tato leve		Picada de alfinete	
	D	E		D	E	D	E
			C2-C4	2	2	2	2
Flexores do cotovelo C5	5	5	C5	2	2	2	2
Extensores do punho C6	5	5	C6	2	2	2	2
Tríceps C7	5	5	C7	2	2	2	2
Flexores longos dos dedos C8	3	3	C8	2	2	2	2
Abdutores dos dedos T1	0	0	T1	2	1	1	1
L2-S1 (extremidades inferiores)	0	0	T2-S5	0	0	0	0
Contração anal voluntária?	Não		Alguma sensação anal?	Sim			

A. AIS B: nível neurológico da lesão C8; zona de preservação parcial T1
B. AIS B: nível neurológico da lesão C7
C. AIS A; nível neurológico da lesão C6; zona de preservação parcial T1
D. AIS B; nível neurológico da lesão C8

14.2 Na UTI, o fisioterapeuta está avaliando uma paciente com LM que não apresenta função motora ou sensitiva no tronco ou em ambas extremidades inferiores. A paciente recebeu autorização médica para sair do leito e usar cadeira de rodas. Ao sentar na beira do leito, ela informa tontura, náuseas e perda da visão. Qual é a causa *mais* provável desses sinais e sintomas, e o que o fisioterapeuta deve fazer imediatamente?

A. Disreflexia autonômica; sentar a paciente ereta, com as pernas pendentes
B. Disreflexia autonômica; deitar a paciente, com as pernas elevadas
C. Hipotensão ortostática; sentar a paciente ereta, com as pernas pendentes
D. Hipotensão ortostática; deitar a paciente com as pernas elevadas

14.3 O fisioterapeuta está avaliando uma paciente que sofreu LM completa, com um nível neurológico C7. O fisioterapeuta está perguntando sobre o ambiente domiciliar da paciente, enquanto ela se encontra reclinada na cadeira de rodas. O rosto da paciente começa a avermelhar e transpirar; ela começa a queixar-se de cefaleia pulsante. Qual é a causa *mais* provável da cefaleia e transpiração, e o que o fisioterapeuta deve fazer imediatamente?

A. Disreflexia autonômica; sentar a paciente ereta, com as pernas pendentes
B. Disreflexia autonômica; reclinar a paciente mais um pouco, com as pernas elevadas
C. Hipotensão ortostática; sentar a paciente ereta, com as pernas pendentes
D. Hipotensão ortostática; deitar a paciente, com as pernas elevadas

14.4 Na UTI, o fisioterapeuta avaliou uma paciente com LM. Ele descobriu maior perda na força e na função sensitiva nas extremidades superiores do que nas inferiores. Qual é a síndrome clínica relacionada a lesões medulares incompletas que *melhor* descreve a apresentação dessa paciente?

A. Brown-Séquard
B. Central da medula
C. Anterior da medula
D. Posterior da medula

RESPOSTAS

14.1 **D.** O nível neurológico único é C8, pois se trata do último nível em que as funções motora e sensitiva, quando testadas com toque leve e cortante/cego, estão totalmente intactas. A função motora em C8 estaria 3/5 bilateralmente, pois todos os músculos principais acima desse nível motor são considerados neurologicamente intactos. A classificação AIS B denota que se trata de uma lesão sensitiva incompleta; há uma função sensitiva, mas nenhuma motora, nos segmentos sacrais mais inferiores, conforme teste de pressão anal profunda e contração anal voluntária. A zona de preservação parcial é um termo reservado para uso com lesões completas; assim, não existe zona de preservação parcial para o caso dessa paciente (opções A e C).

14.2 **D.** Sintomas comuns de hipotensão ortostática são tontura, náuseas, zumbido nas orelhas, visão diminuída e síncope. É importante conseguir reconhecer esses sintomas, pois a hipotensão ortostática é bastante comum nos primeiros estágios após lesão medular. A resposta correta é deitar a paciente (ou recliná-la, com as pernas elevadas se ela estiver sentada em cadeira de rodas), para promover um aumento da pressão sanguínea.

14.3 **A.** Disreflexia autonômica é comum em pessoas com LM no nível T6 ou acima. Trata-se de uma condição que coloca a vida em risco e deve ser reconhecida pelos profissionais de saúde para possibilitar ação imediata. A pressão sanguínea elevada contribui para o risco grave de ataque cardíaco ou derrame; assim, aconselha-se sentar ereto o indivíduo para ajudar a reduzir a pressão do sangue.

14.4 **B.** A síndrome central da medula é causada por dano na área central da medula cervical, com preservação das regiões periférica desta. Devido à organização somatotópica da medula, pessoas com a síndrome central da medula apresentam-se com uma perda maior da função nas extremidades superiores do que nas inferiores e função sacral.

REFERÊNCIAS

1. Somers MF. *Spinal Cord Injury Functional Rehabilitation.* 3rd ed. New Jersey, NJ: Pearson; 2010.
2. Umphred DA. *Neurological Rehabilitation.* 5th ed. St. Louis, MO: Mosby Elsevier; 2007.
3. O'Sullivan SB, Schmitz TJ. *Physical Rehabilitation.* Philadelphia, PA: FA Davis; 2007.
4. Spinal Cord Injury Facts and Figures at a Glance. Birmingham, Alabama: National Spinal Cord Injury Statistical Center; 2011. https://www.nscisc.uab.edu/PublicDocuments/nscisc_home/pdf/Facts%202011%20Feb%20Final.pdf. Accessed January 31, 2013.
5. Spinal Cord Injury Statistical Center. Annual Report for the Spinal Cord Injury Model Systems 2012. https://www.nscisc.uab.edu/PublicDocuments/reports/pdf/2010%20NSCISC%20Annual%20Statistical%20Report%20-%20Complete%20Public%20Version.pdf. Accessed February 4, 2013.
6. Furlan JC, Fehlings MG, Tator CH, Davis AM. Motor and sensory assessment of patients in clinical trials for pharmacological therapy of acute spinal cord injury: psychometric properties of the ASIA Standards. *J Neurotrauma.* 2008;25:1273-1301.
7. American Spinal Injury Association. *American Spinal Injury Association: International Standards for Neurological Classification of Spinal Cord Injury.* Chicago, IL: American Spinal Injury Association; 2003.
8. Consortium for Spinal Cord Medicine, Paralyzed Veterans of America. *Bladder Management for Adults with Spinal Cord Injury: A Clinical Practice Guideline for Health-Care Providers.* Washington, DC; Consortium for Spinal Cord Medicine; 2006. www.pva.org. Accessed January 31, 2013.
9. Consortium for Spinal Cord Medicine, Paralyzed Veterans of America. *Early Acute Management for Adults with Spinal Cord Injury: A Clinical Practice Guideline for Health-Care Providers.* Washington,DC: Consortium for Spinal Cord Medicine; 2008. www.pva.org. Accessed January 31, 2013.
10. Consortium for Spinal Cord Medicine, Paralyzed Veterans of America. *Pressure Ulcer Prevention and Treatment Following Spinal Cord Injury: A Clinical Practice Guideline for Health-Care Providers.* Washington, DC: Consortium for Spinal Cord Medicine; 2000. www.pva.org. Accessed June 12, 2012.
11. Consortium for Spinal Cord Medicine, Paralyzed Veterans of America. *Respiratory Management Following Spinal Cord Injury: A Clinical Practice Guideline for Health-Care Providers.*

Washington, DC:Consortium for Spinal Cord Medicine; 2005. www.pva.org. Accessed June 12, 2012.

12. Consortium for Spinal Cord Medicine, Paralyzed Veterans of America. *Acute Management of Autonomic Dysreflexia: Individuals with Spinal Cord Injury Presenting to Health-Care Facilities.* Washington,DC: Consortium for Spinal Cord Medicine; 2001. www.pva.org. Accessed January 31, 2013.
13. Krassioukov A, Warburton DE, Teasell R, Eng JJ. A systematic review of the management of autonomic dysreflexia after spinal cord injury. *Arch Phys Med Rehabil.* 2009;90:682-695.
14. Consortium for Spinal Cord Medicine, Paralyzed Veterans of America. *Prevention of Thromboembolism in Spinal Cord Injury: A Clinical Practice Guideline for Health-Care Providers.* Washington, DC:Consortium for Spinal Cord Medicine; 1999. www.pva.org. Accessed January 31, 2013.
15. Goodman CC, Fuller KS. *Pathology: Implications for the Physical Therapist.* 3rd ed. Philadelphia, PA:Saunders; 2008.
16. Roberts A, Young W. Prophylactic retrievable inferior vena cava filters in spinal cord injured patients. *Surg Neurol Int.* 2010;1:68.
17. Bohannon RW, Smith MB. Interrater reliability of a modified Ashworth scale of muscle spasticity. *Phys Ther.* 1987;67:206-207.
18. Cook KF, Teal CR, Engebretson JC, et al. Development and validation of Patient Reported Impact of Spasticity Measure (PRISM). *J Rehabil Res Dev.* 2007;44:363-372.
19. Harvey L. Principles of conservative management for a non-orthotic tenodesis grip in tetraplegics.*J Hand Ther.* 1996;9:238-342.
20. Makhsous M, Priebe M, Bankard J, et al. Measuring tissue perfusion during pressure relief maneuvers:insights into preventing pressure ulcers. *J Spinal Cord Med.* 2007;30:497-507.

Lesão da medula espinal – Clínica de reabilitação de paciente internado

Heather David

CASO 15

Uma mulher de 24 anos de idade teve lesão medular completa (AIS A), no nível neurológico C7, em consequência de acidente automotivo. A paciente foi considerada medicamente estável duas semanas após o acidente e foi transferida para uma clínica de reabilitação para pacientes baixados, em que foi avaliada pela equipe. Atualmente, ela precisa de assistência total para mobilidade no leito, transferências, controle intestinal e vesical, propulsão de cadeira de rodas e alívio de pressão. Ela e o esposo têm muitas perguntas sobre as expectativas de recuperação, a quantidade de assistência de que precisará, bem como o tipo de equipamento e modificações que serão necessários em casa. A paciente deseja muito a fisioterapia para aumentar sua tolerância à postura ereta sentada, melhorar a mobilidade no leito, iniciar o treino de transferências e aprender a empurrar a cadeira de rodas.

- ▶ Quais são as possíveis complicações que podem interferir na fisioterapia?
- ▶ Identifique as limitações funcionais e os elementos favoráveis da paciente.
- ▶ Qual é o prognóstico de reabilitação da paciente?

Objetivos

1. Identificar instrumentos de avaliação apropriados para investigar a mobilidade funcional em pessoas com lesão na medula espinal.
2. Descrever metas funcionais apropriadas e um plano de cuidados específico para o nível neurológico e para a integralidade da lesão medular do paciente dentro de um centro de reabilitação em que está internada.
3. Descrever equipamentos de adaptação que podem ser necessários, com base no nível e na integralidade da lesão do indivíduo.

Considerações sobre a fisioterapia

Considerações de fisioterapia em serviços de reabilitação de pacientes internados para o controle do indivíduo com perda de ativação muscular e sensibilidade, mobilidade funcional reduzida e múltiplas complicações de saúde devido à lesão na medula:

- **Cuidados/objetivos do plano geral de fisioterapia:** melhorar a mobilidade funcional, inclusive mobilidade no leito, transferências e locomoção (propulsão da cadeira de rodas); melhorar a tolerância e o equilíbrio ao sentar.
- **Intervenções de fisioterapia:** investigar a amplitude de movimentos (ADM) e a força; usar instrumentos confiáveis e validados para avaliar mobilidade funcional, equilíbrio e restrições à participação.
- **Precauções durante a fisioterapia:** hipotensão ortostática, disreflexia autonômica, trombose venosa profunda, instabilidade da coluna, fissuras na pele.
- **Complicações que interferem na fisioterapia:** dor, espasticidade, hipotensão ortostática, disreflexia autonômica, precauções medulares, restrições na ADM, controle intestinal e vesical.

Visão geral da patologia

Ver o Caso 14 para entender uma lesão medular.

Manejo da fisioterapia

Pessoas com lesão medular (LM) são tratadas em diversos tipos de instituições, inclusive hospitais para pacientes agudos, centros de reabilitação para pacientes internados, instituições especializadas de enfermagem, programas-dia para pacientes externos, ambulatórios e suas próprias casas. O controle da fisioterapia inclui ensino de habilidades de mobilidade funcional, atividades de autocuidado e prevenção de complicações secundárias. Em geral, os pacientes passam entre uma e duas semanas no hospital para pacientes agudos após ocorrer LM traumática. Essa paciente acabou de ser transferida para um hospital de reabilitação para pacientes internados (algumas vezes chamado de "reabilitação aguda" ou "reabilitação de pacientes internados"), após duas semanas no hospital para casos agudos. Um programa de reabilitação com internação consiste em serviços médicos e de reabilitação coordenados, oferecidos 24 horas/dia, para estimular a participação ativa do paciente e do cuidador. O programa de reabilitação de cada pessoa é desenvolvido com os membros da equipe multiprofissional, a fim de alcançar os resultados previstos e possibilitar a alta para uma instituição apropriada. A intensidade do programa depende da estabilidade clínica e gravidade da condição do paciente. No entanto, para que a pessoa seja admitida para reabilitação com internação, o normal é que consiga tolerar três horas de sessões de terapia combinada, durante oito a dez horas por dia.[1] Na reabilitação de paciente agudo, o controle fisioterapêutico tem foco no estabelecimento de metas funcionais, levando-se em conta o nível e a integralidade da LM, o plano da alta, a melhora da mobilidade funcional, a educação do paciente sobre o uso de dispositivos auxiliares e a melhora da mobilidade com cadeira de rodas.

Exame, avaliação e diagnóstico

Um exame fisioterapêutico é composto de procedimentos específicos de testes e sondagens, que levam a um diagnóstico fisioterapêutico e ao encaminhamento a outros membros da equipe de saúde, quando necessário. O fisioterapeuta possui diversos instrumentos para avaliar os prejuízos e a perda da mobilidade funcional em pessoa com LM. A avaliação do indivíduo com LM concentra-se no exame de sinais vitais, função respiratória, integridade da pele, sensibilidade, ADM, força, tônus muscular e habilidades e limitações da mobilidade funcional.

Uma ferramenta de uso frequente em hospitais de reabilitação para avaliar o nível de assistência necessário para o desempenho de habilidades de mobilidade funcional é a Medida de independência Funcional (Functional Independence Measure FIM). Esse instrumento (FIM) é uma escala de avaliação padronizada com 18 itens para classificar as capacidades funcionais individuais relativas às atividades de autocuidado, controle intestinal e vesical, capacidade de transferência, locomoção, cognição e comunicação. Os resultados são, algumas vezes, informados em separado para a função motora e cognitiva. Os itens motores incluem atividades de autocuidado, controle do esfincter e mobilidade, enquanto os itens cognitivos incluem comunicação e cognição social. A Tabela 15.1 mostra a pontuação usada na FIM, desde independência total (7) a assistência total (1). O escore da FIM é tipicamente mensurado nos pacientes, na admissão e na alta, em serviços

Tabela 15.1 NÍVEIS DE ASSISTÊNCIA NO INSTRUMENTO FIM

Níveis Classificatórios de FIM	
Nenhuma ajuda	7 Independência total (no tempo normal, em segurança) 6 Independência modificada (dispositivo)
Com ajuda-dependência modificada	5 Supervisão (Sujeito = 100%) 4 Assistência mínima (Sujeito = 75% ou mais) 3 Assistência moderada (Sujeito = 50% ou mais)
Com ajuda-dependência total	2 Assistência máxima (Sujeito = 25% ou mais) 1 Assistência total ou não passível de teste (Sujeito aquém de 25%)

de reabilitação[2]. Foi encontrada correlação do escore motor com a FIM (médias variam de 0,58 a 0,92) para detecção de alterações da mobilidade em indivíduos com lesão medular. A pontuação da função cognitiva, porém, não se correlaciona com a FIM para detecção de mudanças sutis na cognição em pessoas com LM.[3]

A FIM é amplamente empregada em serviços de reabilitação, em uma variedade de populações de pacientes. No entanto, *não* é designada especificamente para indivíduos com LM. A **Spinal Cord Injury Independence Measure (SCIM)** é um instrumento de avaliação da mobilidade funcional feito, para uso em pessoas com LM. Sua terceira versão (SCIM III) validada demonstrou confiabilidade e maior sensibilidade que a FIM para demonstrar mudanças em pessoas com LM.[4] A SCIM III consiste em três subescalas: (1) autocuidado, que consiste em seis tarefas que variam na pontuação entre 0 e 20; (2) controle da respiração e do esfincter, que consiste em quatro tarefas com pontos variando de 0 a 40, e (3) mobilidade, que inclui nove tarefas com pontos variando de 0 a 40. A pontuação total na SCIM III varia entre 0 e 100.[4] Em um estudo multicêntrico, com 425 pacientes, a confiabilidade interobservador variou de 0,63 a 0,82 (coeficiente Kappa) para todos os itens na SCIM III, com todos demonstrando significância estatística. A correlação entre a SCIM III e a FIM® também foi estatisticamente significativa (coeficiente de correlação de Pearson de 0,79). A SCIM III demonstrou respostas melhores que a FIM nas áreas de respiração, controle do esfincter e mobilidade, em subescalas para ambientes internos e externos. Nas subescalas de autocuidado e mobilidade no quarto e banheiro, não houve diferenças com importância estatística entre a SCIM III e a FIM.[4]

As avaliações da mobilidade funcional ajudam o terapeuta a estabelecer metas e a criar um plano de cuidados específico para as necessidades e capacidades da paciente. Além disso, o conhecimento do potencial funcional antecipado para pessoas com LM, em níveis neurológicos variados, ajuda o terapeuta a estabelecer metas realistas. A avaliação precoce do ambiente domiciliar da pessoa é importante no processo de reabilitação, para o treinamento da mobilidade funcional, escolha de dispositivos de adaptação, bem como para a realização das mudanças domiciliares necessárias que possibilitem o retorno da pessoa para o lar, quando possível.

Plano de atendimento e intervenções

As orientações recomendadas pelo Consortium for Spinal Cord Medicine podem auxiliar o profissional no estabelecimento de metas funcionais, com base no nível da lesão do indivíduo. O Consortium for Spinal Cord Medicine elaborou orientações baseadas em um processo com doze etapas, inclusive escolha de um painel de especialistas, revisão da literatura, preparação de tabelas de evidências, pontuação e classificação da qualidade das evidências e realização de metanálises estatísticas. Mediante tal processo, o painel compilou dados do Uniform Data Systems e do National Spinal Cord Injury Statistical Center para elaborar as **expectativas para o resultado funcional com base no nível completo de uma LM.**[5] Esses dados foram compilados como orientações que permitem ao clínico uma compreensão global do potencial de independência da mobilidade funcional, das necessidades de equipamento de adaptação e das necessidades de cuidador. É importante compreender que cada pessoa tem recursos que podem possibilitar ultrapassar metas ou tem contratempos capazes de inibir o alcance das potenciais metas estabelecidas para o nível específico da lesão.[5] Estabelecer metas para pessoas com LM deve incluir objetivos funcionais de longo prazo que direcionam a reabilitação na direção de um resultado *ótimo*, com base no nível da lesão do indivíduo, nas comorbidades, nas complicações secundárias, nas capacidades cognitivas, no nível de atividade física, na idade, no tipo de organismo, nos fatores psicológicos, no suporte social, nos recursos financeiros e nos fatores culturais. As metas de curto prazo devem ser fixadas como mensuráveis, funcionais e progressivas, para que sejam atingidas as de longo prazo.[5] A Tabela 15.2 delineia os músculos principais e os níveis de inervação, bem como os movimentos ativos possíveis com base no nível da LM.

Tabela 15.2 INERVAÇÃO MUSCULAR DISPONÍVEL PARA PACIENTES COM LM, COM BASE NO NÍVEL NEUROLÓGICO[5-8]

Raiz Nervosa Distal/Inervação	Inervação dos Músculos Principais	Movimentos Possíveis
C1-C3	Músculos faciais, esternocleidomastóideo, paravertebrais cervicais, acessórios do pescoço	Falar, mastigar, engolir, soprar, flexão, estensão e rotação cervical
C4	Diafragma Trapézio superior Paravertebrais cervicais	Inspiração Elevação escapular Flexão, extensão, rotação cervical
C5	Deltoides, bíceps, braquial, braquiorradial, romboides	Ombros: flexão (limitada), abdução (até 90°), extensão, rotação externa Cotovelo: flexão, supinação
C6	Extensor longo radial do carpo, serrátil anterior, porção clavicular do peitoral maior, infraespinal, grande dorsal; redondo menor; pronador redondo	Escápula: abdução, báscula Ombro: flexão, extensão, rotação interna, abdução Cotovelo: pronação do antebraço Punho: extensão (pegada com tenodese)
C7	Tríceps, extensor longo e curto do polegar, extensores extrínsecos dos dedos, flexor radial do carpo	Ombro: mesmo que anterior Cotovelo: extensão do cotovelo Punho: flexão Dedos: extensão
C8	Flexores extrínsecos dos dedos, flexor ulnar do carpo, flexor longo e curto do polegar	Movimentos completos das extremidades superiores
T1	Flexores intrínsecos dos dedos	Movimentos completos das extremidades superiores
T2-T9	Inervação total de extremidades superiores	Movimentos completos das extremidades superiores
T10-L1	Intercostais, oblíquos externos, reto abdominal	Estabilidade do tronco
L2-S5	Musculatura do tronco intacta, dependendo do nível, possível flexores de quadril, extensores, abdutores, adutores, flexores dos joelhos, extensores, dorsiflexores do tornozelo, flexores plantares	Estabilidade do tronco; alguma função de extremidade inferior possível

A Tabela 15.3 inclui os resultados funcionais esperados para esta paciente, com base no nível neurológico C7 da lesão. Esses resultados podem servir como orientações

Tabela 15.3 RESULTADOS FUNCIONAIS ESPERADOS PARA O INDIVÍDUO COM LM NO NÍVEL NEUROLÓGICO C7

Raiz Nervosa Distal Inervação	Movimentos Possíveis	Resultados Funcionais Esperados	Equipamento e Assistência Necessários
C7 Tríceps, extensor longo e curto do polegar, extensores extrínsecos dos dedos, flexor radial do carpo	Ombro: • Movimentos completos do ombro possíveis Cotovelo: • Flexão e extensão Antebraço: • Pronação e supinação Punho: • Extensão e flexão	Respiratório: redução da capacidade vital, pode precisar de assistência para eliminar secreções Independência modificada à assistência total para: • Controle intestinal • Controle vesical • Banho • Vestir parte inferior do corpo • Cuidar da casa • Transporte • Colocar-se de pé (com equipamento) Independência modificada à assistência moderada para: • Mobilidade no leito *Rolamento*: independência modificada *Supino para sentada:* independência modificada *Controle de Extremidade Inferior:* assistência moderada para independência modificada • Transferências (superfícies niveladas e desiguais; com ou sem prancha de transferência) Independente modificado para assistência mínima • Comer • Cuidados pessoais • Examinar a pele • Aliviar pressão • Propelir cadeira de rodas manualmente em superfícies niveladas e inclinadas • Vestir parte superior do corpo Incapaz de deambular funcionalmente	Equipamento adaptado: (manguito universal, utensílios adaptados, abotoamento em gancho, fechos especiais para roupa) Talas com tenodese Cadeira de banho/cadeira higiênica Estrutura rígida ou dobrável com pouco peso, com modificações nos limites da mão Almofada em cadeira de rodas para alívio da pressão Cama hospitalar elétrica total ou cama padrão tamanho grande a *king* Com ou sem prancha de transferências Estrutura para ficar de pé Veículo modificado com controles manuais Cuidado de atendente 2-4 horas

relativas a um nível esperado de independência, fundamentadas em uma LM completa, sob circunstâncias ótimas.[5] Os níveis de assistência declarados são consistentes com os da FIM.[2]

Com base na Tabela 15.3, esta paciente tem potencial para se transferir em superfícies desiguais, com ou sem uma prancha de transferência. Para começar o treino de transferência, o ambiente deve ser organizado, para que a pessoa se transfira de uma superfície nivelada à outra, ou para uma superfície mais baixa. Isso pode ser feito com uma prancha para transferências a fim de reduzir a dificuldade da tarefa. Antes de ficar independente nessa tarefa, a paciente precisará melhorar as capacidades de equilíbrio sentada. No entanto, assim que ela tolerar sentar ereta, poderá começar a aprender como se transferir com auxílio de outros. O aspecto mais importante do ensino das transferências à pessoa com LM é o uso da relação cabeça/quadris. A paciente precisa entender que, onde quer que deseje colocar os quadris para a transferência, a cabeça deve ir na direção *oposta*. Nos primeiros estágios do treino da transferência, o fisioterapeuta orienta o indivíduo quanto ao local onde colocar as mãos para a tarefa, certificando-se de que a paciente mantém a posição com os dedos flexionados para proteger a preensão com tenodese (Figura 15.1). A colocação exata das mãos varia conforme a superfície de lugar e para lugar ocorre a transferência. A meta é ter uma base que possibilitará ao indivíduo suportar o peso sobre as mãos enquanto usa o impulso e a relação cabeça/quadris para movimentar os quadris de uma superfície para outra. Essa paciente tem inervação no tríceps e depressores escapulares, o que ajuda na elevação dos quadris durante a transferência. O fisioterapeuta deve se colocar de pé, na frente da paciente, no momento em que ela está aprendendo a transferir-se, mas ele precisa permitir que a paciente os movimentos mais amplos da cabeça para conseguir o impulso exigido para uma transferência exitosa. A paciente pode precisar fazer dois ou três movimentos rápidos sobre a prancha de transferência antes de

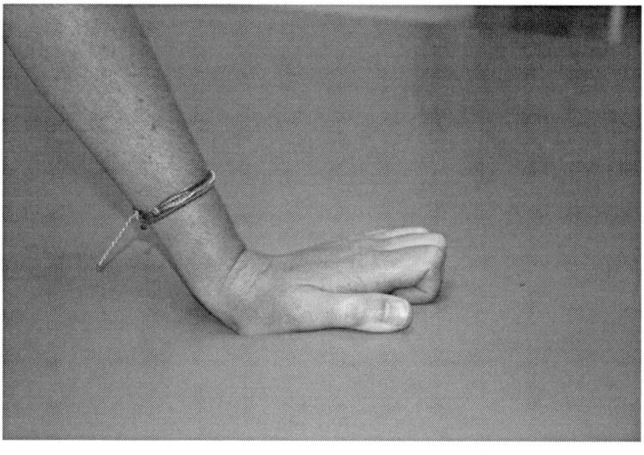

Figura 15.1 Durante as atividades de mobilidade que necessitam da mão do indivíduo colocada sobre superfície de apoio, os dedos devem estar posicionados em flexão para prevenir tensão excessiva dos flexores longos dos dedos, os quais, garantem a preensão com tenodese.

conseguir a habilidade de fazer a manobra com um só movimento, sem a prancha. Com a paciente evoluindo na reabilitação em serviços com e sem internação, ela consegue aprender a se transferir em diversas superfícies planas e desiguais sem assistência física, além de desempenhar transferências do chão para a cadeira de rodas.

Para uma prescrição apropriada de cadeira de rodas, o fisioterapeuta precisa avaliar a capacidade individual de impulsionar uma cadeira de rodas manual ou circular em segurança em uma cadeira de rodas motorizada. A paciente deste caso tem uma LM completa no nível neurológico C7, por isso se espera que ela conseguirá impulsionar manualmente a cadeira em superfícies niveladas e inclinadas (Tabela 15.3). A paciente também é jovem, forte e ativa. No nível C7, ela tem inervação bilateral total do tríceps, embora não tenha inervação dos flexores dos dedos. Logo que tolerar ficar ereta, poderá aprender a impulsionar uma cadeira de rodas manual em superfícies niveladas. Devido à falta de inervação dos flexores dos dedos e à incapacidade de preensão firme, ela não conseguirá segurar nos aros de propulsão das rodas, logo deverá ser instruída a pressionar as duas palmas das mãos sobre estes e empurrar na direção anterior, para então impulsionar-se para frente. No começo, o uso de luvas e/ou revestimento de borracha ou adaptações nos aros de propulsão pode ajudar a aumentar o atrito, possibilitando à paciente impulsionar com mais eficiência. Há uma variedade de modificações dos aros das rodas da cadeira para aumento da eficiência da propulsão para uma pessoa sem inervação das mãos completa. O fisioterapeuta poderá precisar auxiliar a paciente com a propulsão, no começo, gradativamente oferecendo menos assistência e adaptações nos aros de propulsão, à medida que a paciente aumenta o nível de habilidade. Com o progresso individual, a paciente aprenderá a desempenhar habilidades avançadas com cadeira de rodas, inclusive realizar manobras especiais, subir rampas e lidar com meios-fios de calçada, bem como cair da cadeira em segurança.

Uma cadeira de rodas ultraleve possivelmente será a melhor opção para essa paciente reduzir a quantidade de peso que precisa impulsionar. Há opções dobráveis e não dobráveis, cada uma com benefícios e desvantagens. As de estrutura firme são mais eficientes e estáveis, mas não facilitam o transporte em veículos. No entanto, as rodas podem ser retiradas, facilitando a colocação da cadeira em um veículo. A estrutura dobrável modifica-se facilmente, sem necessidade de remoção de partes, mas possui mais partes removíveis, o que a torna menos eficiente do ponto de vista da energia e menos estável lateralmente.[7] Há muito a ser analisado para se adaptar da melhor forma uma cadeira de rodas à pessoa, inclusive em relação à profundidade do assento, altura do assento em relação ao chão, altura do encosto, largura do assento, apoios para braços, tipo de apoio para pés ou pernas e opção de almofadas e suportes para as costas.[7] Há necessidade de um sistema personalizado de assento, o que deve ser feito por um fisioterapeuta ou profissional certificado em tecnologia de assistência, com conhecimentos e experiência em sistemas personalizados de almofadas e necessidades específicas da pessoa com LM.

Além do estabelecimento de metas relativas ao nível da LM individual, a reabilitação com internação tem foco no planejamento da alta para o ambiente domiciliar da pessoa (se possível), com recomendações de modificações para aumentar o acesso ao ambiente. Barreiras, como meio-fio, escadas, corredores estreitos, banheiros pequenos, alturas de balcões e dispositivos de cozinha, tudo isso deve ser avaliado, com recomendações e encaminhamentos feitos se forem necessárias modificações na arquitetura. Isso deve ser feito logo no processo de reabilitação para facilitar a alta e a independência máxima na casa da pessoa.[6-8]

Equilíbrio sentado, alongamento, mobilidade no leito, mobilidade em cadeira de rodas e treino de transferências são iniciados nos serviços de reabilitação, para pacientes internados. Esse treino tem possibilidade de continuar em uma instituição de reabilitação no regime ambulatorial devido aos períodos hospitalares cada vez mais curtos. As intervenções fisioterapêuticas para esta paciente, na instituição ambulatorial, são assunto do Caso 16.

Recomendações clínicas baseadas em evidências

SORT: Força da Taxonomia de Recomendações (do inglês, *Strength of Recommendation Taxonomy*)

A: Evidências consistentes e de boa qualidade voltadas ao paciente
B: Evidências inconsistentes ou de qualidade limitada voltadas ao paciente
C: Evidências consensuais, voltadas à doença, prática habitual, opinião de especialistas ou séries de casos

1. A pontuação motora correlaciona-se com a Medida de Independência Funcional (FIM) para detectar mudanças de mobilidade em pessoas com LM. **Grau B**
2. O Spinal Cord Injury Independence Measure (SCIM III) é um instrumento validado e confiável para avaliar a mobilidade funcional em pessoas com LM. **Grau B**
3. As orientações do Consortium for Spinal Cord Medicine podem ajudar o fisioterapeuta no estabelecimento de metas e expectativas para resultados funcionais, com base no nível individual da LM. **Grau B**

PERGUNTAS PARA REVISÃO

15.1 Qual é uma meta adequada de longo prazo para transferências do leito para cadeira de rodas para a paciente deste caso?

A. Independência modificada, com transferências entre superfícies desiguais, usando ou não prancha de transferência
B. Assistência mínima, com transferências entre superfícies desiguais, usando prancha de transferência
C. Independência modificada, com transferências niveladas, usando ou não prancha de transferência
D. Assistência moderada, com transferências niveladas, usando prancha de transferência

15.2 Qual é uma meta apropriada de longo prazo para mobilidade no leito para a paciente apresentada neste caso?

A. Assistência mínima para rolagem bilateral
B. Independente modificada de supino para sentado
C. Assistência mínima para controle de extremidade inferior
D. Assistência moderada de supino para sentado

RESPOSTAS

15.1 **A.** A paciente deste caso tem uma LM completa no nível C7. Isso indica que ela tem inervação do tríceps, o que aumenta o potencial para maior independência com mobilidade funcional. A paciente em questão é jovem, atlética e tem sistema de suporte forte. Uma meta de independência modificada com transferências entre superfícies niveladas e desniveladas é apropriada.

15.2 **B.** O primeiro nível neurológico no qual um indivíduo com LM completa tem o potencial de independência modificada de supino para sentado é C6. A paciente deste caso (C7) tem inervação do tríceps, o que aumenta o potencial de mobilidade funcional da pessoa.

REFERÊNCIAS

1. Medical Rehabilitation Program Descriptions. CARF, 2012. http://www.carf.org/WorkArea/DownloadAsset.aspx?id 23992. Accessed June 12, 2012.
2. *Guide for the Uniform Data Set for Medical Rehabilitation* (including the FIM ® instrument), Version 5.0. Buffalo, NY: State University of New York; 1996.
3. Hall KM, Cohen ME, Wright J, Call M, Werner P. Characteristics of the functional independence measure in traumatic spinal cord injury. *Arch Phys Med Rehabil.* 1999;80:1471-1476.
4. Itzkovich M, Gelernter I, Biering-Sorensen F, et al. The Spinal Cord Independence Measure (SCIM) version III: reliability and validity in a multi-center international study. *Disabil Rehabil.* 2007;29:1926-1933.
5. Consortium for Spinal Cord Medicine, Paralyzed Veterans of America. *Outcomes Following Traumatic Spinal Cord Injury: Clinical Practice Guidelines for Health-Care Professionals.* Washington, DC: Consortium for Spinal Cord Medicine; 1999. www.pva.org. Accessed June 12, 2012.
6. Somers MF. *Spinal Cord Injury Functional Rehabilitation.* 3rd ed. New Jersey, NJ: Pearson; 2010.
7. O' Sullivan SB, Schmitz TJ. *Physical Rehabilitation.* Philadelphia, PA: FA Davis; 2007.
8. Umphred DA. *Neurological Rehabilitation.* 5th ed. St. Louis, MO: Mosby Elsevier; 2007.

Lesão da medula espinal – Reabilitação de paciente ambulatorial

Heather David

CASO 16

Uma mulher de 24 anos de idade teve lesão total da medula espinal (AIS A), no nível neurológico de C7, em consequência de acidente com automóvel. Ela é professora em escola fundamental e mora com o esposo, em uma casa térrea. Antes da lesão, gostava de jogar basquete, surfar e brincar com os cães. Não tem filhos, mas ela e o esposo planejavam iniciar uma família em poucos anos. A paciente acabou de receber alta de uma instituição de reabilitação com internação (Caso 15). Durante a reabilitação de seis semanas, demonstrou capacidade de tolerar a posição sentada ereta durante cinco horas, não precisando mais usar cinta abdominal ou dispositivos de compressão em extremidade inferior para prevenir hipotensão ortostática. A paciente iniciou o treinamento de propulsão em cadeira de rodas, de equilíbrio sentada e transferências. Atualmente, apresenta-se em clínica ambulatorial de fisioterapia, e o fisioterapeuta deve ajudá-la a desenvolver metas adequadas para os próximos seis meses.

- Quais são as possíveis complicações que interferem na fisioterapia?
- Identifique as limitações e os pontos positivos funcionais da paciente.
- Qual é o prognóstico para reabilitação?

Objetivos

1. Identificar as diferenças entre abordagens compensatórias e restauradoras para a reabilitação.
2. Listar metas adequadas de longo prazo (6 meses) para pessoa com lesão da medula espinal completa, no nível neurológico de C7.
3. Descrever intervenções fisioterapêuticas adequadas em ambulatório para pessoa com lesão medular.
4. Identificar exigências de amplitude de movimentos para pessoas com lesão medular e a necessidade de alongamento seletivo.
5. Descrever métodos de prevenção de lesões por uso excessivo de extremidade superior e de dor para pessoas com lesão medular.

Considerações sobre a fisioterapia

Considerações de fisioterapia durante o controle do indivíduo com perda da ativação muscular, perda de sensibilidade, redução da mobilidade funcional e múltiplas complicações de saúde por lesão da medula espinal:

- **Cuidados/objetivos do pano geral de fisioterapia**: melhorar a mobilidade funcional, inclusive mobilidade no leito, equilíbrio sentada, transferências e propulsão na cadeira de rodas.
- **Intervenções de fisioterapia:** investigar a amplitude de movimentos (ADM) e a força; utilizar instrumentos confiáveis e validados para mobilidade funcional, equilíbrio, marcha e restrições à participação.
- **Precauções durante a fisioterapia:** hipotensão ortostática, disreflexia autonômica, trombose venosa profunda, instabilidade da coluna, fissuras na pele.
- **Complicações que interferem na fisioterapia:** dor, espasticidade, hipotensão ortostática, disreflexia autonômica, precauções da coluna, restrições na ADM, falta de controle intestinal e vesical.

Visão geral da patologia

Ver o Caso 14 para entender a lesão da medula espinal.

Manejo da fisioterapia

Pessoas com lesão medular (LM) são tratadas em um amplo espectro de instituições, inclusive hospitais para pacientes agudos, centros de reabilitação com internação, instituições de enfermagem especializada, programas-dia para pacientes externos, clínicas ambulatoriais e as próprias casas dos pacientes. O tratamento de fisioterapia para um indivíduo com LM inclui ensino de habilidades de mobilidade funcional, atividades de autocuidado e prevenção de complicações secundárias. O fisioterapeuta costuma ser parte de uma equipe de profissionais de saúde que inclui médicos de atendimento primário, neurologistas, enfermeiros, terapeutas ocupacionais, fonoaudiólogos, profissionais de saúde mental, profissionais de tecnologia auxiliar e outros da área. Além disso, a pessoa com LM terá muitas perguntas relativas à sexualidade, funcionamento sexual e fertilidade. A paciente, neste caso, manifestou desejo de ter filhos e precisará de orientações sobre sexualidade e fertilidade para pessoas com LM. O Consortium for Spinal Cord Medicine elaborou diretrizes sobre diversos assuntos relativos a pessoas com LM, com base em um processo de 12 etapas, que inclui a escolha de um painel de especialistas, a revisão da literatura, o preparo de tabelas de evidências, pontos, a classificação da qualidade das evidências e a realização de meta-análises estatísticas. O Consortium publicou uma orientação de prática clínica relacionada à sexualidade e à saúde reprodutiva; trata-se de uma orientação que pode ser usada para fundamentar as respostas às perguntas da paciente e fazer os encaminhamentos apropriados relativos à educação sobre sexualidade e fertilidade.[1]

Antes da lesão, a paciente era muito ativa e apreciava o basquete, o surfe e as brincadeiras com os cachorros. Se possível, o fisioterapeuta deve envolver um terapeuta ocupacional no tratamento para trabalhar com a paciente na investigação de oportunidades de recreação com base em seus interesses. Os dois terapeutas podem ajudar a paciente a encontrar recursos e programas comunitários que ofereçam esportes adaptados e oportunidades de lazer.

Exame, avaliação e diagnóstico

O exame fisioterapêutico é composto de procedimentos específicos de sondagem e testes que levam a um diagnóstico fisioterapêutico e a um encaminhamento a outros membros da equipe de saúde, quando for o caso. O profissional tem múltiplos recursos para avaliar prejuízos e perda da mobilidade funcional, em uma pessoa com LM. A avaliação que o fisioterapeuta faz de uma pessoa com LM deve se concentrar no exame dos sinais vitais, da função respiratória, da integridade da pele, da ADM, da força, do tônus muscular e das limitações da mobilidade funcional. Os Casos 14 e 15 detalham o exame fisioterapêutico dessa paciente.

Plano de atendimento e intervenções

As abordagens da reabilitação específicas para o tratamento de pessoas com LM costumam incluir ensino de estratégias compensatórias por meio de uso de estratégias de substituição e/ou equipamento de adaptação, possibilitando à paciente realizar as tarefas desejadas, na ausência de inervação muscular normal. As estratégias restauradoras são normalmente usadas na reabilitação de pacientes com lesões motoras *incompletas* da medula espinal, pois a meta é recuperar os movimentos normais, com um mínimo de compensação. É comum que os fisioterapeutas façam uso de uma combinação de métodos compensatórios e restauradores. O quanto cada abordagem é empregada depende do nível e da gravidade da LM, além das características específicas da pessoa.[2] Em geral, quanto mais função motora um indivíduo conserva após uma LM, maior é a independência de mobilidade funcional.[2] Essa pessoa com LM completa (AIS A) provavelmente contará com estratégias compensatórias (inclusive uso de equipamento de adaptação) e estratégias de substituição, mais do que uma pessoa com uma lesão motora mais incompleta

(AIS C ou D).[2] Fixar metas é um aspecto importante da criação de um plano de cuidados fisioterapêuticos. Metas funcionais adequadas para a paciente com uma LM completa, no nível neurológico de C7, incluem: (1) sentar-se na borda da cama sem apoio de extremidade superior e sem perda do equilíbrio durante 5 minutos, possibilitando vestir a porção superior do corpo; (2) transferir-se do leito para/da cadeira de rodas, com independência modificada a partir do mesmo nível e de alturas diferentes; (3) transferir-se de supino para sentada por longo tempo, com independência modificada, possibilitando vestir a porção inferior do corpo; (4) transferir-se de supino para sentada, na borda da cama, com independência modificada a fim de preparar-se para as transferências; (5) impulsionar uma cadeira de rodas muito leve ao longo de 5 m, com independência modificada, sobre superfícies niveladas para ter acesso a longas distâncias na comunidade e (6) impulsionar uma cadeira de rodas muito leve sobre aclives e declives e meio-fios de calçadas com 10 cm, com independência modificada.

O **nível e a totalidade da lesão do indivíduo determinam a opção e a ênfase das intervenções fisioterapêuticas.** Um estudo de 2007, com 600 pacientes apresentando LM, de seis clínicas de reabilitação com internação em vários locais nos EUA, descobriu que, para os pacientes com tetraplegia alta (C1-C4, AIS A, B ou C), as três atividades terapêuticas mais comuns feitas durante as sessões de fisioterapia eram ADM/alongamento, fortalecimento e transferências, nessa ordem.[3] Para os pacientes com tetraplegia baixa (C5-C8, AIS A, B ou C), as três atividades mais comuns eram ADM/alongamento, transferências e, então, fortalecimento. Para aqueles com paraplegia (AIS A, B ou C), as atividades mais comuns eram transferências, ADM/alongamento e fortalecimento. As pessoas com lesões motoras incompletas, no nível AIS D (ver o Caso 14 para revisar as classificações da American Spinal Injury Association), as atividades mais comuns eram treino da marcha, fortalecimento e exercícios de equilíbrio. Em todas as categorias de lesão, a atividade de terapia de grupo mais comum era o fortalecimento.[3]

As intervenções de reabilitação relativas às ADMs, proteção da pele, posicionamento e alongamento seletivo, iniciadas nos atendimentos de pacientes agudos internados, são mantidas no atendimento ambulatorial. O fisioterapeuta deve conhecer os requisitos específicos de ADMs que possibilitam ao indivíduo com tetraplegia o uso de várias estratégias compensatórias necessárias para a mobilidade funcional. A Tabela 16.1 apresenta os requisitos de ADMs para essa paciente com tetraplegia motora completa.

Os fisioterapeutas precisam incorporar o alongamento de grupos musculares específicos a fim de preparar a pessoa para as estratégias de compensação dos movimentos necessários à paciente para realizar as atividades funcionais. A paciente precisa de um comprimento adequado dos isquiotibiais (110° de elevação com a perna retificada) para evitar tensionamento exagerado dos tecidos, na porção inferior das costas, durante atividades sentadas por longos períodos.[2] Até ser alcançado comprimento adequado dos isquiotibiais por meio de alongamento, as atividades sentadas prolongadas precisarão ser modificadas para a prevenção de excessivo tensionamento da região lombar da coluna.[2] Alongamento seletivo da musculatura da mão e do punho é também necessário. Devido ao nível de lesão, a paciente não tem inervação para os flexores longos dos dedos e precisa usar preensão por tenodese de modo a realizar muitas atividades de vida diária (AVDs). Consegue-se preensão por tenodese estendendo-se o punho, o que resulta em tensão passiva nos flexores dos dedos. Isso leva os dedos a flexionarem e o polegar a formar uma pinça lateral com o indicador.[2,6] A preservação da tensão dos flexores dos dedos é *funda-*

Tabela 16.1 REQUISITOS DE AMPLITUDES DE MOVIMENTOS PARA UM INDIVÍDUO COM TETRAPLEGIA MOTORA COMPLETA[2,4,5]

	Metas da amplitude de movimentos	**Função**
Pescoço	Normal	Mobilidade no colchonete/leito, equilíbrio sentada, transferências, vestir porção superior do corpo
Porção inferior das costas	Leve tensão	Mobilidade no colchonete/leito, equilíbrio sentada, transferências
Ombros	Normal em todos os movimentos, extensão do ombro maior que o normal	Mobilidade em colchonete/leito, transferências, vestir porção superior do corpo, mobilidade com cadeira de rodas, transferências do chão para cadeira de rodas
	Na ausência de inervação do tríceps, é necessária extensão combinada com rotação externa e extensão do cotovelo maior que a normal	*Mobilidade em colchonete/leito, equilíbrio sentada*
Cotovelos e antebraços	Normal em todos os movimentos; é essencial a extensão total	Mobilidade no colchonete/leito, transferências, mobilidade com cadeira de rodas, transferências do chão para cadeira de rodas
	Na ausência de inervação do tríceps, há necessidade de combinar extensão total do cotovelo com supinação total do antebraço Para "travar" os cotovelos quanto à extensão na ausência de tríceps ativo	*Para "travar" os cotovelos em extensão na ausência de tríceps ativo*
Punhos	Flexão e extensão normais	Preensão por tenodese para desempenho das AVDs, na ausência de flexores ativos dos dedos
	Na ausência de inervação do tríceps, há necessidade de extensão do punho de normal a maior que a normal	*Travar os cotovelos em extensão, na ausência de tríceps ativo*
Dedos das mãos	Na ausência de inervação dos flexores dos dedos: • Movimento normal de metacarpofalangeana e interfalangeana • Leve rigidez nos flexores extrínsecos dos dedos e no polegar	Preensão por tenodese para realização das AVDs
Quadris	No mínimo, extensão neutra flexão total e rotação externa total	Mobilidade em colchonete/leito, vestir porção inferior do corpo, transferências do chão para cadeira de rodas
Isquiotibiais	Elevação passiva de 110°-120° com a perna	Sentar por períodos prolongados, vestir-se, mobilidade em tatame/leito, transferências do chão para cadeira de rodas
Tornozelos	No mínimo, dorsiflexão neutra	Transferências, prevenção de fissuras na pele enquanto sentada em cadeira de rodas

Nota: requisitos de ADMs em itálico não pertencem ao caso desta paciente.

mental para pessoas com tetraplegia em C5 até C7, para possibilitar a preensão e a manipulação de objetos, usando a extensão ativa preservada do punho. Embora pessoas com tetraplegia em C5 e acima não tenham extensão ativa do punho, os flexores dos dedos nesses pacientes devem ainda poder firmar-se para permitirem o uso da mão como um gancho e devido à possibilidade de retorno da função motora voluntária caudal ao nível neurológico da lesão, nos meses e anos pós-lesão. Alongamento seletivo deve ser feito, porém *encurtamento* nos flexores longos dos dedos (Figuras 16.1A e B). Podem ser usadas talas funcionais nas mãos para promover o uso de uma preensão por tenodese e talas manuais de repouso para promover o encurtamento muscular, necessário para uso efetivo dessa preensão. O fisioterapeuta deve reforçar que, quando a paciente estiver realizando outras atividades de mobilidade funcional, a mão em contato com a superfície de apoio deve ter os dedos sempre flexionados para prevenir excessiva tensão dos flexores longos dos dedos durante treino da mobilidade (Figura 16.1C).

Além do alongamento seletivo, o fortalecimento seletivo é adequado à paciente com tetraplegia. Nas primeiras semanas de reabilitação, exercícios de resistência podem ser contraindicados devido ao risco de instabilidade da coluna. Assim que a paciente puder fazer exercícios de resistência, o uso de fortalecimento *bilateral* das extremidades supe-

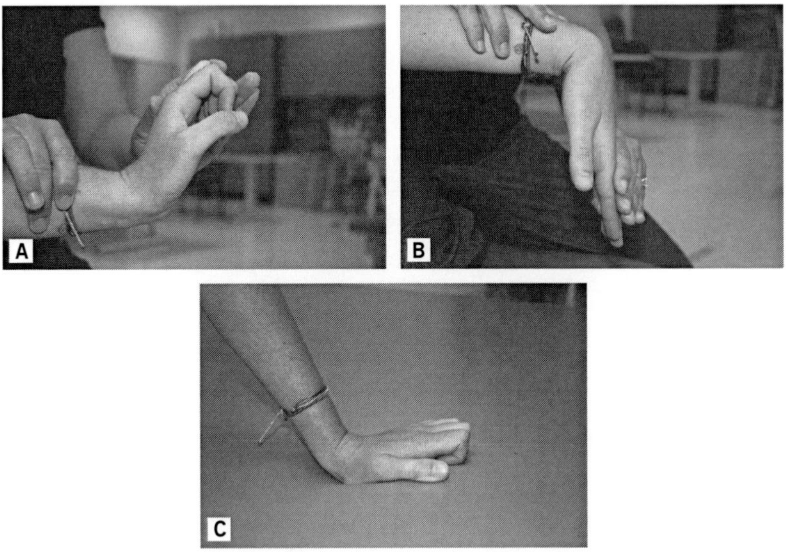

Figura 16.1 Protegendo a preensão por tenodese de uma pessoa. **(A)** Para alongar os flexores do punho, o fisioterapeuta assegura que os dedos da pessoa estejam em uma posição flexionada enquanto o punho é alongado em sua extensão. **(B)** Para alongar os flexores curtos dos dedos, o fisioterapeuta assegura que o punho da pessoa esteja em uma posição flexionada, antes de alongar os dedos para uma posição neutra. **(C)** Durante as atividades de mobilidade que exigem a mão da pessoa apoiada numa superfície, os dedos devem ser posicionados em flexão para prevenir alongamento excessivo dos flexores longos dos dedos.

riores deve ser enfatizado para evitar forças rotacionais e assimétricas sobre a coluna.[5] O fortalecimento pode ser feito com movimentos ativo-assistidos, ativos ou com resistência, dependendo da força do grupo muscular que está sendo fortalecido. Exercícios progressivos com resistência podem ser realizados bilateralmente, com resistência manual em planos retos, em padrões diagonais, usando facilitação neuromuscular proprioceptiva (FNP/PNF) e/ou pesos em manguitos. O fortalecimento para uma paciente com tetraplegia em C7 deve focar no fortalecimento bilateral dos estabilizadores, depressores e protradores das escápulas; flexores, extensores e adutores horizontais dos ombros, flexores e extensores do cotovelo e extensores do punho.[2,5]

Como a paciente já desenvolveu tolerância à posição sentada ereta, pode começar a trabalhar no aumento do equilíbrio sentada. Essa habilidade será desenvolvida com alternância de períodos sentada mais breves e mais prolongados. Fica mais fácil realizar tarefas de equilíbrio sentada, no período mais prolongado, desde que a paciente tenha o alongamento necessário de isquiostibiais. O equilíbrio sentada, por períodos breves e longos, pode começar com o apoio de ambas extremidades superiores e evoluir para apoio unilateral, e depois para sentada sem apoio. A paciente precisa aprender a usar movimentos dos braços e da cabeça para manter o equilíbrio sentada.[2] Essas habilidades sentada ajudam a paciente a desempenhar transferências e atos de vestir-se.

O treino de mobilidade para permitir à paciente contemplar as metas de mobilidade no leito inclui rolagem bilateral e, movimentos inversamente entre: supino sentada por período longo; supino pronada; supino e sentada por período breve, todos na margem do leito. Essas habilidades de mobilidade exigem uma combinação de habilidade e força.

Para conseguir passar de supino para deitada de lado ou prono, a pessoa precisa usar uma estratégia de movimento que utiliza o impulso para produzir rolar. Para iniciar a rolagem, o indivíduo arremessa os braços de um lado a outro e movimenta a cabeça e o pescoço na mesma direção dos braços para conseguir impulso suficiente para rolar sobre o lado do corpo (Fig. 16.2). Para realizar isso, o fisioterapeuta pode reduzir a dificuldade da tarefa inicial ao começar com a pessoa em decúbito semi lateral, apoiando as margens e/ou posicionando a perna oposta cruzada sobre a que está voltada para a rolagem. Assim que obtem competência nessa tarefa, a dificuldade do paciente pode ser aumentada pouco a pouco, até conseguir fazer uma rolagem completa de supino a decúbito lateral e de supino a pronado, sem resistência física ou equipamento de adaptação. Caso a pessoa não consiga realizar essa tarefa sem assistência física, podem ser usadas as grades da cama ou alças para as pernas, ajudando o paciente a desempenhá-la.

O indivíduo precisa aprender a movimentar-se de supino para sentado por períodos longos e breves. Essa paciente tem inervação do tríceps, o que facilita muito a tarefa, em comparação com pessoas com LM no nível neurológico C5 ou C6. A capacidade de conseguir sentar por períodos longos permite à paciente aprender a vestir as porções superior e inferior do corpo, em uma posição com equilíbrio mais estável sentada, o que seria mais difícil na posição por períodos breves. A capacidade de conseguir sentar por períodos breves possibilita à pessoa preparar-se para transferências em uma cadeira de rodas. Dependendo da escolha de dispositivos assistidos e do controle intestinal e vesical, é importante ensinar ao paciente transfere-se para um vaso sanitário ou cadeira de banho. A cadeira sanitária é uma cadeira de rodas à prova de água, que tem um recorte no assento que a faz funcionar como caso sanitário (Fig. 16.3); o que permite à pessoa tomar um banho de chuveiro depois de eliminações intestinais, sem ter que se transferir para

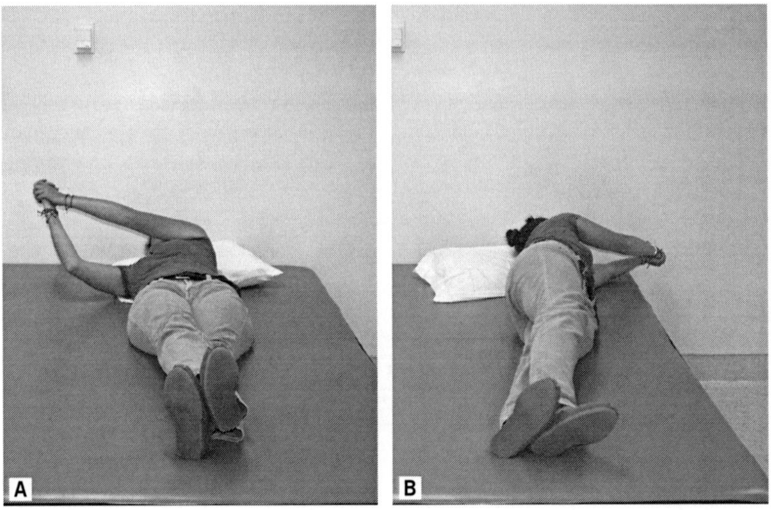

Figura 16.2 Rolamento de supino para decúbito lateral esquerdo por pessoa com LM completa (AIS A), no nível neurológico C7. **(A)** A pessoa inicia o movimento de rolamento, elevando os braços e posicionando-os na direção oposta ao rolamento, a fim de usar o impulso para concluir o ato de rolar. **(B)** Para concluir o rolamento, a pessoa continua o impulso da direita para a esquerda e finaliza sobre o lado esquerdo. Para diminuir a dificuldade da tarefa, o indivíduo faz o rolamento com as pernas cruzadas na direção do rolamento. Nos primeiros estágios da aprendizagem, o terapeuta possivelmente precisará ajudar a paciente com essa posição das extremidades inferiores.

outra superfície.[7] A pessoa e os cuidadores devem ser treinados em transferência com esse tipo de cadeira, além da cadeira de rodas regular.

Indivíduos que usam uma cadeira de rodas para locomoção devem ser avaliados quanto à capacidade de impulsionar uma cadeira de rodas manual (se for o caso) ou de percorrer em segurança o espaço com uma cadeira de rodas elétrica. No caso dos que impulsionam cadeiras de rodas manuais, o fisioterapeuta deve investigar a capacidade do paciente de impulsionar e realizar habilidades avançadas na cadeira, como manobras especiais (i.e., erguer as rodas dianteiras) e meios-fios em aclive e declive, rampas e escadas – habilidades importantes para aumento da independência de mobilidade. A pessoa com uma LM completa no nível C7 tem potencial de subir e descer meios-fios com 10 cm de altura, embora seja algo bastante desafiador, dependendo da falta de inervação até os flexores dos dedos para permitir a pegada nos aros de propulsão das rodas. Sem flexão ativa dos dedos, o indivíduo precisa aumentar o atrito, empurrando os aros de propulsão de modo a controlar a aceleração e a desaceleração, conforme a necessidade. O **Wheelchair Skills Test** é uma avaliação criada para medir o desempenho em uma variedade de habilidades com cadeira de rodas manuais; e demanda em média, 27 minutos e exige um ambiente com variações de alturas de inclinações, soleiras e escadas.[8] Um estudo recente de usuários de cadeiras de rodas manuais com LM descobriu que aqueles que

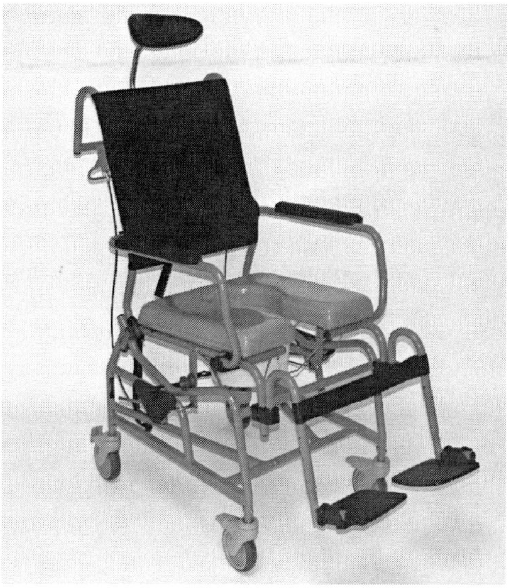

Figura 16.3 Uma cadeira de banho, possui um recorte no assento que funciona como vaso sanitário, possibilitando que as pessoas tomem banho de chuveiro após eliminações intestinais sem a necessidade de se transferir para outra superfície. (Reproduzido, com permissão, de Activeaid, Inc. Redwood Falls, MN. Activeaid Model 285/18.)

alcançaram um escore total mais alto no teste apresentaram maior participação na comunidade e maior satisfação com a vida, conforme medida pela subescala Hospital Anxiety and Depression Scale-Anxiety, pela Satisfaction with Life Scale, pelo Short Form Health Survey (SF-36) e pela Craig Handicap Assessment and Reporting Technique (CHART).[9] Esse estudo descobriu que a habilidade isolada que previa uma maior qualidade de vida e maior participação na comunidade era a capacidade de descer meios-fios com 15 cm.[9] Há também uma versão do Wheelchair Skills Test para avaliar a mobilidade com cadeira de rodas elétrica.[2]

Para prevenir lesões por uso excessivo do ombro devido a uma mecânica insatisfatória para impulsionar, o fisioterapeuta tem que ensinar as pessoas que movimentarão uma cadeira de rodas manual a ter uma mecânica excelente. O Consortium for Spinal Cord Medicine criou **recomendações para proteção de extremidades superiores em decorrência de lesões por excesso de uso e dor.**[10] São recomendações que incluem ênfase à importância de educar os profissionais de saúde e as pessoas com LM sobre o risco e a prevenção de lesão e dor em extremidade superior. A pessoa deve ser orientada a minimizar a frequência e a força usadas durante tarefas repetitivas com extremidades superiores. O equipamento e a ergonomia do indivíduo devem também ser rotineiramente avaliados para garantir ajuste, uso e mecânica corretos. O Consortium recomenda que usuários de cadeira de rodas manual minimizem o risco de lesão ao empregar movimentos longos e suaves para impulsionar a cadeira de rodas. Os pacientes devem se posicionar na cadeira de forma a permitir flexão do cotovelo entre 100º e 120º, quando a mão estiver no topo central do aro de propulsão. Além disso, cadeiras de rodas manuais devem ser completamente personalizadas e feitas com o material mais leve possível. A pessoa pode também avaliar a possibilidade de cadeira motorizada ou com rodas motorizadas, que pode reduzir o risco de lesão e dor em extremidades superiores, minimizando uso excessivo de ombros. Dependendo do nível da lesão, mesmo pessoas que conseguem realizar transferências sem assistência podem se beneficiar do uso de equipamento adaptado para transferências e/ou limitar a quantidade de transferências que fazem diariamente, para promover a preservação das extremidades superiores. A paciente deste caso deve ser orientada sobre o risco de lesões por uso excessivo e deve ser estimulada a usar a mecânica adequada para propulsão de cadeira de rodas manual, minimizar a quantidade de transferências feitas por dia, e também deve estar adaptada em uma cadeira de rodas manual, ultraleve e totalmente personalizada. Pessoas com tetraplegia em C5 ou C6 que usam uma cadeira de rodas manual para mobilidade devem ainda considerar o uso de uma cadeira de rodas motorizada ou cadeira com rodas auxiliadas por motor para poder impulsioná-la por longas distâncias, pois isso ajuda a preservar as extremidades superiores.

Recomendações clínicas baseadas em evidências

SORT: Força da Taxonomia de Recomendações (do inglês, *Strength of Recommendation Taxonomy*)

A: Evidências consistentes e de boa qualidade voltadas ao paciente
B: Evidências inconsistentes ou de qualidade limitada voltadas ao paciente
C: Evidências consensuais, voltadas à doença, prática habitual, opinião de especialistas ou séries de casos

1. Para pessoas com tetraplegia baixa (C5-C8, AIS A, B ou C), as três atividades fisioterapêuticas mais comuns em instituições de reabilitação com internação incluem amplitude de movimentos/alongamento, transferências e, depois, fortalecimento. **Grau B**
2. O Wheelchair Skills Test mede o desempenho em diversas habilidades com cadeira de rodas manual, e os resultados podem prever qualidade de vida e participação na comunidade. **Grau B**
3. Educação das pessoas com LM quanto ao posicionamento em cadeira de rodas e à mecânica adequada pode ajudar a prevenir lesões por uso excessivo das extremidades superiores. **Grau B**

PERGUNTAS PARA REVISÃO

16.1 Qual dos enunciados adiante é verdadeiro em relação a abordagens compensatórias e restauradoras à reabilitação?

A. Uma abordagem compensatória tem o foco de reobter força e retomada do desempenho das capacidades funcionais

B. Uma abordagem restauradora tem foco na recuperação da capacidade individual de realizar uma tarefa com o uso de equipamento de adaptação, empregando estratégias de movimento diferentes das que o indivíduo usava antes da lesão
C. Uma abordagem restauradora é sempre o método mais apropriado
D. Uma abordagem compensatória emprega uma variedade de estratégias de movimentos substitutos e/ou equipamento de adaptação para conseguir as tarefas desejadas

16.2 Quanto de ADM passiva de elevação do membro inferior com a perna retificada é necessário a uma pessoa com tetraplegia motora completa, para o desempenho da mobilidade no leito e das atividades de vestir a porção inferior do corpo?

A. 80º a 90º
B. 90º
C. 90º a 100º
D. 110º a 120º

16.3 Por que um indivíduo com LM usa a preensão por tenodese?

A. Uma preensão por tenodese inclui o uso de extensão e flexão ativa dos dedos para manipular pequenos objetos, com habilidades motoras finas precisas
B. Uma preensão por tenodese é usada por indivíduos com paraplegia em T4 para pegar e manipular objetos
C. Uma preensão por tenodese é usada na ausência de inervação nos flexores longos dos dedos
D. Uma preensão por tenodese é usada na ausência de inervação nos extensores dos dedos

RESPOSTAS

16.1 **D.** As abordagens de reabilitação específicas para cuidados de pessoas com LM costumam incluir o ensino de estratégias compensatórias para lhes possibilitar o desempenho de tarefas desejadas, na ausência de inervação muscular normal, usando estratégias de substituição e/ou equipamento de adaptação. Uma abordagem de recuperação costuma ser usada na reabilitação de pacientes com lesões motoras incompletas da medula, com a meta de resgatar movimentos normais e compensações mínimas.

16.2 **D.** 110º a 120º de elevação do membro inferior com a perna retificada são necessárias para que pessoas com tetraplegia realizem habilidades de mobilidade no leito, inclusive sentar por período longo, passar de supino a sentado por período longo tempo e vestir-se. Uma pessoa com LM beneficia-se com a tensão leve dos tecidos da região lombar para manter a postura sentada e para melhorar a capacidade de movimentar a porção inferior do corpo, empregando movimentos gerados pela porção superior. Até que se consiga uma elevação de 110º do membro inferior com a perna retificada, atividades sentadas por longo tempo podem precisar ser modificadas para prevenir excessiva tensão na coluna lombar.

16.3 **C.** Consegue-se preensão por tenodese, estendendo-se o punho (usando o extensor longo e curto radial do carpo), o que resulta em tensão passiva nos flexores dos dedos (flexor profundo dos dedos, flexor superficial dos dedos e flexor longo do polegar). Isso faz os dedos flexionarem e o polegar formar uma pinça lateral com o indicador.[2,6] Conservar a tensão nos flexores dos dedos é fundamental para pessoas com tetraplegia em C5 a C7, possibilitando que elas peguem e manipulem objetos, empregando a extensão preservada ativa do punho.

REFERÊNCIAS

1. Consortium for Spinal Cord Medicine. Sexuality and reproductive health in adults with spinal cord injury: a clinical practice guideline for health-care providers. *J Spinal Cord Med.* 2010;33:281-336.
2. Somers MF. *Spinal Cord Injury Functional Rehabilitation.* 3rd ed. New Jersey, NJ: Pearson; 2010.
3. Taylor-Schroeder S, LaBarbera J, McDowell S, et al. The SCIRehab project: treatment time spent in SCI rehabilitation. Physical therapy treatment time during inpatient spinal cord injury rehabilitation. *J Spinal Cord Med.* 2011;34:149-161.
4. Umphred DA. *Neurological Rehabilitation.* 5th ed. St. Louis, MO: Mosby Elsevier; 2007.
5. O' Sullivan SB, Schmitz TJ. *Physical Rehabilitation.* Philadelphia, PA: FA Davis; 2007.
6. Harvey L. Principles of conservative management for a non-orthotic tenodesis grip in tetraplegics. *J Hand Ther.* 1996;9:238-242.
7. Malassigne P, Nelson AL, Cors MW, Amerson TL. Design of the advanced commode-shower chair for spinal cord-injured individuals. *J Rehabil Res Dev.* 2000;37:373-382.
8. Kirby RL, Swuste J, Dupuis DJ, MacLeod DA, Monroe R. The Wheelchair Skills Test: a pilot study of a new outcome measure. *Arch Phys Med Rehabil.* 2002;83:10-18.
9. Hosseini SM, Oyster ML, Kirby RL, Harrington AL, Boninger ML. Manual wheelchair skills capacity predicts quality of life and community integration in persons with spinal cord injury. *Arch Phys Med Rehabil.* 2012;93:2237-2243.
10. Consortium for Spinal Cord Medicine, Paralyzed Veterans of America. Preservation of upper limb function following spinal cord injury. *A Clinical Practice Guideline for Health--Care Professionals.* Washington, DC: Consortium for Spinal Cord Medicine; 2005. www.pva.org. Accessed June 12, 2012.

Estenose da coluna lombar

Annie Burke-Doe

CASO 17

Um homem de 67 anos de idade, com doença arterial coronariana e dor crônica na porção lombar, foi ao neurologista, queixando-se de quatro meses com dor incapacitante nas pernas ao andar. A dor localizava-se nas nádegas e na parte posterior das coxas, com uma distribuição simétrica, iniciando após dez minutos de caminhada em superfície nivelada. A dor diminui após sentar durante vários minutos, podendo retomar a caminhada após o descanso. Informou conseguir subir escadas até a casa e andar de bicicleta sem dor. O neurologista descartou claudicação vascular após realizar exame de ultrassom com Doppler (i.e., nenhuma evidência de insuficiência vascular nas pernas). O exame neurológico mostrou mobilidade limitada na coluna lombar, mas ausência de desconforto ou deformação. A flexão do quadril até 55º com a perna direita retificada provocou dor nas costas e na nádega direita. Massa, tônus e força musculares nos membros inferiores estavam normais. Os reflexos do tendão estavam simétricos nos joelhos e deprimidos no tornozelo direito. Propriocepção e sensibilidade vibratória estavam levemente diminuídas nos dedos dos pés. Ressonância magnética da coluna lombossacral mostrou doença degenerativa disseminada na coluna, protuberâncias de disco intervertebral centralmente em L3-L4 e L4-L5, além de protrusão focalizada de disco posterolateral, no lado direito, em L5-S1. Deformação do saco tecal nos níveis lombares inferiores e estreitamento neuroforaminal em níveis múltiplos também estavam presentes. Uma eletroneuromiografia (ENMG) revelou denervação parcial crônica leve, com reinervação na cabeça medial do músculo gastrocnêmio direito. Foi feito um diagnóstico de claudicação neurogênica, secundária à estenose da coluna lombar (ECL), associada a uma radiculopatia leve do lado direito em S1. O neurologista encaminhou o paciente ao fisioterapeuta para avaliação e tratamento.

- Que sinais no exame podem ser associados a esse diagnóstico?
- Quais são os testes de exame mais adequados?
- Qual é o prognóstico da reabilitação?
- Quais são os instrumentos de avaliação da fisioterapia mais apropriados para dor e alteração funcional?
- Quais são as possíveis complicações que interferem na fisioterapia?

DEFINIÇÕES-CHAVE

CLAUDICAÇÃO NEUROGÊNICA: dor ou desconforto na porção inferior das costas, nádegas e pernas, iniciada ou intensificada ao andar e aliviada ao sentar.

ESTENOSE ESPINAL: estreitamento do canal espinal com compressão nas estruturas neurais por osso e por tecidos moles adjacentes.

RADICULOPATIA: condição neurológica caracterizada por disfunção de um nervo espinal, suas raízes ou ambos; costuma se apresentar com dor unilateral, parestesia, fraqueza e/ou alterações reflexas na distribuição da raiz do nervo afetado.

SÍNDROME DA CAUDA EQUINA: perda de função dos elementos neurológicos do plexo lombar (raízes de nervos) do canal espinal abaixo do cone medular da medula espinal.

Objetivos

1. Descrever estenose da coluna lombar (ECL).
2. Identificar os sinais e sintomas clássicos de claudicação.
3. Discutir os componentes adequados do exame.
4. Identificar os componentes principais no tratamento da ECL.

Considerações sobre a fisioterapia

Considerações de fisioterapia durante o controle do indivíduo com dor progressiva crônica na coluna lombar, dor em extremidade inferior, fraqueza e claudicação neurogênica devido à ECL.

- **Cuidados/objetivos do plano geral de fisioterapia:** investigar a necessidade do paciente de entender o diagnóstico; reduzir a dor e elucidar sua relação com a postura e as atividades; melhorar a amplitude de movimentos (ADM), a força e a flexibilidade; melhorar as atividades funcionais; aumentar o nível de condicionamento físico.
- **Intervenções de fisioterapia:** mobilização e manipulação; técnicas de energia muscular (técnica de terapia manual); exercícios terapêuticos; proteção das articulações; modalidades de redução da dor; treino com esteira e/ou bicicleta.
- **Precauções durante a fisioterapia:** informar sinais e sintomas sugestivos de síndrome da cauda equina, fontes vasculares e não mecânicas ou viscerais ao fisioterapeuta; realizar testes provocativos antes de outros testes pode alterar os achados.
- **Complicações que interferem na fisioterapia:** fatores psicossociais, comorbidades, reações adversas a fármacos anti-inflamatórios não esteroides (AINEs).

Visão geral da patologia

A estenose espinal é definida como um estreitamento do canal espinal, com compressão das estruturas neurais por osso e por tecido mole adjacente.[1-3] A compressão das raízes dos nervos na coluna lombar causa ECL sintomática, que pode ser categorizada de formas distintas, definidas pelas causas subjacentes da compressão da raiz do nervo espinal.[4]

Anatomicamente, o estreitamento pode ocorrer no canal central da coluna, na área sob as articulações da faceta (estenose subarticular) ou, mais lateralmente, nos forâmens neurais.[4] A estenose espinal nem sempre é sintomática, e alterações degenerativas podem não se correlacionar com os sintomas. Além disso, podem ocorrer achados anatômicos na população assintomática.[4]

Arnoldi e colaboradores classificaram a ECL como desenvolvimental (primária) ou degenerativa (secundária). O tipo primário é causado por anomalias desenvolvimentais da coluna,[3] como encurtamento congênito dos pedículos. A ECL primária costuma se apresentar na terceira, quarta e quinta décadas de vida, quando mudanças degenerativas leves, normalmente toleradas, resultam em estreitamento suficiente para causar sintomas.[4,5] A ECL degenerativa secundária ou adquirida é o tipo que mais se observa de estenose da coluna.[3-5] Ela costuma ocorrer em pessoas com mais de 60 anos[3,6] e está associada à degeneração dos discos e das articulações das facetas lombares.[4] Com maior frequência, costuma ser consequência da formação de osteófitos nas articulações das facetas, hipertrofia do ligamento amarelo e protrusão ou saliência de discos intervertebrais.[3,7] Outras causas de ECL adquirida incluem doença de Paget, mudanças pós-cirúrgicas, trauma, acromegalia,[9] espondilite anquilosante[5] e espondilolistese.[4]

Estenose espinal é uma condição prevalente e incapacitante, com cerca de 250 mil a 500 mil pessoas idosas nos EUA apresentando os sintomas.[10,11] Isso representa por volta de 1 a cada 1.000 pessoas, e o número crescerá com o envelhecimento populacional.[10] A ECL continua sendo o diagnóstico pré-operatório principal para adultos com mais de 65 anos que sofrem cirurgia da coluna. Ela costuma resultar em sobrecarga física considerável, estando associada a custos elevados ao setor de saúde.[12-14] A maioria das pessoas com mais de 60 anos tem estenose da coluna em algum grau. Uma vez que a maior parte dos pacientes com estenose leve não apresenta sintomas, a frequência absoluta pode ser apenas estimada.[11]

Achados positivos em radiografias simples de pessoas com ECL incluem doença degenerativa de disco, osteoartrite das facetas, espondilolistese e estreitamento da distância interpedicular.[11] Embora o mielograma tenha sido anteriormente de uso comum para a avaliação de compressão da medula ou da raiz do nervo, trata-se de procedimento invasivo, com possíveis efeitos adversos, não sendo mais de uso rotineiro.[13,15] A tomografia computadorizada (TC) é normalmente usada para avaliar os elementos da coluna; a TC possibilita a medida exata das dimensões do canal, quando combinada com aumento por contraste.[4,15] Um saco dural com diâmetro anteroposterior de menos de 10 a 13 mm correlaciona-se com achados clínicos de estenose.[15,16] Ressonância magnética (IRM) é comparável à TC com aumento por contraste, em sua capacidade de demonstrar estenose espinal, sendo atualmente a modalidade de imagem preferida para a investigação do canal espinal e das estruturas neurais.[3,13,15]

Manifestações clínicas de ECL variam de assintomática a incapacitante. A apresentação sintomática costuma estar associada à doença degenerativa em níveis múltiplos da coluna.[14] A etiologia, em geral, está relacionada a compressão mecânica dos elementos neurais ou do suprimento de sangue.[14] Costumam estar presentes estenose sintomática da coluna, com dor na região lombar, sinais e sintomas de lesão focal à raiz do nervo, ou claudicação neurogênica.[14] A claudicação neurogênica tem uma descrição clássica, como desconforto e dor persistente de difícil localização, na região lombar, nas nádegas e nas pernas, precipitados pelo andar e aliviados pelo sentar.[4,5,15,17,18] Há quem descreva os sintomas de neuroclaudicação como ocorrência de "pernas em espaguete" ou "andar como um marinheiro embriagado".[9] Uma vez que aumenta o volume do canal da coluna lombar com flexão da coluna e diminui com extensão[19], há pacientes que observam menos sintomas ao andar em aclive,[9] descansar, deitar, sentar ou flexionar a coluna.[11,13,14] Mudanças neurológicas são relatadas em 20 a 50% dos pacientes[6,20], sendo que a síndrome da cauda equina é considerada rara.[2,21] Muitos pacientes têm mais problemas com equilíbrio insatisfatório, marcha instável ou fraqueza nas pernas, que ocorrem na deambulação.[9]

O aparecimento de sintomas em ortostase, localização de desconforto máximo nas coxas e preservação dos pulsos podálicos ajuda a diferenciar a "pseudoclaudicação" da ECL da claudicação real devido a insuficiência vascular.[9] Pode também ser um desafio diferenciar ECL de hérnia de disco lombar, uma vez que as duas condições podem causar dor que irradia para a parte de trás da coxa. Outras características que predispõem ao diagnóstico de estenose da coluna incluem aparecimento *gradativo* de sintomas, exacerbação acentuada ao andar em superfícies niveladas e diminuição de sintomas ao sentar ou flexionar a lombar.[9] Em um estudo de 93 adultos com dor nas costas, Katz e colaboradores[22] descobriram que a dor que irradia nas nádegas, ou mais distalmente, apresentava uma sensibilidade de 88% para o diagnóstico de ECL, embora uma especificidade de apenas 35%. No mesmo estudo, uma história de dor nas costas em ortostase, mas ausência total de dor ao sentar teve uma sensibilidade de 46% e uma especificidade de ECL de 93%. [23] Assim, naqueles pacientes que apresentam dor que irradia nas nádegas ou além (elevada sensibilidade) *e* que não têm dor ao sentar (elevada especificidade), é maior a possibilidade de um diagnóstico de ECL. Em pacientes com ECL, Hall e colaboradores[24] descreveram sintomas envolvendo todo o membro inferior, em 78% dos casos, com 15% deles acima do joelho e 6% abaixo dele.

Mobilidade restrita, sensibilidade localizada na coluna lombar e evidências de compressão da raiz associadas à doença degenerativa da coluna lombar costumam ter relação com o diagnóstico de ECL.[5] Em repouso, o exame neurológico costuma estar normal. Pacientes examinados logo após os testes de estresse provocativos de sintomas em esteira podem apresentar pequenos déficits motores, sensitivos e reflexos, que, rapidamente, normalizam com repouso.[5] Em um estudo de Fritz e colaboradores[25], os autores sugeriram um **teste em esteira com dois estágios como instrumento diagnóstico para determinar a presença de ECL.** O teste em esteira com dois estágios é conduzido comparando a tolerância do paciente para andar em superfície plana e com inclinação de 15% ambos, em ritmo preferencial. Um início mais precoce dos sintomas tempo total da caminhada aumentado e tempo prolongado de recperação durante a marcha com superfície inclinada, foi associado de maneira significativa à ECL. Esses achados são coerentes com o fato de a marcha em superfície plana colocar a coluna em maior extensão (compressão do volume do canal da coluna) que a marcha em superfície com aclive, que aumenta a flexão da coluna (e o volume do canal da coluna lombar). Amundsen e colaboradores[26] relataram reflexos diminuídos ou ausentes no tornozelo em até 50% de pacientes com ECL e fraqueza em 23 a 51% dessa população. Tenhula e colaboradores[27] usaram teste com esteira-bicicleta para o diagnóstico diferencial de ECL. Nesse estudo, 32 pacientes com ECL foram avaliados antes e depois da cirurgia da coluna. Os pacientes apresentaram aumento significativo nos sintomas do início ao fim do teste na esteira (extensão da coluna lombar), porém um menor número de pacientes apresentaram sintomas significativos no teste com bicicleta (flexão da coluna lombar). Dois anos após a cirurgia de descompressão da coluna lombar, os pacientes demonstraram melhora na capacidade de andar no teste com esteira, mas não apresentaram melhora na capacidade de usar a bicicleta. Para os autores, o teste com esteira-bicicleta pode ser um recurso útil no diagnóstico diferencial de claudicação neurogênica.[27]

O tratamento conservador da ECL normalmente inclui uma combinação de intervenções, como repouso no leito, medicamentos orais, injeções epidurais com glicocorticoides, acupuntura, agentes físicos, orientação postural e ergonômica, coletes para a região lombar e programas de exercício baseados em flexões.[24] Persistindo os sinais e sintomas mesmo com o uso da terapia conservadora, os médicos costumam oferecer a opção da intervenção cirúrgica. A meta primária da cirurgia é descomprimir o canal da coluna e os forâmens neurais para eliminar a pressão sobre as raízes dos nervos da coluna.[4] A abordagem tradicional é uma laminectomia ou facetectomia parcial.

A história natural da ECL não é bem compreendida.[10] Em todos os indivíduos, ocorre uma progressão lenta. Mesmo com estreitamento significativo, alguns pacientes demonstram melhora de sintomas e funções ou permanecem sem alterações com o passar do tempo.[28] Sengupta e Herkowitz[29] concluíram que, em pacientes acompanhados por cinco a dez anos após diagnóstico de ECL, 45% permaneceram na mesma condição, 15% melhoraram e 30% informaram piora progressiva dos sintomas.

Manejo da fisioterapia

A eficácia do tratamento não cirúrgico para estenose espinal pode depender muito da natureza e gravidade da apresentação sintomática e radiográfica do paciente.[23] Há alguns ensaios controlados e randomizados de métodos não cirúrgicos para controle da estenose da coluna.[30] O tratamento convencional costuma ser recomendado para sintomas leves a moderados, sendo orientado pela avaliação clínica, literatura observacional e analogia com outras condições da coluna.[4] Uma vez que os problemas de coluna em geral não são causados por uma só etiologia e apresentam sinais e sintomas similares, foram desenvolvidos sistemas de classificação como auxílio ao médico no processo decisório, determinação do prognóstico, avaliação da qualidade dos cuidados, realização de pesquisas e escolha de intervenções.[21] Esses sistemas de classificação categorizam os problemas em síndromes, com base em uma combinação de patologia, grupos de sinais e sintomas e duração dos sintomas.[20] Alguns sistemas de classificação para distúrbios da coluna incluem a McKenzie Diagnostic Classification System, a Delitto Treatment-Based Diagnostic Classification e a Movement System Impairment-Based Classification.[20] As principais metas da fisioterapia são reduzir os sintomas e melhorar a funcionalidade. O fisioterapeuta pode sugerir formas de modificar as atividades para evitar extensão lombar e ensinar ao paciente exercícios de fortalecimento muscular.

Exame, avaliação e diagnóstico

Antes do exame atento desse paciente, o fisioterapeuta precisa obter informações, usando uma combinação de perguntas com final aberto e fechado. Um paciente com ECL deve responder a perguntas relativas à história de doenças (comorbidades), história social (situação de vida), resultados de qualquer exame diagnóstico realizado (imagem, EMG), medicamentos (analgésicos orais, injeções epidurais), nível anterior de função/funcionalidade e queixas atuais. Exemplos de perguntas incluem: "Quais são seus sintomas?", "Quanto tempo você teve dor lombar ou sintomas nas extremidades inferiores?", "O que aumenta os sintomas?", "O que alivia os sintomas?", "Recentemente, você sofreu queda ou tropeçou?", "Você mora sozinho?", "Qual é seu atual nível de atividades?", "Que atividades você mudou para limitar os sintomas?", e "Quais são suas metas?". O fisioterapeuta deve sondar o paciente em busca de indicações de patologia grave ou sinais de alerta (perda inexplicada do peso, dor constante que não muda com a posição, sinais neurológicos disseminados) que aumentam a probabilidade de o problema do paciente não ter origem musculoesquelética. Se houver sinais de alerta, o paciente precisa ser encaminhado (de volta) a um médico.[20]

Os fisioterapeutas podem usar instrumentos de avaliação com autorrelatados para ajudar a quantificar o progresso em pacientes com ECL. O SF-36 Health Survey pode ser útil para determinar a saúde geral e o bem-estar.[31] Questionários específicos para a condição, como o Oswestry Low Back Pain Disability Questionnaire[32] e o Roland-Morris Questionnaire,[33] podem ajudar a determinar o que melhorou com o tratamento. A dor pode ser investigada com uma escala analógica visual em repouso e em atividade (sentado, ortostase, deambulando). Ao investigar a dor relativa ao nível de atividade, é importante monitorar atentamente alterações nos sintomas e o tempo necessário antes do aumento ou da piora deles.

O exame fisioterapêutico começa com uma revisão de sistemas. Envolve o exame breve ou limitado da condição dos sistemas cardiovascular/cardiopulmonar, tegumentar, musculoesquelético e neuromuscular, além da capacidade de comunicação, afeto, cognição, linguagem e estilo de aprendizagem do paciente.[34] A revisão dos sistemas ajuda o terapeuta a determinar as áreas que precisam ser melhores investigadas, além do estado psicológico e emocional geral do paciente.

O exame inclui investigação de postura, ADM, flexibilidade, desempenho muscular, reflexos, neurodinâmica, mudanças sensoriais, circulação, marcha e equilíbrio. O fisioterapeuta deve fazer testes de flexibilidade dos flexores do quadril e da banda iliotibial (teste de Thomas, teste de Ober), isquiostibiais, quadríceps e gastrocnêmio, em paciente com suspeita de ECL, porque tais estruturas estão, com frequência, encurtadas. A integridade das estruturas do quadril deve ser também examinada (p. ex., por meio de testes específicos de quadril), para que sejam descartadas outras causas de dor nas nádegas e coxas. Uma vez que quase todos os pacientes relatam que a dor em extremidades inferiores altera com mudanças de posição,[22] os achados neurológicos costumam ser mais marcantes após teste provocativos (teste do quadrante, mobilidade articular, teste neurodinâmico). Assim, é importante observar se ocorrem achados positivos antes ou depois de testes provocativos. Elevação da perna estendida e reflexos tendinosos no tornozelo e joelho podem ou não ser positivos. Testes de sensibilidade devem incluir a distribuição e o nível de dermátomos. A documentação das mudanças na gravidade dos sintomas deve estar associada a um nível de atividade definido.

Pacientes com ECL que também têm comorbidades de insuficiência cardiovascular, doença vascular periférica e/ou polineuropatia podem descrever sinais e sintomas ao deambular – que podem ser de difícil diferenciação da claudicação neurogênica. O fisioterapeuta deve palpar, antes e depois da atividade, os pulsos bilaterais distais periféricos das extremidades inferiores e observar e registrar quaisquer alterações na pele (cor, temperatura). A claudicação neurogênica pode ser clinicamente diferenciada da claudicação vascular, usando-se um teste em esteira com pontuação.[27,35,36] O fisioterapeuta registra o tempo para o aparecimento da dor ao claudicar e as necessidades do paciente em relação aos sintomas a serem aliviados (flexionar, sentar ou interromper uma atividade). O protocolo do teste na esteira com pontos é capaz de auxiliar o fisioterapeuta a determinar a presença de claudicação neurogênica e o impacto funcional da estenose da coluna.[37] A claudicação neurogênica melhora com a flexão da coluna e aumenta com a intensificação da lordose lombar, mesmo sem atividade.[3] Diferentemente, a claudicação vascular melhora com repouso em *qualquer* posição e é agravada por atividade com extremidade inferior, em qualquer posição, inclusive andar de bicicleta em posição lombar flexionada.[7] A capacidade funcional (transferências, balanço de pernas duplo e isolado, subida de escadas) também pode ser avaliada. Na investigação da marcha, o fisioterapeuta deve observar, em especial, as passadas, a cadência, a distância, qualquer perda de equilíbrio e a possível necessidade de dispositivos auxiliares. Pacientes com ECL, em geral, andam com uma postura inclinada para frente, com flexão lombar.[38] Testes especiais, como o Timed Up and Go,[39] podem ajudar a determinar o desempenho de referência em pacientes com disfunção em transferências e marcha. Quando houver notado déficit no equilíbrio ou quando o paciente tem uma história de quedas, o Berg Balance Test[40] ou o Tinetti Assessment Tool of Gait and Balance[41] pode ser mais adequado.

Plano de atendimento e intervenções

Prejuízos e disfunções identificados nessa população podem incluir deficiências de conhecimento relativas ao diagnóstico da ECL, dor, desempenho muscular prejudicado, função prejudicada e ADM diminuída. As metas baseadas nos achados e nas necessidades do paciente costumam incluir independência em programa domiciliar de exercícios e controle da dor, melhora nas capacidades funcionais, na performance muscular e na flexibilidade e aumento no condicionamento aeróbico. **Os tratamentos comumente usados para pacientes com ECL** incluem exercícios terapêuticos (tendência de flexão,[21,42-44] alongamento dos músculos das coxas,[45] fortalecimento,[45] estabilização lombar, [21,28,43,44] percepção postural,[28] atividades de condicionamento[20,21]), treino de transferência e marcha (cadência, distância tolerada, uso de dispositivos auxiliares), terapia manual[17] (mobilização de tecidos moles e articulações), tração lombar (para hipomobilidade), orientações sobre o diagnóstico e como evitar provocação de sintomas[21] (extensão/carga axial), percepção postural e mecânica corporal[21] e modalidades de alívio da dor.[46,47] **As atividades de condicionamento mais apropriadas** para manter ou melhorar a aptidão aeróbica incluem caminhada em esteira inclinada,[25] treino em esteira com suspensão parcial do peso,[48] andar de bicicleta[5,20] (mantém a tendência de flexão da coluna para diminuir a compressão) e terapia aquática[20] (reduz as forças de compressão da coluna).

O fisioterapeuta pode encaminhar o paciente a outros profissionais se este apresentar perda ou redução da capacidade de realizar as atividades de vida diárias, precisar de assistência em programa de redução do peso, for capaz de se beneficiar com uma órtese lombar, tiver alterações emocionais ou psiquiátricas e/ou não conseguir controlar a dor. Se os pacientes não melhorarem com o tratamento conservador, o terapeuta pode ainda encaminhá-los a uma consulta com cirurgião.

Recomendações clínicas baseadas em evidências

SORT: Força da Taxonomia de Recomendações (do inglês, *Strength of Recommendation Taxonomy*)

A: Evidências consistentes e de boa qualidade voltadas ao paciente
B: Evidências inconsistentes ou de qualidade limitada voltadas ao paciente
C: Evidências consensuais, voltadas à doença, prática habitual, opinião de especialistas ou séries de casos

1. Surgimento de sintomas em ortostase, localização de desconforto máximo nas coxas e preservação de pulsos podálicos diferenciam a "pseudoclaudicação" por estenose da coluna lombar da claudicação real por insuficiência vascular. **Grau C**
2. Os fisioterapeutas podem usar um teste em esteira com dois estágios como um recurso diagnóstico para estenose da coluna lombar. **Grau B**
3. Exercícios terapêuticos para indivíduos com ECL devem encorajar a flexão e a retirada de carga da coluna axial. **Grau B**
4. Para promover tendência à flexão da coluna, recomenda-se caminhar em esteira inclinada, ou em esteira com suspensão parcial de peso e andar de bicicleta para o condicionamento geral de indivíduos com ECL. **Grau C**

PERGUNTAS PARA REVISÃO

17.1 Qual dos enunciados adiante é verdadeiro em relação à claudicação neurogênica?

A. A claudicação neurogênica caracteriza-se por insuficiência vascular após caminhada prolongada
B. A claudicação neurogênica caracteriza-se por dor ou câibra em extremidade inferior, com redução dos pulsos podálicos
C. A claudicação neurogênica caracteriza-se por dor ou câibra em extremidade inferior, com o pé em dorsiflexão ou durante a deambulação; os sintomas são aliviados ao sentar
D. A claudicação neurogênica caracteriza-se por aumento da dor em extremidade inferior, com extensão da coluna, em consequência de aumento no diâmetro do canal da coluna

17.2 Em um paciente com o diagnóstico de estenose da coluna lombar, qual é o desvio de marcha *mais* provável que pode ser observado por um fisioterapeuta?

A. Base de apoio estreita
B. Tolerância aumentada para caminhar
C. Sinal de Trendelenburg
D. Dor nas nádegas e coxas

RESPOSTAS

17.1 **C.** Em pacientes com estenose da coluna lombar, os sintomas de claudicação neurogênica comumente pioram com a extensão da coluna e caminhada prolongada.

Os sintomas de claudicação neurogênica aumentam com a extensão da coluna em consequência de *redução* do diâmetro do canal da coluna (opção D). Os pacientes costumam assumir uma postura flexionada da coluna para reduzir os sintomas, uma vez que isso aumenta o diâmetro do canal da coluna e alivia a pressão na medula.

17.2 **D.** A maioria dos pacientes com estenose na coluna lombar demonstra uma marcha com base ampla e queixa-se de dor nas nádegas e coxas que aumenta com a caminhada.

REFERÊNCIAS

1. Weinstein JN, Tosteson TD, Lurie JD, Tosteson AN, Blood E. Surgical *versus* nonsurgical therapy for lumbar spinal stenosis. *N Engl J Med.* 2008;358:794-810.
2. Arnoldi CC, Brodsky AE, Cauchoix J, et al. Lumbar spinal stenosis and nerve root entrapment syndromes. Definition and classification. *Clin Orthop Relat Res.* 1976;115:4-5.
3. Hellman DB, Imboden JJB. Musculoskeletal & immunologic disorders. In: McPhee SJ, Papadakis MA, Rabow MW, eds. *Current Medical Diagnosis & Treatment.* New York, NY: McGraw Hill; 2011.
4. Katz JN, Harris MB. Clinical practice. Lumbar spinal stenosis. *N Engl J Med.* 2008;358:818-825.
5. Medlink Neurology. Lumbar spinal stenosis. 2010. www.medlink.com. Accessed December 19, 2011.
6. Turner JA, Ersek M, Herron L, Deyo R. Surgery for lumbar spinal stenosis. Attempted meta-analysis of the literature. *Spine.* 1992;17:1-8.
7. Arbit E, Pannullo S. Lumbar stenosis: a clinical review. *Clin Orthop Relat Res.* 2001;384:137-143.
8. Weisz GM. Lumbar spinal canal stenosis in Paget's disease. *Spine.* 1983;8:192-198.
9. Epstein N, Whelan M, Benjamin V. Acromegaly and spinal stenosis. Case report. *J Neurosurg.* 1982;56:145-147.
10. Hsiang JK, Furnam MB, Nadalo LA, Pannullo RP. Spinal stenosis. In: Medscape. http://emedicine.medscape.com/article/1913265-overview. Accessed May 10, 2013.
11. Kalichman L, Cole R, Kim DH, et al. Spinal stenosis prevalence and association with symptoms: the Framingham Study. *Spine J.* 2009;9:545-550.
12. Elam K, Taylor V, Ciol MA, Franklin GM, Deyo RA. Impact of a worker's compensation practiceguideline on lumbar spine fusion in Washington State. *Med Care.* 1997;35:417-424.
13. Ciol MA, Deyo RA, Howell E, Kreif S. An assessment of surgery for spinal stenosis: time trends,geographic variations, complications, and reoperations. *J Am Geriatr Soc.* 1996;44:285-290.
14. Fanuele JC, Birkmeyer NJ, Abdu WA, Tosteson TD, Weinstein JN. The impact of spinal problems on the health status of patients: have we underestimated the effect? *Spine.* 2000;25:1509-1514.
15. Hu SS, Tribus CB, Tay BK, Bhatia NN. Disorders disease and injury of the spine. In: Skinner HB, ed. *Current Diagnosis & Treatment in Orthopedics.* 4th ed. New York, NY: McGraw Hill; 2011.
16. Rao R. Neck pain, cervical radiculopathy, and cervical myelopathy: pathophysiology, natural history, and clinical evaluation. *Instr Course Lect.* 2003;52:479-488.
17. Whitman JM, Flynn TW, Fritz JM. Nonsurgical management of patients with lumbar spinal stenosis: a literature review and a case series of three patients managed with physical therapy. *Phys Med Rehabil Clin N Am.* 2003;14:77-101, vi-vii.

18. Bridwell KH. Lumbar spinal stenosis. Diagnosis, management, and treatment. *Clin Geriatr Med.* 1994;10:677-701.
19. Panjabi MM, Takata K, Goel VK. Kinematics of lumbar intervertebral forame. *Spine.* 1983;8:348-357.
20. Chiarello C. Spinal disorders. In: Cameron MH, Monroe LG, eds. *Physical Rehabilitation: Evidence based Examination, Evaluation, and Intervention.* St. Louis, MO: Saunders Elsevier; 2007:140-193.
21. Fritz JM. Use of a classification approach to the treatment of 3 patients with low back syndrome. *Phys Ther.* 1998;78:766-777.
22. Katz JN, Dalgas M, Stucki G, et al. Degenerative lumbar spinal stenosis. Diagnostic value of the history and physical examination. *Arthritis Rheum.* 1995;38:1236-1241.
23. Simotas AC. Nonoperative treatment for lumbar spinal stenosis. *Clin Orthop Relat Res.* 2001;384:153-161.
24. Hall S, Bartleson JD, Onofrio BM, Baker HL, Jr., Okazaki H, O'Duffy JD. Lumbar spinal stenosis. Clinical features, diagnostic procedures, and results of surgical treatment in 68 patients. *Ann Intern Med.* 1985;103:271-275.
25. Fritz JM, Erhard RE, Delitto A, Welch WC, Nowakowski PE. Preliminary results of the use of a twostage treadmill test as a clinical diagnostic tool in the differential diagnosis of lumbar spinal stenosis. *J Spinal Disord.* 1997;10:410-416.
26. Amundsen T, Weber H, Lilleas F, Nordal HJ, Abdelnoor M, Magnaes B. Lumbar spinal stenosis. Clinical and radiologic features. *Spine.* 1995;20:1178-1186.
27. Tenhula J, Lenke LG, Bridwell KH, Gupta P, Riew D. Prospective functional evaluation of the surgical treatment of neurogenic claudication in patients with lumbar spinal stenosis. *J Spinal Disord.*2000;13:276-282.
28. Fritz JM, Delitto A, Welch WC, Erhard RE. Lumbar spinal stenosis: a review of current concepts in evaluation, management, and outcome measurements. *Arch Phys Med Rehabil.* 1998;79:700-708.
29. Sengupta DK, Herkowitz HN. Lumbar spinal stenosis. Treatment strategies and indications for surgery. *Orthop Clin N Am.* 2003;34:281-295.
30. ECRI Health Technology Assessment Group. Treatment of degenerative lumbar spinal stenosis. *Evid Rep Technol Assess (Summ).* 2001;32:1-5.
31. Ware JE, Jr. SF-36 health survey update. *Spine.* 2000;25:3130-3139.
32. Fairbank JC, Couper J, Davies JB, O'Brien JP. The Oswestry low back pain disability questionnaire. *Physiotherapy.* 1980;66:271-273.
33. Roland M, Morris R. A study of the natural history of back pain. Part I: development of a reliable and sensitive measure of disability in low-back pain. *Spine.* 1983;8:141-144.
34. APTA. *American Physical Therapy Association: Guide to Physical Therapist Practice.* 3rd ed. Alexandria, VA: American Physical Therapy Association; 2003.
35. Yukawa Y, Lenke LG, Tenhula J, Bridwell KH, Riew KD, Blanke K. A comprehensive study of patients with surgically treated lumbar spinal stenosis with neurogenic claudication. *J Bone Joint Surg Am.* 2002;84-A:1954-1959.
36. Bal S, Celiker R, Palaoglu S, Cila A. F wave studies of neurogenic intermittent claudication in lumbar spinal stenosis. *Am J Phys Med Rehabil.* 2006;85:135-140.
37. Snowden ML, Haselkorn JK, Kraft GH, et al. Dermatomal somatosensory evoked potentials in the diagnosis of lumbosacral spinal stenosis: comparison with imaging studies. *Muscle Nerve.* 1992;15:1036-1044.
38. Thomas SA. Spinal stenosis: history and physical examination. *Phys Med Rehabil Clin N Am.* 2003;14:29-39.

39. Podsiadlo D, Richardson S. The timed "Up & Go": a test of basic functional mobility for frail elderly persons. *J Am Geriatr Soc.* 1991;39:142-148.
40. Bogle Thorbahn LD, Newton RA. Use of the Berg Balance Test to predict falls in elderly persons. *Phys Ther.* 1996;76:576-583; discussion 84-85.
41. Tinetti ME. Performance-oriented assessment of mobility problems in elderly patients. *J Am Geriatr Soc.* 1986;34:119-126.
42. Rademeyer I. Manual therapy for lumbar spinal stenosis: a comprehensive physical therapy approach. *Phys Med Rehabil Clin N Am.* 2003;14:103-110, vii.
43. Hilibrand AS, Rand N. Degenerative lumbar stenosis: diagnosis and management. *J Am Acad Orthop Surg.* 1999;7:239-249.
44. Rittenberg JD, Ross AE. Functional rehabilitation for degenerative lumbar spinal stenosis. *Phys Med Rehabil Clin N Am.* 2003;14:111-120.
45. Bodack MP, Monteiro M. Therapeutic exercise in the treatment of patients with lumbar spinal stenosis. *Clin Orthop Relat Res.* 2001:384:144-152.
46. DuPriest CM. Nonoperative management of lumbar spinal stenosis. *J Manipulative Physiol Ther.* 1993;16:411-414.
47. Onel D, Sari H, Donmez C. Lumbar spinal stenosis: clinical/radiologic therapeutic evaluation in 145 patients. Conservative treatment or surgical intervention? *Spine.* 1993;18:291-298.
48. Fritz JM, Erhard RE, Vignovic M. A nonsurgical treatment approach for patients with lumbar spinal stenosis. *Phys Ther.* 1997;77:962-973.

Lesão não traumática da medula

Timothy Harvey
Sharon L. Gorman

CASO 18

Um homem de 50 anos de idade é apresentado ao setor de emergência após piora de dor nas costas e redução progressiva da força nas pernas. O paciente havia se apresentado seis meses antes em setor de emergência de outro país e passou por hospitalização breve, após queixar-se de dor nas costas e radiculopatia na perna direita. Os exames de imagens feitos durante aquela hospitalização mostraram "nove protusões discais", mas, desconsiderando essa hospitalização curta, não foram feitas intervenções para a dor nas costas. A história de patologias pregressas do paciente consiste em dor crônica nas costas que ele atribui ao trabalho no exército além de hipertensão, obesidade (índice de massa corporal = 32,4kg/m^2), hipertrofia do ventrículo esquerdo e cálculos renais recorrentes. O paciente teve longa carreira militar e estava trabalhando com segurança antes da atual apresentação ao setor de emergência. Ele tem estilo de vida ativo, com passeios regulares com motocicleta, natação, paraquedismo e outras atividades que lhe dão certa "adrenalina". O paciente foi internado com urgência no hospital e foi submetido a uma laminectomia descompressiva emergencial de T11 a L4, com colocação de implantes metálicos. No pós-operatório imediato, o paciente não conseguiu movimentar as extremidades inferiores. A tomografia computadorizada pós-operatória mostrou grandes hérnias de disco de T6 a T10, de modo que foi realizada uma segunda cirurgia para descompressão transpedicular de T9 a T10. Dois dias após a baixa, o paciente teve a terceira e última cirurgia para colocação de parafusos pediculares de T6 a L4. Ele passou três semanas no hospital no setor de casos agudos, com mobilidade mínima e intervenções fisioterapêuticas. O paciente acaba de ser admitido no serviço de reabilitação do hospital para fazer fisioterapia e terapia ocupacional.

- Com base na condição de saúde do paciente, o que você antecipa como colaboradores para limitações e prejuízos à atividade?
- Quais são as prioridades do exame?
- Quais são as intervenções fisioterapêuticas mais adequadas?
- Qual é o prognóstico para a deambulação independente desse paciente?

DEFINIÇÕES-CHAVE

CLASSIFICAÇÃO DE LESÕES DA MEDULA DA AMERICAN SPINAL INJURY ASSOCIATION (ASIA): investigação sistemática de atividades de sensibilidade motora e reflexa desenvolvida para uma descrição consistente de pessoas após lesão na medula; a classificação inclui a determinação do nível de lesão na coluna (p. ex., T4) e a designação de uma categoria de deficiência (i.e., de A a E).

TOMOGRAFIA COMPUTADORIZADA (TC): série de imagens radiográficas tomadas de vários ângulos diferentes, que usam o processamento por computador para criar imagens transversais.

TREINO DE DEAMBULAÇÃO NO SOLO: retreinamento da locomoção feito com suspensão parcial do peso do corpo no solo ou em esteiras; o qual exige uma maior demanda de equilíbrio do paciente, sendo um treinamento orientado a tarefa maior que o da locomoção com o peso corporal.

Objetivos

1. Examinar um indivíduo com lesão na medula espinal para determinar sua classificação na American Spinal Injury Association Impairment Scale (AIS).
2. Identificar instrumentos de avaliação padronizados capazes de detectar melhoras relativas à marcha e ao equilíbrio para pessoas com lesão na medula.
3. Descrever os fatores que informam o prognóstico de melhora na marcha em pessoas com lesão na medula.
4. Prescrever intervenções que aumentam a tolerância de peso e encorajam a postura ereta para melhorar a funcionalidade de pessoas com lesão na medula.

Considerações sobre a fisioterapia

Considerações de fisioterapia durante o controle do indivíduo com lesão não traumática na medula:

- **Cuidados/objetivo do plano geral de fisioterapia:** aumentar a atividade e a participação; aumentar a força; prevenir ou minimizar perdas da amplitude de movimentos (ADM), da força e da capacidade aeróbica funcional; melhorar a qualidade de vida.
- **Intervenções de fisioterapia:** reeducação neuromuscular; treino funcional; treino pré-marcha e da marcha, inclusive treino em esteira com suspensão parcial de peso do corpo; educação do paciente/família e treino de posturas e exercícios de ADM; coordenação de cuidados com equipe multiprofissional; prescrição de dispositivos de suporte.
- **Precauções durante a fisioterapia:** monitoração dos sinais vitais; coordenação com a equipe médica para controle da dor; suporte progressivo do peso durante treino da marcha; proteção das articulações e da pele em áreas sem sensibilidade.
- **Complicações que interferem na fisioterapia:** restrições ao movimento após cirurgia; segurança do paciente; métodos não cirúrgicos de estabilização; dano tegumentar em consequência da imobilidade; trombose venosa profunda, embolia pulmonar.

Visão geral da patologia

Pode ocorrer lesão medular (LM) em consequência de lesões ou doenças diversas. As lesões da medula são classificadas como traumáticas ou não traumáticas. Uma LM traumática ocorre por um evento definível ou não aleatório, que causa dano à medula. Uma LM não traumática ocorre devido a etiologias como estenose da coluna, compressão por tumor, isquemia vascular, infecção ou problemas congênitos.[1] Essas etiologias não podem ser relacionadas a eventos passados específicos e costumam ocorrer por certo período de tempo. Em consequência, o aumento da idade está associado a aumento do risco de desenvolvimento de uma lesão medular não traumática (LMNT).[2] Independentemente da causa, as lesões medulares são ainda classificadas em uma de duas categorias: completas ou incompletas. Uma pessoa com LM completa é descrita como tendo "ausência de conservação da função sensitiva e/ou função motora em mais de três segmentos abaixo do nível neurológico da lesão".[3] Uma pessoa com LM incompleta apresenta *alguma* função sensitiva e/ou motora em mais do que três segmentos abaixo do nível neurológico da lesão. Com base no envolvimento dos membros, os termos "paraplegia" ou "tetraplegia" podem ser usados. A paraplegia é o prejuízo ou a perda da função motora e/ou da sensibilidade da porção inferior do corpo, com envolvimento das duas pernas, enquanto a tetraplegia envolve todos os quatro membros e o tronco. Nos EUA, 12 mil novas lesões de medula ocorrem por ano e, em 2010, calculou-se que 265 mil pessoas estavam vivendo com algum tipo de LM.[4] Em 1979, a idade média de uma pessoa com LM era de 28,7 anos. Em 2005, a idade média aumentou para 40 anos.[4] Cerca de 81% das lesões de medula ocorrem em homens. De todos os indivíduos recém-diagnosticados com LM, metade apresenta LM incompleta.[5]

Uma causa comum de LMNT é a compressão da coluna. O disco vertebral é, com frequência, a causa da compressão. O canal vertebral é como um cilindro pequeno ocupado pela medula. Quando um disco protuso ou herniado invade o canal vertebral, pode comprimir a medula (Fig. 18.1). Quando não tratado a tempo, pode ocorrer dano à medula. A primeira cirurgia desse paciente – uma laminectomia descompressiva, com implante metálico de T1 a L4 – envolveu a retirada dos processos espinosos, por meio de incisões nas lâminas, para possibilitar mais espaço para a medula, pela abertura posterior do canal vertebral. A segunda cirurgia, uma descompressão transpedicular em T9-T10, envolveu aumento do tamanho do canal vertebral, via incisões nos pedículos. A terceira e última cirurgia do paciente estabilizou a coluna, de T6 a L4 (astrodese), usando parafusos de pedículo a pedículo. Um exame por tomografia computadorizada da coluna desse paciente após suas cirurgias mostra múltiplos parafusos nos pedículos (Fig. 18.2).

O maior preditor de recuperação neurológica após LM é o grau de totalidade da lesão. Isso pode ser categorizado usando-se a **American Spinal Injury Association (ASIA) Impairment Scale, ou AIS.** Pessoas com LM completa têm possibilidade menor de recuperação motora neurológica. Um estudo de Geisler e colaboradores[6] examinou 760 pacientes com LM durante seis anos para determinar os fatores prognósticos e descobriu que pacientes com LM completa demonstraram menos retorno da função motora, em comparação com aqueles com LM incompleta. Uma revisão sistemática recente de dez artigos que avaliaram fatores prognósticos para recuperação funcional concluiu que pacientes com LM completa tiveram menos recuperação funcional e aumento da taxa de mortalidade, comparados a pacientes com LM incompleta.[7]

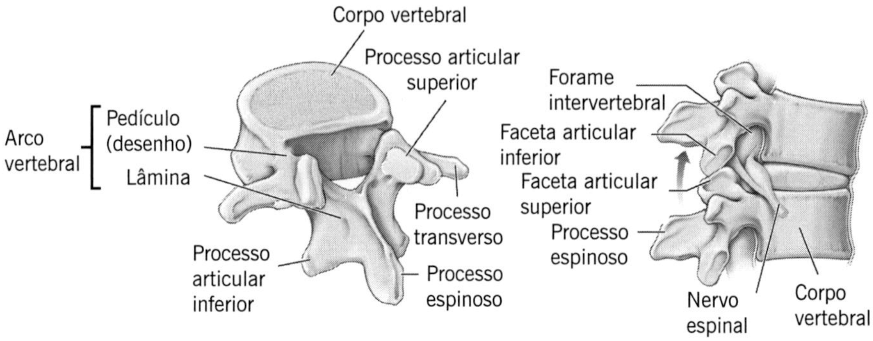

Figura 18.1 **(A)** Vértebra isolada mostrando o canal vertebral estreito entre o corpo vertebral e o arco. **(B)** Visão sagital de duas vértebras, com disco vertebral entre elas e a medula passando pelo canal vertebral. (Reproduzido, com permissão, de Morton DA, Foreman KB, Albertine KH, eds., *The Big Picture: Gross Anatomy.* New York: McGraw-Hill; 2011. Figuras 1-4B e D.)

Outros indicadores de bons prognósticos incluem preservação da função motora e sensitiva, retorno neurológico rápido, ser mais jovem no período da lesão e certos padrões de LM. Em dois estudos separados, feitos por Waters e colaboradores,[8,9] pacientes

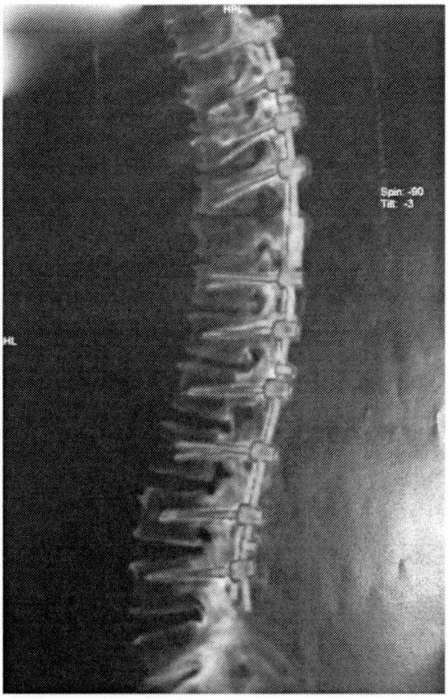

Figura 18.2 Exame de tomografia computadorizada (visão lateral) da coluna torácica do paciente do caso após cirurgia.

com paraplegia e tetraplegia foram avaliados. Os dois estudos concluíram que a função motora preservada após LM era fundamental para o melhor prognóstico funcional. Menos de 1% dos pacientes com LM tiveram recuperação neurológica total enquanto hospitalizados. A maioria dos pacientes atingiu um patamar de ganhos funcionais por volta de seis meses pós-LM e alguns continuaram a melhorar em até um ano após a lesão. As pessoas que não perderam a sensibilidade dolorosa também apresentam possibilidade maior de recuperação motora. Em 59 pacientes com LM, Poynton e colaboradores[10] descobriram que 85% dos segmentos motores com grau 0/5 que *ainda* haviam preservado a sensação de picada, nos dermátomos correspondentes, voltaram à força funcional de, pelo menos, grau 3/5. Em um estudo pequeno de 21 pacientes com LM cervical, 75% daqueles com sensibilidade dolorosa preservada recuperaram a capacidade de andar durante o período de acompanhamento (média de 49,6 meses após o exame inicial relativo à sensibilidade à dor).[11] O retorno neurológico rápido é um indicador prognóstico positivo para a recuperação funcional após LM. Ishida e colaboradores[12] examinaram 22 pacientes com lesão central da medula aguda durante dois anos e concluíram que maiores recuperações nas seis primeiras semanas após a lesão eram preditivos de maior incremento motor e sensitivo. A recuperação neurológica está também diretamente relacionada à idade; quanto mais jovem a pessoa no momento da LM, maior a probabilidade de retorno funcional.[13,14] Em uma revisão de resultados associados à idade, McKinley e colaboradores[14] concluíram que "a independência funcional era negativamente afetada pela idade em indivíduos paraplégicos e tetraplégicos". Por fim, o *padrão* da lesão neurológica também influencia o prognóstico. Em uma revisão retrospectiva de 412 pacientes com LM cervical incompleta e traumática, aqueles com a síndrome de Brown-Séquard ou com síndrome central da medula apresentaram maior probabilidade de recuperação motora.[13] Os fatores sem qualquer influência na recuperação motora foram descompressões anteriores precoces, sexo, etnia, tipo de fratura ou mecanismo da lesão.[13]

Neuroplasticidade é o conceito de que o cérebro faz, por si só, o "remapeamento" após uma lesão, permitindo que outras áreas cerebrais compensem e adaptem onde são processadas e executadas as informações. Há dois tipos de plasticidade que devem ser levados em conta com a recuperação de uma LM. A plasticidade espontânea descreve as mudanças estruturais, que ocorrem no sistema nervoso após uma LM, o que inclui o "brotamento" que se dá nos axônios dos interneurônios intersegmentais preservados, formando novas sinapses.[15,16] A plasticidade atividade que dependente inclui as mudanças neuronais adaptativas, que ocorrem em consequência de *input* sensitivo e movimentos repetitivos de membros. Essas mudanças neuronais são específicas da tarefa; se a atividade for interrompida, as mudanças desaparecem.[15-18] Intervenções fisioterapêuticas podem ser voltadas a intensificar a plasticidade atividade dependente para pessoas com LM. **Treinamento em esteira com suspensão parcial do peso do corpo (SPP)** hipoteticamente funciona para esse tipo de trabalho. Ele possibilita aos pacientes a deambulação e, eventualmente, causa mudanças estruturais no cérebro e na medula com a prática. Isso é essencial, porque, sem o uso do treinamento em esteira **com SPP**, o paciente pode não realizar as mudanças estruturais necessárias no cérebro pela incapacidade de deambular sem a assistência dada por essa modalidade de treinamento. Durante a terapia, o paciente usa uma espécie de colete ligado a um sistema de cabos que suspende um percentual predeterminado do seu peso corporal e evita que ele caia ao tentar andar na esteira. Trata-se de um sistema que permite ao fisioterapeuta ajudar o paciente durante cada fase da marcha, de modo a melhorar o padrão de deambulação. O treino em esteira com SPP tem se mostrado eficaz para melhorar a condição deambulatória em pacientes com LM.[19-21] Em um estudo piloto, quatro em cinco pacientes que utilizavam cadeira de rodas para locomoção passaram à deambulação no chão após 36 horas de treino em esteira com SPP, por um período de três meses.[19] Em três participantes com LM incompleta, esse treino na esteira aumentou a velocidade da marcha e a distância percorrida e reduziu o consumo de oxigênio por metro em 65%.[20] Esse treino em esteira parece ainda reverter, parcialmente, a atrofia muscular após uma LM.[21]

Muitas pessoas com LM têm dúvidas e receios sobre o que será de suas vidas logo que voltarem para casa. Uma pergunta recorrente é se conseguirão andar novamente. Para os fisioterapeutas, a resposta a essa pergunta pode ser um desafio. Esses profissionais devem empregar pesquisas confiáveis e experiência clínica para darem uma resposta apropriada. Ao mesmo tempo em que há evidências defendendo o treino em esteira com SPP como uma intervenção benéfica, inexistem evidências que confirmem ser essa a melhor técnica para melhorar a deambulação em pessoas com LM. Em um estudo feito por Alexeeva e colaboradores[22] com pacientes com LM incompleta, as intervenções da fisioterapia convencional foram comparadas com treino em pista e ao treino em esteira com SPP. Os autores concluíram que todos os três grupos tiveram melhoras significativas na velocidade da marcha, na força muscular e no bem-estar. No entanto, o grupo com treino em esteira com SPP não conseguiu incremento no equilíbrio, em comparação com os grupos em pista com SPP e fisioterapia convencional. Nooijen e colaboradores[23] randomizaram 51 sujeitos com LM em quatro grupos: esteira com SPP e assistência manual, esteira com SPP e com estimulação elétrica do nervo fibular, deambulação no solo com estimulação elétrica do nervo fibular e treino em esteira com robô locomotor. Esses autores concluíram que todas essas modalidades foram benéficas, mas nenhuma abordagem isoladamente demonstrou melhoras superiores na qualidade e velocidade da marcha.

Manejo da fisioterapia

As investigações e intervenções durante reabilitação com internação para uma pessoa com LM devem incluir testes de força muscular e da sensibilidade para determinar a extensão da lesão neurológica, com reinvestigações periódicas para determinar ocorrência de melhora ou progressão. O fisioterapeuta deve examinar a mobilidade funcional para identificar técnicas compensatórias que permitam ao paciente habilidades de mobilidade no leito e transferência. Deve ser investigada a locomoção, o que pode consistir em mobilidade em cadeira de rodas ou marcha. As duas habilidades devem ser examinadas, dependendo do nível de lesão do paciente, da preservação motora e sensitiva e da probabilidade de que o paciente fará a transição da cadeira de rodas à deambulação. Em estágios posteriores, exames completos informam ao fisioterapeuta e ao profissional de órteses quais serão os dispositivos auxiliares e as órteses necessárias para a marcha. A LM pode mudar muito a capacidade pessoal de realizar as atividades cotidianas, por isso é necessário que o fisioterapeuta monitore o paciente em relação a sinais de depressão ou reações de má adaptação a essa grande mudança de vida. Encaminhamento a psicólogo, conselheiro ou psiquiatra deve ser feito, sempre que apropriado.

Exame, avaliação e diagnóstico

Durante a entrevista com o paciente, o fisioterapeuta determinou que ele estava lúcido e orientado quanto a si mesmo, tempo, lugar e questionamentos. Antes das cirurgias, o paciente era independente em todas as atividades. Ele não tem acesso a equipamento de auxílio que possa precisar após a alta. Após a permanência na reabilitação com internação, o paciente planeja morar nas proximidades, com a irmã e o cunhado. A casa deles não tem escadas, mas há um degrau separando o nível em que se localiza o quarto do paciente. Essa área é acarpetada, enquanto o restante da casa tem piso de madeira. O banheiro está a uns 9 m do quarto, havendo necessidade de subir um degrau. Quando o fisioterapeuta colaborou com o paciente estabelecendo metas, este declarou seu desejo de ser independente com toda a mobilidade, para não ser um "peso" para a irmã e a família. Ele está motivado e é cooperativo, tem bom apoio familiar e era, antes, muito ativo. Diz que " quer o máximo de terapia possível" e que deseja trabalhar muito enquanto na reabilitação como paciente internado.

Durante a avaliação dos sistemas, o fisioterapeuta identificou que muitos precisavam de mais exames (Tabela 18.1).

A dor foi investigada antes de qualquer avaliação funcional ou de movimentos. O paciente classificou sua dor (localizada na região torácica das suas cirurgias) como 2/10, na escala numérica de classificação.[24] Ele também descreveu uma dor vaga e intermitente em torno do local da incisão cirúrgica, logo abaixo das escápulas. Qualquer movimento fazia a dor piorar; descanso com medicamento reduzia a dor. Para minimizar a interferência da dor no desempenho do paciente, o fisioterapeuta certificou-se de que ele estava recebendo analgesia antes de continuar o exame físico.

Devido à natureza da queixa atual do paciente e da condição documentada no prontuário médico, após os procedimentos cirúrgicos, o terapeuta aplicou a ASIA para determinar o alcance de sua LM.[25] O fisiatra examinou a avaliação da pressão profunda feita durante a baixa no instituto de reabilitação e o fisioterapeuta usou esses resultados. A capacidade do paciente para sentir picadas de alfinete e tato leve foi normal em todos os dermátomos, em ambos os lados. O paciente foi classificado como AIS D incompleta em L1 (Fig.

Tabela 18.1 RESULTADOS DA REVISÃO DE SISTEMAS PARA O PACIENTE DO CASO

Cardiovascular e pulmonar	PA: 118/75 mmHg; FC: 86 bpm; FR: 13 incursões/min Sem indicação de mais exames
Musculoesquelético	Indicação de mais exames devido a mobilidade funcional reduzida e incapacidade de deambular sem dispositivo auxiliar
Neuromuscular	Indicação de mais exames devido aos sintomas do paciente anteriores à cirurgia e às intervenções cirúrgicas recebidas
Tegumentar	Indicação de mais exames devido a episódio de infecção por estafilococo no local da incisão, após a cirurgia
Cognitivo	Alerta e orientado para pessoa, lugar, tempo e questionamentos; ausência de sinais de comprometimento durante entrevista ou documentados no prontuário médico Não há indicação de mais exames

Abreviaturas: PA, pressão arterial; bpm, batimentos por minuto; FR, frequência cardíaca; FR, frequência respiratória.

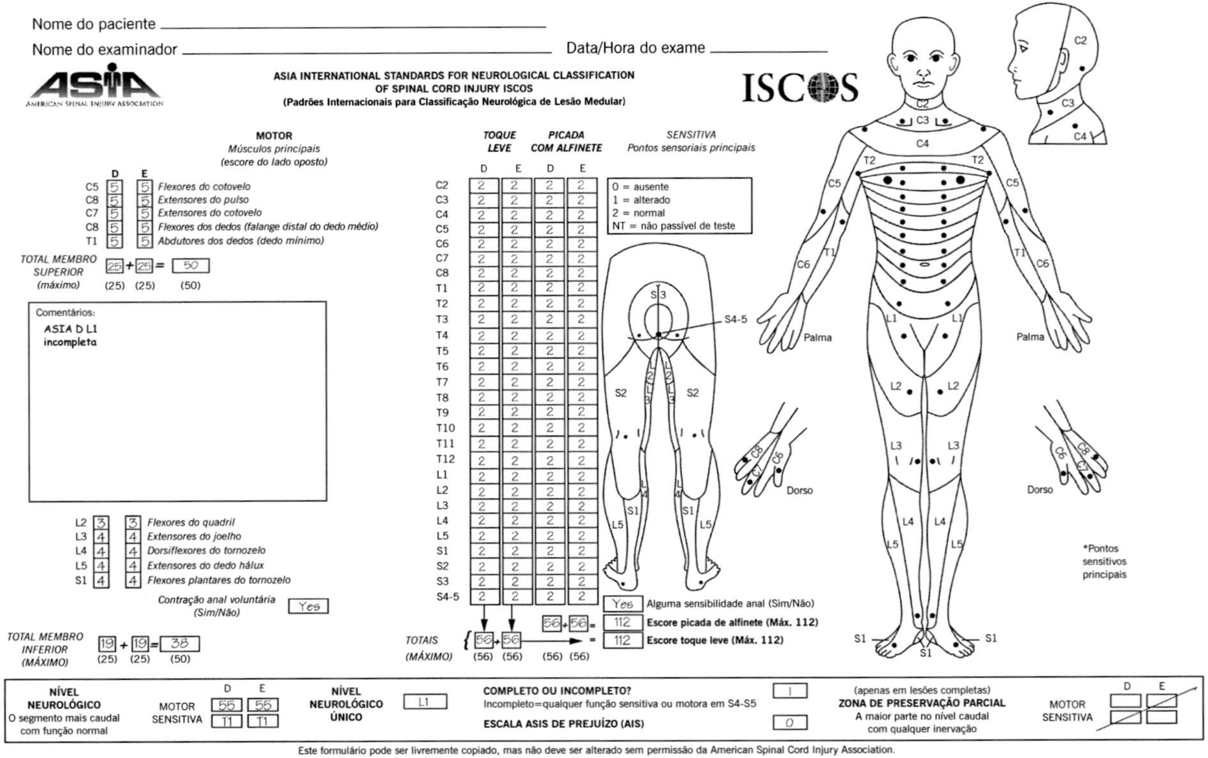

Nome do paciente ______
Nome do examinador ______ Data/Hora do exame ______

ASIA INTERNATIONAL STANDARDS FOR NEUROLOGICAL CLASSIFICATION OF SPINAL CORD INJURY ISCOS
(Padrões Internacionais para Classificação Neurológica de Lesão Medular)

MOTOR
Músculos principais
(escore do lado oposto)

	D	E	
C5	5	5	*Flexores do cotovelo*
C8	5	5	*Extensores do pulso*
C7	5	5	*Extensores do cotovelo*
C8	5	5	*Flexores dos dedos (falange distal do dedo médio)*
T1	5	5	*Abdutores dos dedos (dedo mínimo)*

TOTAL MEMBRO SUPERIOR (máximo) 25 + 25 = 50 (25) (25) (50)

Comentários:
ASIA D L1
incompleta

	D	E	
L2	3	3	*Flexores do quadril*
L3	4	4	*Extensores do joelho*
L4	4	4	*Dorsiflexores do tornozelo*
L5	4	4	*Extensores do dedo hálux*
S1	4	4	*Flexores plantares do tornozelo*

Contração anal voluntária (Sim/Não) Yes

TOTAL MEMBRO INFERIOR (MÁXIMO) 19 + 19 = 38 (25) (25) (50)

SENSITIVA
Pontos sensoriais principais

	TOQUE LEVE D	TOQUE LEVE E	PICADA COM ALFINETE D	PICADA COM ALFINETE E
C2	2	2	2	2
C3	2	2	2	2
C4	2	2	2	2
C5	2	2	2	2
C6	2	2	2	2
C7	2	2	2	2
C8	2	2	2	2
T1	2	2	2	2
T2	2	2	2	2
T3	2	2	2	2
T4	2	2	2	2
T5	2	2	2	2
T6	2	2	2	2
T7	2	2	2	2
T8	2	2	2	2
T9	2	2	2	2
T10	2	2	2	2
T11	2	2	2	2
T12	2	2	2	2
L1	2	2	2	2
L2	2	2	2	2
L3	2	2	2	2
L4	2	2	2	2
L5	2	2	2	2
S1	2	2	2	2
S2	2	2	2	2
S3	2	2	2	2
S4-5	2	2	2	2
TOTAIS (MÁXIMO)	56 (56)	56 (56)	56 (56)	56 (56)

0 = ausente
1 = alterado
2 = normal
NT = não passível de teste

Yes Alguma sensibilidade anal (Sim/Não)
112 **Escore picada de alfinete (Máx. 112)**
112 **Escore toque leve (Máx. 112)**

*Pontos sensitivos principais

NÍVEL NEUROLÓGICO O segmento mais caudal com função normal		D	E
	MOTOR	55	55
	SENSITIVA	T1	T1
NÍVEL NEUROLÓGICO ÚNICO	L1		
COMPLETO OU INCOMPLETO? Incompleto=qualquer função sensitiva ou motora em S4-S5	I		
ESCALA ASIS DE PREJUÍZO (AIS)	D		
(apenas em lesões completas) **ZONA DE PRESERVAÇÃO PARCIAL** A maior parte no nível caudal com qualquer inervação	MOTOR / SENSITIVA		

Este formulário pode ser livremente copiado, mas não deve ser alterado sem permissão da American Spinal Cord Injury Association.

Figura 18.3 Formulário de Classificação Neurológica de Lesão Medular da ASIA para este paciente, quando deu baixa na reabilitação com internação. (Reproduzido, com permissão, da American Spinal Injury Association: International Standards for Neurological Classification of Spinal Cord Injury, revised 2011; Atlanta, GA. Reimpresso em 2011.)

18.3). O nível neurológico foi determinado com base no escore motor de 3/5, em L2, e da sensibilidade preservada em todos os dermátomos. Conforme a classificação ASIA, o nível neurológico da lesão é o *mais baixo*, com função motora e sensitiva preservadas. O paciente tinha apreciação da pressão profunda preservada em todas as áreas testadas; tinha assim classificação de LM incompleta. Devido à força em todos os músculos abaixo do nível neurológico testado >3/5, o paciente foi classificado como AIS D. Como o exame ASIA envolve teste da força de apenas um músculo para representar cada um dos miótomos, o terapeuta fez teste de força manual nos músculos das extremidades inferiores. Embora a meta fosse investigar a força dos músculos das extremidades inferiores, nas posições descritas por Reese,[24] a incapacidade do paciente e/ou a ineficiência de ficar nas posições padronizadas não foi prática. Foi feito teste manual de força dos músculos nas extremidades inferiores, com o paciente sentado, pela falta de mobilidade funcional, por precauções para a coluna e para ser mais eficiente com o tempo do exame (Tabela 18.2). É importante registrar a fraqueza dos flexores e extensores do quadril do paciente, pois causarão impacto nas transferências e na marcha. O teste manual de força dos músculos é conhecido por ser validado e possuir uma boa confiabilidade entre os avaliadores (com concordância dos fisioterapeutas em 82% do tempo).[26,27]

O exame ASIA considera a propriocepção como um teste adicional. A propriocepção alterada pode influenciar a capacidade do equilíbrio e da marcha. Os resultados do teste de propriocepção do paciente usando o protocolo adicional da ASIA estão descritos na Tabela 18.3.

Durante um exame ASIA, o paciente queixou-se de que o aspecto plantar do pé direito estava dormente. O terapeuta testou essa região e descobriu que o paciente apresentava diminuição da sensibilidade para tato leve e picada de alfinete. Essa região não faz parte do teste padronizado para dermátomos da ASIA, daí não ser considerada nesta classificação. Esses resultados, porém, são levados em consideração quando elaborado o plano de cuidados e durante as intervenções.

Na sequência, o terapeuta examinou a mobilidade funcional do paciente. Restrições aos movimentos devido a grandes cirurgias de coluna obrigaram o paciente ao "rolamen-

Tabela 18.2 RESULTADOS DO TESTE MANUAL DE FORÇA DE MÚSCULOS DA EXTREMIDADE INFERIOR PARA O PACIENTE DO CASO

Movimentos da Extremidade Inferior	Extremidade Inferior Esquerda	Extremidade Inferior Direita
Flexão de quadril	3-/5	3-/5
Extensão de quadril	3-/5	3-/5
Adução de quadril	4/5	4/5
Abdução de quadril	3-/5	3/5
Flexão de joelho	4/5	4/5
Extensão de joelho	4/5	4/5
Dorsiflexão	4/5	4/5
Flexão plantar	4-/5	4-/5

Tabela 18.3 RESULTADOS ASIA DA PROPRIOCEPÇÃO PARA O PACIENTE DO CASO

Articulação	Direita	Esquerda
Punho	Preservada	Preservada
Polegar	Preservada	Preservada
Dedo mínimo	Preservada	Preservada
Joelho	Ausente	Preservada
Tornozelo	Ausente	Preservada
Hálux	Ausente	Ausente

to em bloco", além de evitar flexão do quadril > 90º. O paciente precisou de assistência mínima para ir de supino a sentado e usou as extremidades superiores bilaterais nas grades do leito para realizar o rolamento em bloco, antes de passar para uma posição sentada. A transferência de sentado para de pé exigiu assistência moderada, com o paciente utilizando ambas extremidades superiores para erguer a base da coluna. O equilíbrio sentado foi independente para equilíbrio estático e dinâmico, com reações normais de equilíbrio em todas as direções. O paciente conseguiu suportar resistência leve em todas as direções do tronco. Sentado, ele apresentava a cabeça protraída e ombros protusos em excesso. Em ortostase, estática, sem apoio de extremidade superior, o paciente precisou de assistência mínima devido à instabilidade do tronco. Ele necessitou de assistência moderada para todas as atividades de alcançar, quando de pé. O paciente conseguiu deambular 15 m com andador com rodas frontais, em superfície plana, com assistência moderada basicamente para o tronco e controle pélvico durante a transferência de peso. O paciente precisou de comandos verbais para colocação correta da extremidade inferior direita, provavelmente devido à ausência da propriocepção nesse lado. Em todas as fases da marcha, o paciente demonstrou menos controle das contrações musculares e movimentos atáxicos leves na extremidade inferior direita. Ele precisou de assistência mínima e de supervisão, respectivamente, para transferência com segurança e para a propulsão na cadeira de rodas ao longo de 30,5 metros em superfícies niveladas. Ainda que haja necessidade de discutir a questão de escadas antes da alta, isso não foi tratado no exame inicial devido ao equilíbrio reduzido na ortostase dinâmica, do controle motor durante a marcha, da propriocepção da extremidade inferior direita e da longa história de cirurgias recentes.

A esta altura no exame, o paciente estava se cansando, levando o terapeuta à decisão de fazer testes adicionais menos cansativos dos níveis de deficiências. A ADM ativa da coluna cervical em todas as direções e flexão, abdução e rotações externa e interna passivos de ombros eram maiores que os valores normais correspondentes.[28] Movimentos de tronco e pelve não foram testados devido às precauções pós-cirúrgicas do paciente: nada de curvar, elevar ou girar a coluna torácica ou lombar. Toda a ADM passiva em extremidade inferior foi além dos valores normativos, exceto pela flexão do quadril, testada apenas em 90º devido às precauções pós-cirúrgicas. O paciente não mostrou tônus muscular anormal em quaisquer músculos durante o exame de ADMs passivas das extremidades.

Durante as três sessões seguintes de fisioterapia, foram feitas avaliações adicionais, inclusive a Functional Independence Measure (FIM), o Timed Up and Go (TUG) e a Berg

Balance Scale (BBS). Devido aos regulamentos e às exigências para credenciamento do serviço de fisioterapia do hospital, foi necessário realizar a FIM® nos três primeiros dias da baixa. O terapeuta selecionou o TUG e a BBS para coletar mais dados específicos sobre marcha, equilíbrio e risco de quedas.

Os escores da FIM são registrados pelo tema correspondente adequado (ver Caso 15). Uma revisão sistemática investigou a acurácia dos aspectos locomotores da FIM, em pacientes com LM.[29] A Functional Independence Measure Locomotora (FIML) inclui os escores da FIM para deambulação, propulsão com cadeira de rodas e escadas. A FIML possui um erro padrão de medida de 1,6 pontos e a menor diferença real (a menor mudança que represente uma mudança que ultrapasse a do erro da medida) de 4,4 pontos. A FIML mostra um efeito-teto; isso significa que, assim que o paciente atinge um escore de independência completa, não podem ser detectadas melhoras. A Tabela 18.4 mostra as descrições de escore para a FIML. Na admissão no serviço de reabilitação do hospital, o paciente conseguiu "2" na deambulação usando o andador com rodas frontais e deambulando 15 metros, "2" na propulsão com cadeira de rodas para < 15 metros e "0" nas escadas, pois essa tarefa não estava sendo examinada na baixa por preocupações quanto à segurança.

O Timed Up and Go (TUG) foi administrado para determinar as características referentes da marcha e o risco de quedas. O TUG tem elevada confiabilidade intraclassificador e interclassificador (0,979 e 0,973, respectivamente), em pacientes com LM.[31] Em uma revisão sistemática, feita por Lam e colaboradores,[29] da acurácia do TUG em pacientes com LM, o erro padrão de medida foi de 3,9 segundos, ao passo que a diferença mínima clinicamente importante (DMCI) foi descrita sendo de 10,8 segundos. Conforme esses autores, houve boa correlação com o 10-Meter Walk Test (10MWT), o Six-Minute Walk Test (6MWT) e o Walking Index for Spinal Cord Injury (WISCI). No terceiro dia do paciente no serviço de reabilitação do hospital, o terapeuta administrou o TUG. O paciente realizou três ensaios do TUG, usando andador com rodas frontais permitido

Tabela 18.4 ESCORE DA ESCALA MEDIDA DE INDEPENDÊNCIA FUNCIONAL LOCOMOTORA[30]

Independência completa (7)	No tempo e em segurança, sem dispositivo auxiliar
Independência modificada (6)	Precisa de tempo extra, dispositivo auxiliar ou há risco à segurança
Supervisão (5)	Ajustes ou precisa de comando verbal sem contato físico
Assistência mínima (4)	Paciente realiza > 75% da atividade
Assistência moderada (3)	Paciente realiza 50 a 74% da atividade
Assistência máxima (2)	Paciente realiza 25 a 49% da atividade de locomoção; paciente deve se deslocar > 50 m vencer mais de um lance de escadas para fazer escore maior que 2 na atividade
Assistência total (1)	Paciente realiza < 25% da atividade ou precisa de dois auxiliares
Atividade não ocorreu (1)	Inseguro, a condição médica do paciente limita, ou o paciente se recusa a fazer

nesse teste, com um tempo médio de 37,31 segundos, o que o classificou como elevado risco de quedas.[32,33]

O fisioterapeuta também optou por avaliar o paciente com o *Berg Balance Scale* (BBS) por duas razões. Primeiro, há uma falta de protocolos de avaliação padronizados para o equilíbrio em pessoas com LM. Segundo, o fisioterapeuta, quis selecionar uma avaliação em que o paciente *não* pudesse usar um dispositivo auxiliar. O paciente fez 18/56 na BBS, significando elevado risco de quedas.[32] Em um estudo comparativo, a correlação da BBS com o WISCI, o TUG, o 10MWT e o Spinal Cord Index for Functional Ambulation Inventory (SCI-FAI), a BBS teve boa significância para equilíbrio em pé, em pacientes com LM, com classificação AIS D.[34]

O diagnóstico fisioterapêutico para o paciente foi homem de 50 anos, com fusão vertebral de T6 a L4, apresentando força reduzida no tronco e na extremidade inferior, propriocepção prejudicada em extremidade inferior, resistência diminuída com a deambulação e redução do equilíbrio de pé. Isso contribuiu para a incapacidade do paciente para deambular com independência, transferir-se em segurança, dirigir moto e continuar trabalhando no campo da segurança. Essas informações são consistentes com o diagnóstico médico de LM incompleta L1 não traumática (AIS D), seguido de cirurgia para artrodese descompressiva da coluna.

O fisioterapeuta estabeleceu as metas de fisioterapia com o paciente. O prognóstico para atingir essas metas em três semanas é bom devido à motivação do paciente, ao bom apoio da família e ao nível funcional independente anterior. Além disso, o paciente tem bons fatores prognósticos que incluem LM incompleta, funções motora e de sensibilidade dolorosa preservadas, além de idade relativamente jovem. As metas da fisioterapia incluíram: (1) prontidão para assistência em todas as transferências com andador com rodas frontais através do suporte das extremidades superiores, de modo a possibilitar que a família e os amigos ajudem o paciente nas atividades de vida diárias; (2) independência modificada com toda mobilidade no leito para reduzir a probabilidade de úlceras de pressão; (3) deambulação de 15 m com andador com rodas frontais em superfícies planas com assistência mínima, dando ao paciente e aos enfermeiros a opção de o mesmo andar sem fisioterapeuta; (4) subida e descida de quatro degraus, com apoio bilateral de extremidade superior e corrimãos dos dois lados, com assistência mínima para permitir que o paciente aumente a resistência. Os resultados esperados para a alta do serviço de reabilitação do hospital foram também estabelecidos com o paciente. Esses incluíam nível de independência modificada com mobilidade no leito, transferências, equilíbrio sentado e de pé, deambulação, mobilidade com cadeira de rodas, escadas e mobilidade funcional, em torno da casa, sem que familiar tenha que auxiliar. A frequência e a duração das sessões de fisioterapia foram fixadas em 120 min/dia, seis dias por semana, enquanto no serviço de reabilitação do hospital, para a permanência antecipada de três semanas, determinada pela equipe multiprofissional.

Plano de atendimento e intervenções

Treinamento da marcha, treinamento do equilíbrio e exercícios de fortalecimento objetivados para as extremidades inferiores foram o foco da maior parte das intervenções fisioterapêuticas. O paciente participou de 17 dias de fisioterapia antes da alta. Deambulação no solo, treino em esteira com suspensão parcial do peso corporal e fortalecimento usando ciclo ergômetro (com e sem estimulação elétrica) são escritos de forma detalhada.

O treino no solo foi implementado em 12 das 17 sessões de fisioterapia. O paciente deambulou com andador com rodas frontais em superfície plana, durante as oito primeiras sessões no treino de solo, com distâncias variando de 15 a 45 m, dependendo da fadiga informada pelo paciente. Durante as últimas quatro sessões de treino no solo, o dispositivo auxiliar avançou para bengalas bilaterais com quatro apoios e/ou bengalas com um só apoio. Isso foi feito para dar ao paciente menos estabilidade via dispositivo auxiliar durante a deambulação e enfatizar a extensão do quadril durante a fase de apoio do ciclo da marcha. Durante cada sessão, o fisioterapeuta ou seu assistente determinou a proteção necessária e corrigindo os desvios da marcha correta identificados. A quantidade de fases de marcha por sessão baseou-se no autorrelato do paciente ou nos sinais objetivos de fadiga (frequência respiratória aumentada e/ou piora do padrão da marcha).

Cinco sessões incluíram treino na esteira com suspensão parcial do peso corporal durante 20 a 30 minutos, com 30 a 60% do peso aliviado. Cada sessão começou com o terapeuta auxiliando o paciente nas diversas sequências de avanço da extremidade inferior direita. Em seguida, o paciente deambulou com independência na esteira, o que oportunizou a realização das correções necessárias na marcha *sem* assistência manual. Por último, o paciente deambulou no solo em uma tentativa de as habilidades obtidas com treino na esteira com suspensão parcial do peso do corpo, à deambulação em si. Durante cada sessão, o fisioterapeuta determinou a velocidade da esteira e a duração das sessões com base na fadiga do paciente e/ou nas variações crescentes da marcha. Foram acrescentadas mudanças ao treino na esteira com suspensão parcial de peso corporal para melhorar a resistência, o equilíbrio e a propriocepção. Foram três sessões de caminhada em velocidades variadas na esteira e duas sessões de caminhada sobre obstáculos colocados na esteira (p. ex., pequenos blocos de madeira, lápis, papel amassado, saco pequeno com feijões).

Durante 17 dias no serviço de reabilitação do hospital, o paciente recebeu 120 minutos de fisioterapia diária. As sessões individuais variaram de 30 a 90 minutos, dependendo da agenda do paciente e do fisioterapeuta. Isso não possibilitou o treino na esteira a cada sessão da terapia, de modo que o treino no solo foi usado com maior frequência. Periodicamente, um assistente do fisioterapeuta trabalhou com o paciente. Nessas sessões, não foi usado o treino em esteira com suspensão parcial do peso corporal, pois os assistentes nessa instituição podem tratar os pacientes somente durante sessões de 30 minutos, o que não permitia tempo suficiente para a organização e o desempenho seguro de tal atividade, pois além disso, também precisava de duas a três pessoas para esse tipo de treino em esteira.

Não há relatos publicados de impactos negativos resultantes do treino na esteira com suspensão parcial do peso corporal ou do treino no solo, em pacientes com LM. No entanto, há evidências que sugerem que pacientes com determinadas classificações AIS se beneficiam mais que outros com esses treinos.[17] Pessoas com menos função motora e uma classificação AIS mais baixa têm probabilidade menor de obter melhoras na mobilidade funcional com esses dois tipos de treino.[35] Indivíduos com LM incompleta (AIS C ou D) costumam se beneficiar mais com o treino locomotor do que os com LM completa (AIS B ou A).[36] Levando-se em conta a alta classificação AIS desse paciente (AIS D), havia a possibilidade de ele se beneficiar com treino na esteira com suspensão parcial do peso corporal e treino no solo.

O treino no solo também é uma intervenção eficaz para melhorar a deambulação de pacientes com LM. Dobkin e colaboradores[36,37] relataram melhora com as duas possibilidades de treinamento, embora não pudessem informar a superioridade de um dos treinos. Uma revisão sistemática de 17 estudos envolvendo pacientes com LM incompleta relatou que o treino no solo deve ser preferencialmente usado, em comparação com aquele na esteira, para o alcance de níveis mais altos de deambulação independente.[38] Na reabilitação desse paciente, as duas intervenções foram usadas com êxito. O treino no solo possibilitou ao paciente deambular velocidade preferencial, não precisando prestar atenção à colocação dos pés para receber *feedback* visual e sensitivo nas passadas. O treino no solo foi também eficiente, porque estimulou circunstâncias da vida real ao mesmo tempo em que permitiu que o paciente fosse desafiado em um ambiente seguro.

O **treino da força de extremidade inferior** foi implementado com uso do cicloergômetro NuStep, com estimulação neuromuscular elétrica. O paciente recebeu essa intervenção durante 15 minutos, nos 12 dias de treino de deambulação no solo. Foram colocados eletrodos nos músculos glúteos máximos bilateralmente para facilitar a extensão do quadril durante a fase de extensão do quadril e do joelho concomitantes na pedalada. O fisioterapeuta usou um controle remoto para ligar e desligar os sinais elétricos durante a fase adequada da pedalada. Isso foi feito para permitir que o paciente variasse a velocidade do ciclo e usasse treino do intervalo para fortalecimento das extremidades inferiores. Essa intervenção teve como objetivo melhorar a força e a propriocepção das extremidades inferiores, usando cada vez mais resistência; no entanto, existem algumas evidências de que ela também pode ser eficaz para melhorar a capacidade de deambulação do paciente. Uma série de casos de Gregory e colaboradores[39] concluiu que o treino de resistência e o treino pliométrico em extremidade inferior podem melhorar a velocidade da marcha e reduzir os prejuízos neuromusculares em pessoas com LM incompleta. Em um relato de caso de paciente com LM incompleta, a estimulação funcional elétrica durante as pedaladas foi usada.[40] O relato desse caso concluiu que não houve aumento na força da extremidade inferior, mas o paciente percebeu melhoras na função dessas extremidades, que incluíram deambulação em distâncias curtas, com uma só bengala, além de aumento da capacidade de pegar itens no chão.

A partir dos resultados de FIM, BBS e TUG, o paciente demonstrou melhoras substanciais na mobilidade funcional, durante os 17 dias de reabilitação aguda. Após 18 dias na reabilitação do hospital, o paciente conseguiu atingir todas as quatro metas antecipadas. Conforme a política dessa instituição, todos os resultados esperados basearam-se nos escores da FIM.[30] Havia a expectativa de que o paciente obtivesse independência modificada em todos os aspectos do FIML. A Tabela 18.5 resume os escores do FIM do paciente na baixa e na alta. Ele conseguiu chegar à categoria supervisão para deambulação usando o andador com rodas frontais e conseguiu subir e descer apenas quatro degraus, o que o colocou em Assistência Máxima com a pontuação da FIM. O escore do paciente no FIML teve aumento de nove pontos da baixa à alta (duas vezes à menor diferença real de 4,4 pontos).

É impossível determinar qual das intervenções com suspensão de peso causou o impacto maior no retorno desse paciente às funções. Todavia, a deambulação no solo foi a intervenção mais empregada durante seu tratamento. Ela foi usada fora das sessões de fisioterapia, com o paciente deambulando no quarto com outros profissionais de saúde. Outras abordagens acrescentadas à intensidade de treinamento do paciente no solo, fazendo ele deambular o mais frequentemente possível em segurança, pela unidade de reabilitação.

Tabela 18.5 ESCORES DA FIM DO PACIENTE NA ADMISSÃO BAIXA E NA ALTA

Tarefa da FIM	Baixa hospitalar	Alta hospitalar
Transferência do leito para cadeira de rodas	3 Assistência moderada	6 Independência modificada
Deambulação	2 Paciente deambula 15 m com andador com rodas frontais	5 Paciente deambula mais que 92 m com andador com rodas frontais
Propulsão e ajuste em cadeira de rodas	2 Paciente consegue impulsionar a cadeira de rodas por 15 m	6 Paciente consegue impulsionar a cadeira de rodas por 46 m
Escadas	0 Não testado	2 Assistência máxima

O equilíbrio do paciente em pé melhorou muito na avaliação da BBS. Três dias após a baixa na instituição, ele fez 18/56 pontos. No dia da alta, duas semanas após, fez 37/56 pontos. Isso indica que o risco de quedas reduziu de elevado para moderado e que o escore na alta ficou a apenas dois pontos de classificá-lo como com baixo risco de quedas. Na BBS, o paciente ultrapassou a diferença mínima clinicamente importante (DMCI) de 7 pontos para pacientes de derrame (não há informação de DMCI para pessoas com LM).[41]

O paciente melhorou também os escores no TUG. Três dias depois da baixa na instituição de reabilitação, fez uma média de 37,31 segundos durante três tentativas. Na alta, a média foi de 20,26 segundos em três tentativas – uma melhora de 17 segundos –, ultrapassando o DMCI de 10,8 segundos para o TUG.[29] Utilizar os pontos do paciente no TUG para determinar risco de quedas é mais complicado. Um estudo feito por Shumway-Cook[42] sugeriu que pacientes com escore superior a 14 segundos no TUG deveriam ser classificados como com alto risco de quedas. Podsiadlo e Richardson[33], entretanto, sugeriram que indivíduos com desempenho no TUG inferior a 30 segundos não mais deveriam ser considerados com elevado risco de quedas. Assim, o paciente reduziu seu risco de quedas, conforme um estudo, mas não conforme o outro. Durante a deambulação, o paciente pareceu que poderia cair com facilidade. A combinação de evidências e juízo clínico fez o terapeuta determinar que ele corria risco maior de quedas.

O treinamento em esteira com suspensão parcial do peso do corpo é uma intervenção bastante conhecida para pacientes com LM e há cada vez mais evidências apoiando a eficiência dessa intervenção. Em um estudo retrospectivo que utilizou essa modalidade com 35 pacientes com LM, 25 foram classificados como confinados à cadeira de rodas no início do estudo.[45] Após o treino na esteira com suspensão parcial do peso, desses 25, 20 foram classificados como deambuladores independentes. Dados preliminares também sugerem que esse treinamento está associado a melhoras na velocidade da caminhada no solo.[44] Em outro estudo retrospectivo, Wernig e colaboradores[45] relataram que melhoras na deambulação foram ininterruptas de seis meses a seis anos e meio, após esse treinamento inicial, para pessoas com LM crônica (n = 35) e aguda (n = 41). Maior acompanhamento seria necessário para verificar se esses pacientes mantiveram seus ganhos na deambulação.

O exame ASIA do paciente foi repetido antes da alta. Não ocorreu mudança na propriocepção, mas a força nos flexores do quadril melhorou para 4/5 e, nos extensores do joelho e dorsiflexores do tornozelo esquerdo, para 5/5. O paciente ainda manteve a classificação de AIS D, porque a melhora para AIS E significaria que ele não apresentava deficiências sensitivas ou motoras residuais. Em um estudo com pacientes que sofreram LM traumática, eles foram investigados, usando-se a AIS múltiplas vezes a partir de duas semanas da LM até 12 meses após a lesão.[46] Os autores concluíram que 90% dos pacientes classificados como AIS D não passaram para AIS C ou AIS E. Esses dados sugerem que a probabilidade de o paciente do caso melhorar para AIS E é baixa. Esse paciente pode ter se beneficiado com o treino locomotor devido ao diagnóstico médico de LM incompleta e da AIS D. Foi usado o treino em esteira com suspensão parcial do peso do corpo em uma tentativa de reconectar ou novamente treinar as conexões neurais do cérebro com o corpo, o que se ajusta à pesquisa atual de neuroplasticidade em pacientes com LM.

Mediante o uso das intervenções com suspensão parcial do peso do corpo para melhorar a deambulação e a mobilidade funcional, o paciente demonstrou melhoras significativas ao longo de 17 dias de fisioterapia durante a permanência na instituição – menos do que a maioria das pesquisas que dão suporte à recuperação da deambulação. Uma revisão sistemática que investigou estudos usando o treino em esteira com suspensão parcial do peso do corpo para pacientes com LM descreveu durações entre três e 23 semanas.[5] Programas de 12 semanas com esse tipo de treino (com e sem estimulação elétrica suplementar) resultaram em melhoras na deambulação em pacientes com LM.[35,47] Um dos casos relatados de adulto jovem com LM incompleta sugeriu que menos intensidade e frequência do retreinamento locomotor por um período maior de tempo, usando o solo e a esteira, poderia também levar a melhoras.[48] O caso do paciente focalizado aqui reflete que frequência menor (cinco sessões desse treino de esteira durante 17 dias de terapia) pode ter contribuído para seus ganhos funcionais e mensuráveis. Há necessidade de mais pesquisas sobre frequência, duração e dosagem de intervenções que buscam melhorar a locomoção após ocorrência de LM.

O paciente recebeu alta para ir à casa da irmã, recebeu um programa de exercícios em casa e foi prescrito acompanhamento de fisioterapeuta. A política institucional dizia que o acompanhamento domiciliar deveria ocorrer entre 48 e 72 horas após a alta. O programa domiciliar do paciente incluía três exercícios simples que tinham como alvo as deficiências remanescentes exibidas. Primeiro, o exercício de ponte com 10 a 20 repetições, em 3 a 5 séries, ficando o paciente em cada ponte durante 3 a 5 segundos. Esse exercício foi dado para tratar a força reduzida da extensão do quadril, bilateralmente, e melhorar a postura ereta na deambulação. A dose foi estabelecida no nível em que o paciente começou a demonstrar uma recaída na forma de execução. Ele foi orientado a priorizar a manutenção da forma anterior descrita em qualquer quantidade de repetições ou combinações. O paciente foi orientado a fazer transferências de sentado para de pé, com 10 a 15 repetições dessas séries diariamente. O exercício queria melhorar a força da extensão do quadril para a postura ereta durante a deambulação. Por último, a orientação foi de desenhar o alfabeto, usando o hálux, com suavidade, tocando o solo enquanto sentado. Esse exercício foi escolhido para trabalhar a melhora da propriocepção do paciente. Mesmo que não tenha ocorrido qualquer melhora na propriocepção durante a permanência no serviço de reabilitação do hospital, esse exercício pretendeu melhorar a capacidade do paciente de colocar as extremidades inferiores diretamente onde ele desejava. Pode haver um momento em que isso se traduza em melhora da mecânica da marcha, proporcionando melhoras na colocação dos pés durante a deambulação e aumento da segurança nas atividades cotidianas.

Recomendações clínicas baseadas em evidências

SORT: Força da Taxonomia da Recomendação (do inglês, *Strength of Recommendation Taxonomy*)

A: Evidências consistentes e de boa qualidade voltadas ao paciente
B: Evidências inconsistentes ou de qualidade limitada voltadas ao paciente
C: Evidências consensuais, voltadas à doença. Prática habitual, opinião de especialistas ou séries de casos

1. A Escala de Deficiências da ASIA (AIS) isola fatores relacionados à gravidade de uma lesão na medula e pode orientar a determinação dos fisioterapeutas quanto ao prognóstico de recuperação da marcha. **Grau B**
2. O treino em esteira com suspensão parcial do peso do corpo e o treino da locomoção no solo melhoram a deambulação em pessoas com lesão na medula. **Grau A**
3. O treino da força usando um cicloergômetro com estimulação elétrica de músculos selecionados melhora a força das extremidades inferiores e a velocidade da marcha e reduz os déficits neuromusculares em pessoas com lesões incompletas na medula. **Grau C**

PERGUNTAS PARA REVISÃO

1. Qual das intervenções adiante é a mais eficaz para melhorar a marcha, em pessoas com LM?

   A. Treino em esteira com suspensão parcial do peso do corpo
   B. Treino da deambulação no solo
   C. Treino da força
   D. A e B

2. Qual dos resultados adiante indica que o paciente realizou uma melhora clinicamente significativa no equilíbrio *e* corre baixo risco de quedas?

   A. Escore do FIML com aumento de 12 pontos
   B. Melhora na BBS de 18 pontos, para um total de 41 em 56
   C. Melhora no tempo do TUG de 29 segundos para 32 segundos (média de três tentativas)
   D. BBS aumentada em 8 pontos para 36 de 56, em duas semanas

RESPOSTAS

18.1 **D.** As atuais evidências mostram que o treino em esteira com suspensão parcial do peso do corpo e o treino da deambulação no solo melhoram a deambulação em pessoas com LM. Muitos estudos não encontraram uma diferença importante entre o uso do treino em esteira e do treino no solo (opções A e B). Ao mesmo tempo que o treinamento da força pode ser importante para aumentar a força em músculos selecionados usados durante a marcha, mostrando melhorar a função em algumas pessoas com LM, pode ser menos eficaz em pessoas classificadas como AIS A, B e C (opção C).

18.2 **B.** A DMCI para a BBS é de 6 pontos, e o limiar de classificação para baixo risco de quedas é $\geq$ 41 pontos em 56. A menor mudança real para o FIML é de 4,4 pontos, embora não exista um padrão para o FIML relacionado à previsão do risco de quedas (opção A). Cerca de 11 segundos é a DMCI para o TUG, e escores abaixo de 13,5 segundos indicam baixo risco de quedas (opção C).

REFERÊNCIAS

1. McKinley WO, Seel RT, Gadi RK, Tewksbury MA. Nontraumatic vs. traumatic spinal cord injury: a rehabilitation comparison. *Am J Phys Med Rehabil.* 2001;80:693-699.
2. Sturt RN, Holland AE, New PW. Walking ability at discharge from inpatient rehabilitation in a cohort of non-traumatic spinal cord injury patients. *Spinal Cord.* 2009;47:763-768.
3. Waters RL, Adkins RH, Yakura JS. Definition of complete spinal cord injury. *Paraplegia.* 1991;29:573-581.
4. Spinal Cord Facts and Figures at a Glance. National Spinal Cord Injury Statistical Center. Updated 2011. https://www.nscisc.uab.edu/PublicDocuments/nscisc_home/pdf/Facts%20 2011%20Feb%20Final.pdf. Accessed March 13, 2012.
5. Lam T, Eng JL, Wolfe DL, Hsieh JT, Whittaker M. A systematic review of the efficacy of gait rehabilitation strategies for spinal cord injury. *Top Spinal Cord Inj Rehabil.* 2007;13:32-57.
6. Geisler FH, Coleman WP, Grieco G, Poonian D, Sygen Study Group. Measurements and recovery patterns in a multicenter study of acute care spinal cord injury. *Spine.* 2001;26:S68--S86.
7. Al-Habib AF, Attabib N, Ball J, Bajammal S, Casha S, Hurlbert RJ. Clinical predictors of recovery after blunt spinal cord trauma: systematic review. *J Neurotrauma.* 2011;28:1431-1443.
8. Waters RL, Adkins RH, Yakura JS, Sie I. Motor and sensory recovery following complete tetraplegia. *Arch Phys Med Rehabil.* 1993;74:242-247.
9. Waters RL, Yakura JS, Adkins RH, Sie I. Recovery following complete paraplegia. *Arch Phys Med Rehabil.* 1992;73:784-789.
10. Poynton AR, O'Farrell DA, Shannon F, Murray P, McManus F, Walsh MG. Sparing of sensory to pin prick predicts recovery of a motor segment after injury to the spinal cord. *J Bone Joint Surg Br.* 1997;79:952-954.
11. Katoh S, El Masry WS. Motor recovery of patients presenting with motor paralysis and sensory sparing following cervical spinal cord injuries. *Paraplegia.* 1995;33:506-509.
12. Ishida Y, Tominaga T. Predictors of neurologic recovery in acute central cervical cord injury with only upper extremity impairment. *Spine.* 2002;27:1652-1658.
13. Pollard ME, Apple DF. Factors associated with improved neurologic outcomes in patients with incomplete tetraplegia. *Spine.* 2003;28:33-39.
14. McKinley W, Cifu D, Seel R, et al. Age-related outcomes in persons with spinal cord injury: a summary paper. *NeuroRehabilitation.* 2003;18:83-90.
15. Lynsky JV, Belanger A, Jung R. Activity-dependent plasticity in spinal cord injury. *J Rehabil Res Dev.* 2008;45:229-240.
16. Berhman AL, Bowden MG, Nair PM. Neuroplasticity after spinal cord injury and training: an emerging paradigm shift in rehabilitation and walking recovery. *Phys Ther.* 2006;86:1406-1425.

17. Somers MF. *Spinal Cord Injury Functional Rehabilitation.* 3rd ed. Upper Saddle River, NJ: Pearson Education Inc.; 2010:21-26.
18. Dunlop SA. Activity-dependent plasticity: implications for recovery after spinal cord injury. *Trends Neurosci.* 2008;31:410-418.
19. Nymark J, DeForge D, Barbeau H, et al. Body weight support treadmill gait training in the subacute recovery phase of incomplete spinal cord injury. *J Neuro Rehabil.* 1998;12:119-138.
20. Protas E, Holmes SA, Qureshy H, Johnson A, Lee D, Sherwood AM. Supported treadmill ambulation training after spinal cord injury: a pilot study. *Arch Phys Med Rehabil.* 2001;82:825-831.
21. Giangregorio LM, Hicks AL, Webber CE, et al. Body weight supported treadmill training in acute spinal cord injury: impact on muscle and bone. *Spinal Cord.* 2005;43:649-657.
22. Alexeeva N, Sames C, Jacobs PL, et al. Comparison of training methods to improve walking in persons with chronic spinal cord injury: a randomized clinical trial. *J Spinal Cord Med.* 2011;34:362-379.
23. Nooijen CF, Ter Hoeve N, Field-Fote EC. Gait quality improved by locomotor training in individuals with SCI regardless of training approach. *J Neuroeng Rehabil.* 2009;6:36.
24. Reese NB. *Muscle and Sensory Testing.* 2nd ed. St. Louis, MO: Elsevier Saunders; 2005.
25. ASIA Learning Center. American Spinal Injury Association. http://www.asialearningcenter.com. Accessed July 16, 2012.
26. Cuthbert SC, Goodheart GJ, Jr. On the reliability and validity of manual muscle testing: a literary review. *Chiropr Osteopat.* 2007;15:4.
27. Perry J, Weiss WB, Burnfield JM, Gronley JK. The supine hip extensor manual muscle test: a reliability and validity study. *Arch Phys Med Rehabil.* 2004;85:1345-1350.
28. Norkin CC, White DJ. *Measurement of Joint Motion: A Guide to Goniometry.* 4th ed. Philadelphia, PA: F.A. Davis Company; 2009:425-428.
29. Lam T, Noonan VK, Eng JJ. A systematic review of functional ambulation outcome measures in spinal cord injury. *Spinal Cord.* 2008;46:246-254.
30. Functional independence measure and functional assessment measure. Measurement Scales Used in Elderly Care. http://www.dementia-assessment.com.au/symptoms/FIM_manual.pdf. Accessed April 19, 2012
31. van Hedel HJ, Wirz M, Dietz V. Assessing walking ability in subjects with spinal cord injury: validity and reliability of 3 walking tests. *Arch Phys Med Rehabil.* 2005;86:190-196.
32. Shumway-Cook A, Brauer S, Woollacott M. Predicting the probability of falls in communitydwelling older adults using the Timed Up & Go Test. *Phys Ther.* 2000;80:896-903.
33. Podsiadlo D, Richardson S. The timed "Up & Go": a test of basic functional mobility for frail elderly people. *J Am Geriatr Soc.* 1991;39:142-148.
34. Lemay JF, Nadeau S. Standing balance assessment in ASIA D paraplegic and tetraplegic patients: concurrent validity of the Berg Balance Scale. *Spinal Cord.* 2010;48:245-250.
35. Dobkin B, Barbeau H, Deforge D, et al. The evolution of walking-related outcomes the first 12 weeks of rehabilitation for incomplete traumatic spinal cord injury: the multicenter randomized Spinal Cord Injury Locomotor Trial. *Neurorehabil Neural Repair.* 2007;21:25-35.
36. Fawcett JW, Curt A, Steeves JD, et al. Guidelines for the conduct of clinical trials for spinal cord injury as developed by ICCP Panel: spontaneous recovery after spinal cord injury and statistical power needed for therapeutic clinical trials. *Spinal Cord.* 2007;45:190-205.
37. Dobkin B, Apple D, Barbeau H, et al. Weight-supported treadmill training *versus* over--ground training for walking after acute incomplete SCI. *Neurology.* 2006;66:484-493.
38. Wessels M, Lucas C, Eriks I, de Groot S. Body weight-supported gait training for restoration of walking in people with an incomplete spinal cord injury: a systematic review. *J Rehabil Med.* 2010;42:513-519.

39. Gregory CM, Bowden MG, Jayaraman A, et al. Resistance training and locomotor recovery after incomplete spinal cord injury: a case series. *Spinal Cord.* 2007;45:522-553.
40. Donaldson N, Perkins TA, Fitzwater R, Wood DE, Middleton F. FES cycling may promote recovery of leg function after incomplete spinal cord injury. *Spinal Cord.* 2000;38:680-682.
41. Stevensen TJ. Detecting change in patients with stroke using the Berg Balance Scale. *Aust J Physiother.* 2001;47:29-38.
42. Shumway-Cook A, Baldwin M, Pollissar NL, Grubar W. Predicting the probability for falls in community-dwelling older adults. *Phys Ther.* 1997;77:812-819.
43. Wernig A, Nanassy A, Muller S. Laufband (treadmill) therapy in incomplete paraplegia and tetraplegia. *J Neurotrauma.* 1999;16:719-726.
44. Field-Fote EC. Spinal cord control of movement: implications for locomotor rehabilitation following spinal cord injury. *Phys Ther.* 2000;80:477-484.
45. Wernig A, Nanassy A, Muller S. Maintenance of locomotor abilities following Laufband (treadmill) therapy in para- and tetraplegic persons: follow-up studies. *Spinal Cord.* 1998;36:744-749.
46. Spiess MR, Muller RM, Rupp R, Schuld C, EM-SCI study group, van Hedel HJ. Conversion of ASIA impairment scale during the first year after traumatic spinal cord injury. *J Neurotrauma.* 2009;26:2027-2036.
47. Field-Fote EC, Tepavac D. Improved intralimb coordination in people with incomplete spinal cord injury following training with body weight support and electrical stimulation. *Phys Ther.* 2002;82:707-715.
48. Young DL, Wallman HW, Poole I, Threlkeld AJ. Body weight supported treadmill training at very low treatment frequency for a young adult with incomplete cervical spinal cord injury. *NeuroRehabilitation.* 2009;25:261-270.

Mielite transversal aguda

Rolando T. Lazaro
Helen Luong

CASO 19

Uma paciente de 57 anos de idade identificou aparecimento agudo e progressivo de entorpecimento e formigamento nas extremidades inferiores, dor leve na porção média e inferior das costas e incontinência intestinal e urinária durante os últimos dez dias. Ela relata que os sinais e sintomas estacionaram. Atualmente, ela não consegue andar e foi internada no hospital para um exame de saúde completo. A paciente não apresenta história de saúde anterior significativa, embora a história familiar relevante inclua a avó paterna como portadora de esclerose múltipla. Antes dessa hospitalização, a paciente morava em uma casa térrea com o esposo e era independente em todas as atividades diárias. Ela está desempregada e não se exercita com regularidade. Relata incapacidade de andar, bem como entorpecimento e formigamento nas pernas, como se tivesse permanecido no frio por longo tempo. A paciente afirma que não consegue andar pela casa sozinha desde o surgimento dos sintomas. Desde a internação hospitalar, não saiu do leito. Uma ressonância magnética da coluna torácica e lombar mostrou sinal de crescimento anormal em T2 e intensificação ao longo da metade posterior da medula de T10 a T12. O neurologista diagnosticou mielite transversal aguda. A paciente começou terapia com dose elevada de glicocorticoide e foi encaminhada à fisioterapia para avaliação e controle.

- Com base no diagnóstico da paciente, o que você antecipa como colaboradores para as limitações à atividade?
- Quais são as prioridades do exame?
- Quais são as intervenções fisioterapêuticas mais apropriadas?
- Que precauções devem ser tomadas durante o exame e as intervenções fisioterapêuticas?
- Quais são as complicações que interferem na fisioterapia?
- Como os fatores contextuais da paciente influenciam ou modificam em seu controle?

DEFINIÇÕES-CHAVE

DISFUNÇÃO AUTONÔMICA: mau funcionamento do sistema nervoso autônomo; os sinais incluem incontinência ou retenção urinária, incontinência intestinal ou constipação e disfunção sexual

ESPASMOS TÔNICOS PAROXÍSMICOS: contrações distônicas temporárias e involuntárias dos músculos de membros ou tronco

RESSONÂNCIA MAGNÉTICA COM ÊNFASE EM T2: tipo de sondagem de RM em que o líquido aparece claro nas imagens; no caso de mielite transversal aguda, as áreas claras (denotando aumento de sinal) indicam inflamação

Objetivos

1. Descrever os sinais e sintomas típicos de mielite transversal aguda.
2. Listar os testes e as medidas pertinentes da fisioterapia para a pessoa com mielite transversal aguda.
3. Discutir as intervenções fisioterapêuticas apropriadas para uma pessoa com mielite transversal aguda.

Considerações sobre a fisioterapia

Considerações da fisioterapia durante o controle do indivíduo com mielite transversal aguda no local de atendimento a pacientes graves:

- **Plano de cuidados/metas gerais da fisioterapia:** melhorar a mobilidade funcional, prevenir ou minimizar perda da amplitude de movimentos (ADM) e da capacidade funcional aeróbica, identificar e tratar complicações secundárias da imobilidade, manter a integridade da pele.
- **Intervenções da fisioterapia:** ensino do paciente sobre cuidados da pele e ADM, treino de mobilidade funcional, treino específico de tarefas, treino de estabilidade do tronco com *feedback* ampliado (visual).
- **Precauções durante as intervenções da fisioterapia:** supervisão física atenta para reduzir risco de quedas, fissuras na pele, monitoramento dos sinais vitais.
- **Complicações que interferem na fisioterapia:** surgimento de úlceras de pressão devido à redução da mobilidade, diminuição da resistência cardiopulmonar secundária à inatividade e à falta de condicionamento.

Visão geral da patologia

A mielite transversal aguda (MTA) idiopática é uma doença neurológica incapacitante em adultos e crianças. Ao mesmo tempo que pode ter várias causas, é comum a condição ocorrer como um fenômeno autoimune após infecção ou em consequência de doença sistêmica autoimune ou desmielinizante anterior. A mielite transversal aguda está relacionada a infecções bacterianas ou virais, esclerose múltipla, lúpus eritematoso sistêmico e síndrome de Sjogren.[1] Cerca de 15 a 30% dos casos são idiopáticos na origem.[2] A ativação anormal do sistema imune resulta em inflamação e lesão da medula, ocorrendo desmielinização.[3-5]

O diagnóstico de mielite transversal aguda é raro – a condição afeta entre um e oito indivíduos por milhão anualmente.[4,5] Em geral, é feito por exclusão de outros diagnósticos diferenciais.[6] A MTA costuma ser erradamente diagnosticada como síndrome de Guillain-Barré, uma vez que as duas condições se apresentam, com frequência, como perda sensorial e motora progressiva nas extremidades inferiores. A Tabela 19.1 salienta as características clínicas dessas duas condições.[5]

Os diagnósticos diferenciais adicionais que devem ser descartados incluem desmielinização (p. ex., esclerose múltipla, neuromielite óptica), infecção (p. ex., vírus do herpes simples) e outros problemas inflamatórios (p. ex., lúpus eritematoso sistêmico, neurossarcaidose).[7]

Em geral, a mielite transversal aguda segue um curso monofásico. Por ser um problema imunológico mediado, ocorre inflamação na medula, que pode danificar a mielina e os axônios. Esse processo inflamatório resulta em disfunção motora, sensorial e autonômica, que, progressivamente, piora em 4 horas a 21 dias, estacionando depois disso.[5]

A apresentação clínica da MTA inclui dor e disfunção sensorial, motora e autonômica.[2,5] Entre 80 e 94% das pessoas com MTA têm perturbações sensoriais.[5] Essas comumente se apresentam em um nível do tronco bem definido, abaixo do qual está alterada ou perdida a sensação de dor, toque leve e temperatura.[5] Por a medula transportar as fibras motoras até os membros e o tronco, uma inflamação em seu interior pode causar fraqueza no tronco e/ou nos membros, correspondendo às áreas da medula afetadas.[5] Devido aos prejuízos motores, 50% dos indivíduos afetados não conseguem deambular.[3] Como a região torácica medial é uma área comumente afetada em adultos com MTA,[5] os músculos do tronco podem ser atingidos,[8] resultando em prejuízos no equilíbrio. Há também relatos de espasmos involuntários tônicos paroxísmicos de músculos de mem-

Tabela 19.1 COMPARAÇÃO DE SINAIS E SINTOMAS DE MIELITE TRANSVERSAL AGUDA E SÍNDROME DE GUILLAIN-BARRÉ

Características	Mielite transversal aguda	Síndrome de Guillain-Barré
Achados motores	Fraqueza em todas as extremidades, ou apenas nas inferiores	Fraqueza ascendente; maior nas extremidades inferiores que superiores
Achados sensoriais	Anormalidades sensoriais abaixo de um nível específico da coluna	Perda sensorial ascendente; maior nas extremidades inferiores que nas superiores
Achados autonômicos	Prejuízo precoce no controle intestinal e vesical	Pode estar presente disfunção autonômica no sistema cardiovascular
Achados na medula via RM	Sinal aumentado em T2, em uma área focalizada, com ou sem aumento com gadolínio (indicativo de inflamação na medula)	Normal

Reproduzida, com permissão, de Krishnan C, Kaplin AI, Deshpande DM, Pardo CA, Kerr DA. Transverse myelitis: pathogenesis, diagnosis, and treatment. Front Biosci. 2004;9:1483-99.

bros ou tronco.[2] Disfunção autonômica, inclusive incontinência ou retenção urinária, incontinência intestinal ou constipação e disfunção sexual, podem ainda ocorrer.[2]

A recuperação tem início quando os sinais e sintomas se estabilizam.[3,5] A maior parte da recuperação ocorre durante os primeiros três meses, após o surgimento inicial de sinais e sintomas, embora os pacientes possam apresentar algumas melhoras por até dois anos.[5] Por volta de 42% dos indivíduos com MTA têm uma boa recuperação, 38% recuperam-se satisfatoriamente e 20% têm uma recuperação insatisfatória da condição.[5] Pacientes com boa recuperação demonstram marcha normal, sintomas urinários leves e sinais neuronais sensoriais e motores superiores mínimos. As pessoas com recuperação satisfatória deambulam com independência, mas podem demonstrar urgência urinária e/ou constipação. As pessoas com recuperação insatisfatória não conseguem andar, ou têm deficiências sensoriais severas e/ou perturbações da marcha, e não têm controle do esfíncter. Durante a recuperação, podem ocorrer outras complicações relativas à imobilidade, tais como fissuras na pele (úlceras de pressão), contraturas que levam à perda da ADM, deterioração da arquitetura óssea e muscular, infecções do trato urinário e tromboses venosas profundas.

O tratamento médico da MTA inclui terapia com glicocorticoides, plasmaférese e/ou imunoterapia para reduzir o processo inflamatório, heparina para profilaxia contra trombose venosa profunda, baclofeno para a espasticidade, medicamentos alfa-adrenérgicos para disfunção geniturinária e medicamentos adicionais para dor, humor e ansiedade.[2]

Manejo da fisioterapia do paciente

A maior parte da literatura atual sobre tratamento fisioterapêutico para mielite transversal baseia-se no controle crônico prolongado, e não no controle agudo.[2,5] Para tratar a fraqueza, programas de fortalecimento ou uso de talas e órteses, quando necessário, é a recomendação. Terapia diária na água e/ou no solo, durante oito a doze semanas, com suporte de peso durante 45 a 90 minutos, além de treino da mobilidade funcional, são também recomendados. Com base nas semelhanças entre a fisiopatologia da MTA idiopática e da lesão medular (LM) aguda, são usadas estratégias de controle similares na reabilitação dessas populações. Os papéis do fisioterapeuta incluem prescrever intervenções que melhorem as habilidades funcionais, a saber, mobilidade no leito, transferências e mobilidade na marcha ou com cadeira de rodas, e instituir medidas preventivas contra complicações secundárias da imobilidade, que incluem fissuras na pele, ADM diminuída e contraturas.[9,10] Esse processo tem início com a identificação dos fatores capazes de afetar a saúde atual e futura da paciente, bem como dos que contribuem para limitações da atividade e restrições à participação.

Exame, avaliação e diagnóstico

Antes de encontrar a paciente, o terapeuta deve fazer uma revisão completa de seu prontuário médico para conseguir informações sobre o curso de sua hospitalização. Revisar os exames de imagens, os dados laboratoriais e os relatórios de consulta da paciente com outros especialistas médicos ajuda a determinar o plano de cuidados da fisioterapia. Revisar sistemas, como o cardiovascular e o tegumentar, pode revelar outros problemas que exijam intervenções fisioterapêuticas.

A **Spinal Cord Independence Measure (SCIM)** é um instrumento completo de avaliação funcional, criado especificamente para pessoas com LM.[9] É confiável, válido e mais sensível a mudanças funcionais em pessoas com LM que a Functional Independence Measure (FIM®).[11,12] Com base em sua validade informada, em pessoas com LM, o instrumento vale para uso naqueles com MTA. A SCIM examina a capacidade do paciente para realizar 17 atividades da vida diária (AVDs). Nela, estão agrupadas três subescalas funcionais: (1) autocuidado, (2) respiração e controle do esfincter e (3) mobilidade. Há escalas com pontuação diferente com base em cada item. Escore mais baixo indica necessidade de mais assistência para realizar a atividade, ou uso de dispositivos auxiliares ou intervenções (p. ex., alimentação parenteral, ventilação assistida ou cateter de demora). Nas subescalas de respiração e controle do esfincter e mobilidade, uma pessoa pode receber de 0 a 40 pontos. Na subescala de autocuidado, a pontuação varia de 0 a 20. Os pontos nas três subescalas podem ser somados para gerar um escore total de 0 a 100, com escores mais baixos indicando um nível de independência menor.[13] A SCIM está disponível em www.rehab.research.va.gov/jour/07/44/1/pdf/catzappend.pdf.

O fisioterapeuta pode também fazer exames sensoriais e motores para determinar o nível neurológico da lesão individual, usando a Escala de Classificação da American Spinal Injury Association (ASIA).[9] Esse recurso é um sistema abrangente de testes da sensibilidade e função motora que dá informações sobre o alcance e a severidade da lesão medular do paciente. (Ver o Caso 14, com detalhes sobre o exame ASIA.) Na instituição para pacientes graves, a SCIM pode significar, para o fisioterapeuta, uma maneira de quantificar a melhora funcional devido às intervenções para a reabilitação física (e/ou o curso natural do processo da doença), em especial para as subseções de autocuidado e mobilidade. Todavia, o fisioterapeuta pode optar por realizar o exame ASIA para identificar prejuízos sensoriais e motores específicos capazes de contribuir para as limitações da pessoa à atividade.

Podem ser feitos testes de propriocepção[10] e cinestesia para obter de informações sobre a capacidade do paciente de sentir a posição e os movimentos articulares. Há uma elevada confiabilidade para o teste de sensibilidade à posição ($r = 0,90$).[14] Para determinar o controle postural ereto do paciente, devem ser realizados testes de equilíbrio sentado e de pé.[10] Os dados obtidos com esses testes podem dar indicações importantes sobre a capacidade atual e o potencial do paciente para o desempenho de tarefas funcionais.

Plano de atendimento e intervenções

As metas específicas da fisioterapia são fixadas após a avaliação, devendo levar em conta os planos de alta excelentes da paciente. Metas relativas à prevenção de problemas de pele e redução do risco de quedas devem ser incorporadas. As intervenções fisioterapêuticas incluem exercícios de ADM e fortalecimento, intervenções pulmonares, sentar e posicionar-se, mobilização (mobilidade no leito, transferências, mobilidade na marcha/cadeira de rodas) e educação de paciente, família e cuidadores sobre manutenção da integridade da pele e da ADM. A **reabilitação durante o estágio agudo de recuperação da MTA** é importante para a prevenção de problemas relativos à inatividade, como fissuras na pele e contraturas de tecidos moles, que levam à perda de ADM e à redução da mobilidade funcional.

Como a MTA idiopática costuma afetar a medula no nível médio do tórax, os pacientes, com frequência, apresentam fraqueza no tronco, resultando em equilíbrio insatisfatório ao sentar. Uma das metas da reabilitação é novamente obter a estabilidade do tronco, necessária para realizar as atividades funcionais a partir de uma posição sentada e tolerar a posição ereta do corpo.[15] Os benefícios de uma postura ereta incluem menos complicações respiratórias, redução da pressão no sacro e proteção da pele.[16] Para melhorar a força do tronco dessa paciente, o fisioterapeuta deve fazê-la desempenhar e praticar treino para mobilidade funcional, com ênfase no treino de desempenho de supino ou deitada de lado para sentada, bem como treino de transferência. Técnicas de facilitação neuromuscular proprioceptiva (FNP) podem ser também incorporadas. Traz benefícios à paciente ter horários em que ela fica sentada ereta em cadeira, com esse tempo sentada aumentando progressivamente para melhorar a tolerância à posição e fortalecer o tronco.

O tratamento do equilíbrio da paciente sentada tem importância especial, porque uma posição sentada insatisfatória e breve aumenta o medo de quedas, o risco de quedas e as limitações da mobilidade, todos criadores de mais dependência da paciente para as AVDs básicas e instrumentais. Equilíbrio ruim ao sentar também influencia a autoconfiança, resultando, potencialmente, em menor atividade física e qualidade de vida.[16] As atividades que desafiam a paciente a, pouco a pouco, movimentar seu centro de gravidade ao mesmo tempo que mantém a base de apoio podem melhorar a estabilidade do tronco. Isso pode começar com a paciente sentada em superfície firme (não complacente), com apoio da extremidade superior (p. ex., paciente segurando-se nas bordas da cama) e assistência física do fisioterapeuta, conforme a necessidade, para manter essa posição. O profissional pode iniciar, fazendo a paciente desempenhar atividades de troca do peso sentada. Por exemplo, pode solicitar à paciente que incline o tronco para frente, para trás e, depois, retorne à linha média ereta. Pouco a pouco, ele deve aumentar o desafio do equilíbrio, aumentando as trocas de peso e removendo o apoio das extremidades superiores e a assistência física. Ao melhorar o equilíbrio da paciente sentada, mais desafios podem ser oferecidos, fazendo-a sentar em superfície de espuma (complacente) enquanto faz trocas dinâmicas de peso e sai da base de apoio. Atividades de facilitação neuromuscular proprioceptiva, como estabilização rítmica, podem ser incorporadas, o que pode facilitar a ativação e a cocontração dos músculos do tronco.

Propriocepção diminuída ou ausente no tronco e nas extremidades inferiores, capaz de ocorrer na MTA, também contribui para problemas no equilíbrio ao sentar. Treinar a paciente para usar outros sistemas sensoriais intactos a fim de intensificar o *feedback* pode melhorar o equilíbrio. Usar o ***feedback* visual** parece melhorar a estabilidade do tronco e a mobilidade funcional.[17] O *feedback* visual pode ser usado para combinar ou recalibrar o *input* sensorial proprioceptivo que pode estar prejudicado.[18] É possível fazer isso com facilidade na reabilitação de pacientes graves, colocando-se espelho de rolagem que abranja todo o comprimento na frente da paciente, enquanto ela realiza atividades estáticas e dinâmicas sentada. Com sua melhora, o espelho pode ser usado cada vez menos.

Recomendações clínicas baseadas em evidências

SORT: Valor/Força da Taxonomia da Recomendação (do inglês, *Strength of Recommendation Taxonomy*)

A: evidências consistentes e de boa qualidade voltadas ao paciente
B: evidências inconsistentes ou de qualidade limitada voltadas ao paciente
C: evidências consensuais, voltadas à doença, prática habitual, opinião de especialistas ou séries de casos

1. A Spinal Cord Independence Measure (SCIM) é um instrumento de investigação funcional completo, confiável, válido e sensível a mudanças funcionais em pessoas com lesão na medula, inclusive as com mielite transversal aguda. **Grau B**
2. Intervenções fisioterapêuticas durante o estágio agudo da recuperação da MTA melhoram a mobilidade funcional e ajudam a prevenir complicações secundárias, como úlceras de pressão e contraturas. **Grau C**
3. Uso de *feedback* visual durante treino de estabilidade do tronco melhora o equilíbrio e o desempenho funcional em pessoas com lesão da medula. **Grau B**

PERGUNTAS PARA REVISÃO

19.1 Uma paciente com mielite transversal aguda foi encaminhada à fisioterapia. O exame revela equilíbrio sentado insatisfatório. Qual das intervenções adiante pode ser benéfica?

A. Fortalecimento de extremidades inferiores dois dias após o surgimento inicial de sinais e sintomas
B. Estimulação elétrica com corrente direta para a musculatura do tronco durante 30 minutos, duas vezes ao dia, para melhorar a força e a mobilidade do tronco
C. Uso de *feedback* visual durante o treino do equilíbrio para melhorar o equilíbrio e a estabilidade do tronco ereto
D. Todas as anteriores

19.2 Uma paciente com mielite transversal aguda foi encaminhada à fisioterapia. Qual dos testes e medidas fisioterapêuticas adiante pode ser apropriado para uso com essa paciente?

A. Testes de posição articular e sensação de movimento
B. Spinal Cord Independence Measure (SCIM)
C. Exame da American Spinal Injury Association (ASIA)
D. Todos os anteriores

RESPOSTAS

19.1 **C.** O *feedback* visual pode ser usado para melhorar a estabilidade do tronco. Ele pode ser empregado para combinar e recalibrar o *input* proprioceptivo que pode estar prejudicado, em indivíduos com mielite transversal aguda.

19.2 **D.** Todos esses testes e medidas dão informações apropriadas sobre possíveis prejuízos motores e sensoriais e limitações à atividade, de indivíduos com mielite transversal aguda.

REFERÊNCIAS

1. Lynn J. Transverse myelitis: symptoms, causes and diagnosis. http://www.myelitis.org/tm.htm. Accessed February 1, 2012.
2. Frohman EM, Wingerchuk DM. Clinical practice. Transverse myelitis. *N Engl J Med.* 2010;363:564-572.
3. Kerr DA, Ayetey H. Immunopathogenesis of acute transverse myelitis. *Curr Opin Neurol.* 2002;15:339-347.
4. Bruna J, Martinez-Yelamos S, Martinez-Yelamos A, Rubio F, Arbizu T. Idiopathic acute transverse myelitis: a clinical study and prognostic markers in 45 cases. *Mult Scler.* 2006;12:169-173.
5. Krishnan C, Kaplin AI, Deshpande DM, Pardo CA, Kerr DA. Transverse myelitis: pathogenesis, diagnosis and treatment. *Front Biosci.* 2004;9:1483-1499.
6. Persaud D, Leedom CL. Spinal cord impairment: acute transverse myelitis. *SCI Nurs.* 1999;16: 122-125.
7. Jacob A, Weinshenker BG. An approach to the diagnosis of acute transverse myelitis. *Semin Neurol.* 2008;28:105-120.
8. Neumann DA. *Kinesiology of the Musculoskeletal System: Foundations for Physical Rehabilitation.* St. Louis, MO: Mosby Inc.; 2002.
9. Somers MF. *Spinal Cord Injury: Functional Rehabilitation.* 3rd ed. Upper Saddle River, NJ: Pearson Education Inc.; 2010.
10. O'Sullivan SB, Schmitz TJ. *Physical Rehabilitation.* 5th ed. Philadelphia, PA: FA Davis; 2007.
11. Catz A, Itzkovic M. Spinal cord independence measure: comprehensive ability rating scale for the spinal cord lesion patients. *J Rehabil Res Dev.* 2007;44:65-68.
12. Itzkovich M, Gelerneter I, Biering-Sorensen F, et al. The spinal cord independence measure version III: reliability and validity in a multi-center international study. *Disabil Rehabil.* 2007;29:1926-1933.
13. Catz A, Itzkovich M, Tesio L, Biering-Sorensen F, Weeks C, et al. A multicenter international study on the Spinal Cord Independence Measure, version III: Rasch psychometric validation. *Spinal Cord.* 2007;45:275-291.
14. Kent BE. Sensory-motor testing: the upper limb of adult patients with hemiplegia. *Phys Ther.* 1965:45:550-561.
15. Chen CL, Yeung KT, Bih LI, Wang CH, Chen MI, Chien JC. The relationship between sitting stability and functional performance in patients with paraplegia. *Arch Phys Med Rehabil.* 2003;84:1276-1281.
16. Consortium for Spinal Cord Medicine. Early acute management in adults with spinal cord injury: a clinical practice guideline for health-care professionals. *J Spinal Cord Med.* 2008;31:403-479.
17. Sayenko DG, Alekhina MI, Masani K, et al. Positive effect of balance training with visual feedback on standing balance abilities in people with incomplete spinal cord injury. *Spinal Cord.* 2010;48:886-893.
18. Betker AL, Desai A, Nett C, Kapadia N, Szturm T. Game-based exercise for dynamic short--sitting balance rehabilitation of people with chronic spinal cord and traumatic brain injuries. *Phys Ther.* 2007;87:1389-1398.

Síndrome de Guillain-Barré

Kristen Barta

CASO 20

Um homem de 78 anos de idade foi internado em instituição para reabilitação, com diagnóstico de síndrome de Guillain-Barré. Inicialmente, apareceram dormência e formigamento nos dois pés e na porção inferior das pernas, que evoluíram para as mãos e os braços em três dias. Na consulta com o médico de atenção primária, ele foi diretamente transferido ao hospital para monitoração. Fez punção na coluna e teste de velocidade de condução do nervo, que levaram ao diagnóstico de síndrome de Guillain-Barré. Durante as três semanas na instituição, o paciente desenvolveu paralisia completa nas duas extremidades inferiores, com redução da sensibilidade. Também desenvolveu um pouco de fraqueza em extremidade superior, mas manteve pelo menos um grau de 3/5 para todos os músculos das extremidades superiores. As funções pulmonar e respiratória permaneceram adequadas e ele não necessitou de ventilação mecânica. Depois da terceira semana, seus sinais e sintomas chegaram ao máximo e ele iniciou o retorno da função motora mínima. O paciente foi transferido para um local de reabilitação com internação. Na baixa, o fisioterapeuta foi solicitado para avaliação e tratamento do paciente a fim de melhorar a mobilidade funcional e a independência, capacitando-o a ter alta para atividades em casa juntamente com a esposa, ambos moradores de uma residência térrea, com acesso ao nível da rua.

- Quais são as metas mais adequadas da fisioterapia?
- Quais são as intervenções mais adequadas da fisioterapia?
- Que precauções devem ser tomadas durante o exame e quais as intervenções fisioterapêuticas a serem utilizadas?
- Quais são as possíveis complicações que interferem na fisioterapia?

DEFINIÇÕES-CHAVE

PUNÇÃO DA COLUNA: procedimento em que uma quantidade pequena de líquido cerebrospinal é retirada do canal da coluna para exame; níveis elevados de proteína ajudam no diagnóstico da síndrome de Guillain-Barré

SÍNDROME DE GUILLAIN-BARRÉ: perturbação na qual o sistema imune do corpo ataca o sistema nervoso periférico, resultando em fraqueza progressiva dos membros, do tronco e, possivelmente, dos músculos respiratórios

VELOCIDADE DE CONDUÇÃO DO NERVO: teste diagnóstico para medir como os nervos e músculos reagem a estímulos elétricos; ajuda no diagnóstico da síndrome de Guillain-Barré

Objetivos

1. Descrever a fisiopatologia da síndrome de Guillain-Barré.
2. Listar os valores laboratoriais que devem ser conferidos com frequência durante o curso da doença do paciente.
3. Descrever a fraqueza muscular por excesso de atividade e o impacto negativo na recuperação.
4. Discutir a progressão apropriada das estratégias de tratamento para melhorar as funções e a independência no paciente com a síndrome de Guillain-Barré.

Considerações sobre a fisioterapia

Considerações de fisioterapia para o controle do paciente que se recupera de um episódio de síndrome de Guillain-Barré (SGB):

- **Metas gerais da fisioterapia:** melhorar a força e a tolerância às atividades funcionais de extremidades inferiores (bilateral), melhorar estratégias para tornozelo e quadril para reações ao equilíbrio, normalizar o padrão da marcha, melhorar a mobilidade e a independência funcionais.
- **Intervenções da fisioterapia:** orientar o paciente a respeito de técnicas de conservação de energia e fadiga relacionadas à síndrome, fortalecer a musculatura, praticar atividades de equilíbrio, treino da marcha e treino funcional.
- **Precauções durante a fisioterapia:** verificação de fadiga relacionada à SGB, supervisão física para reduzir risco de quedas, investigações frequentes da pele para reduzir risco de fissuras de pele (devido a prejuízos sensoriais), monitoração frequente de valores laboratoriais para reduzir o risco de fraqueza por excesso de atividade, consequente de músculos denervados.
- **Complicações da fisioterapia:** trombose venosa profunda (devido à imobilidade), sensibilidade comprometida, contraturas.

Visão geral da patologia

Uma pessoa com diagnóstico de SGB ou polirradiculoneuropatia desmielizante inflamatória aguda passa por um processo de desmielinização dos nervos periféricos. Embora a etiologia da SGB seja desconhecida, há alguns eventos que prevalecem mais em pessoas com o diagnóstico.

Comumente, a SGB é antecedida por vírus Epstein-Barr, infecção respiratória, citomegalovírus, mononucleose, inoculação da gripe suína ou enterite por *Campylobacter jejuni*.[1,2] A incidência anual nos EUA é de 1,3 casos a cada 100 mil, com os homens sendo afetados com maior frequência que as mulheres. A taxa geral de mortalidade é de 10%, e 20% dos indivíduos com a síndrome têm incapacitação severa prolongada.[3]

A SGB é uma perturbação autoimune resultante de um ataque organizado do sistema imunológico às células de Schwann, que formam o envoltório da bainha de mielina ao redor dos axônios motores e sensoriais, no sistema nervoso periférico. A principal função da bainha de mielina é aumentar a *velocidade* dos potenciais de ação deslocando-se através dos axônios. Na SGB, os anticorpos desencadeiam os macrófagos e linfócitos, que migram até os nódulos de Ranvier e atacam as células de Schwann. Anticorpos agindo contra o tecido do sistema nervoso periférico foram identificados em pacientes com a síndrome.[3] Assim que o sistema imune ataca a bainha de mielina, ocorre desmielinização e a pessoa desenvolve fraqueza nas extremidades e no tronco. Nos casos severos, os músculos respiratórios também são afetados. Surge fraqueza progressiva em dias e até semanas, com média de quatro semanas.[3]

A síndrome de Guillain-Barré é diagnosticada por meio de exame subjetivo e apresentação clínica, junto de punção lombar e estudos da função nervosa. Nos estágios iniciais, a apresentação clínica de fraqueza muscular e redução dos reflexos pode se assemelhar a outras doenças neurológicas. A taxa acelerada de fraqueza progressiva, porém, indica um diagnóstico de SGB. A presença de disfunção pulmonar e envolvimento respiratório, tão somente, sem fraqueza muscular dos membros e diminuição dos reflexos, não indicaria SGB.[4] Em pacientes com a síndrome, a punção lombar costuma revelar líquido cerebrospinal com níveis elevados de proteína, sem contagem celular aumentada.[5] Testes da função nervosa demonstram velocidades condutoras retardadas em consequência da desmielinização.

No diagnóstico, a pessoa costuma ser monitorada na unidade de terapia intensiva do hospital. O motivo é a fraqueza dos músculos respiratórios e a necessidade potencial de ventilação mecânica urgente. Taly e colaboradores[6] descobriram que indivíduos com a síndrome que apresentaram prejuízos na propriocepção das extremidades tendiam a possuir uma necessidade maior de suporte ventilatório.

A primeira intervenção médica no hospital inclui plasmaférese e administração de imunoglobulina. Essas intervenções médicas são dadas na fase progressiva para desaceleração do processo da doença e manutenção da integridade do sistema nervoso periférico. Pela desaceleração da doença, força muscular e função sensorial podem se manter intactas. A plasmaférese retira o sangue integral do paciente, extraindo o plasma (que contém anticorpos) do sangue, para então transfundir sangue com células vermelhas e brancas novamente na pessoa. A plasmaférese é um tratamento comum para algumas doenças autoimunes, porque remove os anticorpos em circulação que, supostamente, estão envolvidos no processo da doença. A plasmaférese costuma ocorrer diariamente, por alguns dias, para inibir ou interromper a progressão da desmielinização.[7] Em pacientes com SGB, esse tratamento pode reduzir a duração da paralisia musculoesquelética e diminuir a necessidade de ventilação mecânica em 50%.[8] A terapia com imunoglobulina é a administração intravenosa de doses elevadas de anticorpos coletados de doadores.

Esses anticorpos transfundidos podem dominar os próprios anticorpos destrutivos do paciente, reduzindo a taxa de prejuízo que poderiam causar ao sistema nervoso periférico. Em geral, um paciente recebe esse tratamento durante doze horas, por cinco dias consecutivos.[9]

Manejo da fisioterapia do paciente

A SGB causa declínio rápido e progressivo da força muscular e da função sensorial. Essa progressão rápida pode ocorrer em poucos dias até várias semanas, podendo se apresentar com uma variedade de prejuízos, com base na severidade da desmielinização. Uma pessoa pode ter envolvimento apenas das extremidades inferiores ou superiores, de todas as extremidades, da musculatura do tronco e, possivelmente, dos músculos respiratórios. A apresentação típica da SGB inclui fraqueza simétrica que começa distalmente e evolui proximalmente.[4] Por volta de 10 a 30% dos pacientes têm complicações respiratórias, e calcula-se que 14 a 25% precisem de suporte ventilatório mecânico devido à desmielinização dos nervos que inervam o diafragma.[10,11] Com a interrupção da progressão da condição, a pessoa entra na fase de platô (de duração imprevisível), em que não ocorre declínio nem melhora dos sintomas. É uma fase temporária, seguida de uma fase de recuperação. Nesta, ocorre a remielinização, e a pessoa começa a recuperar a função sensorial e motora. Quando o indivíduo recebe suporte ventilatório mecânico, ocorre retirada progressiva do suporte à medida que o diafragma se fortalece e a pessoa recupera-se de qualquer outra complicação pulmonar. Deve ser *evitada* terapia ou exercícios intensivos antes da fase de recuperação para reduzir o risco de complicações potenciais de qualquer tipo durante o processo de desmielinização.[10]

O paciente que se recupera de um episódio de SGB pode apresentar ampla variedade de disfunções, dependendo da severidade da desmielinização, do tempo de progressão e da presença de envolvimento respiratório. O papel do fisioterapeuta durante a fase desmielinizante é informar o paciente, a família e os enfermeiros sobre as mudanças físicas advindas do processo da doença, técnicas de posicionamento correto para manter a integridade da pele e articulações, programa adequado de alongamento e sinais e sintomas de fadiga por excesso de atividade. O profissional fica mais envolvido na recuperação física do paciente depois da fase de platô e no início da fase de recuperação.

Exame, avaliação e diagnósticos

Como este paciente não precisou de suporte ventilatório e recuperou um mínimo de força nas duas extremidades superiores, seu prognóstico de reabilitação e recuperação das funções é positivo. Em três semanas, atingiu a fase de platô, na qual começou a se estabilizar do ponto de vista médico, não desenvolveu mais fraqueza e iniciou a recuperação da força e função musculares. Normalmente os pacientes atingem essa fase em duas a três semanas após início da fase progressiva.[9] O exame fisioterapêutico deve incluir teste apropriado de força e sensibilidade, avaliação do equilíbrio e da mobilidade funcional, observação da marcha e da tolerância geral às atividades funcionais. Essas informações formam os dados referenciais sobre funções e segurança e permitem ao terapeuta o estabelecimento de metas necessárias para o alcance da alta para casa.

Na instituição de reabilitação com internação, a **Functional Independence Measure (FIM)** é um instrumento apropriado para medir a mobilidade e o progresso funcionais durante o curso da reabilitação. Usando-o, o fisioterapeuta avalia a condição da mobilidade no leito e das transferências, disfunção da marcha e capacidade de subir degraus. A FIM é um instrumento confiável para avaliar a severidade da incapacidade da pessoa, bem como o nível de encargos do cuidador, sendo utilizada em pessoas com uma variedade de problemas neurológicos.[12,13]

Os testes sensoriais oferecem informações valiosas sobre a capacidade do paciente de reconhecer pontos de pressão e quaisquer deficiências na propriocepção que levem a limitações na percepção de posicionamento articular. Pode ser usado cartaz com a figura do corpo, auxiliando a identificar padrões de mudanças sensoriais e localização da dor, capaz de indicar áreas do corpo com risco de lesão. Para reduzir o risco de fissuras na pele em razão da imobilidade, o terapeuta deve orientar o paciente, a família e os enfermeiros sobre o posicionamento correto do paciente, quando na cama ou sentado em cadeira. Órteses ou talas de prevenção de contraturas articulares e promoção da funcionalidade podem ser usadas, embora com cautela. Esses dispositivos devem ser removidos com frequência, para que sejam feitas verificações regulares da pele a fim de investigar a presença de úlceras de pressão. Devem ser feitas adaptações apropriadas quando alguma área da pele mostrar sinais de aumento da pressão. Com o paciente adquirindo mais mobilidade, as deficiências na propriocepção reduzem a percepção da posição de seu corpo no espaço, levando ao aumento do risco de quedas. Dispositivos auxiliares e treinamentos adequados são fundamentais para melhorar sua segurança.

Fraqueza muscular e declínio da tolerância à atividade funcional costumam compor a maior parte dos problemas incapacitantes que um paciente em vias de se recuperar enfrenta. Um declínio da força tende a ser o primeiro sinal observado pela pessoa durante os estágios iniciais da doença. Esse declínio evolui até determinado nível, estabiliza, e então começa a melhorar. Esse paciente teve paralisia que evoluiu até ficar totalmente nas extremidades inferiores, indicativo de que, durante a fase de platô, ele não conseguiu movimentar voluntariamente as pernas. Até então, na fase de recuperação, ele mostrou melhoras na força muscular, tornando-se clinicamente estável, a ponto de ser transferido a uma instituição de reabilitação com internação para terapia intensiva de recuperação, tratando do declínio no estado funcional. Limitações funcionais, deficiências de equilíbrio e disfunção na marcha são esperadas em consequência dessa fraqueza muscular. Além da FIM para investigação funcional, a **Tinetti Performance Oriented Mobility Assessment** tem se mostrado instrumento de previsão do risco de quedas na população idosa.[14] Ao mesmo tempo que a investigação Tinetti não foi validada especificamente para uso em pacientes com SGB, seria um recurso adequado a se utilizar neste paciente. A Tinetti investiga o equilíbrio sentado e de pé, além da marcha. A pontuação máxima entre os subconjuntos de equilíbrio e marcha é 28. Um escore mais baixo indica risco *maior* de queda; os pacientes são considerados com elevado risco de quedas se fizerem pontuação menor que 19.[14]

Um paciente que se recupera de SGB corre o risco de fraqueza por atividade excessiva, ou recaída relativa à fadiga. Essa fraqueza é definida como "fraqueza prolongada na força e resistência absolutas de um músculo, em consequência de atividade em excesso".[15] O paciente corre o risco de fraqueza excessiva pois, com a remielinização dos nervos durante a fase de recuperação, o reparo das unidades motoras não é consistente. Quando o paciente está contraindo, de forma ativa, um músculo durante uma atividade funcional ou de fortalecimento, as mesmas unidades motoras podem estar repetidamente em atividade pela quantidade limitada de unidades motoras disponíveis. Isso leva ao risco de essas unidades motoras se sobrecarregarem. Os sinais e sintomas de fraqueza por excesso de atividade incluem aumento nos níveis de creatina quinase sérica (CK), junto com o surgimento de incômodo muscular que persiste por um a cinco dias após a atividade.[15] O paciente pode ainda informar que se sente mais fraco e menos estável em sessões subsequentes da terapia (em geral, no dia seguinte). O fisioterapeuta deve, continuamente, investigar se há fraqueza por atividade em excesso durante o curso da reabilitação. Isso inclui uma conferência dos valores de exames laboratoriais de rotina antes da terapia, avaliando se há fraqueza, usando cautela com contrações excêntricas e fortalecendo os músculos em posições sem gravidade até que o músculo seja capaz de suportar a resistência sem sinais e sintomas de fraqueza decorrente de excesso de atividade.

Plano de atendimento e intervenções

A fisioterapia começa com orientações ao paciente e aos familiares sobre como facilitar uma recuperação segura e eficaz da mobilidade funcional. Informar o paciente e a família sobre o risco de **recaída associada à fadiga** e seus sinais e sintomas reduz o risco de o paciente trabalhar demais e danificar nervos e músculos que estão cicatrizando. É essencial não se esquecer de informar aos pacientes que a regeneração de nervos *não* ocorre muito rapidamente com um aumento na intensidade dos exercícios.[16] Ao mesmo tempo que é benéfico para o paciente começar um programa de exercícios fisioterapêuticos, deve-se ter cautela para não sobrecarregar os músculos. Fadiga persistente por mais de um dia ou sensações anormais de dormência ou formigamento são sintomas típicos de sobrecarga de trabalho. Pacientes e familiares devem, imediatamente, informar todos os sinais ou sintomas ao fisioterapeuta e ao médico. Exercício e terapia serão interrompidos até que os sintomas tenham desaparecido e o paciente tenha recebido liberação médica para participar.

O fortalecimento deve começar na fase de recuperação, inicialmente com baixa intensidade e progressão lenta. Uma sessão normal de fisioterapia pode iniciar com o paciente sentado, para desenvolvimento da tolerância à postura ereta (p. ex., pouco a pouco, se sentar em cadeira até 60 minutos, quatro vezes ao dia). Apesar do alto nível do paciente e da transição à fase de recuperação ao ingressar no instituto de reabilitação com internação, ele ainda corre risco de fraqueza por atividade em excesso da musculatura axial. Colocar um cartaz com os horários no quarto do paciente facilita sua obediência, dos familiares e de toda a equipe de saúde. As extremidades superiores do paciente não enfraqueceram a ponto de ele não mais conseguir movimentá-las contra a gravidade. Ele pode começar a participar de um programa de amplitude de movimentos suave contra a gravidade ou resistência com cargas baixas. Como suas extremidades inferiores enfraqueceram até o nível da paralisia, precaução adicional é necessária ao iniciar um programa de fortalecimento, para evitar estresse demasiado aos músculos sem inervação. O fisioterapeuta deve iniciar com contrações isométricas e concêntricas nas posições que eliminam a gravidade e evoluir para as que resistem à gravidade somente quando o paciente conseguir manter um grau de 2+/5 nessa posição. Costuma ocorrer mais lesão por atividade em excesso com as contrações excêntricas que as isométricas, embora isso não signifique que as intervenções devam evitar atividades excêntricas de fortalecimento muscular.[17] Para que o paciente fique seguro e preparado para a alta, há necessidade de contrações funcionais excêntricas para as transições em pé para sentado, agachado e descida de rampas. Devido ao aumento do trabalho necessário às fibras musculares, durante as contrações excêntricas, recomenda-se que o paciente demonstre contração concêntrica adequada para erguer o peso do membro ou tronco contra a gravidade (p. ex., durante mobilidade no leito) antes de evoluir para o fortalecimento muscular excêntrico. Dependendo da taxa de reinervação e recuperação do paciente, esse treinamento pode ser iniciado somente mais tarde no programa fisioterapêutico. Primeiro, o programa de exercícios deve incluir uma quantidade reduzida de repetições (p. ex., 10), com número elevado de séries, embora distribuídos ao longo do dia (p. ex., 5-6 séries por dia).[18]

Devido à fraqueza das extremidades inferiores e do tronco do paciente, ele precisa ser treinado para fazer transferências seguras e funcionais. O fisioterapeuta pode ensiná-lo a usar um elevador de pernas para controlar as extremidades inferiores no leito, o que propicia mais independência durante as transições de supino para sentado. Durante as transferências para o leito e fora dele, o paciente deve usar uma prancha para deslizar, pois suas extremidades inferiores não têm a força adequada para realizar uma transferência completa em pivô de pé. O uso da prancha para deslizar pode reduzir o risco de recaída relacionada à fadiga, uma vez que ele consegue usar as pernas para posicionar-se e apoiar-se, embora essa estratégia provavelmente não significará excesso de atividade das unidades motoras em recuperação. Uma transferência em pivô de pé exige uso de contrações concêntricas dos músculos quadríceps e glúteos para a parte de elevar-liberar e de contrações excêntricas desses músculos para o agachamento até a posição sentada. A taxa de força do paciente recuperada possibilita que faça uma transferência em pivô agachado, com assistência física e, depois, com dispositivo auxiliar.

Com a melhora da mobilidade funcional e da força do paciente devido às intervenções fisioterapêuticas e à reinervação das unidades motoras, pode ser iniciado o treino da marcha. Assim que ele evoluir para colocar-se de pé com dispositivo auxiliar e assistência mínima, podem ser apresentadas intervenções pré-marcha. Estratégias básicas de transferências de peso e subidas permitem uma progressão lenta à postura com um só membro, necessária à deambulação. Treino com apoio do peso do corpo, por meio do uso de um sistema de elevação mecânica, pode permitir que o paciente fique ereto e comece uma sequência de passadas, com apoio de todo o peso do corpo nas extremidades inferiores. Esse treino pode possibilitar ao paciente levar para frente cada uma das extremidades inferiores na fase de balanço, ao mesmo tempo em que fica menor o risco de fraqueza por excesso de atividade em decorrência de apoio a parte ou totalidade do corpo na fase de postura. A evolução ao longo de várias sessões de treinamento pode ser demonstrada pelo aumento gradativo da quantidade de peso do corpo que o paciente é capaz de suportar. Em um relato de caso, Tuckey e Greenwood[19] descreveram o uso de um sistema com suspensão parcial de peso para treinar um paciente que não deambula e está em recuperação da SGB até progredir, de modo eficiente e seguro, da posição estática de pé, com assistência de duas pessoas, para a deambulação no solo. Sem suporte do peso do corpo, o paciente conseguiu deambular menos de 3 metros com um andador com rodas e a ajuda de duas pessoas; depois de três metros, as pernas do paciente, de forma imprevisível, dobram-se – uma questão óbvia de segurança. Com suspensão parcial de peso, o paciente deambulou 110 metros na esteira. Essa estratégia de tratamento permitiu-lhe realizar sessões mais longas de treino, com tarefas específicas e em segurança. Em três semanas de treino da marcha com apoio parcial do peso do corpo, ele evoluiu da deambulação ao longo de três metros para 100 metros, sem apoio do peso do corpo. Nas fases de pré-marcha do programa de reabilitação para o paciente em recuperação da SGB, um sistema com suspensão parcial de peso pode permitir que ele pratique e treine para tarefas difíceis ou inseguras demais para serem realizadas, facilitando sua coordenação e força muscular necessárias à deambulação.

O foco principal das intervenções fisioterapêuticas para pacientes que se recuperam da SGB é fazer os exercícios e conseguir a mobilidade funcional com cargas de baixa intensidade, poucas repetições com múltiplas séries a serem feitas ao longo do dia. Deve-se ter cautela para não trabalhar o mesmo grupo muscular todos os dias e para permitir intervalos de descanso durante o programa de treinamento para a recuperação dos músculos. O fisioterapeuta propicia orientação ampla e consistente ao paciente e aos familiares sobre os sinais e sintomas de recaída devido à fadiga e estratégias para reduzir esse risco. Estratégias de tratamento, inclusive fortalecimento, mobilidade funcional e treino da marcha, usadas para diversos diagnósticos, como esclerose múltipla, esclerose amiotrófica lateral e síndrome pós-pólio, podem ser modificadas para o paciente que se recupera da SGB.[20]

Recomendações clínicas baseadas em evidências

SORT: Valor/Força da Taxonomia da Recomendação (do inglês, *Strength of Recommendation Taxonomy*)

A: evidências consistentes e de boa qualidade voltadas ao paciente
B: evidências inconsistentes ou de qualidade limitada voltadas ao paciente
C: evidências consensuais, voltadas à doença, prática habitual, opinião de especialistas ou séries de casos

1. Os fisioterapeutas podem usar a Functional Independence Measure (FIM) para medir as limitações funcionais e a sobrecarga do cuidador de pessoas com a síndrome de Guillain-Barré, na instituição de reabilitação com internação. **Grau B**
2. Os fisioterapeutas podem usar a Tinetti Performance Oriented Mobility Assessment para determinar disfunções na deambulação e o equilíbrio e determinar risco de quedas em indivíduos com a SGB. **Grau B**
3. Indivíduos com a SGB podem se exercitar a ponto de ter fadiga muscular, mas devem evitar os exercícios que levem a percepções sensoriais ou fraqueza anormais, ou fadiga que persista por mais de um dia, pois isso pode aumentar o risco de recaída relacionada à fadiga. **Grau C**

PERGUNTAS PARA REVISÃO

20.1 Um fisioterapeuta é solicitado para avaliar paciente em hospital para casos graves. O paciente foi diagnosticado com a Síndrome de Guillain-Barré há três dias e, no momento, apresenta perda gradativa de força e sensações. Qual é o plano de tratamento mais apropriado para esse paciente?

A. Iniciar um programa de exercícios terapêuticos em supino, incluindo elevações de membros inferiores, compressão de glúteos, abdução do quadril flexão dorsal e plantar do tornozelo para melhorar a força
B. Não fazer a avaliação e instruir o paciente a não se movimentar enquanto estiver no leito
C. Informar o paciente e a família sobre a posição mais correta na cama e amplitude passiva e suave de movimentos para tornozelos, joelhos e quadris, a fim de reduzir o risco de fissuras na pele e aparecimento de contraturas articulares
D. De forma lenta, evoluir o paciente diariamente de sentado na beira da cama para, finalmente, deambular com dispositivo auxiliar adequado, a fim de reduzir seu potencial de perda da mobilidade funcional

20.2 Um fisioterapeuta está tratando um paciente com a Síndrome de Guillain-Barré, em um ambulatório, três vezes por semana. Na chegada para a segunda sessão de tratamento, o paciente relata que ontem e hoje se sente mais fraco e menos estável ao deambular. Qual é o curso de ação mais adequado para essa sessão de tratamento agendada?

A. Interromper a sessão de terapia por um dia e recomendar que o paciente visite seu médico para uma avaliação e exames de sangue
B. Fazer menos repetições e intensidade menor dos exercícios já estabelecidos
C. Dizer ao paciente que se trata de algo normal do fortalecimento muscular e continuar o atual plano de tratamento
D. Eliminar todos os exercícios excêntricos e treinar os músculos apenas concentricamente, durante o restante da reabilitação

RESPOSTAS

20.1 **C.** O paciente foi recentemente diagnosticado e está, no momento, em uma fase de declínio, na qual sente fraqueza muscular progressiva e perda das sensações. Exercícios agressivos e mobilização (opções A e D) só devem ocorrer depois de o paciente chegar à fase de platô e ter iniciado a fase de recuperação. Devido ao alto risco de fissuras na pele e contraturas articulares associadas a repouso prolongado no leito, não deve ser dito ao paciente para evitar todos os movimentos (opção B). É importante informar o paciente e a família sobre as técnicas corretas de posicionamento e amplitude suave de movimentos para reduzir esses riscos, o que diminuirá as complicações adicionais em sua recuperação funcional assim que ele for liberado para a mobilização.

20.2 **A.** O paciente pode estar com fraqueza por excesso de atividade, que é uma grave contraindicação à fisioterapia. Ele precisa ser avaliado pelo médico e realizar exames laboratoriais para conferir níveis séricos aumentados de creatina quinase. Ele deve ser liberado pelo médico para retomar os exercícios.

REFERÊNCIAS

1. Hund EF, Borel CO, Cornblath DR, Hanley DF, McKhann GM. Intensive management and treatment of severe Guillain-Barre syndrome. *Crit Care Med.* 1993;21:433-446.
2. Ropper AH. Critical care of Guillain-Barre syndrome. In: Ropper AH, ed. *Neurological and Neurosurgical Intensive Care.* 3rd ed. New York, NY: Raven Press; 1993.

3. Kuwabara S. Guillain-Barré syndrome: epidemiology, pathophysiology and management. *Drugs.* 2004;64:597-610.
4. van Doorn PA, Ruts L, Jacobs BC. Clinical features, pathogenesis, and treatment of Guillain-Barre syndrome. *Lancet Neurol.* 2008;7:939-950.
5. National Institute of Neurological Disorders and Stroke. www.ninds.nih.gov. Accessed August 25, 2012.
6. Taly AB, Veerendrakumar M, Das KB, et al. Sensory dysfunction in GB syndrome: a clinical and electrophysiological study of 100 patients. *Electromyogr Clin Neurophysiol.* 1997;37:49-54
7. van der Meche FF, Schmitz PI. A randomized trial comparing intravenous immune globulin and plasma exchange in Guillain-Barre syndrome. Dutch Guillain-Barre Study Group. *N Engl J Med.* 1992;326:1123-1129.
8. Melillo EM, Sethi JM, Mohsenin V. Guillain-Barre syndrome: rehabilitation outcome and recent developments. *Yale J Biol Med.* 1998;71:383-389.
9. All About Guillain-Barre Syndrome. www.jsmarcussen.com. Accessed October 31, 2011.
10. Teitelbaum JS, Borel CO. Respiratory dysfunction in Guillain-Barre Syndrome. *Clin Chest Med.* 994;15:705-714.
11. Hughes RA, Rees JH. Guillain-Barre syndrome. *Curr Opin Neurol.* 1994;7:368-392.
12. Hamilton BB, Laughlin JA, Fiedler RC, Granger CV. Interrater reliability of the 7-level functional independence measure (FIM). *Scand J Rehabil Med.* 1994;26:115-119.
13. The Inpatient Rehabilitation Facility Patient Assessment Instrument (IRF-PAI) Training Manual. UB Foundations Activities, Inc. (UBFA, Inc.). 2004. http://www.cms.gov/Medicare/Medicare-Fee-for-Service-Payment/InpatientRehabFacPPS/Downloads/IRFPAI-manual-2012.pdf. Accessed February 14, 2013.
14. Tinetti ME, Williams TF, Mayewski R. Fall risk index for elderly patients based on number of chronic disabilities. *Am J Med.* 1986;80:429-434.
15. Curtis CL, Weir JP. Overview of exercise responses in healthy and impaired states. *Neurol Rep.* 1996;20:13-19.
16. Steinberg JS. *Guillain-Barre Syndrome (Acute Idiopathic Polyneuritis): An Overview for the Layperson.* Wynnewood, PA: The Guillain-Barre Syndrome Support Group International; 1987.
17. Newham DJ, Mills KR, Quigley BM, Edwards RH. Pain and fatigue after concentric and eccentric muscle contractions. *Clin Sci (Lond).* 1983;64:55-62.
18. Stillwell GK. Rehabilitative procedures. In: Dyck PJ, et al. eds. *Peripheral Neuropathy.* 2nd ed. Philadelphia, PA: WB Saunders; 1984.
19. Tuckey J, Greenwood R. Rehabilitation after severe Guillain-Barre Syndrome: the use of partial body weight support. *Physiother Res Int.* 2004;9:96-103.
20. Umphred DA. *Neurological Rehabilitation.* 4th ed. Philadelphia, PA: Mosby; 2001.

Síndrome pós-pólio

Rolando T. Lazaro
Sharon L. Gorman

CASO 21

Um homem de 53 anos de idade, destro e obeso (IMC 34,2 kg/m^2), é encaminhado à fisioterapia como paciente externo. Durante a entrevista inicial com o fisioterapeuta, informou estar com tronco e pernas "mais fracos". Ele também afirma cansar com facilidade, em especial no fim do dia, e mais do que o normal. O paciente relata várias quedas nos últimos meses, de forma que a mais recente ocorreu na mercearia, há duas semanas; não houve lesão, apenas alguma contusão. O paciente diz que era final de dia e que estava muito cansado. Ele informa ter sido diagnosticado com poliomielite aos 30 meses de idade. Quando criança, deambulava com órteses bilaterais que iam do quadril, passando pelo joelho, o tornozelo e alcançando o pé (HKAFO, do inglês *hip-knee-ankle-foot orthosis*), além de bengalas canadenses. Na adolescência, abandonou o uso das HKAFOs bilaterais, pois "eram de colocação demorada", e ele "não precisava necessariamente delas, passando a andar bem sem elas". Em vez disso, usou órtese tornozelo-pé (AFO, do inglês *ankle-foot orthosis*) no pé direito e bengalas para antebraço, sendo esses os dispositivos que usa até hoje. O paciente mora com a esposa e o filho adolescente. Aposentou-se do ramo de vendas há onze anos. Seus passatempos incluem jardinagem, jogos de basebol e cinema com a família. Ele se descreve como extrovertido e altamente empreendedor, com "personalidade tipo A", por ser muito determinado. Diz que se sente frustrado por não ter a energia e a força para realizar as atividades que fazia antes, como fazer longas caminhadas ou jardinagem. Recentemente, realizou exames de saúde completos, inclusive exames laboratoriais e exames de imagem do cérebro e da medula, que revelaram ausência de condições patológicas ativas.

- Com base na condição de saúde do paciente, o que pode ser antecipado como colaborador para as limitações à atividade?
- Quais são as prioridades do exame?
- Quais são os instrumentos de avaliação mais apropriados da fisioterapia para marcha e equilíbrio?
- Quais são as possíveis complicações que interferem na fisioterapia?

PALAVRAS-CHAVE

EXERCÍCIO NÃO FATIGANTE: o paciente usa esforço submáximo ou contração máxima, com repetições limitadas[1]

ÓRTESE QUADRIL-JOELHO-TORNOZELO-PÉ (HKAFO): dispositivo usado em pacientes que precisam de mais estabilidade do quadril, joelho e tronco inferior em decorrência de paralisia e/ou fraqueza (secundária à paraplegia, espinha bífida, deslocamento recorrente do quadril, outros prejuízos neurológicos), que proporciona estabilidade pélvica em vários planos (movimento de rotação, de um lado a outro e da frente para trás), reduz movimentos indesejados, aumenta as passadas por minuto e reduz o gasto de energia

ÓRTESE TORNOZELO-PÉ (AFO): órtese de aplicação externa (normalmente de plástico) que circunda o tornozelo e, no mínimo, parte do pé, para controlar a posição e o movimento do tornozelo, compensar fraqueza ou corrigir deformações. Em geral, usada no tratamento de problemas que afetam a função muscular, tais como: derrame, lesão na medula, distrofia muscular, paralisia cerebral, pólio, esclerose múltipla e neuropatia periférica

Objetivos

1. Descrever os sinais e sintomas típicos da síndrome pós-pólio.
2. Listar testes e medidas pertinentes usados em um exame fisioterapêutico para pessoa com a síndrome pós-pólio.
3. Discutir intervenções fisioterapêuticas apropriadas para uma pessoa com a síndrome pós-pólio.

Considerações sobre a fisioterapia

Considerações fisioterapêuticas durante o controle do indivíduo com instabilidade da marcha, fraqueza, dor e disfunção do equilíbrio devido à síndrome pós-pólio:

- **Plano de cuidados/metas gerais da fisioterapia:** avaliação de força muscular para identificar déficits específicos de força e estabelecer parâmetros e avaliar prejuízos que afetam a resistência cardiopulmonar; examinar a mobilidade funcional, transferências e locomoção; avaliar a necessidade de órteses para maximizar as funções e a proteção articular, bem como reduzir a dor.
- **Intervenções da fisioterapia:** orientar o paciente sobre conservação de energia, proteção articular e perda de peso; treinar mobilidade; treinar marcha usando dispositivos auxiliares adequados e órteses.
- **Precauções durante a fisioterapia:** proteção adequada durante as intervenções fisioterapêuticas para minimizar risco de quedas; graduação apropriada dos exercícios para controlar a fadiga e o excesso de esforço; dose adequada de exercícios para manter ou melhorar a força e evitar excesso de uso muscular.
- **Complicações que interferem na fisioterapia:** excesso de esforço para reobter força muscular; redução da capacidade de exercitar-se em todos os níveis necessários para

o condicionamento aeróbico; desenvolvimento de dano biomecânico nas articulações que não têm estabilidade muscular suficiente.

Visão geral da patologia

Para compreender a síndrome pós-pólio, é importante, primeiro, discutir a paralisia poliomelítica aguda. Essa condição ("pólio") é causada por um vírus que danifica ou mata as células do corno anterior da medula, causando paralisia assimétrica, flácida e muscular.[2] A paralisia costuma envolver as extremidades inferiores, embora possam ser também afetados os músculos da respiração e os membros superiores. As pessoas que se recuperaram dessa fase inicial da pólio têm graus variados de limitação à atividade e restrição aos exercícios, com base na gravidade do episódio inicial e na reabilitação física após a manifestação inicial.[3] Ao mesmo tempo que a condição se mantém relativamente estável nos anos subsequentes, há indivíduos com queixa de dor, fraqueza muscular novamente, fadiga generalizada nos músculos e em todo o corpo e atrofia muscular, muitos anos após a infecção inicial. A essa condição se dá o nome de síndrome pós-pólio (SPP). Não há evidências sugerindo que esses novos sintomas sejam causados pela reativação do vírus da pólio.[4]

A presença de nova e aumentada fraqueza muscular em pessoas que se recuperaram da pólio aguda é a apresentação clínica mais importante indicativa de SPP.[5] Ainda que não existam exames diagnósticos definitivos para SPP, especialistas desenvolveram critérios que auxiliam no seu diagnóstico,[3,6] sendo os mais comuns (1) episódio prévio diagnosticado de poliomielite aguda resultante em perda de neurônios motores; (2) período de recuperação neurológica e funcional pelo menos de 15 anos ou mais a partir do episódio inicial de poliomielite aguda; (3) surgimento lento de nova fraqueza muscular, fadiga em todo o corpo ou nos músculos e atrofia muscular e (4) sintomas que não podem ser explicados por outras condições médicas. No caso desse paciente, a revisão da história de saúde anterior e a entrevista com ele contemplaram a todos esses critérios para um diagnóstico de SPP.

A síndrome é uma condição de progressão muito lenta, marcada por longos períodos de estabilidade. A gravidade depende do grau de fraqueza residual e das limitações do indivíduo após a infecção original de pólio. Pessoas que tiveram apenas sintomas mínimos a partir do episódio original e, anos após, desenvolveram SPP muito provavelmente terão apenas sintomas leves da síndrome. Os indivíduos que foram gravemente atacados pelo vírus da pólio, originalmente, e tiveram fraqueza residual severa podem desenvolver um caso mais severo de SPP, com perda maior da função muscular, dificuldades para deglutir e mais períodos de fadiga.[7] Nollet e colaboradores[5] descobriram que indivíduos com SPP estão mais propensos à fadiga e têm mais restrições à mobilidade física que os que se recuperaram de uma pólio aguda, mas que não apresentam SPP.

Foi investigada a eficácia de várias intervenções médicas para aliviar sinais e sintomas de SPP. Estudos preliminares indicam que a **terapia com imunoglobulina intravenosa** pode reduzir a dor, aumentar a qualidade de vida e, em menor grau, melhorar a força.[8,9] Resultados preliminares também indicam que a lamotrigina (fármaco anticonvulsivo) pode reduzir dor, fadiga e cãibras musculares, podendo aumentar a qualidade de vida em pessoas com a síndrome.[10] Dor decorrente da deterioração articular e aumento das deformidades esqueléticas, como a escoliose, são comuns. O tratamento médico inclui medicamentos analgésicos e anti-inflamatórios. Podem ser indicados procedimentos cirúrgicos para dar mais estabilidade articular e, em consequência, reduzir a dor. Há indivíduos com a síndrome que têm apenas sintomas menos importantes, enquanto outros desenvolvem fraqueza e atrofia musculares mais visíveis. Ao mesmo tempo que a SPP raramente significa risco de morte, os sintomas podem interferir muito na capacidade individual de viver com independência.[7]

Manejo da fisioterapia do paciente

O controle fisioterapêutico para pacientes com SPP deve se concentrar na otimização da atividade e da participação, ao mesmo tempo que são protegidas as unidades motoras contra mais degeneração. Por essa síndrome afetar indivíduos mais velhos, as mudanças associadas ao envelhecimento no sistema musculoesquelético devem ser também consideradas como potenciais fatores colaboradores capazes de influenciar a recuperação. Uma avaliação completa da força e da resistência musculares possibilita um programa de fortalecimento e resistência individuais que otimizará as funções. A avaliação e as intervenções cardiopulmonares devem ser também incluídas nas prioridades de controle. As intervenções devem incluir conservação da energia e modificação do ambiente para facilitar o desempenho funcional. Reavaliar o uso de dispositivos ortopédicos e de apoio do paciente e os auxiliares da deambulação é necessário como parte da meta de conservação de energia. As quedas são uma preocupação importante; assim, deve ser ainda incorporada a educação do paciente para reduzir esse risco.

Exame, avaliação e diagnóstico

É importante realizar uma entrevista completa com o paciente para obter informações sobre as queixas atuais e como os sintomas recentes afetam a atividade e a participação. Perguntas específicas alusivas às mudanças no desempenho muscular devem ser realizadas. Por exemplo, o fisioterapeuta pode perguntar "Você recorda atividades recentes cuja execução foi difícil?". Normalmente, pessoas com a síndrome dirão que possuem dificuldades para realizar algumas coisas que antes faziam com facilidade. Esse paciente declarou que tivera mais problemas para realizar as tarefas cotidianas, como as compras; ele percebeu um aumento geral na fadiga como um todo e tivera mais quedas que o usual. Coletar informações sobre a capacidade do paciente para fazer as atividades da vida diária (AVDs) pode também possibilitar ao terapeuta fazer as recomendações apropriadas a outros profissionais da área da saúde, como terapeuta ocupacional ou fonoaudiólogo. Considerando-se os problemas do paciente com as compras e a resistência geral, foi discutido com ele o encaminhamento a um terapeuta ocupacional. Além disso, perguntas específicas relativas à dor e à fadiga (nos dois casos acerca de grupos musculares específicos e fadiga generalizada em todo o corpo) devem ser realizadas. Como a síndrome pós-pólio pode afetar os músculos da respiração, é importante fazer perguntas de sondagem relacionadas ao sistema cardiovascular e pulmonar (p. ex., "Percebe alguma falta de ar ou dificuldade para respirar?"). No caso em questão, o paciente queixou-se tão somente de fadiga generalizada e fadiga muscular, sem indicações de dificuldade respiratória ou falta de ar. Deve ainda ser esclarecido o uso de aparelho ortopédico ou dispositivo auxiliar no passado, inclusive perguntar sobre a frequência de uso e todas as mudanças nos dispositivos ao longo dos anos. Pacientes que se recuperaram de uma fase aguda de pólio, em geral, receberam prescriçao de aparelhos ortopédicos para facilitar o funcionamento e apoiar ou proteger as articulações nas regiões afetadas. Com frequência, esses dispositivos demandam bastante tempo de colocação e retirada, de modo que muitas pessoas tendem a não os usar. Em consequência disso, utilizam excessivamente os músculos que deveriam ser protegidos pelos aparelhos, submetendo as articulações a estresses biomecânicos em excesso. Esse paciente havia optado por usar uma órtese tornozelo-pé (AFO), tendo abandonado a órtese quadril-joelho-tornozelo-pé (HKAFO) há anos, embora tivesse mantido as bengalas canadenses. Com o novo diagnóstico de SPP, o terapeuta conseguiu realizar o encaminhamento a um técnico em órteses, para coordenar a recolocação do AFO antigo e usado, no lado direito, e para análise da necessidade de outro aparelho. Levando-se em conta o estilo de vida ativo do paciente, o terapeuta também iniciou uma discussão com ele sobre a obtenção de uma cadeira de rodas para mobilidade na comunidade devido à fadiga.

A prevalência de dor em pessoas com SPP varia de 75 a 91%.[11,12] Dor em extremidades inferiores costuma ser mais relatada que em superiores e tronco, e a dor durante os movimentos ou atividades físicas (deambulação) é mais comum que em repouso. A escala analógica visual, questionários sobre dor e de mapeamento da mesma são recursos apropriados para quantificar a dor em pacientes com SPP. O paciente relatou uma dor classificada com grau 7-8, sendo o máximo 10, no ombro direito, nas duas coxas e na região lombar. Ele relatou usar analgésicos sem receita; depois de tomá-los, a dor passa a ser classificada como 3/10. O paciente ainda especificou que essa dor fora pior em dias em que caminhou demais e quando permitiu ter fadiga.

É importante fazer uma avaliação detalhada da força em cada grupo muscular. Isso deve ter sido feito, tanto nos músculos afetados quanto nos não afetados, quando da fase inicial da pólio, porque a síndrome pós-pólio pode causar mudanças em músculos que parecem recuperados completamente da fase inicial da doença.[5] O teste manual de força muscular (TMM) costuma ser usado para investigar a força e monitorar o progresso em pessoas com a síndrome. Como muitos indivíduos com a síndrome têm muita fraqueza, o TMM é capaz de, com precisão, medir a força de uma maneira melhor que outros métodos de medida que detectam mudanças na força em músculos mais fortes, como a dinamometria manual.[13] A Tabela 21.1 lista os resultados do TMM para músculos-chave desse paciente. É importante observar a fraqueza significativa em músculos em torno do ombro direito e nas duas extremidades inferiores. Os graus do TMM funcionam como referência e guia para a escolha das intervenções mais adequadas para a otimização da atividade e participação.

A fadiga muscular exerce papel central na SPP. Muitos pacientes não têm resistência em determinado músculo para contrações repetidas, devido à quantidade reduzida de unidades motoras ativas em áreas afetadas pelo primeiro episódio de pólio. Isso pode causar efeitos importantes em atividades que demandam ativação repetida de um padrão motor, como caminhar. Por exemplo, à medida que se deteriora a resistência do quadríceps após múltiplas contrações, pode ocorrer muita limitação da distância das caminhadas e resistência na marcha.

O equilíbrio é outro prejuízo que exige exame completo. O terapeuta precisa selecionar uma medida suficientemente sensível para detectar mudanças nas capacidades

Tabela 21.1 RESULTADOS DO TESTE MANUAL DE MÚSCULOS PARA O PACIENTE DESTE CASO

Extremidades superiores	**Direita**	**Esquerda**
Adução e rotação inferior das escápulas	3+	4
Abdução e rotação superior das escápulas	3+	4
Depressão de ombro	0	3+
Flexão de ombro	0	3+
Extensão de ombro	0	4
Abdução de ombro	0	4
Rotação interna do ombro	1	4
Rotação externa do ombro	2	3+
Flexão do cotovelo	3+	5
Extensão do cotovelo	0	5
Flexão do punho	2	4
Extensão do punho	3	4
Preensão[a]	20 kg	36 kg
Extremidades inferiores		
Flexão do quadril	1	2
Extensão do quadril	1	1
Flexão do joelho	2-	2
Extensão do joelho	2	2
Dorsiflexão do tornozelo	0	0
Flexão plantar do tornozelo	1	2

[a]As normas médias da força da preensão conforme a idade e o sexo desse paciente são 50,6 kg (direito) e 45,2 kg (esquerdo).[14]

do paciente. As avaliações do equilíbrio que podem ser usadas em pessoas com SPP incluem Romberg, Romberg Sensibilizado, posição ortostática com um pé na frente do outro (com os olhos abertos e depois fechados) e a Escala de Equilíbrio de Berg (BBS). Essa última pode não ser um instrumento adequado de investigação para o paciente do caso devido ao uso que ele faz de dispositivos auxiliares e/ou aparelhos ortopédicos para a estabilidade em pé, algo não permitido no caso da BBS. Outras medidas captam mais capacidades dinâmicas de pé e incluem itens importantes do teste relativos à marcha. Como esse paciente tem a capacidade de ficar de pé e andar, outros instrumentos de avaliação de equilíbrio de nível superior podem ser indicados, como o Dynamic Gait Index (DGI), o Functional Gait Assessment ou o Timed Up and Go (TUG) inclusive o TUG modificado, o TUG manual e/ou o TUG cognitivo. O TUG é uma escala confiável da marcha para esse paciente com SPP.[15] Para ele, o fisioterapeuta selecionou o TUG e o DGI. Ele fez o TUG com as bengalas canadenses e a AFO direita em 16,25 segundos. Enquanto os valores normais não estão disponíveis para o TUG em pessoas com SPP, um escore TUG de ≥ 13,5 segundos está associado a maior risco de quedas em idosos deambuladores comunitários.[16] No DGI, ele fez 17 pontos, do total de 24. Há pesquisas que mostram que, nos idosos moradores de comunidades, um escore <19 no DGI indica risco aumentado de quedas.[17] Durante o DGI, o paciente teve dificuldades para trocar a velocidade da marcha, ultrapassar obstáculos e circundá-los, além de subir degraus. Essas informações podem indicar dificuldades com a força ou a resistência muscular, bem como problemas com a estabilidade, quando em uma posição com um só membro. Essas são informações capazes de ajudar o fisioterapeuta a escolher intervenções para tratar deficiências específicas de equilíbrio.

As avaliações do nível de atividade precisam focalizar habilidades de mobilidade funcional e marcha. Outras atividades devem ser examinadas com base nas queixas do paciente ou em outras informações obtidas durante a entrevista com ele. O paciente conseguiu fazer as transferências de supino para sentado e sentado para de pé, com independência. Ele deambulou com independência, com a AFO direita e bengalas canadenses bilaterais ao longo de 6 m, com limitação causada pela dor no ombro direito (7/10 na classificação da dor) e falta de ar. O fisioterapeuta pode querer ver o paciente desempenhar as AVDs, com e sem o aparelho ortopédico usual, para avaliar as melhoras na estabilidade biomecânica, apoio e desempenho com aparelho. Muitos pacientes com SPP têm uma longa história de uso de aparelhos ortopédicos, mas podem ter ocorrido avanços tecnológicos nos aparelhos de que os pacientes necessitam. Cabe ao fisioterapeuta consultar um técnico em ortopedia para determinar se pode ser conseguida uma versão mais leve, com desenho mais moderno ou com mais/menos estabilidade, na compra de um aparelho novo. Há desgaste visível no aparelho que o paciente vem usando há sete anos, uma AFO direita para mobilidade e deambulação. Devido aos resultados do TMM na região do tornozelo esquerdo (0-2/5), ele pode também se beneficiar com uma AFO esquerda.

Como a SPP aumenta a fadiga e reduz a resistência, o fisioterapeuta deve examinar o sistema cardiovascular e pulmonar. Instrumentos de avaliação validados, como a **Piper Fatigue Scale**[18] e a **Fatigue Severity Scale**[20] demonstraram confiabilidade para medir a fadiga pós-pólio. O fisioterapeuta escolhe a Fatigue Severity Scale (Escala de Severidade da Fadiga) para esse paciente. É uma medida que consiste em nove itens que descrevem a severidade da fadiga e como esse sintoma afeta as atividades e as funções selecionadas. Solicita-se ao paciente que classifique sua concordância com cada enunciado, de 1 a 7, com o valor maior indicando forte concordância. As respostas a cada item são somadas; escores >36 indicam que o paciente está sofrendo de fadiga. Esse paciente recebeu um escore de 52/63, coerente com sua queixa de fadiga.

O Six-Minute Walk Test (6MWT) pode possibilitar uma avaliação adequada da resistência e da capacidade aeróbica, mostrando-se confiável em indivíduos com SPP.[15] Ao analisar se o paciente deve fazer esse teste, o terapeuta precisa conhecer a fadiga de todo o corpo e seu efeito em cada paciente. Considerando a distância de 6 metros como limite na deambulação desse paciente, ele não deveria realizar o 6MWT. Além disso, devido ao aparecimento de dispneia de esforço (DE) e fadiga que se dá com a distância limitada de sua deambulação, o fisioterapeuta adiou mais testes e, com cuidado, registrou informações sobre o nível de fadiga e de DE, para avaliar a resistência em visitas futuras.

O profissional documentou o diagnóstico fisioterapêutico do paciente no final do exame, que se apresentou com limitações severas na deambulação, levando a restrições à participação em atividades de lazer, como caminhadas longas, AVDs instrumentais e jardinagem, que também o colocavam em risco elevado de quedas. Os prejuízos na estrutura e na função corporal incluem dor, fadiga, fraqueza significativa, equilíbrio diminuído e resistência limitada.

Plano de atendimento e intervenções

A educação e o treinamento do paciente têm papel importante no plano de cuidados para indivíduos com SPP. Parte da conversa e colaboração com o paciente pode incluir a discussão sobre um novo ritmo ou graduação de atividades. A educação do paciente sobre possíveis mudanças no estilo de vida e técnicas de conservação de energia pode ajudar a reduzir a fadiga geral. As sugestões incluem fazer intervalos mais frequentes e, em especial, fazê-los quando (ou antes de) se sentir cansado. As tarefas podem ser fragmentadas em componentes menores para diminuir a fadiga e/ou dor. Mudanças no trabalho devem ser também avaliadas, analisando-se a existência ou não de formas mais eficientes de realização dos deveres. Aderir ao programa domiciliar prescrito, que inclui exercícios físicos e uso de aparelho ortopédico e dispositivos auxiliares durante a deambulação, é bastante importante para o alcance dessas metas. Com esse paciente, o fisioterapeuta usou "períodos de descanso" durante as sessões de tratamento, orientando-o sobre conservação de energia, adesão e mudanças no estilo de vida. A maior mudança para ele foi conseguir uma cadeira de rodas com motor para mobilidade na comunidade. Sua finalidade era permitir conservar a energia e aumentar a participação, limitando a fadiga. A limitação da deambulação com bengalas canadenses ajudou no alcance de uma meta secundária, a redução da dor no ombro direito, já que o paciente contava muito com o braço ao deambular. Em termos de deambulação, foi apropriado aconselhar o paciente a deambular apenas por distâncias curtas e, possivelmente, a usar a cadeira de rodas motorizada para percorrer longas distâncias. Por exemplo, ele foi aconselhado a levar a cadeira aos jogos de basebol para minimizar uso excessivo e a fadiga; para deslocamentos curtos até o mercado, seriam suficientes a AFO e as bengalas canadenses.

É importante discutir o papel do exercício para melhorar a fraqueza e otimizar a função de pessoas com SPP. Há certa preocupação de que exercícios de fortalecimento de elevada intensidade possam causar uso excessivo e mais deterioração das unidades motoras restantes. Alguns autores relatam que o fortalecimento pode ser feito em segurança com músculos com um grau de força suficiente mais (3+/5), ou superior, com **exercícios não fatigantes** e períodos de descanso entre as séries de exercícios.[1] Há várias sugestões sobre a forma de implementar uma rotina de exercícios de fortalecimento que não canse demais pessoas com SPP. A sugestão de uma clínica canadense de pós-pólio é a de que o fisioterapeuta determine máximas 5 repetições (5RM), que significa a quantidade máxima de peso com que o paciente pode fazer apenas cinco repetições, sem sinais de fadiga (p. ex., reduzir a forma ou a qualidade do movimento). Pede-se, depois, ao paciente que inicie a sessão posterior de exercícios, usando 50% do peso de 5RM e que faça até 30 repetições, usando esse peso, tendo que parar ao primeiro sinal de fadiga. Quando ele conseguir fazer 30 repetições durante duas sessões sucessivas, aumenta-se o peso para 75% do 5RM.[21] Em termos de exercício para aumento da resistência aeróbica, a regra dos 20% foi sugerida.[22] Nesse método, depois de determinada a capacidade máxima de exercício para esse paciente, ele é orientado a fazer o exercício durante as sessões subsequentes com 20% desse nível, três a quatro vezes por semana, durante um mês, aumentando depois a intensidade do exercício em 10%. Por exemplo, se foi determinado que o paciente se exercite em bicicleta no máximo por uma hora, quatro vezes por semana, ele é orientado a fazer esse exercício durante 12 minutos (que é 20%), três a quatro vezes por semana, aumentando depois mais seis minutos (10%), totalizando18 minutos, depois de um mês de treinamento.

Exercícios de fortalecimento para as extremidades superiores podem ser benéficos para assegurar um apoio melhor do corpo do paciente, em especial ao deambular usando bengalas canadenses. Esse paciente foi orientado a fazer exercícios que não causem fadiga na extremidade superior direita. Exercícios de equilíbrio incluíram transferências de peso de pé, tanto em superfícies complacentes quanto não complacentes. As intervenções fisioterapêuticas para controle da dor muscular podem incluir o uso de modalidades de terapia manual e eletroterapia, conforme o caso.[1]

Foi marcada uma consulta com técnico em aparelhos ortopédicos para avaliar a substituição da AFO direita gasta do paciente e a possível obtenção de uma nova AFO esquerda devido à fraqueza recente no tornozelo esquerdo. Com base na fraqueza e fadiga do paciente, o técnico e o terapeuta recomendaram-lhe o uso de HKAFOs bilaterais. O paciente, porém, deixou claro não desejar aparelhos tão restritivos. Considerando sua história anterior com esse tipo de aparelho, chegou-se a um consenso sobre a substituição da AFO direita e a obtenção de uma AFO esquerda, mas ambas feitas com plástico muito mais leve para diminuir o máximo possível a demanda de oxigênio durante a marcha. O fisioterapeuta garantiu a entrega dos aparelhos tendo ainda duas sessões restantes de fisioterapia, para permitir ao paciente trabalhar o treino da marcha com as novas AFOs.

Na alta da fisioterapia, o paciente deverá receber instruções, recursos e encaminhamentos que o auxiliem no controle da SPP por longo prazo. Enfatizar a necessidade de exercícios que não o cansem para evitar excessos e fadiga é um exemplo. Para esse paciente, encaminhá-lo a uma aula de exercícios em piscina foi uma boa maneira de se ter um plano de exercícios de acompanhamento. Exercícios na água oportunizam movimentar-se em segurança, dentro de limites submáximos apropriados, ao mesmo tempo protegendo as articulações vulneráveis contra uso em excesso. O programa aquático também incluiu exercícios para melhorar a resistência cardiopulmonar e aeróbica. Por último, orientações para redução do peso seriam adequadas, pois auxiliariam a reduzir o estresse e a carga nas articulações e nos músculos, que ocorrem com o aumento da massa corporal.

Recomendações clínicas baseadas em evidências

SORT: Valor/Força da Taxonomia da Recomendação (do inglês, *Strength of Recommendation Taxonomy*)

A: evidências consistentes e de boa qualidade voltadas ao paciente
B: evidências inconsistentes ou de qualidade limitada voltadas ao paciente
C: evidências consensuais e voltadas à doença, prática habitual, opinião de especialistas ou séries de casos

1. Terapia com imunoglobulina intravenosa pode reduzir a dor, aumentar a qualidade de vida e melhorar a força de forma moderada em pessoas com a síndrome pós-pólio. **Grau B**
2. A Piper Fatigue Scale, a Fatigue Impact Scale e a Fatigue Severity Scale são instrumentos validados confiáveis para avaliar a fadiga na síndrome pós-pólio. **Grau B**
3. Protocolos de exercícios que não causam fadiga podem prevenir uso excessivo e, progressivamente, fortalecer os músculos enfraquecidos pela SPP. **Grau C**

PERGUNTAS PARA REVISÃO

21.1 Cada um dos seguintes é um critério adequado para o diagnóstico da síndrome pós-pólio, exceto:

A. Episódio anteriormente diagnosticado de poliomielite aguda que resultou em perda de neurônios motores
B. Período de recuperação neurológica e funcional que durou $\geq$ 15 anos após o episódio inicial de poliomielite aguda
C. Exames laboratoriais que indicaram a presença do vírus da pólio no líquido cerebrospinal
D. Surgimento lento de nova fraqueza muscular, fadiga generalizada muscular e, em todo o corpo, e atrofia dos músculos-chave

21.2 Seguem estratégias fisioterapêuticas apropriadas para pacientes com a síndrome pós-pólio, exceto:

A. Orientação do paciente sobre perda de peso, conservação de energia e modificações no ambiente
B. Uso de modalidades de terapia manual e eletroterapia para reduzir a dor
C. Exercícios que não causem fadiga, com contrações submáximas ou máximas, com períodos de repouso entre as séries
D. Todos os anteriores estão corretos

RESPOSTAS

21.1 **C.** Atualmente, não há exames laboratoriais ou exames de imagem capazes de confirmar a SPP. Além disso, não existem evidências de que a SPP resulte da reativação do vírus da pólio.

21.2 **D.** Todas as intervenções anteriores são adequadas no controle fisioterapêutico de pessoas com SPP. Exercícios que não causam fadiga se mostraram benéficos para melhorar a força, em pessoas com SPP, nos músculos com pontuação satisfatório mais (3+) ou acima.

REFERÊNCIAS

1. Eskew RA, Quiben MU, Hallum A. Aging with dignity and chronic impairments. In: Umphred DA, ed. *Neurological Rehabilitation.* 5th ed. St. Louis, MO: Mosby Elsevier; 2007, 952.

2. Latham J, Foley G, Nolan R, et al. *Post Polio Syndrome Management and Treatment in Primary Care.* Dublin, Ireland: Post Polio Support Group; 2007. http://www.ppsg.ie/dloads/PostPolioBooklet.pdf. Accessed April 25, 2012.
3. Jubelt B. Post-polio syndrome. *Curr Treat Options Neurol.* 2004;6:87-93.
4. Kilmer DD. Response to resistive strengthening exercise training in humans with neuromuscular disease. *Am J Phys Med Rehabil.* 2002;81(suppl):S121-S126.
5. Nollet F, Beelen A, Prins MH, et al. Disability and functional assessment in former polio patients with and without postpolio syndrome. *Arch Phys Med Rehabil.* 1999;80:136-143.
6. Farbu E, Gilhus NE, Barnes MP, et al. EFNS guidelines on diagnosis and management of post polio syndrome. Report of an EFNS task force. *Eur J Neurol.* 2006;13:795-801.
7. National Institute of Neurological Disorders and Stroke (NINDS). NINDS post-polio syndrome information page. http://www.ninds.nih.gov/disorders/post_polio/post_polio.htm. Accessed March 21, 2012.
8. Gonzalez H, Sunnerhagen KS, Sjöberg I, Kaponides G, Olsson T, Borg K. Intravenous immunoglobulin for post polio syndrome: a randomized controlled trial. *Lancet Neurol.* 2006;5:493-500.
9. Farbu E, Rekand T, Vik-Mo E, Lygren H, Gilhus NE, Aarli JA. Post-polio syndrome patients treated with intravenous immunoglobulin: a double-blinded randomized controlled pilot study. *Eur J Neurol.* 2007;14:60-65.
10. On AY, Oncu J, Uludag B, Ertekin C. Effect of lamotrigine on the symptoms and life qualities of patients with post polio syndrome: a randomized controlled study. *NeuroRehabilitation.* 2005;20:245-251.
11. Willen C, Grimby G. Pain, physical activity, and disability in individuals with late effects of polio. *Arch Phys Med Rehabil.* 1998;79:915-919.
12. Halstead LS, Rossi CD. Post-polio syndrome: clinical experience with 132 consecutive outpatients.In: Halstead LS, Wiechers DO, eds. *Research and Clinical Aspects of the Late Effects of Poliomyelitis.* Vol 23. New York, NY: March of Dimes Birth Defects Foundation; 1987.
13. Bohannon RW. Manual muscle testing: does it meet the standards of an adequate screening test? *Clin Rehabil.* 2005;19:662-667.
14. Bohannon RW, Peolsson A, Massy-Westropp N, Desrosiers J, Bear-Lehman J. Reference values for adult grip strength measured with a Jamar dynamometer: a descriptive meta--analysis. *Physiotherapy.* 2006;92:11-15.
15. Flansbjer U, Lexell J. Reliability of gait performance tests in individuals with late effects of polio. *Phys Med Rehabil.* 2010;2:125-131.
16. Shumway-Cook A, Brauer S, Woollacott M. Predicting the probability for falls in community-dwelling older adults using the Timed Up & Go Test. *Phys Ther.* 2000;80:896-903.
17. Shumway-Cook A, Baldwin M, Polissar NL, Gruber W. Predicting the probability for falls in community-dwelling older adults. *Phys Ther.* 1997;77:812-819.
18. Strohschein FJ, Kelly CG, Clarke AG, Westbury CF, Shuaib A, Chan KM. Applicability, validity and reliability of the Piper Fatigue Scale in postpolio patients. *Am J Phys Med Rehabil.* 2003;82:122-129.
19. Frith J, Newton J. Fatigue Impact Scale. *Occup Med.* 2010;60:159.
20. Oncu J, Durmaz B, Karapolat H. Short-term effects of aerobic exercise on functional capacity, fatigue, and quality of life in patients with post-polio syndrome. *Clin Rehabil.* 2009;23:155-163.
21. Saskatchewan Awareness of Post Polio Society Inc. The benefit of exercise in PPS. http://poliosask.org/exercise.html. Accessed February 14, 2013.

22. Yarnell SK. Non-fatiguing general conditioning program (the 20% rule). *Post Polio Health.* Summer 1991;7(3). http://www.post-polio.org/edu/pphnews/pph7-3a.html. Accessed April 21, 2012

Síndrome do túnel do carpo

Jennifer Junkin

CASO 22

Um atleta universitário de 22 anos de idade retirou a imobilização de gesso há dois dias. Há oito semanas atrás, sofreu fratura de Colles no punho direito cujo lado é o dominante. Ele se apresenta, hoje, em uma clínica de fisioterapia como paciente externo para a primeira avaliação. Relata um pouco de dor no antebraço e mão, com dormência e formigamento no polegar, indicador, dedo médio e metade do anelar. A força de preensão direita está 50% mais fraca que a esquerda. Há atrofia aparente na eminência tenar direita, e ele descreve sensação de "pressão" no punho. Observa dormência na mão direita, algumas vezes, enquanto faz tarefas no computador. Movimentos na flexão do punho no final da amplitude e extensão aumentam a dor e os sintomas neurológicos. O paciente teve resultado positivo no exame de Phalen e sinal de Tinel positivo no punho. Seus sinais e sintomas são consistentes com a síndrome do túnel do carpo.

- Que sinais no exame podem ser associados a esse diagnóstico?
- Quais são as intervenções fisioterapêuticas mais apropriadas?
- Descreva um plano de cuidados fisioterapêuticos com base em cada estágio dessa condição de saúde.

DEFINIÇÕES-CHAVE

CISTO GANGLIÔNICO: caroços não cancerígenos, cheios de líquido, que costumam surgir ao longo dos tendões ou das articulações das mãos ou dos pés

FENÔMENO DE RAYNAUD: isquemia intermitente dos dedos das mãos ou dos pés, normalmente, causada pela exposição ao frio ou em consequência de estímulos emocionais

SÍNDROME DO DUPLO ESMAGAMENTO: tipo de síndrome da compressão de nervo periférico na qual há uma compressão central que impacta um feixe de nervos (p. ex., na saída torácica ou pélvica) e uma segunda compressão mais periférica (p. ex., no túnel do carpo ou tarso)

Objetivos

1. Identificar os conteúdos e limites do túnel do carpo.
2. Discutir as etapas principais do exame que levaria o fisioterapeuta a um diagnóstico de síndrome do túnel do carpo.
3. Descrever fatores do estilo de vida e ambientais capazes de contribuir para o aparecimento da síndrome do túnel do carpo.
4. Discutir estratégias e precauções de tratamento baseadas em evidências para cada estágio da condição (agudo, subagudo, crônico).

Considerações sobre a fisioterapia

Considerações de fisioterapia durante o controle do indivíduo com fraqueza e atrofia progressivas dos músculos tenares e dos dois primeiros músculos lumbricais, perturbações sensoriais na distribuição do nervo mediano, dor no punho e na mão por uso repetitivo e perda funcional por síndrome do túnel do carpo:

- **Plano de cuidados/metas gerais da fisioterapia:** investigar a força e a sensibilidade musculares na distribuição do nervo mediano distal ao túnel do carpo; investigar o espaço ergonômico de trabalho; orientar o paciente a respeito de posicionamento e possíveis benefícios do uso de aparelhos ou tala noturna; maximizar a função com atividades de trabalho repetitivas, como digitação e preensão.
- **Intervenções da fisioterapia:** aumentar o espaço e a mobilidade do túnel do carpo, por meio de técnicas de alongamento e terapia manual; fortalecer os músculos tenares e os dois primeiros músculos lumbricais; alongar para aumentar a flexibilidade dos músculos flexores do antebraço; instruir o paciente sobre posicionamento e aparelhos; treinar com tarefas funcionais; criar programa de exercícios em casa.
- **Precauções durante a fisioterapia:** aumento da pressão no túnel do carpo ao realizar exercícios em flexão ou extensão de final de amplitude; perturbações sensoriais na distribuição do nervo mediano; síndrome do duplo esmagamento.
- **Complicações que interferem na fisioterapia:** síndrome do duplo esmagamento; cisto gangliônico, fenômeno de Raynaud.

Visão geral da patologia

O túnel do carpo é um espaço confinado no punho. Ao visualizar a superfície anterior do punho, os ossos carpais constituem o soalho e as paredes do túnel, com o retináculo de flexores compondo o teto.[1] Os tendões do flexor do antebraço deslocam-se pelo túnel do carpo, através do nervo mediano e ulnar. Qualquer lesão ou disfunção que ocupar o espaço dessa área produzirá sinais e sintomas coletivamente definidos como síndrome do túnel do carpo (STC). Causas comuns de STC incluem espessamento dos tendões (tendinite), cicatriz descendente nos tendões (tendinose), edema, inflamação, fraturas ou deslocamentos, fraturas consolidadas de forma inadequada, posturas anormais sustentadas e qualquer outro fator etiológico que diminui o espaço no túnel do carpo e comprime o nervo mediano.[2] Essa síndrome é, em geral, classificada como síndrome do esforço repetitivo, ou trauma cumulativo. Funcionários de escritórios com condições ergonômicas insatisfatórias nas estações de trabalho e cujas responsabilidades profissionais incluem uso de teclado costumam ser afetados pela STC. Flexão ou extensão sustentada do punho podem aumentar as forças compressoras locais, podendo resultar em problemas motores ou sensoriais no nervo mediano. Um estudo do ano de 1981, realizado por Gelbermen e colaboradores,[3] revelou que a pressão intercarpal aumentava quatro vezes na extensão do punho e três vezes em sua flexão, relativamente à pressão do punho na posição neutra.

Essa síndrome é um distúrbio bastante comum. A incidência na população em geral é calculada em 4,4 casos a cada 10 mil pessoas, respondendo por 2% de todos os pedidos de indenização trabalhista. [4] A liberação do túnel do carpo é a cirurgia de mão mais realizada.[5] Ela costuma afetar mais a mão dominante e a base dessa condição reside em fatores ambientais e na história individual.[5] A STC afeta as mulheres 2,5 vezes mais que os homens.[6]

Normalmente, o surgimento da síndrome é lento, e os primeiros sintomas variam em cada caso. Ela pode também ocorrer após incidente traumático, como fratura ou deslocamento do punho ou do rádio distal.[6] A STC afeta a distribuição do nervo mediano na mão e, por essa razão, causa mudanças sensoriais no lado palmar do polegar, indicador, médio e metade do anular (Fig. 22.1). Dor e desconforto no punho e nos dedos costumam começar lentamente, podendo se apresentar como uma mudança na sensibilidade na distribuição do nervo mediano. Dor noturna é uma queixa comum,[2] uma vez que muitos dormem com os punhos flexionados. Uma pessoa com STC pode acordar com necessidade de "sacudir" a mão ou o punho afetado. A diminuição da força da preensão pode dificultar fechamento dos dedos, pegada de objetos pequenos ou realização de outras tarefas manuais, causando limitações em atividades em casa e no trabalho.[7] Os efeitos de longo prazo incluem fraqueza progressiva ou atrofia do compartimento do músculo tenar, na mão afetada.[1]

O prognóstico para indivíduos diagnosticados com STC é bom. Os casos podem ser tratados de maneira conservadora ou cirúrgica. As metas principais do tratamento conservador não cirúrgico incluem aliviar a pressão no túnel do carpo, aumentar a força da mão nos músculos tenar e lumbricais, orientar o paciente para evitar posturas e posições inadequadas e investigar a ergonomia e as modificações no local de trabalho ou nas estações de trabalho em casa. É recomendada, com frequência, uma tala de descanso para a mão, para controle noturno, uma vez que esse dispositivo pode manter o

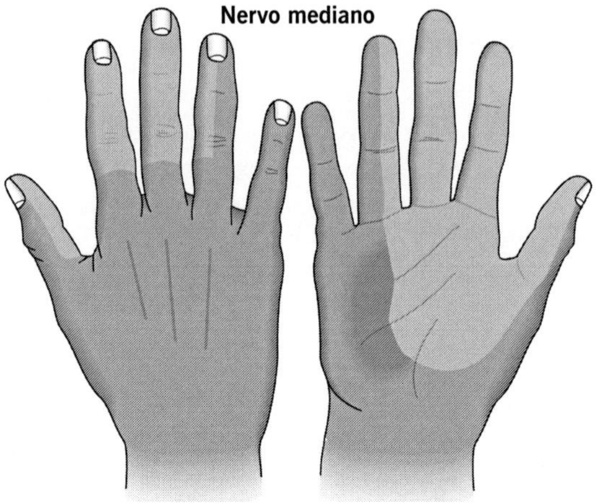

Figura 22.1 Áreas com leve sombreado mostram a distribuição sensorial do nervo mediano. Na superfície dorsal da mão, o nervo supre o indicador e o médio e metade do quarto dedo. Na superfície palmar, o nervo mediano atende os dois terços laterais da palma, o polegar, o segundo e terceiro dedos e a metade lateral do quarto dedo. (Reproduzido, com permissão, de Simon RP, Greenberg DA, Aminoff MJ. *Clinical Neurology.* 7th ed. New York, NY: McGraw-Hill; 2009. Figure C-2A).

punho na posição neutra, associada ao mínimo de compressão das estruturas do túnel do carpo.[6] Técnicas de terapia manual, como deslizamento de nervo, deslizamento de tendão e mobilização dos tecidos moles, são componentes do controle conservador que tem se mostrado efetivo no alívio dos sintomas no curto prazo.[6] Nos casos persistentes, em que fracassa o **controle conservador por meio de intervenções fisioterapêuticas**, pode ser realizada intervenção cirúrgica para aliviar a pressão aumentada no túnel do carpo. Pesquisas sobre a eficácia do controle conservador *versus* cirúrgico da STC mostram dados conflitantes. Em um estudo mais antigo, foi relatada diminuição dos sintomas de STC leve com eficiência, suficiente para poupar os indivíduos de cirurgia para alívio do túnel do carpo.[8] Em uma Revisão Cochrane de 2008, todavia, descobriu-se que a intervenção cirúrgica era superior ao tratamento conservador no alívio dos sintomas.[9] Os autores da revisão sistemática mais recente,[10] que incluiu 20 ensaios controlados e randomizados, concluíram que as intervenções não cirúrgicas (i.e., fisioterapia, medicamentos orais e injetados, uso de talas, mudanças ergonômicas) foram mais eficientes para o controle em curto prazo dos sintomas da síndrome (com variação de duas a sete semanas). Os autores concluíram que havia necessidade de mais pesquisas para avaliar a eficácia das intervenções conservadoras em longo prazo.[10]

Manejo da fisioterapia do paciente

Pacientes com a síndrome do túnel do carpo apresentam-se com algum tipo de dor no punho e mão, alterações de sensibilidade na distribuição do nervo mediano, fraqueza e/

ou atrofia no compartimento do músculo tenar da mão e perda da força de preensão. Cada paciente pode ter uma apresentação levemente diferente – com alguns ou todos esses sinais e sintomas. No exame inicial, a meta do fisioterapeuta é identificar os prejuízos relativos às mudanças nas sensações, a amplitude de movimentos (ADM), a força, a redução da mobilidade articular dos tecidos moles e a flexibilidade que contribuem para as queixas do paciente ou as causam. O plano de cuidados deve ser elaborado com base nos prejuízos encontrados em cada indivíduo. Deve ser usada uma abordagem de equipe ao tratar os pacientes com a síndrome, sendo útil a manutenção dos cuidados por um clínico geral durante a fisioterapia. O clínico geral pode recomendar ou prescrever fármacos anti-inflamatórios não esteroides que podem ser úteis na redução do edema no túnel do carpo e trazer um pouco de alívio da dor. Injeções de glicocorticoides (p.ex., hidrocortisona), administradas pelo médico, direto no túnel do carpo, podem ser outra opção para alguns pacientes. Em um estudo, uma única injeção com glicocorticoide, dada proximalmente ao túnel do carpo, melhorou os sintomas em 77% dos pacientes, um mês após a injeção. Em metade deles, os sintomas ainda foram aliviados um ano após a injeção.[11] No ano de 2007, os autores de uma revisão sistemática avaliaram a eficácia das injeções de glicocorticoides, no tratamento da síndrome. A conclusão foi que uma única injeção causava alívio dos sintomas, na comparação com um placebo, um mês após a injeção. Seis meses após a injeção, não havia diferença significativa nos sintomas entre os pacientes que receberam a injeção e os que receberam talas e fármacos anti-inflamatórios não esteroides.[12] Essas opções costumam ser avaliadas como possibilidade de tratamento antes de uma descompressão cirúrgica.

Exame, avaliação e diagnóstico

O exame de um paciente – história subjetiva, sistemas de avaliação e realização de testes e medidas – deve ser feito antes de o médico realizar qualquer intervenção. É importante fazer perguntas sobre os atuais sintomas do paciente. A partir da história inicial, o fisioterapeuta consegue informações desde o tempo em que iniciaram os sintomas, o que provoca e o que alivia os sintomas, grau e localização da dor, mecanismo da lesão (se pode ser lembrado um incidente específico), episódios anteriores de um problema similar, situação e atuação no trabalho, medicamentos e resultados de exames de imagem realizados. Perguntas específicas relativas à síndrome devem abordar perturbações sensoriais do nervo mediano, dor noturna, problemas com manuseio e/ou queda de objetos, percepção de perda da força de preensão, exigências profissionais e organização ergonômica da estação de trabalho. Perguntas sobre a história de doença anterior e atual também devem ser feitas. Sondagens que possam sugerir um problema sistêmico (p. ex., perda ou aumento involuntário e recente do peso, fadiga geral, febre, tontura) devem ser feitas, e todos os problemas de saúde importantes anteriores devem ser averiguados quanto à maneira de afetarem a implementação das intervenções fisioterapêuticas.

A Tabela 22.1 mostra testes e medidas que devem ser feitos em pessoa com suspeita de síndrome do túnel do carpo. Achados sugestivos de STC incluem perturbações sensoriais e perda de força na distribuição do nervo mediano, redução da força de preensão, diminuição do comprimento dos flexores do antebraço, redução da ADM do punho e dos dedos, diminuição da mobilidade dos ossos do carpo, aumento da circunferência do

Tabela 22.1 TESTES E MEDIDAS PARA INDIVÍDUO COM STCSUSPEITADA
Teste sensorial na distribuição do nervo mediano (Fig. 22.1)
Teste de força de músculos inervados pelo nervo mediano, pronador quadrado, flexor radial do carpo, palmar longo, flexor superficial, metade lateral do flexor profundo dos dedos, flexor longo do polegar, pronador quadrado, primeiro e segundo lumbricais, oponente do polegar, abdutor curto do polegar, flexor curto do polegar
Força da preensão
Flexibilidade dos músculos do antebraço e da mão
Amplitude de movimentos do punho e da mão
Teste de mobilidade articular passiva do antebraço, do punho e dos dedos
Medidas da circunferência do punho
Testes clínicos especiais (Teste de Compressão Carpal, teste de Phalen, de Tinel, de Phalen invertido)
Palpação de sensibilidade em torno do punho, da mão e do antebraço

punho devido a edema, testes especiais positivos e sensibilidade à palpação no punho, na mão e no antebraço afetados.

Embora existam vários testes clínicos especiais, não há um teste diagnóstico "padrão-ouro" para a síndrome do túnel do carpo. Assim, é importante, para a consideração do diagnóstico, uma combinação de achados clínicos positivos. O teste de Phalen é um teste de provocação comum, em que o paciente se senta confortavelmente, com o punho completamente flexionado por cerca de 60 segundos. O teste é considerado positivo quando a flexão do punho reproduz os sintomas de dormência ou formigamento na distribuição do nervo mediano do paciente.[13] A precisão diagnóstica do teste de Phalen é aceitável apenas de mínima a moderadamente, pois há relatos de que a sensibilidade possa variar de 34 a 88% e a especificidade, de 40 a 100%.[13] Para a realização do teste de Tinel, o terapeuta realiza percussão leve na superfície anterior do punho, local em que o nervo mediano cruza o túnel do carpo. Um sinal de Tinel positivo ocorre quando a percussão leve reproduz mudanças de sensação na distribuição do nervo mediano na mão.[14] A exatidão diagnóstica desse teste tem também amplas variações relatadas: a sensibilidade varia de 23 a 74% e a especificidade, de 56 a 100%. O teste de Phalen invertido é similar ao do teste de Phalen, exceto pelo fato de o punho ser mantido em extensão de final de amplitude e não em flexão. O teste é positivo quando ocorrem mudanças sensoriais na distribuição do nervo mediano, após manutenção da posição por 60 segundos.[13] Embora o teste de Phalen invertido tenha elevada especificidade relatada (82%), ele possui probabilidade tipo "cara ou coroa" em relação à sensibilidade (55%).[15] Assim, ao mesmo tempo que um teste de Phalen invertido positivo é mais provável de levar o fisioterapeuta a um diagnóstico de STC, um teste de Phalen invertido negativo não deve levar o profissional a descartar a síndrome. O **Teste de Compressão Carpal (TCC)** é aquele em que o examinador aplica pressão direta no nervo mediano, no túnel do carpo com os dois polegares, durante 30 segundos. O teste é positivo se o paciente tem mudanças na distribuição sensorial no nervo mediano distal ao túnel do carpo durante a compressão externa do túnel.[16] No ano de 2004, MacDermid e Wessel[17] fizeram uma revisão sistemática de estudos que utilizaram testes clínicos para o diagnóstico da STC. Eles descobriram que o TCC apresenta a mais alta sensibilidade (64%) e especificidade (83%) gerais. Ao considerar um diagnóstico de STC, o fisioterapeuta deve levar em conta não somente os resultados de testes específicos, mas também a apresentação clínica geral do paciente, como onde estão ocorrendo as mudanças sensoriais, as queixas de dor noturna e a fraqueza e/ou atrofia tenar.

Plano de atendimento e intervenções

Pessoas com STC costumam ter um prognóstico bom quando se apresentam com um primeiro episódio.[18] A fisioterapia, em geral, é a primeira escolha de tratamento. A duração dos sintomas, as estratégias anteriores de tratamento, os fatores profissionais e ambientais e a complacência do paciente influenciam o prognóstico. Quando os sintomas do paciente se repetem após um período de ausência deles, o prognóstico fica mais difícil de ser determinado. Orientações e obediência do paciente são essenciais para um resultado exitoso. As principais metas da fisioterapia são reduzir a dor, restaurar a funcionalidade e a força, recuperar a flexibilidade articular e melhorar a mobilidade dos tecidos moles. Nas fases agudas do tratamento, a terapia deve se concentrar no alívio da dor e no controle do edema. As talas **para descanso da mão à noite** mostram-se um auxílio eficaz no controle da dor. Uma revisão recente de 21 ensaios envolvendo 884 indivíduos concluiu que uso de tala e ultrassom resultou em benefícios importantes no curto prazo.[19] Orientações ao paciente e modificação das atividades são importantes, durante os primeiros estágios do tratamento. Nas fases subagudas do controle, as intervenções devem se concentrar na recuperação de flexibilidade, ADM, mobilidade articular, mobilidade dos tecidos moles e mobilidade dos nervos e no início de exercícios isométricos mais brandos. Deve ser evitada provocação de sintomas durante *todos* os exercícios.[1] Durante os estágios finais do controle, devem ser incorporados exercícios de flexibilidade e fortalecimento mais agressivos. Força e resistência dos músculos tenares e lumbricais devem melhorar durante esse período. O paciente deve ser orientado sobre posicionamento de extremidades e punhos durante as atividades e sobre como modificá-las futuramente se os sintomas retornarem.

As intervenções comumente usadas para o alcance das metas antecipadas no plano de cuidados consistem em ADM ativa e passiva sem dor de movimentos do punho, em todos os planos, bem como mobilização das articulações intercarpais, radioulnar distal e radiocarpal. A mobilização dos tecidos moles deve ser direcionada ao retináculo dos flexores do punho. Os exercícios terapêuticos são voltados ao alongamento de algum músculo encurtado do antebraço e da mão e ao fortalecimento dos flexores e extensores do punho, bem como à força funcional da preensão. O terapeuta deve incorporar atividades funcionais que o paciente realiza no cotidiano, como pegar e apertar objetos, e habilidades motoras finas, como dobrar, virar e manipular objetos pequenos. A reeducação neuromuscular inclui treino postural evitando posições provocadoras de articulações. O design ergonômico de trabalho precisa ser mudado para limitar dores no pescoço e nas extremidades superiores. Talvez o terapeuta recomende uma tala de punho para evitar pressão maior no túnel do carpo. Ele pode aconselhar o paciente a usar a tala para punho durante o dia, no trabalho (se isso for permitido) e/ou à noite. Um estudo com 25 pacientes (47 mãos afetadas) sugeriu que os pacientes com sintomas menos severos do túnel do carpo poderiam se beneficiar mais com uso noturno da tala, em comparação com aqueles cujos sintomas eram mais severos.[20] Moderação das atividades, quando o paciente evita ou muda atividades reconhecidamente causadoras dos sintomas, é também parte do tratamento conservador.

O tratamento cirúrgico é reservado aos pacientes com sintomas persistentes há mais de um ano mesmo com a prática de controle conservador, que têm perda das sensações, atrofia tenar e/ou mostram potenciais de desfibrilação em eletromiografias.[18] As metas de uma cirurgia de liberação do túnel do carpo incluem descompressão do nervo, melhora da excursão do nervo e prevenção de dano progressivo ao nervo mediano.[18] Uma vez que a colaboração do paciente tem papel essencial na cura durante o tratamento cirúrgico ou não dessa síndrome, o fisioterapeuta deve salientar ao paciente a necessidade do envolvimento ativo em sua reabilitação.

Recomendações clínicas baseadas em evidências

SORT: Valor/Força da Taxonomia da Recomendação (do inglês, *Strength of Recommendation Taxonomy*)

A: evidências consistentes e de boa qualidade voltadas ao paciente
B: evidências inconsistentes ou de qualidade limitada voltadas ao paciente
C: evidências consensuais e voltadas à doença, prática habitual, opinião de especialistas ou séries de casos

1. O controle conservador da síndrome do túnel do carpo, que inclui fisioterapia, é eficaz no controle de curto prazo dos sintomas leves. **Grau B**
2. Entre os testes clínicos especiais para o diagnóstico da síndrome do túnel do carpo, o Teste de Compressão Carpal (TCC) tem a mais alta sensibilidade (64%) e especificidade (83%). **Grau B**
3. Talas de repouso para o punho usadas à noite são um recurso eficaz no controle da STC. **Grau B**

PERGUNTAS PARA REVISÃO

22.1 Uma paciente de 34 anos de idade que trabalha no judiciário apresenta queixas de sintomas na mão esquerda que sugerem síndrome do túnel do carpo. Se ela realmente tem STC, qual dos músculos tem *maior* possibilidade de estar enfraquecido?

A. Extensor radial curto do carpo
B. Pronador quadrado
C. Flexor ulnar do carpo
D. Oponente do polegar

22.2 O teste de Phalen é o teste clínico padrão-ouro para a identificação da STC.

A. Verdadeiro
B. Falso

RESPOSTAS

22.1 **D.** O oponente do polegar é um elemento do grupo de músculos tenares, inervado pelo nervo mediano distal ao túnel do carpo. O extensor radial curto do carpo é inervado pelo nervo radial (opção A). Ao mesmo tempo que o nervo mediano inerva o pronador quadrado (opção B), sua inervação é proximal ao túnel do carpo; o envolvimento do pronador quadrado produz sintomas no antebraço e, é parte da síndrome do pronador quadrado, e não da STC. O flexor ulnar do carpo é inervado pelo nervo ulnar (opção C).

22.2 **B.** Não há teste clínico provocador considerado padrão-ouro para o diagnóstico da STC. A melhor opção para seu diagnóstico clínico é a compilação de resultados dos exames subjetivo e objetivo e daqueles de diversos testes de provocação clínica.

REFERÊNCIAS

1. Kisner C, Colby LA. *Therapeutic Exercise: Foundations and Techniques.* 5th ed. Philadelphia, PA: F.A. Davis Company; 2007:594-638.
2. Kostopoulos D. Treatment of carpal tunnel syndrome: a review of the non-surgical approaches with emphasis on neural mobilization. *J Bodywork Movement Ther.* 2004;8:2-8.
3. Gelberman RH, Hergenroeder PT, Hargens AR, Lundborg GN, Akeson WH. The carpal tunnel syndrome. A study of carpal canal pressures. *J Bone Joint Surg Am.* 1981;63:380-383.
4. Silverstein B, Adams D. Work-related musculoskeletal disorders of the neck, back, and upper extremity in Washington State: state fund and self-insured workers' compensation claims. 1997-2005. In: Levy BS, Wegman DH, Baron SL, Sokas RK, eds. *Occupational and Environmental Health. Recognizing and Preventing Disease and Injury.* 6th ed. Oxford University Press, USA; 2011.
5. Silverstein BA, Fan ZJ, Bonauto DK, et al. The natural course of carpal tunnel syndrome in a working population. *Scan J Work Environ Health.* 2010;36:384-393.
6. Hertling D, Kessler RM. *Management of Common Musculoskeletal Disorders: Physical Therapy Principles and Methods.* 4th ed. Philadelphia, PA: Lippincott Williams & Wilkins; 2006:415-416.
7. Levine DW, Simmons BP, Koris MJ, et al. A self-administered questionnaire for the assessment of severity of symptoms and functional status in carpal tunnel syndrome. *J Bone Joint Surg Am.* 1993;75:1585-1592.
8. Rozmaryn LM, Dovelle S, Rothman ER, Gorman K, Olvey KM, Bartko JJ. Nerve and tendon gliding exercises and the conservative management of carpal tunnel syndrome. *J Hand Ther.* 1998;11:171-179.
9. Verdugo RJ, Salinas RA, Castillo JL, Cea JG. Surgical versus non-surgical treatment for carpal tunnel syndrome. *Cochrane Database Syst Rev.* 2008;8(4):CD001552.
10. Huisstede BM, Hoogvliet P, Randsdorp MS, Glerum S, Van Middelkoop M, Koes BW. Carpal Tunnel Syndrome. Part I: effectiveness of nonsurgical treatments—a systematic review. *Arch Phys Med Rehabil.* 2010;91:981-1004.
11. Dammers JW, Veering MM, Vermeulen M. Injection with methylprednisolone proximal to the carpal tunnel: randomized double blind trial. *BMJ.* 1999;319:884-886.
12. Marshall S, Tardif G, Ashworth N. Local corticosteroid injection for carpal tunnel syndrome. *Cochrane Database Syst Rev.* 2007 Apr 18;2:CD001554.
13. Magee DJ. *Orthopedic Physical Assessment.* 5th ed. St. Louis, MO: Saunders Elsevier; 2008:441-443.

14. Moldaver J. Tinel's sign: its characteristics and significance. *J Bone Joint Surg Am.* 1978;60:412-414.
15. Scifers JR. *Special Tests for Neurologic Examination.* Thorofare, NJ: Slack Incorporated; 2008:350-351.
16. Durkan JA. A new diagnostic test for carpal tunnel syndrome. *J Bone Joint Surg Am.* 1991;73:535-538.
17. MacDermid JC, Wessel J. Clinical diagnosis of carpal tunnel syndrome: a systematic review. *J Hand Ther.* 2004;17:309-319.
18. Brotzman SB, Robert CM. *Clinical Orthopaedic Rehabilitation: An Evidence-based Approach.* 3rd ed. Philadelphia, PA: Elsevier Mosby; 2011:18-22.
19. O'Connor D, Marshall S, Massy-Westropp N. Non-surgical treatment (other than steroid injection) for carpal tunnel syndrome. *Cochrane Database Syst Rev.* 2003;1:CD003219.
20. Boyd KU, Gan BS, Ross DC, Richards RS, Roth JH, MacDermid JC. Outcomes in carpal tunnel syndrome: symptoms severity, conservative management, and progression to surgery. *Clin Invest Med.* 2005;28:254-260.

Síndrome compartimental crônica de esforço

Jon Warren

CASO 23

Um jogador de rúgbi de 21 anos de idade apresenta-se à clínica de fisioterapia com história de quatro meses de dor profunda, pulsante e intermitente na porção anterolateral inferior da perna direita e parestesia no primeiro espaço interdigital. A dor inicia após 15 minutos de corrida. Ele consegue manter a corrida por cerca de 30 minutos, mas após esse período precisa parar devido à intensidade da dor (9 na escala visual analógica de dor, que vai de 0 a 10). O paciente relata que a dor começou após um treinamento intenso antes das competições, durante três semanas. Foi um treinamento que consistiu em cinco sessões semanais, cada uma com um componente aeróbico e três com treino de resistência (programa em academia) incorporado. Nesse treinamento, a corrida foi praticada com velocidades mais altas e distâncias maiores que as realizadas anteriormente. O atleta decidiu buscar tratamento profissional, uma vez que uma dor similar começou a surgir na perna esquerda nas últimas semanas. A dor é menos severa e não há parestesia na perna esquerda. Ele não fez tratamento anterior, exceto a aplicação de gelo no local e o uso anti-inflamatórios orais ocasionais (que não trouxeram alívio da dor). O encaminhamento à fisioterapia foi para avaliação e tratamento dessa dor na tíbia. Ainda não houve solicitação de exames diagnósticos de imagem.

- Com base nos sintomas e na história do paciente, quais são os testes e medidas mais apropriados para determinar a etiologia dessa dor na tíbia?
- Com base no diagnóstico suspeitado, o que você considera como possíveis fatores contribuintes para a condição?
- Qual é o prognóstico de reabilitação?
- Descreva um plano de cuidados fisioterapêuticos para esse paciente.

DEFINIÇÕES-CHAVE

FÁSCIA: "tira" (derivada do latim); tecido conjuntivo superficial e profundo em torno de cada músculo, grupos de músculos, vasos sanguíneos e nervos; a fáscia une algumas estruturas enquanto permite que outras deslizem suavemente

FRATURA DE ESFORÇO: microfratura no osso causada por carga física repetitiva *aquém* do limiar de falha de ciclo único, pela redistribuição das forças de impacto, resultando em estresse em pontos focalizados ou ação de tração muscular através do osso[1]

PERIOSTITE: inflamação do periósteo, a camada de tecido conjuntivo em torno dos ossos

Objetivos

1. Descrever a síndrome compartimental crônica de esforço (SCCE) e os possíveis fatores de risco dessa condição.
2. Descrever as três causas principais de dor na porção inferior da perna ou na tíbia.
3. Listar compartimentos diferentes da porção inferior da perna e dos músculos, vasos sanguíneos e nervos que cada compartimento contém.
4. Identificar perguntas-chave para confirmar suspeita de diagnóstico de SCCE.
5. Descrever os prejuízos comuns relacionados à SCCE e discutir a justificativa da fisioterapia.
6. Determinar quando uma consulta cirúrgica é adequada para pessoa com SCCE.

Considerações sobre a fisioterapia

Considerações de fisioterapia durante o controle do indivíduo com suspeita de síndrome compartimental crônica de esforço.

- **Plano de cuidados/metas gerais da fisioterapia:** melhorar os sintomas neurológicos; aliviar a dor na perna durante a corrida; identificar e tratar prejuízos musculoesqueléticos e fatores de risco adicionais para prevenir recorrência.
- **Intervenções da fisioterapia:** orientação ao paciente (sobre diagnóstico, fatores de risco, prognóstico, expectativas do tratamento, possível uso de aparelho ortopédico); terapia manual (mobilização miofascial, mobilização articular); agulhamento a seco, exercício terapêutico (alongamento progressivo, condicionamento aeróbico); prescrição de programa de exercícios em casa, programa de retorno ao esporte.
- **Precauções durante a fisioterapia:** monitorar a aplicação de técnicas profundas miofasciais pois podem causar desconforto e, possivelmente, agravar a condição; monitorar a capacidade do paciente de aderir a um programa de retorno lento e progressivo ao esporte.
- **Complicações que interferem na fisioterapia:** paciente que não deseja ou não consegue alterar o regime de treinamento; comorbidades (p. ex., condição hormonal, estado nutricional, estado de saúde geral); deterioração da condição de saúde.

Visão geral da patologia

A síndrome compartimental é o aumento da pressão em um espaço fibro-ósseo fechado. Esse aumento causa redução do fluxo sanguíneo e da perfusão tissular, que, posteriormente, leva a dor isquêmica e possível dano permanente dos tecidos dentro do compartimento.[2] Essa síndrome pode ser classificada como aguda ou crônica (de esforço). Costuma ocorrer síndrome compartimental aguda como uma complicação após fraturas, trauma em tecidos moles e reperfusão após obstrução arterial aguda.[3] É rara a síndrome compartimental não traumática, embora tenha sido observada após a prática de cavalgadas, longas caminhadas e futebol.[4,5] A forma não traumática pode se manifestar de maneira insidiosa e não ser percebida na apresentação inicial – tendo consequências severas.[4] O diagnóstico e tratamento precoces estão relacionados a melhores resultados. Deve ser feita uma fasciotomia cirúrgica de emergência para liberar a pressão no compartimento afetado, a fim de prevenir necrose tissular e perda funcional.[6]

A síndrome compartimental crônica por esforço (SCCE) é diferente da síndrome compartimental aguda, em sua associação com atividade física repetitiva e natureza reversível e recorrente. A SCCE torna-se uma condição neurológica quando a pressão no compartimento aumenta a um nível em que o tecido nervoso fica comprimido. Essa deterioração na condição é importante devido à sensibilidade do sistema nervoso. Os sintomas de compressão do nervo são parestesia e fraqueza distal à compressão. O padrão de perda de sensibilidade e fraqueza muscular indica o compartimento envolvido (Tabela 23.1).

A SCCE é mais comumente observada em atletas, com uma incidência especialmente alta em corredores e atletas de esportes de saltos e hipismo.[7] A condição costuma ser bilateral. Atletas de elite e amadores são igualmente afetados, e a média de idade de apresentação é 20 anos.[8] Embora tenha sido informada incidência igual em homens e mulheres, acredita-se que esteja aumentando nas mulheres.[9] O compartimento anterior

Tabela 23.1 COMPARTIMENTOS NAS PERNAS

Compartimento	Músculos	Vasos sanguíneos	Nervos	Sensação
Anterior	Tibial anterior, extensor longo dos dedos, extensor longo do hálux, fibular terceiro	Artéria e veia tibiais anteriores	Nervo fibular profundo	Primeiro espaço interdigital
Superficial posterior	Gastrocnêmio, sóleo, plantar	Feixe da artéria e veia tibiais	Nervo sural	Região lateral do pé
Posterior profundo	Flexor longo do hálux, flexor longo dos dedos, tibial posterior, poplíteo	Artéria e veia tibiais posteriores	Nervo tibial	Região plantar do pé
Lateral	Fibular longo, fibular curto	Feixe da artéria e veia tibiais anteriores	Nervo fibular superficial	Dorso do pé

é aquele normalmente envolvido em 70% dos casos.[9] O envolvimento do compartimento anterior e lateral responde por 95% dos casos.[10]

A etiologia exata da SCCE não está clara. Muitos fatores precipitadores, entretanto, foram identificados. Os fatores intrínsecos incluem desalinhamento ósseo da articulação do joelho (deformidade tipo valgo ou varo), discrepâncias no comprimento da perna[11] e biomecânica anormal dos pés. Menor suprimento dos capilares sanguíneos musculares é um possível fator patogênico. Um estudo de biópsias de músculos de pessoas com a SCCE, durante uma fasciotomia e um ano depois, descobriu um menor suprimento capilar no tibial anterior, na comparação com músculos de indivíduos não afetados.[12] Os fatores extrínsecos que podem contribuir para o aparecimento da SCCE incluem redução de força, flexibilidade e resistência; padrão e controle motores insatisfatórios ou incorretos, além de um regime de treinamento inadequado, em termos de volume, intensidade ou frequência.[13] Um programa de treinamento excessivo, frequentemente, pode induzir a lesões musculares microtraumáticas e inflamação, capazes de levar a fibrose e subsequente redução da elasticidade da fáscia em torno dos músculos.[14] As biópsias de pessoas com SCCE, na realidade, revelaram fáscia mais rija e espessa em torno do compartimento anterior.[15] Essa falta de complacência da fáscia resulta em músculos incapazes de expandir-se com exercícios – resultando em aumento da pressão e da dor.

Em repouso, pessoas com a SCCE costumam não apresentar sintomas. No entanto, no pós-exercício imediato, pode ser sentida uma tensão palpável acima do compartimento, podendo ser vistas saliências e hérnias musculares. Espessamento ou tecido cicatricial na fáscia pode ser uma explicação para esses achados. **O exame de padrão-ouro referência para diagnóstico da SCCE** é a medida direta das pressões intracompartimentais elevadas, usando-se agulha ou cateter.[16] Pressões intracompartimentais são medidas durante atividades como corrida, saltos e subida de escadas, por cinco minutos. Para o diagnóstico da SCCE, medidas aumentadas precisam estar acompanhadas de reprodução da dor. As pressões intracompartimentais normais variam de 0 a 10 mm Hg. O diagnóstico de SCCE é confirmado com a reprodução da dor e uma elevação máxima da pressão de 35 mmHg, 10 mm Hg a partir do referencial (sem atividade), ou pressão em repouso pós-exercício maior que 25 mm Hg.[14] Quando a dor do paciente é reproduzida após esforço, as pressões são conferidas em todos os compartimentos. Há, porém, dúvidas acerca da necessidade de medir todos os compartimentos. Alguns médicos pensam que apenas os envolvidos devem ser testados para prevenir trauma indevido decorrente de picadas de agulha adicionais.[7]

A porção inferior da perna é responsável por um terço das lesões decorrentes de corrida em corredores de longas distâncias, perdendo somente para as lesões de joelho.[12] Uma vez que a dor na tíbia é uma queixa muito comum em atletas (em especial nos corredores), há necessidade de uma avaliação criteriosa para confirmar a etiologia correta da dor tibial. Pacientes e profissionais da saúde costumam usar o termo 'talas da tíbia'. Essas talas, todavia, não dão indicação quanto à patogênese da dor, não devendo ser usadas como terminologia diagnóstica. A etiologia da dor tibial anterior pode ser amplamente dividida em três categorias principais: SCCE, fraturas tibiais de esforço e periostite por tração tibial medial. As fraturas da tíbia por esforço são caracterizadas pelo surgimento lento de dor com o exercício, embora a dor possa também ser sentida em repouso e à noite. Comumente, há uma associação dessa fratura com o excesso de treinamento e técnicas precárias específicas para esporte. Um achado importante é a sensibilidade localizada sobre a tíbia. Com frequência, anormalidades biomecânicas (p. ex., pé cavo rígido, pé com pronação excessiva) estão relacionadas. Exames de rastreamento ósseo, ressonância magnética ou tomografia computadorizada podem ser usadas para confirmar o diagnóstico de fratura da tíbia por esforço. Periostite por tração tibial medial (também chamada de síndrome do esforço tibial medial) resulta em dor mais difusa ao longo da margem da tíbia. Ela pode ser sentida em repouso e ao iniciar o exercício, mas costuma diminuir ou ser eliminada assim que o indivíduo termina o aquecimento. A dor costuma voltar após o exercício e aumentar na manhã seguinte. Os fatores contribuintes à periostite por tração tibial medial também incluem pés planos e pronação excessiva[18], além de programas de treinamento inadequados e desequilíbrios musculares.

O diagnóstico diferencial de dor tibial anterior incorpora todo o processo de avaliação, começando com perguntas específicas e chegando à aplicação de testes especiais para confirmar ou descartar o diagnóstico diferencial. É importante lembrar que duas ou três condições podem também existir simultaneamente (Fig. 23.1). Por exemplo, periostite ou fratura por esforço podem levar a edema intracompartimental e fazer um indivíduo com síndrome compartimental assintomática de esforço desenvolver SCCE sintomática.[14]

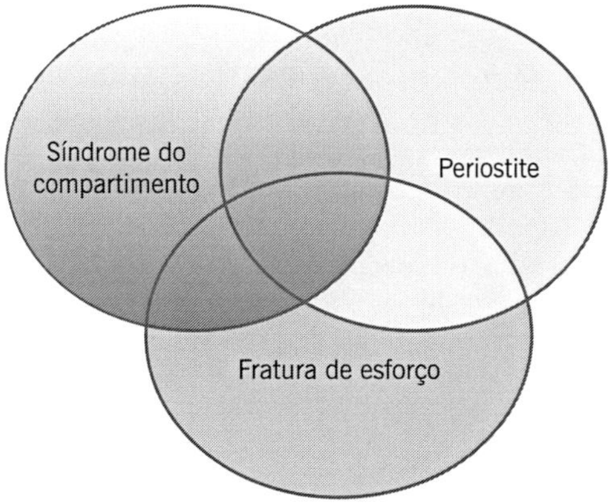

Figura 23.1 Possível sobreposição das condições da tíbia anterior para a dor.

Manejo da fisioterapia do paciente

Pacientes com SCCE costumam se apresentar em clínica de fisioterapia seja por acesso direto (em Estados que permitem isso) ou por encaminhamento do médico clínico geral. A queixa principal mais comum é dor tibial anterior crônica induzida por exercício (normalmente, bilateral), que pode estar acompanhada de parestesia e fraqueza muscular isolada na porção inferior da perna. A identificação dos prejuízos exige um exame físico abrangente, que inclui amplitude de movimentos (ADM), flexibilidade, mobilidade articular e biomecânica, função específica do esporte e investigação dos calçados esportivos. As principais metas da fisioterapia são o retorno do indivíduo ao exercício sem dor, melhora da função neurológica e prevenção de recorrência. As intervenções fisioterapêuticas podem incluir mobilizações miofasciais, alongamento e fortalecimento específicos, agulhamento a seco, correção de qualquer anormalidade biomecânica e mudança de exercícios do programa de treinamento do esporte. Os cuidados de fisioterapia devem continuar até indicação de solução da condição, melhora dos platôs do paciente ou encaminhamento cirúrgico.

Exame, avaliação e diagnóstico

É importante que seja feito um exame completo para determinar, com exatidão, a etiologia da dor que o paciente sente na tíbia. Deve-se começar com a história da doença, que inclui uma descrição precisa dos sintomas do paciente, e seguir com testes clínicos específicos. Entender, por meio de perguntas e testes, como os sintomas são reproduzidos é fundamental.

A história da doença precisa definir quando houve a primeira percepção dos sintomas. Atenção especial deve ser dada à atividade esportiva envolvida, a quaisquer mudanças no programa de exercícios, inclusive tipo de calçado, bem como o terreno ou a superfície da prática. A história comum do paciente com SCCE inclui ausência de dor em repouso e dor que aparece com o exercício, exatamente na mesma etapa de tempo, distância percorrida ou no aumento particular da intensidade da atividade.[9] A dor aumenta de intensidade com manutenção do exercício, até que a dor e a rigidez musculares fiquem insuportáveis. Ainda que a dor desapareça com o repouso, o período de tempo antes do desaparecimento aumenta com a gravidade da condição. Essa dor é, no começo, descrita como pulsante e profunda, evoluindo para queimação em todo o compartimento e podendo incluir parestesia relacionada ao nervo envolvido. A Tabela 23.2 lista várias perguntas importantes capazes de auxiliar o terapeuta a identificar as causas, além das possíveis intervenções terapêuticas para a dor anterior da tíbia.

A inspeção estrutural é elemento importante do exame objetivo. Atenção especial deve ser prestada ao alinhamento ósseo. O fisioterapeuta deve conferir se existem discrepâncias no comprimento da perna, geno varo ou valgo, pé plano ou cavo, hipertrofia da panturrilha ou dos músculos anteriores crurais. Fica evidente a ausência de sinais de edema ou inflamação na SCCE. A ADM de joelho, tornozelo e pé é testada – com observação de todas as limitações, além dos "*end feels*" (sensação do movimento percebido pelo terapeuta no final da ADM). No pré-exercício, esses movimentos esperados estão normais em relação à SCCE. Rigidez na musculatura posterior e anterior da perna pode ser encontrada no teste de flexibilidade. A **rigidez dos flexores plantares** (em especial, gastrocnêmio e sóleo) deve ser investigada, porque a rigidez pode predispor o indivíduo à síndrome compartimental anterior.[14]

Por serem comuns os casos em que o exame físico em paciente com SCCE não apresenta grandes alterações, a avaliação de itens-chave deve ser feita após o exercício, quando o paciente está sintomático. Atividades como corrida, salto e subida de escadas por um mínimo de cinco minutos podem ser necessárias para reprodução dos sintomas do paciente. Na clínica, uma maneira fácil de recriar esses sintomas é fazer o paciente caminhar ou correr em esteira inclinada, que aumenta a contração no compartimento anterior da perna (o compartimento que mais está envolvido na SCCE). Após o exercício,

Tabela 23.2 PERGUNTAS QUE AUXILIAM A DIFERENCIAR A PATOGÊNESE DA DOR ANTERIOR DA TÍBIA

Pergunta	Justificativa
Você tem história de fraturas ou trauma anterior na perna?	Lesões anteriores podem levar a tecido cicatricial, rigidez e padrões anormais de movimento.
Onde você sente a dor? É localizada ou mais difusa? É superficial ou profunda?	Uma dor profunda, pulsante e contínua (como cãibra) pode indicar SCCE de um ou mais compartimentos. A dor localizada (que pode parecer profunda) sobre o osso costuma estar relacionada a fraturas de esforço. Se a dor for mais localizada em tecidos moles, essa condição pode indicar tensão muscular ou tendinopatia, que pode ser sentida como uma dor superficial ou profunda. Dor superficial difusa sobre a margem tibial medial é mais indicativa de periostite.
Você tem dor com carga, em especial, durante impacto em corrida?	A dor da SCCE costuma ser pior em condições de solo macio (p. ex., no campo), devido ao maior esforço muscular para controle do movimento. A dor costuma ser pior no impacto nos casos de fraturas de esforço e, em menor extensão, na periostite.
A dor melhora logo após o aquecimento?	A dor relacionada à SCCE e a fraturas de esforço *não* melhora após o aquecimento aeróbico. Diferentemente, a dor relacionada à periostite e a lesões do tendão costuma melhorar após um aquecimento.
Você tem dormência e/ou formigamento?	Esses sintomas indicam envolvimento neurológico. Perguntas para sondagem relativas à coluna lombar e a outros locais de possível irritação neural são necessárias.

pode ser possível observar hipertrofia e palidez dos músculos envolvidos.[9] Quando os sintomas são reproduzidos, os músculos do compartimento anterior estão firmes, com tensão palpável, podendo haver saliências e hérnias musculares óbvias. Saliências ou hérnias musculares costumam se localizar na junção do terço médio e distal da perna.[1] **Um achado diagnóstico importante é o aumento da dor com alongamento passivo do gastrocnêmio e do sóleo na condição de pós-exercício** (quando estão elevadas as pressões intracompartimentais).[19] Tensão palpável na musculatura da panturrilha pode também destacar quaisquer áreas de espessamento de músculo ou fáscia localizado. O exame neuromuscular deve incluir teste sensorial e de força, assim como a palpação dos pulsos (p. ex., dorsal do pé). O teste sensorial para toque leve, calor/frio e cortante/cego pode revelar parestesia ou dormência no primeiro espaço interdigital (com envolvimento do compartimento anterior). Para investigar existência de sensibilidade mecânica dos tecidos neurais na perna, testes de tensão neural como o do nervo da tíbia (elevação da perna reta, com dorsiflexão e eversão do tornozelo) devem ser feitos. Os testes de tensão neural são considerados positivos quando os movimentos ficam limitados pela dor no alongamento neural e/ou o teste reproduz os sintomas neurais do paciente. Nos casos severos de envolvimento do compartimento anterior, pode ser observada fraqueza ou atrofia na musculatura anterior (tibial anterior, extensor longo dos dedos, extensor longo do hálux, fibular terceiro). O normal é não haver mudanças nos pulsos distais após o exercício.

A análise da marcha deve incluir uma avaliação funcional da técnica de corrida do paciente. Atenção criteriosa deve ser dada à cadência, ao comprimento da passada, à pronação do pé e ao contato do calcanhar no solo. Anormalidades, como pronação excessiva, são comuns em pacientes com SCCE.

Plano de atendimento e intervenções

Ao mesmo tempo que existem discrepâncias a respeito da eficácia de cada tipo de intervenção conservadora para a SCCE,[11] há consenso de que o tratamento conservador é a primeira opção, devendo ser iniciado assim que possível após o diagnóstico da condição. A frequência e duração do tratamento dependem da severidade e da persistência da condição e do nível do paciente no esporte. Como ocorre com qualquer condição, o ensino ao paciente e a sua cooperação são essenciais para um bom resultado. **O sucesso do tratamento depende, principalmente, do repouso e da modificação ou interrupção da atividade desportiva agravadora.**[20] As opções de tratamento incluem massagem intermitente (mobilizações miofasciais) com alongamento, percussão leve, aparelho ortopédico e fármacos anti-inflamatórios não esteroidais).[21] Percussões leves são usadas para abordar prejuízos biomecânicos no pé/tornozelo. Os benefícios dos anti-inflamatórios serão obtidos apenas se os conteúdos do compartimento estiverem inflamados. Outras intervenções, como agulhamento a seco, exercício terapêutico e programas de retorno ao esporte, têm evidências mínimas em apoio à sua eficácia. Não há estudos controlados randomizados que investiguem a eficácia dessas intervenções conservadoras no tratamento da SCCE.[13] Alguns autores declararam que o tratamento conservador não resulta em alívio de todos os sintomas, embora deva ser salientado que a maior parte das pesquisas sobre a SCCE tenha sido realizada por cirurgiões que investigaram a eficiência das intervenções cirúrgicas.[13] Há necessidade de mais pesquisas sobre a eficácia das intervenções conservadoras para a SCCE.

O prognóstico depende da idade do paciente e da gravidade e duração dos sintomas. A prescrição de repouso e mudança de exercícios exige que o paciente evite qualquer atividade agravante, o que costuma significar interrupção da corrida e limitação da duração das caminhadas. Nos estágios iniciais, o foco principal das intervenções deve ser conseguir equilíbrio musculoesquelético. O fisioterapeuta deve determinar a fonte de todas as anomalias de ADM, sejam hipomobilidade, hipermobilidade ou discrepâncias no comprimento (flexibilidade) do músculo. Disfunções estruturais do pé e pronação excessiva podem causar prejuízos em articulações e porção anterior do pé, normalmente envolvendo articulações do tarso-metatarso ou subtalares hipo- ou hipermóveis. Trata-se a hipomobilidade com mobilizações acessórias apropriadas das articulações e a hipermobilidade com exercícios de estabilidade que incluem fortalecimento da musculatura intrínseca do pé. Mobilizações neurodinâmicas que pretendem melhorar o deslizamento dos nervos e restaurar a mobilidade do tecido neural podem ser benéficas, em especial com envolvimento compartimental posterior. Suspeita-se que dor ou parestesia ao alongar sejam consequência de tensão colocada em algum componente do sistema nervoso.[22]

A estabilidade dos pés pode também ser aumentada por aparelhos ortopédicos que apoiem o arco longitudinal. Antes da aplicação de qualquer aparelho, há necessidade de calçados esportivos adequados. Os calçados do paciente devem ser avaliados completamente em uma das primeiras consultas. Confira primeiro se há desgaste: desgaste ou desgaste desigual (capaz de confirmar problemas na corrida) podem indicar a necessidade de calçados esportivos novos. Segundo, a resistência interna dos calçados deve ser avaliada mediante conferência da flexão longitudinal e observação de adequação da porção frontal em relação aos dedos. Se essa parte do calçado for rígida demais, será colocada carga extra nos músculos da panturrilha. Por último, a entressola deve ser firme o suficiente para absorver bem o choque, oferecendo uma plataforma estável para a corrida.

Podem ser usadas mobilizações miofasciais para afrouxar a bainha das fáscias em torno dos músculos gastrocnêmio/sóleo e entre os compartimentos diferentes. Técnicas específicas de mobilização miofascial, como fricções transversas do gastrocnêmio/sóleo, distração fascial lateral da tíbia, alongamento lateral do tecido do perônio e liberação óssea da tíbia, foram sugeridas para tratamento das síndromes compartimentais da porção inferior da perna.[23] Técnicas miofasciais prolongadas, combinadas com flexão plantar passiva e ativa, têm se mostrado eficazes na restauração da flexibilidade fascial para compartimentos anterior e lateral.[14] Uma vez que tais técnicas são capazes de causar muita dor em pacientes com a fáscia bastante rija, deve-se cuidar para monitorar sua reação, prevenindo dor excessiva e possível inflamação ou agravamento dos tecidos afetados. Para melhorar a flexibilidade da musculatura rija, o fisioterapeuta precisa orientar o paciente sobre técnicas apropriadas de alongamento (séries de, pelo menos, 5 alongamentos mantidos por um mínimo de 30 segundos) e incorporar essa prática a um programa domiciliar de exercícios. Aumentos no comprimento dos tecidos podem ser intensificados por aplicações de calor e técnicas de contração-relaxamento. O alongamento pode ser importante para o retorno aos esportes, mantendo a flexibilidade, reduzindo o risco de lesão, diminuindo a sensação incômoda após o exercício e intensificando o desempenho atlético, apesar de evidências de mudanças clinicamente importantes *não* terem sido demonstradas.[24]

O componente final do tratamento conservador da SCCE é um programa completo de treinamento de retorno ao esporte. Na fase inicial de repouso relativo, pode ser mantida a aptidão cardiovascular com treinamento combinado de bicicleta e *jogging* aquático, com dispositivo flutuante para reduzir peso sobre a perna ou as pernas afetadas. Após tratamento dos prejuízos biomecânicos, pode ser introduzido exercício com peso. Uma esteira com gravidade zero é um método eficiente para facilitar a transição à corrida normal com peso. A esta altura, devem ser abordadas questões de técnica de corrida. Nessa fase de condicionamento, é dada ênfase à técnica e à duração, cuidando-se para sempre evitar provocação de qualquer sintoma. Há pesquisas que sugerem que a **corrida com a porção anterior do pé** (em oposição à corrida comum, com apoio no calcanhar) possa trazer benefícios no tratamento da SCCE, especificamente devido ao envolvimento do compartimento anterior.[25,26] Uma série de casos com dez pacientes com SCCE compartimental anterior observou redução das pressões intercompartimentais na porção inferior da perna pós-corrida, depois de uma intervenção de seis semanas com corrida com apoio na porção anterior do pé. Um ano depois, todos os dez pacientes evidenciavam grande redução da dor e da incapacidade, evitando as intervenções cirúrgicas.[26] Após duas a quatro semanas de corrida assintomática em esteira, o paciente pode passar para treino em solo mais específico do esporte. A intensidade de todos os aspectos da aptidão (aeróbica, anaeróbica, força, flexibilidade, agilidade, velocidade, *cross training*, habilidade específica do esporte) deve ser monitorada e passar por progressão conforme a tolerância, em limites sem dor.

Confirmado o diagnóstico de SCCE e estando ausentes fatores contribuintes (p. ex., biomecânicos/treinamento), o tratamento conservador costuma falhar, havendo necessidade de liberação cirúrgica do compartimento afetado.[14] Indivíduos com sintoma compartimental anterior ou lateral tiveram resultados cirúrgicos melhores (>80% de sucesso), na comparação com indivíduos com envolvimento do compartimento posterior profundo (cerca de 50% de sucesso).[20,27] A intervenção cirúrgica envolve liberação por via endoscópica dos compartimentos anterior e lateral, com incisão percutânea mínima. Esse procedimento tem uma taxa de sucesso por volta de 90% com os compartimentos anterior e lateral; assim, raramente há necessidade de uma fasciotomia.[14] Uma vez que complicações sérias pós-fasciotomia, como infecção ou hemorragia pós-operatória, ocorrem em 11,5 a 13% dos casos, os pacientes precisam ser informados, adequadamente, sobre os riscos do procedimento.[27]

A fisioterapia depois da liberação cirúrgica baseia-se em dados científicos e clínicos sobre cicatrização tissular, formação de tecido cicatricial, carga neurodinâmica, carga muscular e análise de todos os tecidos no interior do compartimento envolvido.[11] A reabilitação pós-operatória costuma envolver um programa de doze semanas, amplamente baseado no protocolo específico do cirurgião. O protocolo conta com uso de muletas durante 3 a 5 dias, com suporte de peso restrito. O tratamento imediato concentra-se na prevenção ou redução de edema, com repouso, gelo, compressão e elevação. O foco, em seguida, é a melhora da mobilidade e força dos tecidos moles, bem como a recuperação ou melhora da ADM do joelho e tornozelo. A reabilitação pós-cirúrgica inclui ainda mobilizações miofasciais, exercícios de ADM, alongamento, fortalecimento, análise biomecânica específica do esporte e um programa completo de treinamento de retorno ao esporte. O atleta deve estar sem dor e com 90% da força antes da participação total no esporte.

Recomendações clínicas baseadas em evidências

SORT: Valor/Força da Taxonomia da Recomendação (do inglês, *Strength of Recommendation Taxonomy*)

A: evidências consistentes e de boa qualidade voltadas ao paciente
B: evidências inconsistentes ou de qualidade limitada voltadas ao paciente
C: evidências consensuais, voltadas à doença, prática habitual, opinião de especialistas ou séries de casos

1. O exame diagnóstico de referência para síndrome do compartimento crônica de esforço é a medida direta da pressão intracompartimental elevada após o exercício, com reprodução da dor do paciente. **Grau A**
2. Rigidez dos flexores plantares predispõe as pessoas à SCCE no compartimento anterior da perna. ***Grau B***
3. Um achado diagnóstico importante em indivíduos com SCCE é a dor durante alongamento passivo do gastrocnêmio e do sóleo, na condição pós-exercício. **Grau C**
4. Repouso relativo que permita apenas atividades sem dor e interrupção ou modificação da atividade desportiva agravante são necessários para o êxito do tratamento de SCCE. **Grau A**

5. A corrida usando a porção anterior do pé pode melhorar o prognóstico na SCCE, especificamente com envolvimento do compartimento anterior da perna. **Grau C**

PERGUNTAS PARA REVISÃO

23.1 A história da doença subjetiva é fundamental para a geração da hipótese diagnóstica, antes da avaliação objetiva. As respostas para qual das perguntas que seguem seriam *mais* indicativas de SCCE?

A. Onde se localiza a dor ou o desconforto?
B. A dor melhora quando você faz aquecimento antes do exercício?
C. A dor ou desconforto aparece sempre na mesma etapa do exercício?
D. Você tem dormência, formigamento ou fraqueza muscular?

23.2 Qual entre os seguintes *não* é um fator contribuinte para SCCE?

A. Discrepâncias no comprimento da perna
B. Biomecânica anormal dos pés
C. Predisposição genética
D. Programa de treinamento inadequado

RESPOSTAS

23.1 **D.** A SCCE está relacionada a um aumento da pressão em determinado compartimento muscular. A história usual inclui sintomas (dor, rigidez, queimação, etc.) que aparecem na mesma etapa ou em uma intensidade específica do exercício. Esses sintomas desaparecem quando o paciente deixa de se exercitar.

23.2 **C.** Não há evidências de predisposição genética para SCCE. Para que o tratamento tenha êxito, todos os fatores colaboradores devem ser levados em conta e devem ser aplicadas as intervenções apropriadas. Os demais fatores (opções A, B e D) estão relacionados ao risco aumentado de SCCE.

REFERÊNCIAS

1. Brukner PD, Khan K. *Clinical Sports Medicine.* Revised 3rd ed. Sydney, Australia: McGraw Hill; 2009.
2. Fraipont MJ, Adamson GJ. Chronic exertional compartment syndrome. *J Am Acad Orthop Surg.*2003;11:268-276.
3. Frink M, Hildebrand F, Krettek C, Brand J, Hankemeier S. Compartment syndrome of the lower leg and foot. *Clin Orthop Relat Res.* 2010; 468:940-950.
4. Naidu KS. Bilateral peroneal compartment syndrome after horse riding. *Am J Emer Med.* 2009;27:901.e3-901.e5.
5. Rehman S, Joglekar SB. Acute isolated lateral compartment syndrome of the leg after a noncontact sports injury. *Orthopedics.* 2009;32:523.
6. Gorczyca JT, Roberts CS, Pugh KJ, Ring D. Review of treatment and diagnosis of acute compartment syndrome of the calf: current evidence and best practices. *Instr Course Lect.* 2011;60:35-42.
7. George CA, Hutchinson MR. Chronic exertional compartment syndrome. *Clin Sports Med.* 2012;31:307-319.

8. Hutchinson MR, Ireland ML. Common compartment syndromes in athletes: treatment and rehabilitation. *Sports Med.* 1994;17:200-208.
9. Shah SN, Miller BS, Kuhn JE. Chronic exertional compartment syndrome. *Am J Orthop.* 2004;33:335-341.
10. Verleisdonk E, Schmitz RF, van der Werken C. Long-term results of fasciotomy of the anterior compartment in patients with exercise-induced pain in the lower leg. *Int J Sports Med.* 2004;25:224-229.
11. Schubert AG. Exertional compartment syndrome: review of the literature and proposed rehabilitation guidelines following surgical release. *Int J Sports Phys Ther.* 2011;6:126-141.
12. Edmundsson D, Toolanen G, Thornell LE, Stal P. Evidence for low muscle capillary supply as a pathogenic factor in chronic compartment syndrome. *Scand J Med Sci Sports.* 2010;20:805-813.
13. Anuar K, Gurumoorthy P. Systematic review of the management of chronic compartment syndrome in the lower leg. *Physiotherapy Singapore.* 2006;9:2-15.
14. Bradshaw C, Hislop M, Hutchinson M. Shin pain. In: Brukner P, Khan K. *Clinical Sports Medicine.* Revised 3rd ed. Sydney, Australia: McGraw Hill; 2009:555-577.
15. Turnipseed WD, Hurschler C, Vanderby R, Jr. The effects of elevated compartment syndrome on tibial arteriovenous flow and relationship of mechanical and biochemical characteristics of fascia to genesis of chronic anterior compartment syndrome. *J Vasc Surg.* 1995;21:810-817.
16. Amendola A, Rorabeck CH, Vellett D, Vezina W, Rutt B, Nott L. The use of magnetic resonance imaging in exertional compartment syndromes. *Am J Sports Med.* 1990;18:29-34.
17. van Gent RN, Siem D, van Middlekoop M, van Os AG, Bierma-Zeinstra SM, Koes BW. Incidence and determinants of lower extremity running injuries in long distance runners: a systematic review. *Br J Sports Med.* 2007;41:469-480.
18. Bennett JE, Reinking MF, Pluemer B, Pentel A, Seaton M, Killian C. Factors contributing to the development of medial tibial stress syndrome in high school runners. *J Orthop Sports Phys Ther.* 2001;31:504-510.
19. Pedowitz RA, Hargens AR. Acute and chronic compartment syndromes. In: Garrett WE, Speer KP, Kirkendall DT, eds. *Principles and Practice of Orthopeadic Sports Medicine.* Philadelphia, PA: Lippincott Williams & Wilkins; 2001:87-89.
20. Blackman PG. A review of chronic exertional compartment syndrome in the lower leg. *Med Sci Sports Exerc.* 2000;32:S4-S10.
21 Brennan FH, Jr, Kane SF. Diagnosis, treatment options, and rehabilitation of chronic lower leg exertional compartment syndrome. *Curr Sports Med Rep.* 2003;2:247-250.
22. Butler DS. *Mobilisation of the Nervous System.* New York, NY: Churchill Livingstone; 1991.
23. Cantu RI, Grodin AJ, Stanborough RW. *Myofascial Manipulation: Theory and Clinical Application.* 3rd ed. Austin, TX: Pro-Ed; 2012.
24. Herbert RD, de Noronha M, Kamper SJ. Stretching to prevent or reduce muscle soreness after exercise. *Cochrane Database Syst Rev.* 2011: CD004577.
25. Diebal AR, Gregory R, Alitz C, Gerber JP. Effects of forefoot running on chronic exertional compartment syndrome: a case series. *Int J Sports Phys Ther.* 2011;6:312-321.
26. Diebal AR, Gregory R, Alitz C, Gerber JP. Forefoot running improves pain and disability associated with chronic exertional compartment syndrome. *Am J Sport Med.* 2012;40:1060-1067.
27. Howard JL, Mohtadi NG, Wiley JP. Evaluation of outcomes in patients following surgical treatment of chronic exertional compartment syndrome of the leg. *Clin J Sport Med.* 2000;10:176-184.

Síndrome do desfiladeiro torácico

Aimie F. Kachingwe

CASO 24

Um nadador de 22 anos de idade, estudante universitário, apresenta-se em clínica de fisioterapia com queixa principal de dor no ombro direito e dormência no quarto e quinto dedos. Os sintomas começaram de maneira insidiosa, há cerca de seis meses, piorando lentamente durante o último mês, a ponto de ele não mais conseguir treinar com a equipe. Ele é destro e pratica nado borboleta e livre. O paciente classifica a pior dor como de 3 a 5 e a dor menor como 2 na escala analógica visual de dor, que vai de 0 a 10. Ele descreve a dor como “constante, profunda, marcante e intermitente”, informando ainda que os sintomas aumentam ao longo do dia e com atividades que necessitam dos membros superiores. Ocasionalmente, o paciente desperta durante a noite com os dedos “dormentes”, sensação que diminui quando ele sacode a mão. A meta do paciente é voltar à natação competitiva para manter a bolsa universitária como atleta.

- Com base nessas informações, quais seriam os possíveis diagnósticos?
- Que testes e medidas podem ser feitos para confirmar ou refutar o diagnóstico suspeitado?
- Qual é o prognóstico da reabilitação?
- Quais são as intervenções fisioterapêuticas mais apropriadas?

DEFINIÇÕES-CHAVE

PLEXO BRAQUIAL: importante plexo nervoso que inerva os membros superiores, consistindo em ramificações primárias ventrais do quinto nervo da coluna cervical ao primeiro nervo da coluna torácica

SÍNDROMES POSTURAIS: desequilíbrios musculares da coluna cervical, da região do ombro e da escápula, que podem levar a espessamento ou fibrose de alguns grupos musculares e, potencialmente, comprimir o plexo braquial

Objetivos

1. Descrever a síndrome do desfiladeiro torácico (SDT).
2. Identificar sinais e sintomas importantes que sugerem SDT.
3. Identificar sinais e sintomas de alerta, sinalizadores de patologia sistêmica.
4. Determinar testes e medidas aplicáveis para exame de paciente com suspeita de SDT.
5. Identificar instrumentos de resultados confiáveis e válidos para investigar a SDT.
6. Discutir possíveis prejuízos posturais capazes de levar à SDT e como eles podem ser tratados com intervenções fisioterapêuticas.
7. Descrever as intervenções fisioterapêuticas mais eficientes, com base em evidências, usadas no tratamento da SDT.

Considerações sobre a fisioterapia

Considerações de fisioterapia durante controle de indivíduo com a síndrome do desfiladeiro torácico:

- **Plano de cuidados/metas gerais da fisioterapia**: aliviar os sintomas, melhorar a funcionalidade e a postura, prevenir recorrência.
- **Intervenções da fisioterapia**: educação postural, modificação de atividades; aumento da flexibilidade e força musculares por meio de técnicas passivas e ativas; melhora da hipermobilidade articular por meio de técnicas de mobilização, restauração da neurodinâmica dos membros superiores.
- **Precauções durante a fisioterapia**: presença de sinais/sintomas constitucionais; sinais e sintomas radiculares aumentados, inclusive redução dos reflexos, perda de sensibilidade ou fraqueza dos miótomos.

Visão geral da patologia

A SDT é uma condição musculoesquelética multifacetada, atribuída à compressão de estruturas neuromusculares no desfiladeiro torácico. Inicialmente, denominada por Peet[1] no ano de 1956, essa síndrome tem uma apresentação variável devido à infinidade de tecidos que podem ser envolvidos e à multiplicidade de locais em que pode ocorrer compressão.[2-4] A incidência de SDT é de 3 a 80 casos/1.000 indivíduos. A condição afeta mais comumente as mulheres, com uma proporção mulheres para homens de 8-9:1.[3]

A síndrome pode ser dividida em três categorias, dependendo das estruturas comprimidas. A SDT neurogênica, resultante da compressão do plexo braquial, tem uma incidência muito baixa, ocorrendo, principalmente, nas mulheres.[5] A SDT vascular responde por 5 a 10% de todos os casos da síndrome e é causada por compressão da artéria subclávia (1-5% dos casos) e/ou da veia subclávia (2-3% dos casos), afetando mais homens que mulheres.[5,6] A SDT não específica é a forma mais comum, respondendo por 90% de todas as cirurgias de SDT.[7] Uma vez que a SDT não específica tem etiologia desconhecida, com sintomas que não seguem padrões verdadeiramente neurológicos, não existem critérios objetivos para seu diagnóstico e há pouco consenso para um tratamento conservador de excelência. Outros diagnósticos que precisam ser descartados ao avaliar um paciente com suspeita de SDT incluem síndrome do túnel do carpo (Caso 22), radiculite cervical, discopatia cervical, síndrome da dor regional complexa (Caso 26) e patologia sistêmica, que inclui artrite reumatoide, esclerose múltipla e vasculite.[3]

Saber se a fisiopatologia da SDT envolve compressão do plexo branquial, feixe vascular (arterial ou venoso), ou ambos, significa conhecer a existência habitual de três locais em que essas estruturas podem ser comprimidas: o triângulo interescalênico, o espaço costoclavicular e o espaço subpeitoral. As causas anatômicas de compressão no triângulo interescalênico incluem mudanças morfológicas nos músculos escalenos, um processo transversal C7 saliente, malformação ou elevação da primeira costela, fascículo fibroso (fibras musculares anormais) entre os músculos escalenos e/ou processos transversos cervicais inferiores.[8-15] O aprisionamento pode ainda resultar da presença de uma costela cervical "anômala completa ou incompleta", algo que ocorre em 0,2 a 1% da população.[16-18] O espaço costoclavicular pode ficar comprimido devido a mudanças no músculo subclávio, na depressão clavicular, na elevação da primeira costela e/ou na formação de calosidade da clavícula ou primeira costela.[8,11,19,20] O espaço subpeitoral pode ficar comprimido por um fascículo condrocoracoideo anormal (entre o processo coracoide e a costela subjacente) e/ou fascículo clavipeitoral, ou por atrofia ou encurtamento do músculo peitoral menor.[21] O feixe ou ramo neuromuscular pode também ficar comprometido nessa área durante a abdução e rotação externa do ombro, uma vez que o peitoral menor e o processo coracoide agem como um fulcro, sobre o qual as estruturas neurovasculares mudam da direção médio-lateral para a superior-inferior.[11] Outros locais de possível aprisionamento em que pode ocorrer compressão do plexo braquial também foram mencionados, incluindo a região anterior à cabeça do úmero e as axilas.[4,22]

A SDT neurogênica verdadeira pode ser diagnosticada via teste de velocidade de condução do nervo, eletromiografia (EMG), ressonância magnética (RM) ou radiografia.[23] A SDT vascular pode ser diagnosticada com venografia, arteriografia ou sondagem por RM.[23] **SDT não específica é diagnosticada** pela exclusão da SDT real neurogênica ou vascular e qualquer outra condição capaz de responder pelos sinais e sintomas; assim, exames de velocidade de condução do nervo e EMG são normais.[11,15,24] Uma vez que não há um exame diagnóstico ideal, o diagnóstico da SDT não específica exige a investigação do histórico de doenças e realização de exames completos. [3,6,7] Sinais e sintomas comumente indicativos de SDT não específica incluem dor e parestesia em extremidade superior, com maior frequência na distribuição do nervo ulnar da mão, aparecimento insidioso de sintomas e a presença de anormalidades anatômicas e/ou posturais capazes de comprimir o ramo neurovascular.[4,15,23]

Manejo da fisioterapia do paciente

Um paciente com síndrome do desfiladeiro torácico (SDT) costuma apresentar surgimento insidioso dos sintomas, inclusive relato de "dor" e "peso" na região cervical ou no ombro, e dor e/ou parestesia no quarto e quinto dedos da mão. Os sintomas costumam se agravar por posicionamento do braço sobre a cabeça, em especial abdução e rotação externa. Na identificação dos prejuízos, podem ser observados presença de anormalidades anatômicas ou posturais que podem comprimir o ramo neurovascular, uma primeira costela elevada com hipomobilidade no deslizamento inferior, mobilidade prejudicada de nervo de extremidade superior, sensibilidade supraclavicular acima do triângulo interescalênico e sensibilidade muscular e pontos desencadeadores nos músculos trapézio superior e escaleno anterior/médio. Os resultados dos exames diagnósticos (p. ex., radiografias, RM, EMG, velocidade de condução do nervo) costumam ser negativos em pacientes com SDT não específica. As metas da fisioterapia incluem alívio dos sintomas, melhora da função neurológica e correção das anormalidades posturais e dos desequilíbrios musculares do pescoço, ombro e região escapular. As intervenções fisioterapêuticas podem incluir modalidades para aliviar sintomas, técnicas de terapia manual com foco no alongamento passivo e na melhora da mobilidade articular, exercícios terapêuticos com foco no fortalecimento e alongamento ativo e orientações ao paciente sobre postura correta e mudanças nas atividades. Uma intervenção cirúrgica, basicamente envolvendo ressecção da primeira costela, pode trazer bons resultados, mas deve ser uma possibilidade apenas quando as intervenções fisioterapêuticas não alcançarem êxito.

Exame, avaliação e diagnóstico

O primeiro item do exame consiste em obter uma história da doença subjetiva completa e ampla. A pergunta-guia "Qual é sua queixa principal?" possibilita ao paciente descrever os sintomas com as próprias palavras. A escala visual analógica de dor permite que o paciente dê uma classificação numérica à dor que sente, em uma escala ordinal de 1 a 10. A confiabilidade teste-reteste da escala visual analógica para medir a dor aguda e crônica é 0,97.[25-27] O paciente deve ser mais estimulado a descrever a dor como suportável/forte, profunda/superficial, constante/intermitente. Pedir a ele para fazer um mapeamento anatômico da dor constitui uma documentação visual de seus sintomas. Os sintomas de SDT podem incluir relato de "dor" e "sensação de peso" na região cervical e nos braços, possivelmente relacionada a desequilíbrios musculares no pescoço, ombros e região escapular.[9,13,28,29] Os pacientes podem ainda se queixar de dor e/ou parestesias na distribuição do nervo ulnar do antebraço e mão. Compressão do plexo braquial normalmente envolve a porção inferior do tronco do plexo braquial, consistindo nos ramos das raízes nervosas C8 e T1. A compressão na porção inferior do tronco pode ser mais prevalente se o indivíduo tem uma costela cervical ou elevação da primeira costela. Os sintomas incluem dor e/ou parestesias no quarto e quinto dedos da mão. Quando a condição for grave, poderá levar a envolvimento motor dos músculos intrínsecos da mão.[10,11,13,15,30-32] Os sintomas da SDT costumam agravar-se por posicionamento do braço acima da cabeça, em especial, quando a extremidade superior está em abdução e rotação externa.[11,13,30] Se houver um componente vascular na SDT, o paciente pode informar fadiga, sensação de peso, edema, palidez ou frieza na mão.[4,15,30,31] Os pacientes podem relatar acordar durante o sono com queixas de dor e dormência nas mãos.[15,30]

Outras informações a serem coletadas na entrevista com o paciente incluem relato da condição atual, fatores agravantes e de alívio, história de doença anterior e medicamentos atuais. Precisa ser feita uma revisão rápida dos sistemas, incluindo escuta de quaisquer sinais ou sintomas "de alerta" de alguma condição sistêmica que leve a encaminhamento a profissional de saúde mais adequado. Esses sintomas constitucionais incluem febre sem explicação, diaforese, suores noturnos, náuseas, vômitos, diarreia, palidez, síncope, fadiga e/ou perda recente e não voluntária do peso.[33,34] Devem ser revisados todos os exames diagnósticos, inclusive radiografias, RM, EMG e velocidade de condução do nervo.

Testes e medidas objetivos devem começar com uma investigação da postura, pois uma postura anormal pode ser fator contribuinte importante em todas as três categorias de SDT. O alinhamento da cabeça, coluna cervical, ombro, escápulas e úmero devem ser investigados a partir da visão posterior (Fig. 24.1), lateral (Fig. 24.2) e anterior. O paciente deste caso tinha braços grandes e hipertrofiados, ombros arredondados e com rotação interna, com as cabeças umerais assentadas anteriormente nas cavidades glenoidais, e dorso latíssimo bilateralmente desenvolvido demais. Também foi observada inclinação anterior da escápula direita, em que a margem superior da escápula está posicionada anteriormente, e o ângulo inferior posicionado posteriormente.

O paciente apresentava músculos do trapézio superior alongados, com depressão escapular. Seu acrômio estava baixo e a escápula permanecia baixa durante a elevação do ombro. Sabrmann[35] descreve essa disfunção postural observada como síndrome da

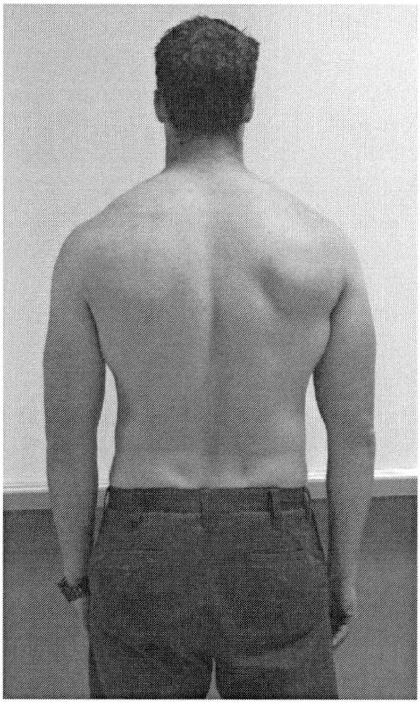

Figura 24.1 Visão posterior do paciente com síndrome do desfiladeiro torácico direito. Observar músculos trapézios bilateralmente alongados, acrômios baixos, latíssimo do dorso muito desenvolvido e inclinação lateral da escápula direita.

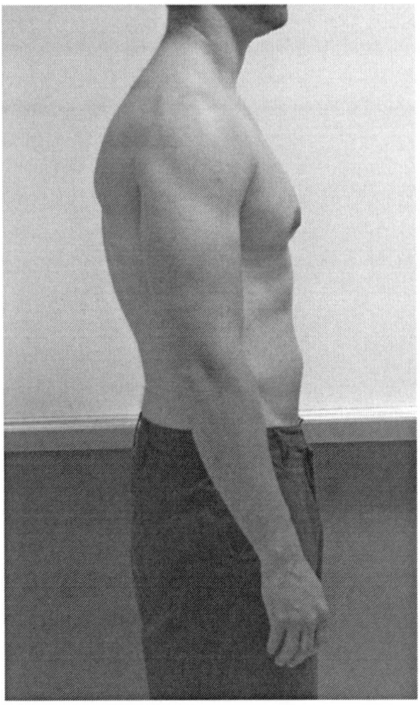

Figura 24.2 Visão lateral do paciente com síndrome do desfiladeiro torácico direito. Observar o ombro arredondado e com rotação interna, com a cabeça do úmero assentada anteriormente na cavidade glenoidal.

depressão escapular e da rotação medial do úmero. Swift[36] denominou essa disfunção postural de "síndrome do ombro caído" e descobriu que era responsável pela maioria dos casos de SDT não específica. Muitas dessas anormalidades posturais podem ser atribuídas à carreira de nadador do paciente, que exige movimento repetitivo sobre a cabeça, com rotação interna do úmero.[35] Síndromes posturais causadas por desequilíbrios musculares da coluna cervical, do ombro e da região escapular podem levar a espessamento ou fibrose de alguns grupos musculares, com potencial para comprimir o plexo braquial.[3,15,23] Músculos encurtados e/ou hipertrofiados podem empurrar estruturas subjacentes. Por exemplo, um peitoral menor encurtado pode fazer pressão contra o plexo braquial na região subpeitoral.[35]

Deficiências musculares suspeitas devem ser confirmadas, medindo-se a força muscular, o comprimento do músculo e a amplitude de movimento (ADM) da articulação. Domínio e encurtamento do latíssimo do dorso, redondo maior, peitoral maior e peitoral menor são comuns em pacientes que participam de trabalho ou esporte que exija rotação interna repetitiva do úmero, como a natação.[35] Borstad[37] relatou que o comprimento do peitoral menor em repouso pode ser medido com confiança (ICC de 0,96 para confiabilidade teste-reteste), usando-se fita métrica entre os marcos palpáveis do processo coracoide e a quarta costela. O encurtamento do peitoral menor aumenta a tensão passiva e resulta em inclinação escapular anterior – as duas situações podem levar à compressão do plexo braquial.[38,39] Esse paciente tinha um peitoral menor direito encurtado, conforme evidenciado pela inclinação anterior de sua escápula (Fig. 24.2). O encurtamento dos rotadores internos pode levar a rotação umeral externa insuficiente durante elevação glenoumeral. O fisioterapeuta pode pedir ao paciente para flexionar o ombro envolvido, com o cotovelo flexionado, observando se o cotovelo se movimenta lateralmente, o que pode indicar rotação interna do úmero.[35] Com o paciente em pé, o terapeuta observou que, quando ele flexionou o ombro, ocorreu rotação umeral externa reduzida, uma tendência que pode levar a lordose lombar (indicando encurtamento do latíssimo do dorso). Em supino, com a coluna lombar apoiada na mesa, o paciente tinha apenas 160° de flexão do ombro, um achado capaz de indicar encurtamento do latíssimo do dorso e do peitoral maior/menor.[35] Dados goniométricos revelaram apenas 80% de rotação externa do ombro. O paciente também apresentou fraqueza dos rotadores externos do úmero e do serrátil anterior. Músculos que são alongados além de seu limite fisiológico rompem o alinhamento miofilamentoso, interferindo na capacidade geradora de tensão dos elementos contráteis, levando a fraqueza.[40] Um trapézio superior alongado pode exercer tensão constante na coluna cervical, e esse paciente apresentou ADM limitada na cervical. O encurtamento dos escalenos anterior e médio pode levar à elevação da primeira costela devido a seu vínculo distal com ela.[14] Esse paciente também apresentou uma primeira costela elevada. Embora não apresentem limitação na força de antebraço, punho ou preensão, pessoas com SDT podem apresentar fraqueza leve da musculatura no membro afetado, inclusive dos músculos intrínsecos da mão.[30,31]

Como muitos pacientes com SDT se queixam de dormência e/ou formigamento em extremidade superior, deve ser feito um exame neurológico completo, inclusive teste sensorial e reflexo profundo do tendão em extremidade superior. Novak e colaboradores[41] descobriram que uma discriminação de dois pontos era normal em 98% dos casos de SDT. Outro componente da investigação neurológica é a realização do Upper Limb Neurodynamic (tension) Testing (ULNT).[42] Pacientes com SDT podem ter aumentos moderados em seus sintomas com ULNT do nervo ulnar e possivelmente com prejuízos do nervo mediano.[15] Wainenr e colaboradores[43] relataram um kappa substancial de 0,76 e 0,83 e uma sensibilidade de 97 e 72% com prejuízos do nervo mediano e radial, respectivamente, quando a ULNT foi usada como instrumento de sondagem para descarte de radiculopatia. Coppieters e colaboradores[44] descobriram confiabilidade intratestador e intertestador excelente ao testarem a mobilidade do nervo mediano na mesma sessão (ICC = 0,98, 0,95) e um ICC moderado de 0,86, depois de 48 horas, em sujeitos assintomáticos e pacientes com SDT neurogênica. Durante a realização de inúmeras variações dos testes neurodinâmicos para o nervo mediano, os autores mediram a amplitude do cotovelo no "início da dor" e quando o sujeito relatou "desconforto substancial" e descobriram que as melhoras de 7,5° da extensão aumentada do cotovelo podem ser interpretadas como melhoras significativas na mobilidade do nervo. Considerando que uma disfunção neurológica concomitante pode ainda produzir um resultado positivo durante o teste neurodinâmico, uma ULNT positiva deve ser correlacionada com reprodução dos sintomas do paciente e uma reação assimétrica.[28] Na SDT, os reflexos do tendão profundo são normais, e está intacta a sensação de toque leve. O presente paciente teve uma reprodução leve das parestesias em seu quarto e quinto dedos da mão, com prejuízo do nervo ulnar do ULNT, sendo normais os reflexos do tendão profundo e o teste de sensibilidade.

O teste do movimento acessório passivo das articulações revelou uma primeira costela elevada, com hipomobilidade no deslizamento inferior. Lindgren e colaboradores[45] descobriram que a rotação cervical combinada com a flexão lateral é a direção mais limitada por subluxação da primeira costela; eles relataram excelente confiabilidade interclassificador (kappa = 1) para detecção da hipomobilidade do deslizamento inferior da primeira costela, além de boa concordância, na comparação com exame radiológico da posição dessa costela (kappa = 0,84). Smedmark e colaboradores[46] examinaram a confiabilidade interclassificador de dois fisioterapeutas para avaliar a mobilidade da primeira costela classificada como "rígida" ou "não rígida" e descobriram um coeficiente kappa moderado de 0,43. O paciente também mostrou hipomobilidade da coluna torácica superior e hipermobilidade da articulação glenoumeral, em especial, com deslizamento anterior do úmero, possivelmente associado à diminuição de sua mobilidade escapular.[39]

Indivíduos com SDT podem apresentar sensibilidade supraclavicular sobre o plexo braquial, no triângulo interescaleno.[15,30] A palpação de tecidos moles costuma revelar sensibilidade dos músculos por tensionamento dos filamentos musculares além do limite fisiológico.[40] Esse paciente apresentou sensibilidade muscular mais perceptível no trapézio superior e nos músculos escalenos anterior/médio. Os músculos encurtados e/ou continuamente estimulados de forma mecânica por postura insatisfatória devem ser palpados na busca por pontos de gatilho; foi observado no paciente esse tipo de ponto acima do trapézio superior e dos escalenos anteriores. Esses nódulos hipersensíveis nos músculos podem causar uma reação local de contração e padrões de dor referida.[47] Uma opção de tratamento para pontos gatilho miofasciais é a compressão direta (pressão isquêmica). Existem algumas evidências de que pontos gatilho no trapézio superior e na musculatura da coluna cervical podem ser tratados de forma eficaz com dígito pressão.[48,49]

Há muitos testes provocativos para a SDT; infelizmente, porém, a maioria não é confiável e validada. O teste de Adson, de Roos, de hiperabdução, de Wright e de Allen são todos considerados positivos quando o pulso radial está diminuído ou obliterado e/ou os sintomas do paciente são reproduzidos durante o desempenho dessas manobras. Esses testes se mostraram como tendo um valor de previsão satisfatório para qualquer tipo de SDT; as sensibilidades e especificidades individuais médias são de 72 e 53%, respectivamente, quando comparadas à ultrassonografia com Doppler que mostra compressão vascular.[50] Nord e colaboradores[51] relataram que muitos testes especiais para SDT têm especificidade baixa, com taxa falso-positiva elevada em sujeitos saudáveis. Rayan e Jensen[14] sugeriram que esses testes especiais podem também ser positivos para uma reação vascular em populações *assintomáticas.* O teste de compressão do plexo braquial, em que o examinador aplica força compressora ao ramo do plexo braquial superior à clavícula, é considerado positivo se houver uma reprodução dos sintomas radiculares.[28] Uchibara e colaboradores[52] informaram que esse teste tem uma sensibilidade de 69% e uma especificidade de 83%. Plewa e Delinger[53] informaram que o teste de compressão do plexo braquial tinha especificidades diferentes, dependendo do que se considera um teste positivo. A especificidade foi de 79, 85 e 98% para mudanças vasculares, parestesia e dor, respectivamente. Assim, o teste de compressão do plexo braquial teve uma taxa de razoabilidade falso-positiva baixa quando o resultado positivo foi definido como um relato de dor na extremidade superior, no pescoço e na cabeça. É ainda questionável, porém, se o teste de compressão do plexo braquial pode discriminar a SDT e a radiculopatia cervical; dessa maneira, a apresentação clínica do paciente deve ser considerada na totalidade para a determinação do diagnóstico.

É interessante para uma boa prática incluir um levantamento da atividade funcional para documentar melhoria nas atividades e função. O **Disability of the Arm, Shoulder, and Hand (DASH) Questionnaire** (Questionário de Incapacidade do Braço, Ombro e Mão) é um questionário de autorrelato com 30 itens, criado para medir a função e os sintomas de extremidades superiores. O DASH tem pontuação de 0 (sem incapacidade) a 100 (incapacidade alta), sendo um instrumento validado, conforme mostra uma correlação positiva com a pontuação 12 no Formulário Breve da qualidade de vida relativa à saúde.[54] A confiabilidade teste-reteste do DASH apresenta um ICC de 0,92 a 0,96[2], e há uma quantidade razoável de estudos que o usam para documentar os resultados do paciente após o tratamento cirúrgico e conservador da SDT.[55-57]

Plano de atendimento e intervenções

As intervenções específicas para tratamento desta síndrome dependem do tipo de SDT, mas é recomendado o tratamento conservador como a primeira opção de controle de todos os tipos da síndrome. O foco das **intervenções fisioterapêuticas para SDT não específica** deve ser a correção das anormalidades posturais e dos prejuízos musculares das regiões do pescoço, ombro e escápula.

Alongar músculos atrofiados pode ser feito com técnicas manuais e de autoalongamento.[4,11,15,24,35] O paciente pode ser orientado a realizar com frequência um padrão de movimentos corrigidos, tratando dos músculos atrofiados e do desempenho muscular prejudicado, durante o decorrer do dia. Para o paciente deste caso, podem ser prescritos três tipos de alongamentos: (1) para o latíssimo do dorso e os rotadores internos do úmero, o paciente fica de pé, com a coluna lombar encostada em uma parede, com os cotovelos a 90° e antebraços em supinação, com a flexão repetida dos ombros, levando os cotovelos a estenderem, embora mantidos no plano sagital e, finalmente, retraindo as duas escápulas ao final da amplitude; (2) para o peitoral maior, repete-se esse movimento embora com os braços no plano coronal; e (3) para o latíssimo do dorso e o peitoral, o paciente deita em supino, com a coluna lombar totalmente apoiada, e eleva os braços acima da cabeça.[24,35] Em testes, Muraki e colaboradores[58] descobriram que o aumento mais significativo no comprimento do músculo peitoral maior ocorreu com um alongamento a 30° de flexão do ombro, com retração escapular passiva (enquanto sentado).

Músculos enfraquecidos causados por anormalidade postural devem ser fortalecidos de maneira seletiva, com exercícios terapêuticos. O fortalecimento do infraespinal e do redondo menor pode ser feito com rotação externa pronada do úmero, que, simultaneamente, fortalece os rotadores externos ao mesmo tempo que alonga os internos. Na posição pronada, o paciente deve aprender a estabilizar as escápulas, contraindo os adutores escapulares e o serrátil anterior, antes de contrair os rotadores externos.[35] Reinold e colaboradores[59] descobriram que a atividade mais alta na eletromiografia do infraespinal e redondo menor ocorria enquanto era feita rotação externa com paciente em decúbito lateral, com uma toalha enrolada sob o cotovelo.

O ensino do paciente com SDT inclui dar instruções para minimizar a rotação interna glenoumeral durante flexão do ombro e, com eficácia, recrutar o trapézio superior para elevar a cintura escapular durante elevação de ombro. Ele deve aprender estratégias para modificar atividades, como sentar com os braços apoiados em descansos e evitar transporte de objetos pesados.[35] Estudos com sujeitos usando aparelhos ortopédicos de retração dos ombros, projetados para reduzir a tendência para baixo dos ombros, para trazer alívio aos sintomas da SDT, foram inconclusivos.[12,60]

Uma revisão sistemática recente descobriu dois estudos prospectivos em apoio à eficácia da intervenção fisioterapêutica para reduzir os sintomas da SDT.[61] Hanif e colaboradores[62] realizaram um estudo prospectivo de 50 adultos com SDT neurogênica (confirmada com o teste de Roos, teste de velocidade de condução do nervo e EMG). Os sujeitos tomaram anti-inflamatórios e participaram de um programa supervisionado de exercícios terapêuticos a cada duas semanas, durante seis meses, bem como realizaram fortalecimento e alongamento ativos diários, como parte de um programa de exercícios em casa. Em seis meses, houve uma redução média estatisticamente importante na dor e melhora da velocidade da condução nervosa. Kenny e colaboradores[63] avaliaram, de modo prospectivo, oito pacientes com SDT vascular (teste de Adson positivo e teste da velocidade da condução nervosa negativo) tratados durante três semanas com elevação repetitiva dos ombros e que evoluíram diária (nas repetições) e semanalmente (com resistência, segurando pesos nas mãos). Todos os sujeitos relataram uma redução estatisticamente significativa na dor e apresentaram ADM normal na cervical e nos ombros. Existem múltiplos estudos de casos de pacientes com SDT que relatam alívio da dor e dos sintomas depois das intervenções fisioterapêuticas.[23,31,64-66] Ao mesmo tempo que não há ensaios randomizados e controlados que investigam a eficácia das intervenções fisioterapêuticas para SDT, vários estudos prospectivos de grupos informaram resultados favoráveis, ainda que modestos, com exercícios supervisionados e um programa de exercícios em casa, com foco no alongamento e fortalecimento.[63,67,68] É fundamental que o paciente obedeça às modificações prescritas nas atividades e ao programa de exercícios domiciliares para obter resultados de longo prazo.

Técnicas de mobilização/manipulação de articulações podem ser usadas para tratar hipomobilidade capsular, no paciente com SDT. A primeira mobilização de costelas pode ser bastante benéfica caso se pressuponha que uma primeira costela elevada ou com hipomobilidade esteja contribuindo para a SDT.[15,67] Para controlar a dor, modalidades como uso do calor e estimulação nervosa elétrica transcutânea podem ajudar.[4] Tração mecânica não parece trazer benefícios.[15,69]

O tratamento da tensão neural adversa é um desafio, uma vez que o tecido neural é altamente sensível e facilmente irritável. Assim, a irritabilidade sintomática deve ser investigada para determinar o grau de agressividade com que podem ser aplicadas as técnicas fisioterapêuticas.[15] As metas das técnicas de mobilização neural incluem reduzir sintomas e melhorar a mobilidade funcional das estruturas neurais.[15] Butler[42] sugere que a mobilização do tecido neural pode ser feita por mobilização direta dos tecidos neurais, por meio de técnicas de tensão neural e/ou técnicas de mobilização de articulações. Coppieters e colaboradores[44] documentaram um caso em que paciente com SDT teve resultados exitosos após receber mobilizações de deslizamento lateral para a coluna cervical. A mobilização neural pode ainda ser realizada indiretamente, tratando-se tecidos relacionados, inclusive articulações, músculos, fáscia e pele, por meio de mobilização de tecidos moles, mobilização de articulações, modalidades e exercícios e reeducação postural, além de mudanças ergonômicas.

A intervenção cirúrgica para tratamento da SDT neurogênica e vascular costuma envolver ressecção da primeira costela. Os resultados das intervenções cirúrgicas variam, embora existam vários estudos que documentam sucesso cirúrgico para tratar a SDT neurogênica.[2,10,57,70-74] Outros estudos mencionam resultados menos que favoráveis.[12,75-78] Considerando-se a natureza invasiva da cirurgia e o risco de possíveis complicações, as intervenções cirúrgicas para tratar a SDT são, em geral, uma opção viável apenas quando fracassaram as opções conservadoras. Embora a ressecção da primeira costela pareça produzir resultados favoráveis no tratamento da SDT neurogênica, os resultados para tratar a SDT não específica não estão documentados.

Recomendações clínicas baseadas em evidências

SORT: Valor/Força da Taxonomia da Recomendação (do inglês, *Strength of Recommendation Taxonomy*)

A: evidências consistentes e de boa qualidade voltadas ao paciente
B: evidências inconsistentes ou de qualidade limitada voltadas ao paciente
C: evidências consensuais, voltadas à doença, prática habitual, opinião de especialistas ou séries de casos

1. O diagnóstico de síndrome do desfiladeiro torácico não específica (SDT) baseia-se na exclusão: exames da velocidade da condução do nervo e de EMG negativos, presença de dor e/ou parestesias em extremidade superior (mais notadamente na distribuição ulnar da mão) e anormalidades anatômicas ou posturais capazes de comprimir o plexo braquial. **Grau B**
2. Fisioterapeutas podem usar o questionário Disability of the Arm, Shoulder, and Hand (DASH) para medir as mudanças nos sintomas e no funcionamento das extremidades superiores, depois do tratamento cirúrgico ou conservador da SDT. **Grau A**
3. Um programa multimodal de tratamento que inclui correção da disfunção postural pelo alongamento e fortalecimento muscular, terapia manual (técnicas para tecidos moles, mobilização articular e do tecido neural) e orientação sobre postura correta e mudanças nas atividades melhora os resultados de pacientes com SDT não específica. **Grau B**

PERGUNTAS PARA REVISÃO

24.1 Um fisioterapeuta está trabalhando com paciente com diagnóstico de SDT não específica. Qual resultado de teste é o *mais* provável, neste caso?

A. Teste de velocidade da condução do nervo anormal
B. Músculo peitoral menor encurtado
C. Discriminação anormal de dois pontos
D. Teste de Adson positivo

24.2 Que instrumento de resultados oferece uma medida confiável e válida de melhora da função e dos sintomas das extremidades superiores?

A. Teste de Adson
B. Oswestry Disability Questionnaire
C. Teste de compressão do plexo braquial
D. Questionário Disability of the Arm, Shoulder, and Hand (DASH)

RESPOSTAS

24.1 **B.** Pacientes com SDT neurogênica apresentam teste de velocidade da condução do nervo anormal e testes de sensação com discriminação de dois pontos (opções A e C). Pacientes com SDT vascular podem se apresentar com teste de Adson positivo (opção D), embora o teste tenha apenas valor de previsão e uma taxa falso-positiva elevada. O diagnóstico de SDT não específica baseia-se na exclusão. Com frequência, o paciente apresenta-se com postura anormal por prejuízos no comprimento e força musculares, inclusive peitoral menor encurtado.

24.2 **D.** O DASH tem excelente confiabilidade teste-reteste e boa validade de construto na comparação com o formulário breve 12. O teste de Adson e o de compressão braquial são provocadores, usados no diagnóstico da SDT (opções A e C). O Oswestry Disability Questionnaire é empregado para investigar a incapacidade decorrente de dor lombar (opção B).

REFERÊNCIAS

1. Peet RM, Henriksen JD, Anderson TP, Martin GM. Thoracic-outlet syndrome: evaluation of the therapeutic exercise program. Proc Staff Meet Mayo Clin. 1956;31:281-287.
2. Athanassiadi K, Kalavrouziotis G, Karydakis K, Bellenis I. Treatment of thoracic outlet syndrome: long-term results. World J Surg. 2001;25:553-557.
3. Huang JH, Zager EL. Thoracic outlet syndrome. Neurosurgery. 2004;55:897-903.
4. Vanti C, Natalini L, Romeo A, Tosarelli D, Pillastrini P. Conservative treatment of thoracic outlet syndrome: a review of the literature. Eura Medicophys. 2007;43:55-70.
5. Wilbourn AJ. The thoracic outlet syndrome is overdiagnosed. Arch Neurol. 1990;47:328-330.
6. Fechter JD, Kuschner SH. The thoracic outlet syndrome. Orthopedics. 1993;16:1243-1251.
7. Poole GV, Thomae KR. Thoracic outlet syndrome reconsidered. Am Surg. 1996;62:287-291.
8. Atasoy E. Thoracic outlet compression syndrome. Orthop Clin North Am. 1996;27:265-303.
9. Atasoy E. Thoracic outlet syndrome: anatomy. Hand Clin. 2004;20:7-14.
10. Balci AE, Balci TA, Cakir O, Eren S, Eren MN. Surgical treatment of thoracic outlet syndrome: effect and results of surgery. Ann Thorac Surg. 2003;75:1091-1096.
11. Dutton M. Orthopaedic Examination, Evaluation, and Intervention. New York, NY: McGraw-Hill; 2004.
12. Mailis A, Papagapiou M, Vanderlinden RG, Campbell V, Taylor A. Thoracic outlet syndrome after motor vehicle accidents in a Canadian pain clinic population. Clin J Pain. 1995;11:316-324.
13. Novak CB, Mackinnon SE. Thoracic outlet syndrome. Orthop Clin North Am. 1996;27:747-762.
14. Rayan GM, Jensen C. Thoracic outlet syndrome: provocative examination maneuvers in a typical population. *J Shoulder Elbow Surg.* 1995;4:113-117.
15. Saunders HD, Ryan RS. *Evaluation, Treatment and Prevention of Musculoskeletal Disorders.* Vol. 1: *Spine.* 4th ed. Chaska, MN: The Saunders Group; 2004.

16. Brewin J, Hill M, Ellis H. The prevalence of cervical ribs in a London population. *Clin Anat.* 2009;22:331-336.
17. King TC, Smith CR. Chest wall, pleura, lung, and mediastinum. In: Schwartz SI, Shires GT, Spencer FC, eds. *Principles of Surgery.* New York, NY: McGraw-Hill; 1989:627.
18. Roos DB. The place for scalenectomy and first-rib resection in thoracic outlet syndrome. *Surgery.*1982;92:1077-1085.
19. Kitsis CK, Marino AJ, Krikler SJ, Birch R. Late complications following clavicular fractures and their operative management. *Injury.* 2003;34:69-74.
20. Lindgren KA, Leino E. Subluxation of the first rib: a possible thoracic outlet syndrome mechanism. *Arch Phys Med Rehabil.* 1988;69:692-695.
21. Sanders RJ, Rao NM. The forgotten pectoralis minor syndrome: 100 operations for pectoralis minor syndrome alone or accompanied by neurogenic thoracic outlet syndrome. *Ann Vasc Surg.* 2010;24:701-708.
22. Poitevin LA. Proximal compressions of the upper limb neurovascular bundle. An anatomic research study. *Hand Clin.* 1988;4:575-584.
23. Bargar CJ, DeRienzo V, George SZ. Treatment of a young, male patient with left upper arm pain and left arm numbness: A case report. *Orthop Practice.* 2007:19:25-32.
24. Magee DJ. *Orthopedic Physical Assessment.* 5th ed. St. Louis, MO: Saunders; 2008.
25. Beaton DE, Katz JN, Fossel AH, Wright JG, Tarasuk V, Bombardier C. Measuring the whole or the parts? Validity, reliability, and responsiveness of the Disabilities of the Arm, Shoulder and Hand outcome measure in different regions of the upper extremity. *J Hand Therapy.* 2001;14:128-146.
26. Bijur PE, Silver W, Gallagher EJ. Reliability of the visual analog scale for measurement of acute pain. *Acad Emerg Med.* 2001;8:1153-1157.
27. Price DD, McGrath PA, Raffi A, Buckingham B. The validation of visual analog scales as ratio scale measures for chronic and experimental pain. *Pain.* 1983;17:45-56.
28. Cook CE, Hegedus EJ. *Orthopedic Physical Examination Tests: An Evidence-Based Approach.* Upper Saddle River, NJ: Pearson-Prentice Hall; 2008.
29. Mackinnon SE, Novak CB. Clinical commentary: pathogenesis of cumulative trauma disorder. *J Hand Surg Am.* 1994;19:873-883.
30. Cooke RA. Thoracic outlet syndrome—aspects of diagnosis in the differential diagnosis of hand-arm vibration syndrome. *Occup Med (Lond).* 2003;53:331-336.
31. Ozçakar L, Inanici F, Kaymak B, Abali G, Cetin A, Hasçelik Z. Quantification of the weakness and fatigue in thoracic outlet syndrome with isokinetic measurements. *Br J Sports Med.* 2005;39:178-181.
32. Rayan GM. Thoracic outlet syndrome. *J Shoulder Elbow Surg.* 1998;7:440-451.
33. Boissonnault WG. *Primary Care for the Physical Therapist: Examination and Triage.* St. Louis, MO: Elsevier; 2005.
34. Goodman CC, Snyder TEK. *Differential Diagnosis in Physical Therapy.* 3rd ed. Philadelphia, PA: WB Saunders Co; 2000.
35. Sahrmann SA. *Diagnosis and Treatment of Movement Impairment Syndromes.* St. Louis, MO: Mosby; 2002.
36. Swift TR, Nichols FT. The droopy shoulder syndrome. *Neurology.* 1984;34:212-215.
37. Borstad JD. Measurement of pectoralis minor muscle length: validation and clinical application. *J Orthop Sports Phys Ther.* 2008;38:169-174.
38. Borstad JD. Resting position variables at the shoulder: evidence to support a posture-impairment association. *Phys Ther.* 2006;86:549-557.
39. Borstad JD, Ludewig PM. The effect of long versus short pectoralis minor resting length on scapular kinematics in healthy individuals. *J Orthop Sports Phys Ther.* 2005;35:227-238.

40. Lieber RL, Woodburn TM, Friden J. Muscle damage induced by eccentric contractions of 25% strain. *J Appl Physiol.* 1991;70:2498-2507.
41. Novak CB, Mackinnon SE, Patterson GA. Evaluation of patients with thoracic outlet syndrome. *J Hand Surg Am.* 1993;18:292-299.
42. Butler D. *The Sensitive Nervous System.* Adelaide, Australia: NOI Group Publications; 2000.
43. Wainner RS, Fritz JM, Irrgang JJ, Boninger ML, Delitto A, Allison S. Reliability and diagnostic accuracy of the clinical examination and patient self-report measures for cervical radiculopathy. *Spine.* 2003;28:52-62.
44. Coppieters M, Stappaerts K, Janssens K, Jull G. Reliability of detecting 'onset of pain' and 'submaximal pain' during neural provocation testing of the upper quadrant. *Physiother Res Int.* 2002; 7:146-156.
45. Lindgren KA, Leino E, Hakola M, Hamberg J. Cervical spine rotation and lateral flexion combined motion in the examination of the thoracic outlet. *Arch Phys Med Rehabil.* 1990;71:343-344.
46. Smedmark V, Wallin M, Arvidsson I. Inter-examiner reliability in assessing passive intervertebral motion of the cervical spine. *Man Ther.* 2000;5:97-101.
47. Simons DG, Travell JG, Simons LS. Myofascial pain and dysfunction. *The Trigger Point Manual.* Vol 1. *Upper Half of Body.* 2nd ed. Philadelphia, PA: Lippincott, Williams & Wilkins; 1999.
48. Hanten WP, Olson SL, Butts NL, Nowicki AL. Effectiveness of a home program of ischemic pressure followed by sustained stretch for treatment of myofascial trigger points. *Phys Ther.* 2000;80:997-1003.
49. Itoh K, Katsumi Y, Hirota S, Kitakoji H. Randomised trial of trigger point acupuncture compared with other acupuncture for treatment of chronic neck pain. *Complement Ther Med.* 2007;15:172-179.
50. Gillard J, Perez-Cousin M, Hachulla E, et al. Diagnosing thoracic outlet syndrome: contribution of provocation tests, ultrasonography, electrophysiology, and helical computed tomography in 48 patients. *Joint Bone Spine.* 2001;68:416-424.
51. Nord KM, Kapoor P, Fisher J, et al. False positive rate of thoracic outlet syndrome diagnostic maneuvers. *Electromyogr Clin Neurophysiol.* 2008;48:67-74.
52. Uchihara T, Furukawa T, Tsukagoshi H. Compression of brachial plexus as a diagnostic test of cervical cord lesion. *Spine.* 1994;19:2170-2173.
53. Plewa MC, Delinger M. The false-positive rate of thoracic outlet syndrome shoulder maneuvers in healthy subjects. *Acad Emerg Med.* 1998;5:337-342.
54. Atroshi I, Gummesson C, Andersson B, Dahlgren E, Johansson A. The disabilities of the arm, shoulder, and hand (DASH) outcome questionnaire: reliability and validity of the Swedish Version evaluated in 176 patients. *Acta Orthop Scand.* 2000;71:613-618.
55. Chang DC, Rotellini-Coltvet LA, Mukherjee D, De Leon D, Freischlag JA. Surgical intervention for thoracic outlet syndrome improves patient's quality of life. *J Vasc Surg.* 2009;49:630-637.
56. Dubuisson A, Lamotte C, Foidart-Dessalle M, et al. Post-traumatic thoracic outlet syndrome. *Acta Neurochir.* 2012;154:517-526.
57. Glynn RW, Tawfick W, Elsafty Z, Hynes N, Sultan S. Supraclavicular scalenectomy for thoracic outlet syndrome: functional outcomes assessed using the DASH scoring system. *Vasc Endovascular Surg.* 2012;46:157-162.
58. Muraki T, Aoki M, Izumi T, Fujii M, Hidaka E, Miyamoto S. Lengthening of the pectoralis minor muscle during passive shoulder motion and stretching techniques: a cadaveric biomechanical study. *Phys Ther.* 2009;89:333-341.

59. Reinold MM, Wilk KE, Fleisig GS, et al. Electromyographic analysis of the rotator cuff and deltoid musculature during common shoulder external rotation exercises. *J Orthop Sports Phys Ther.* 2004;34:385-394.
60. Nakatsuchi Y, Saitoh S, Hosaka M, Matsuda S. Conservative treatment of thoracic outlet syndrome using an orthosis. *J Hand Surg Br.*1995;20:34-39.
61. Christopher C, Musc M, Bukry SA, Alsuleman S, Simon JV. Systematic review: the effectiveness of physical treatments on thoracic outlet syndrome in reducing clinical symptoms. *Hong Kong Physiotherapy J.* 2011;29:53-63.
62. Hanif S, Tassadaq N, Rathore MF, Rashid P, Ahmed N, Niazi F. Role of therapeutic exercises in neurogenic thoracic outlet syndrome. *J Ayub Med Coll Abbottabad.* 2007;19:85-88.
63. Kenny RA, Traynor GB, Withington D, Keegan DJ. Thoracic outlet syndrome: a useful exercise treatment option. *Am J Surg.* 1993;165:282-284.
64. Aydog ST, Ozcakar L, Demiryurek D, Bayramoglu A, Yorubulut M. An intervening thoracic outlet syndrome in a gymnast with levator claviculae muscle. *Clin J Sport Med.* 2007;17:323-325.
65. Robey JH, Boyle KL. Bilateral function thoracic outlet syndrome in a collegiate football player. *N Am J Sports Phys Ther.* 2009;4:170-181.
66. Singh VK, Singh PK, Balakrishnan SK. Bilateral coracoclavicular joints as a rare cause of bilateral thoracic outlet syndrome and shoulder pain treated successfully by conservative means. *Singapore Med J.* 2009;50:214-217.
67. Lindgren KA. Conservative treatment of thoracic outlet syndrome: a 2-year follow-up. *Arch Phys Med Rehab.* 1997;78:373-378.
68. Novak CB, Collins ED, Mackinnon SE. Outcome following conservative management of thoracic outlet syndrome. *J Hand Surg Am.* 1995;20:542-548.
69. Cuetter AC, Bartoszek DM. The thoracic outlet syndrome: controversies, overdiagnosis, overtreatment, and recommendations for management. *Muscle Nerve.* 1989;12:410-419.
70. Hempel GK, Shutze WP, Anderson JF, Bukhari HI. 770 consecutive supraclavicular first rib resections for thoracic outlet syndrome. *Ann Vasc Surg.* 1996;10:456-463.
71. McGough EC, Pearce MB, Byrne JP. Management of thoracic outlet syndrome. *J Thorac Cardiovasc Surg.* 1979;77:169-172.
72. Samarasam I, Sadhu D, Agarwal S, Nayak S. Surgical management of thoracic outlet syndrome: a 10-year experience. *ANZ J Surg.* 2004;74:450-454.
73. Sanders RJ, Hammond SL. Management of cervical ribs and anomalous first ribs causing neurogenic thoracic outlet syndrome. *J Vasc Surg.* 2002;36:51-56.
74. Takagi K, Yamaga M, Morisawa K, Kitagawa T. Management of thoracic outlet syndrome. *Arch Orthop Trauma Surg.* 1987;106:78-81.
75. Cuypers PW, Bollen EC, van Houtte HP. Transaxillary first rib resection for thoracic outlet syndrome. *Acta Chir Belg.* 1995;95:119-122.
76. Franklin GM, Fulton-Kehoe D, Bradley C, Smith-Weller T. Outcome of surgery for thoracic outlet syndrome in Washington state workers' compensation. *Neurology.* 2000;54:1252-1257.
77. Landry GL, Moneta GL, Taylor LM, Edwards JM, Porter JM. Long-term functional outcome of neurogenic thoracic outlet syndrome in surgically and conservatively treated patients. *J Vasc Surg.* 2001;33:312-319.
78. Lindgren KA, Oksala I. Long-term outcome of surgery for thoracic outlet syndrome. *Am J Surg.*1995;169:358-360.

Neuropatia supraescapular

Margaret A. Wicinski

CASO 25

Uma jogadora de vôlei do Ensino Médio, destra, com 17 anos de idade, apresenta-se a uma clínica de fisioterapia com queixas de dor e fraqueza difusas na região posterior do ombro direito. A fraqueza é mais destacada com rotação externa do ombro. A paciente informa fraqueza e dor gradativas durante o mês anterior e salienta que as escápulas não parecem mais simétricas. Ela nega a ocorrência de lesão em algum momento específico. A história de doenças pregressas não apresenta queixas sistêmicas, cirurgias prévias ou lesões anteriores no ombro. Os prejuízos revelados no exame fisioterapêutico inicial foram fraqueza do supraespinal e infraespinal e redução da rotação externa e de abdução ativas do ombro. A adução passiva horizontal do ombro reproduz a dor da paciente, com sensação de proteção do músculo ao final do movimento.

- Que sinais no exame podem ser relacionados ao diagnóstico suspeitado?
- Quais são as prioridades do exame?
- Qual é o prognóstico para a reabilitação?
- Quais são as intervenções fisioterapêuticas mais apropriadas?

DEFINIÇÕES-CHAVE

APRISIONAMENTO: pressão direta sobre um só nervo causada por fatores intrínsecos (p. ex., anormalidades ósseas) e/ou extrínsecos (p. ex., atividades repetitivas com o membro superior elevado acima da cabeça)

ATROFIA: desgaste ou perda de tecido muscular

CISTO GANGLIÔNICO: estrutura anormal semelhante a um saco, cheia de líquido, em torno de uma articulação ou cobrindo um tendão

NEUROPATIA SUPRAESCAPULAR: dano ao nervo supraescapular que resulta em redução de sensibilidade e força das estruturas inervadas por esse nervo

Objetivos

1. Descrever os achados do exame que levam a suspeita de um diagnóstico de neuropatia supraescapular ou a aprisionamento do nervo supraescapular.
2. Identificar os mecanismos de aprisionamento do nervo supraescapular.
3. Discutir o processo diagnóstico diferencial para distinguir a patologia do manguito rotador da neuropatia supraescapular.
4. Identificar os diagnósticos diferenciais de uma neuropatia supraescapular.
5. Identificar os exames diagnósticos para a neuropatia supraescapular.
6. Descrever as intervenções fisioterapêuticas para tratar os prejuízos presentes em paciente com neuropatia supraescapular.

Considerações sobre a fisioterapia

Considerações de fisioterapia durante controle do indivíduo com fraqueza muscular, discinesia escapular e prejuízos na postura por neuropatia supraescapular:

- **Plano de cuidados/metas gerais da fisioterapia:** aumento da força muscular, aumento da flexibilidade muscular, restauração da mecânica normal das articulações e dos tecidos moles.
- **Intervenções da fisioterapia:** fortalecimento muscular, estabilização escapular, mobilização de tecidos moles e/ou articulações.
- **Precauções durante a fisioterapia:** monitorar a reação fisiológica do paciente ao tratamento.
- **Complicações que interferem na fisioterapia:** atividades profissionais ou recreativas repetitivas com uso das extremidades superiores acima da cabeça; não cumprimento do programa de exercícios em casa e mudança nas atividades.

Visão geral da patologia

O nervo supraescapular deriva-se das raízes de nervos C5 e C6[1-8] e tem uma contribuição variável de C4.[3-5,9] O nervo supraescapular inerva os músculos infraespinal e supraespinal [1,3,5,10-12] e fornece fibras sensoriais às articulações coracoacromial, acromioclavicular e glenoumeral,[3-5,8,10-13] à bursa subacromial,[10] à escápula,[9] e à cápsula da articulação do ombro.[1,6,8,13,14] Calcula-se que 15% dos indivíduos tenham um ramo cutâneo do nervo supraescapular que possibilita sensibilidade no braço lateral.[4,5,10,15]

Para entender as lesões do nervo supraescapular, é útil revisar o curso anatômico sob o trapézio até a borda superior da escápula e, depois, através do nó supraescapular,[3,614] que é uma depressão óssea medial na base do processo coracoide. O ligamento escapular transverso encerra o aspecto superior do nervo.[1,10,14] Assim que o nervo supraescapular passa pelo nó, um ramo inerva o músculo supraespinal, e o nervo continua até a fossa do supraespinal e o nó espinoglenoidal, na borda lateral escapular, onde inerva o músculo infraespinal. Um ramo articular separa-se do nervo supraescapular depois de passar da fossa supraespinal e deslocar-se até as articulações acromioclavicular e glenoumeral.[1,3] Ele ainda inerva os ligamentos coracoclavicular e coracoumeral, além da bursa subacromial.[3] Há dois pontos *fixos* através do curso do nervo supraescapular: a origem no tronco superior de C5 e o final no músculo infraespinal. Dois pontos críticos para lesões potenciais incluem a borda lateral da escápula e o nó supraescapular.[2] Em geral, o nervo supraescapular movimenta-se paralelamente aos movimentos escapulares. O nervo, porém, pode lesionar-se em razão de estresses repetitivos.[2]

A incidência e prevalência de neuropatia supraescapular é desconhecida. A prevalência foi informada como rara,[11,13] incomum,[8] e totalmente desconhecida,[13,16] erradamente diagnosticada,[6,8] e, raramente, levada em consideração, consequentemente, subdiagnosticada.[17] Alguns autores declararam que 1 a 2% de todas as dores no ombro podem ser atribuídas a uma neuropatia do nervo supraescapular.[5,8,9,11,13] Na população de atletas, a prevalência relatada é mais alta – variação de 12 a 33% e 8 a 100%, em pacientes com lacerações significativas do manguito rotador.[5] Um médico com especialização em ombro informou a incidência de 4% de neuropatia supraescapular (92/937 pacientes), em um ano.[5] As neuropatias supraescapulares costumam ocorrer na extremidade superior dominante das pessoas entre 20 e 50 anos. Essas neuropatias ocorrem, em especial, nas pessoas com menos de 40 anos,[11] sendo resultantes de uma lesão por tração ou compressão apenas do nervo, ou junto com outros prejuízos.[13]

Existem diversos mecanismos ou fatores que podem causar neuropatia do nervo supraescapular, inclusive variações anatômicas, lesões que ocupam espaço e lesões por uso excessivo das extremidades superiores. Estruturas anatômicas e mecanismos de lesão podem levar à compressão do nervo supraescapular. Alongamento e/ou compressão de qualquer nervo periférico pode resultar em isquemia, edema, mudanças microambientais e prejuízos da condução.[3] O nervo supraescapular pode ficar comprimido ou preso em algum ponto em seu comprimento, e as duas áreas mais comuns são o nó espinoglenoidal e o nó supraescapular.[13] A apresentação clínica individual pode variar, dependendo do local do aprisionamento. Por exemplo, se a compressão do nervo é mais distal, apenas o infraespinal pode ser afetado. Há relatos de que alguns aprisionamentos ou amarras que afetam apenas o infraespinal são indolores.[8]

Variações anatômicas de estruturas ósseas ou ligamentos podem levar a prejuízos do nervo supraescapular.[9,10,12] Algumas configurações do nó supraescapular podem predispor as pessoas a lesão ou irritação do nervo supraescapular.[6,11,12] A posição óssea do nó supraescapular foi descrita como possuidora de seis variações morfológicas possíveis.[4,6,10,11] Ele pode estar deprimido na forma de V superficial, na forma de U, ou na forma de V profundo, e os ligamentos escapular transverso e espinoglenoidal podem estar parcial ou completamente ossificados.[4,5] Lesões que ocupam espaço (tecidos moles ou ossos) podem comprimir o nervo supraescapular.[4,4,8,10,13] As lesões podem se localizar nos nós supraescapular ou espinoglenoidal, ou ao longo da via do próprio nervo. Há mais possibilidade de um cisto ganglionar comprimir o nervo supraescapular nos homens que nas mulheres.[11] Outras estruturas capazes de comprimir o nervo supraescapular incluem o ligamento coracoescapular anterior, a borda hipertrofiada de um ligamento infraescapular ou o septo espinoglenoidal.[9]

Lesões no nervo supraescapular podem estar também relacionadas a fraturas da cintura escapular/escápula,[3-5,10,12,14] úmero e clavícula,[3] bem como deslocamentos do ombro[3,4,9,10,15] e lacerações no manguito rotador.[4,10,16] Uma má união ou o envolvimento de algum dispositivo pode irritar, arranhar ou comprimir o nervo.[10] O músculo supraespinal ou infraespinal retraído em razão de grande laceração do manguito rotador, em especial nos idosos, pode tracionar os ramos do nervo supraescapular.[5,6,10,12-14,16] Trauma e lesões penetrantes podem comprometer o nervo supraescapular.[3-6,8,16] Durante cirurgias na região do ombro, que usem uma abordagem posterior,[3-5,9] podem também ocorrer lesões ao nervo.

Tabela 25.1 PROFISSÕES E ESPORTES QUE PODEM LEVAR A PREJUÍZO DO NERVO SUPRAESCAPULAR
Arremessadores de beisebol[3,10,12,18]
Boxeadores[15]
Dançarinos[3,15]
Eletricistas[15]
Patinadores artísticos[2,3]
Caçadores[3]
Pintores[15]
Pacientes em recuperação cardíaca[15]
Fotógrafos[2]
Praticantes do tiro ao prato[18]
Nadadores[8,19]
Tenistas[2,8,15]
Arremessadores (em geral)[8]
Lançadores de dardo/disco[19]
Jogadores de vôlei[8,10,12,15,19]
Levantadores de peso[2,3,8,15,18]
Trabalhadores em linha de montagem[2]

O uso excessivo da extremidade superior em atividades repetitivas acima da cabeça pode levar a tração do nervo supraescapular e a microtraumas no nó supraescapular ou espinoglenoidal.[3-6,5,13,16] A Tabela 25.1 traz profissões e esportes identificados na literatura como promotores de prejuízo ao nervo supraescapular. Movimentos escapulares repetitivos podem causar tração e aprisionamento, porque o nervo está ligado proximalmente à coluna cervical e em torno do nó espinoglenoidal.[8] O desenvolvimento excessivo do músculo subescapular pode também contribuir para prejuízo do nervo supraescapular. O subescapular é um rotador médio e adutor da articulação glenoumeral, e o músculo, com frequência, fica hipertrofiado em jogadores de vôlei e beisebol em razão de atividades repetitivas acima da cabeça. Ocorre compressão do nervo supraescapular quando o subescapular hipertrofiado cobre a superfície anterior do nó supraescapular.[12] Atividade repetitiva ou sustentada e prolongada acima da cabeça pode comprometer o nervo supraescapular, seja por compressão ou tração. Quando o ombro está em posição de arremesso acima da cabeça (em abdução extrema com rotação externa e na direção da finalização), o ligamento espinoglenoidal enrijece, o que aumenta a pressão sobre o nervo supraescapular.[3-5,10,15] Isso pode ocorrer com jogadores de vôlei, durante o saque por cima, ou com os arremessadores no beisebol. A tensão contra o nervo supraescapular leva a aumento do atrito e a possível tração do nervo.[10,15] A combinação da protração escapular e da contração do infraespinal durante a conclusão do arremesso pode arquear (esticar) o nervo contra a cintura escapular, junto com uma possível neuropatia tracional por excursão excessiva do nervo.[10]

Combinações de movimentos na articulação glenoumeral aumentam o risco de lesão no nervo supraescapular. Primeiro, a combinação da adução cruzada do corpo, flexão e rotação externa tensiona o nervo contra a parede média do nó ou ligamento, e a rotação externa do úmero estende o nervo contra a margem lateral do nó.[2,15] Em seguida, a combinação de elevação e rotação da articulação glenoumeral estica o nervo supraescapular.[15]

Manejo da fisioterapia do paciente

Os fisioterapeutas devem identificar prejuízos que limitam o estado funcional individual. A meta principal é identificar a razão ou razões da neuropatia e elaborar um plano que maximize a capacidade individual de voltar ao nível anterior de funcionamento. Na ausência de uma lesão que ocupe espaço, a maioria das fontes recomenda curso e duração indefinidos para o tratamento conservador, antes de qualquer intervenção cirúrgica. O tratamento conservador, para a maioria dos casos de neuropatia supraescapular, inclui mudança nas atividades (evitar atividades com movimentos acima da cabeça), fármacos anti-inflamatórios não esteroides e fisioterapia. A taxa de sucesso do tratamento sem cirurgia não está clara. Entretanto, algumas intervenções fisioterapêuticas que tratam dos prejuízos em razão de neuropatia supraescapular mostraram-se benéficas para casos não cirúrgicos.[3,5,7-10,13,15,20]

Exame, avaliação e diagnóstico

A história subjetiva inclui perguntas sobre o mecanismo da lesão e da dor do paciente, incluindo os fatores que a agravam e aliviam. O paciente pode ou não estar ciente de algum mecanismo específico da lesão. É importante que o fisioterapeuta pergunte sobre traumas ou outras lesões recentes, atividades recreativas e profissionais, história de doenças anteriores, queixas sistêmicas e mudanças no uso funcional da extremidade envolvida. A dor descrita como leve, no aspecto posterior e/ou superior do ombro, que aumenta com atividades acima da cabeça, é consistente com a neuropatia supraescapular.[3,5,6,9,11,13,16] O paciente pode também informar fraqueza ou fadiga ao praticar atividades com membros superiores acima da cabeça.[5,13] A dor pode ser descrita como profunda e difusa[9,11] ou tipo ardência[10], na porção lateral posterior do ombro. Ocasionalmente, ela irradia para o pescoço ou para a porção lateral do braço.[10] À noite e ao dormir, a dor varia conforme a posição preferida durante o sono.[5,16] Ela costuma aumentar ao dormir sobre o lado afetado.[9]

O exame físico inclui observação da estrutura e padrões de movimento do paciente, palpação, investigação da amplitude passiva e ativa de movimentos (ADM), investigação de movimentos passivos acessórios, teste da força e realização de testes especiais. O fisioterapeuta começa observando o paciente a partir da visão posterior para permitir o exame dos marcos escapulares quanto à simetria e para avaliar atrofia do supraespinal e/ou infraespinal, o que fica evidente quando a escápula está visível. Da perspectiva lateral, o fisioterapeuta observa a posição da cabeça e ombros para determinar a presença ou não de postura com a cabeça inclinada para frente. Da perspectiva anterior, deve ser avaliada a simetria das clavículas e da parte mais elevada dos ombros, bem como a posição da cabeça.

Em seguida, o fisioterapeuta observa e palpa o ombro quanto ao calor, edema, atrofia, equimoses, mudança na textura da pele e/ou do tecido cicatricial resultante de lesões ou cirurgias anteriores. Quando uma neuropatia supraescapular estiver presente por período longo de tempo, pode haver atrofia do supraespinal e/ou infraespinal.[3-7,13-17] A atrofia dos dois músculos indica uma lesão mais proximal do nervo,[1] em geral no nó supraescapular.[10] A atrofia isolada do infraespinal sugere aprisionamento do nó espinoglenoidal, que costuma causar dor na linha da articulação posterior-superior,[10] resultando, normalmente, de cistos gangliônicos.[11]

Quando há uma neuropatia supraescapular, a ADM glenoumeral ativa apresenta-se limitada e é dolorosa na abdução e rotação externa; a flexão também pode estar limitada.[5] O movimento escapular pode aumentar a dor.[6] Durante a ADM ativa, o ritmo escapular deve ser observado com atenção. Na flexão > 30º do ombro, a escápula fica abduzida e gira de forma ascendente, em uma proporção de 1:2 em relação à articulação glenoumeral; assim que a flexão glenoumeral chega a 90º, a proporção muda para 1:1. O ritmo escapular influencia a relação entre comprimento e tensão dos músculos do manguito rotador.[20] Na neuropatia supraescapular com fraqueza do supraespinal e/ou infraespinal, pode ser observada elevação aumentada da escápula quando a paciente ergue o braço.[21] A adução glenoumeral passiva costuma aumentar o desconforto devido a enrijecimento do ligamento espinoglenoidal.[4,5,13] Podem estar presentes limitações na mobilidade acessória articular, nas articulações glenoumeral e escapulo-torácica, dependendo do mecanismo da lesão. Se a paciente apresenta fraqueza ou paralisia no infraespinal, o terapeuta pode perceber um deslizamento inferior hipomóvel da cabeça do úmero. Isso resulta da redução da função desse importante depressor da cabeça do úmero e de um desequilíbrio potencial na dupla de força, composta pelos deltoide e rotadores curtos.[2]

Uma das prioridades é o teste de força dos músculos inervados pelo nervo supraescapular (supraespinal e infraespinal), seguido do teste dos demais músculos do manguito rotador. Dependendo da extensão e duração da neuropatia, o paciente pode apresentar fraqueza na rotação externa, abdução, extensão[3-7,9-11,13-15,17] e flexão.[5] Se a neuropatia causar apenas prejuízo isolado do infraespinal, os déficits na força podem não ser significativos em razão da função do redondo menor, inervado pelo nervo axilar.[9,10] A avaliação da força dos estabilizadores escapulares, inclusive dos romboides, do trapézio (porção superior, média e inferior) e do serrátil anterior possibilita ao fisioterapeuta a identificação dos desequilíbrios musculares capazes de alterar os movimentos estáticos e dinâmicos da escápula.

O fisioterapeuta, depois, palpa com cautela o ombro e a escápula, buscando provocar alteração de sensibilidade. O paciente pode ter sensibilidade em torno e/ou mais profundamente no nó supraescapular,[1,6,9,13,14,17] ou na fossa do supraespinal.[10] Dependendo do local da lesão ao nervo supraescapular, a sensibilidade pode estar presente posteriormente à articulação acromioclavicular,[4,14] na clavícula posterior entre a clavícula e a escápula (em lesão do nervo proximal)[3,4] ou no nó espinoglenoidal.[13]

Há poucos testes especiais para lesões do nervo supraescapular. O recomendado com maior frequência é o de **adução e rotação interna (*cross arm test*)**.[1,3,18] Para esse teste, o fisioterapeuta, passivamente, movimenta o braço envolvido em uma adução, pela linha média do peito. Se for provocada dor no aspecto posterior da região do ombro, tem-se um teste positivo.[1] A realização do teste de adução e rotação interna retesa o nervo supraescapular, alavancando a escápula, afastando-a do tórax. Outro teste provocador no caso de neuropatia supraescapular é o de tração escapular, em que a paciente coloca a mão sobre o braço afetado, no ombro oposto, erguendo, de forma ativa, o cotovelo até o plano horizontal.[22] Depois, o examinador estica o cotovelo na direção do lado sem envolvimento. A presença de dor provocada indica uma neuropatia por compressão do nervo supraescapular. Sabu e colaboradores[23] descreveram, recentemente, outro teste clínico para detectar neuropatia supraescapular. Com o paciente sentado, o examinador gira, lateralmente, a cabeça do paciente, afastando-a do ombro afetado, ao mesmo tempo em que recua o ombro afetado. Um teste positivo significa aumento da dor no aspecto posterior da escápula. Butler[24] descreve outro teste para determinar a "saúde" física do nervo supraescapular. Nesse caso, o fisioterapeuta coloca-se de pé em frente ao paciente, no lado oposto ao do ombro dolorido. Ele coloca o braço da paciente em adução horizontal, com o cotovelo apoiado no esterno do fisioterapeuta. Pede-se ao paciente para flexionar lateralmente o pescoço, afastando-o do ombro dolorido, quando o fisioterapeuta faz pressão contra a haste umeral da paciente, abaixando a circunferência do ombro e girando a escápula. Pressupõe-se que a dor e/ou a reprodução dos sintomas da paciente possa indicar uma lesão do nervo supraescapular ou o seu aprisionamento.

É essencial que o fisioterapeuta descarte outras condições causadoras dos prejuízos da paciente. Ele deve fazer uma avaliação completa da circunferência do ombro, articulação glenoumeral e região cervical e superior torácica da coluna. Uma lesão no nervo supraescapular pode ser confundida com patologias mais comuns e precisa ser diferenciada de patologias do ombro, da coluna cervical e torácica (Tab. 25.2).

Tabela 25.2 DIAGNÓSTICOS DIFERENCIAIS PARA NEUROPATIA SUPRAESCAPULAR
Artrite acromioclavicular[6,10,14]
Capsulite adesiva[6,10,14]
Plexopatia braquial[8,9]
Bursite[6,9,10,14,17]
Radiculopatia cervical[10,18]
Doença da coluna cervical e/ou de disco[6,9,14,15,17]
Doença articular degenerativa[6,14,17]
Neuropatia periférica difusa[6,14,17]
Artrite glenoumeral[10]
Instabilidade articular[9]
Patologia labral[4,10]
Torção musculoesquelética[10]
Tumor de Pancoast[6,14,17]
Síndrome de Parsonage-Turner[4,5,10,15,18]
Lacerações e/ou lesão no manguito rotador[4,6,8-11,14,15,17-19]
Síndrome escapulocostal[15]
Impactação subacromial
Tendinite[6,9,14,17,19]
Síndrome do desfiladeiro torácico[17]

Distinguir neuropatia supraescapular de prejuízo do manguito rotador é clinicamente importante. As duas condições apresentam-se com disfunção muscular, mas achados importantes da patologia do manguito rotador são significativos para diagnóstico e tratamento precisos. Na tendinopatia de um músculo do manguito rotador, a dor está presente mediante contração do músculo e palpação. Alongar o tendão aumenta os sintomas. Com uma laceração parcial de um tendão do manguito rotador, dor e fraqueza do músculo envolvido estão presentes, além de sensibilidade à palpação do tendão envolvido; alongar o tendão também aumenta os sintomas. Se estiver presente uma laceração total do manguito roteador, há predomínio da fraqueza (classificação de 0/5 no teste de força do músculo).

Os pacientes podem ter exames de imagens realizados antes da consulta ao fisioterapeuta. Se possível, o terapeuta deve revisar as imagens para ajudar a determinar se a neuropatia é causada por fatores intrínsecos, a fim de determinar a duração e a extensão da condição. Se a neuropatia for consequência de uma anormalidade óssea ou variação anatômica, as intervenções fisioterapêuticas podem não ser eficazes. Os exames diagnósticos incluem radiografias simples, ressonância magnética (RM), tomografia computadorizada (TC), ultrassonografia, bloqueio do nervo supraescapular e estudos eletromiográficos e da condução nervosa. Simples radiografias podem ser usadas para descartar causas ósseas de neuropatias supraescapulares. Uma visão do nó de Stryker que permita ver o nó supraescapular tem utilidade especial.[10] Enquanto as imagens de TC conseguem avaliar caroços em tecidos moles, a RM é a melhor modalidade para avaliar os tecidos moles.[3] A RM consegue identificar cistos gangliônicos[3] e mudanças no músculo supraespinal e infraespinal em decorrência de denervação (atrofia muscular e infiltração de gordura).[3,4,13] Além de identificar lesões nos tecidos moles, a RM pode ser usada para identificar outras fontes de patologia[4] e visualizar o curso do nervo.[10] A ultrassonografia pode ser usada para identificar cistos gangliônicos ou outras saliências no ombro.[3,9] O ultrassom não é caro; sua sensibilidade e especificidade, porém, dependem bastante da pessoa que faz o exame.[3] O procedimento de bloqueio do nervo – no qual um agente anestésico é injetado no nó supraescapular – é um recurso valioso no diagnóstico da neuropatia do nervo supraescapular.[1,10,22] Um sinal positivo de neuropatia supraescapular é a redução da dor[1,10,17,22] ou o movimento escapular com adução horizontal aumentado após a injeção.[1,10,17] Um teste negativo, entretanto, não descarta, de maneira definitiva, uma neuropatia supraescapular, já que pode ser difícil confirmar se a injeção atingiu o nó supraescapular.[22] Em uma série de 27 casos, Callahan e colaboradores[17] relataram que o bloqueio do nervo fora o exame diagnóstico mais sensível em seus pacientes. Os **padrões-ouro para diagnóstico de neuropatia supraescapular são a eletromiografia (EMG) e exames da velocidade condutora do nervo (VCN).**[4,5,13] A EMG é capaz de demonstrar atividade espontânea aumentada,[3,9] fibrilações[3,9,10,23] e ondas agudas positivas nos músculos denervados.[3] Outras mudanças incluem atividade polifásica com redução na amplitude dos potenciais evocados.[3,6,9,10,13,22,23] Os exames de VCN podem mostrar latências aumentadas.[3,10,14,22]

Plano de atendimento e intervenções

Com exceção dos casos de lesões que ocupam espaços, de dor persistente e/ou de fracasso do controle não operatório, recomenda-se o tratamento não operatório para as neuropatias.[9,13] As metas da fisioterapia devem se basear nos resultados do primeiro exame, na condição atual do indivíduo, nas exigências funcionais diárias, nas atividades recreativas e nas metas do paciente. A avaliação dos prejuízos, das disfunções e das limitações funcionais, como presença de fraqueza, ADM diminuída nos ombros, prejuízos posturais e/ou dor durante atividades diárias, recreativas ou funcionais, ajuda o fisioterapeuta a determinar metas e intervenções apropriadas. Intervenções comuns incluem **educação do paciente, mudanças nas atividades, exercícios terapêuticos e treino da mobilidade funcional.**

A reabilitação do ombro envolve mudanças nas atividades e fortalecimento dos músculos estabilizadores da escápula e do manguito rotador.[9] As intervenções devem se concentrar na manutenção e/ou melhora da ADM do ombro, no fortalecimento dos estabilizadores escapulares e na esquiva de exercícios e atividades acima da cabeça que agravem a condição.[5] Os exercícios são especificamente voltados à retração escapular, com manutenção de um bom alinhamento postural e fortalecimento do trapézio, dos romboides e do serrátil anterior.

No caso de atleta que usa movimentos de membros superiores acima da cabeça, o tratamento dos prejuízos escapulares é o ponto inicial característico da reabilitação. Exercícios para curar os desequilíbrios escapulares devem ser feitos *antes* de iniciar quaisquer intervenções para o tratamento da mobilidade do nervo supraescapular. Fortalecer e aumentar a resistência dos estabilizadores escapulares para promover depressão e retração da escápula possibilita aumento do ritmo dinâmico escapular, com potencial para reduzir a tensão aplicada sobre o nervo supraescapular, que pode diminuir a irritação nervosa e permitir a cura, antes do fortalecimento do supraespinal e do infraespinal. O fortalecimento começa com o aumento da resistência da musculatura em torno do ombro, progredindo para movimentos específicos do esporte com alta velocidade e força. Em geral, essa progressão começa com exercícios isométricos para controle neuromuscular, passando para atividades em cadeia fechada. A partir das atividades em cadeia fechada, o paciente começa com exercícios concêntricos, usando pesos leves nas mãos e faixas de resistência; após, realizam-se os exercícios excêntricos e, em seguida, os exercícios de explosão e pliometria, com foco nas atividades específicas da modalidade esportiva.

O fisioterapeuta orienta a paciente a iniciar com exercícios isométricos para melhorar o controle neuromuscular do serrátil anterior e do trapézio inferior. Dois deles, com foco nesses músculos, são: (1) manutenções isométricas da adução do ombro, ao mesmo tempo em que a paciente senta com o braço abduzido a 90º e o punho fechado contra uma superfície estável e empurra para baixo a escápula durante 5 segundos; e (2) o exercício de pé, com o cotovelo totalmente estendido, o antebraço em pronação e a palma da mão pressionando contra uma superfície estável, sendo solicitado à paciente que estenda o tronco e empurre a mão na direção da superfície estável, enquanto deprime e retrai a escápula, mantendo-se assim por 5 segundos.[35] Em seguida, devem ser incorporadas atividades em cadeia fechada para promover depressão e retração escapulares. Com a paciente apoiada sobre as quatro extremidades, o terapeuta fornece comandos verbais e/ou táteis para manter a escápula em posição neutra. As atividades estáticas evoluem para exercícios dinâmicos, em que o segmento proximal é estabilizado, e o distal (a mão) se movimenta sobre uma superfície firme. Por exemplo, a paciente pode ser orientada a movimentar uma toalha colocada debaixo da mão, em pequenos círculos sobre o suporte da coluna, enfatizando posição escapular neutra (não explicitamente prolongada). Ao melhorar o controle muscular da paciente, o ângulo do braço pode ser aumentado, trocando-se a altura da mesa alta-baixa e, em seguida, passando-se a usar uma parede. Dependendo das exigências de demanda funcional da paciente, podem variar as amplitudes. Além de círculos, ela pode trabalhar com golpes médio-laterais e verticais.

É indicado deslizamento (ou alisamento) do nervo supraescapular após a diminuição de qualquer processo inflamatório antes presente e a melhora da força dos estabilizadores escapulares. O objetivo do deslizamento é facilitar o movimento do nervo supraescapular, que precisa passar pelo nó escapular com facilidade. Para deslizar esse nervo, o fisioterapeuta faz a adução horizontal da articulação glenoumeral com rotação interna, junto com a protração escapular, e pede à paciente para realizar inclinação lateral da cervical contralateral a fim de tracionar o nervo pelo nó escapular. Outra forma de deslizar o nervo supraescapular é, horizontalmente, aduzir o braço da paciente e, ao mesmo tempo, fazer a protração e a retração da escápula, permitindo que o nervo deslize através do nó.[24] Enquanto o nervo desliza, o fisioterapeuta avalia, ininterruptamente, a reação da paciente e do tecido a essa manobra. Com base nessas duas reações, a manobra pode ser mantida por pouco tempo (15-20 segundos) e repetida várias vezes. Os sintomas *não* devem aumentar após a intervenção.

Assim que os músculos estabilizadores da escápula tiverem aumentado a força e a resistência, e as intervenções de deslizamento do nervo tiverem melhorado a mobilidade do nervo supraescapular, podem ser iniciados exercícios de fortalecimento para os músculos supraespinal e infraespinal. Devem ser feitos exercícios isométricos, com a realização de rotação externa com resistência, tendo-se a articulação glenoumeral em cerca de 20° de abdução do ombro (posicionado com um rolo de toalha sob o braço). O fortalecimento da rotação externa do ombro pode evoluir, usando-se uma faixa de resistência da mesma maneira. A posição da articulação glenoumeral pode aumentar de 20° a 90° de abdução para atingir a rotação em ângulos cada vez maiores. Em 90° de abdução, é essencial a posição adequada da paciente para evitar impacto do ombro entre a articulação glenoumeral e o acrômio. O músculo supraespinal pode ser fortalecido de maneia mais específica com exercício de levantamento dos braços com peso, com rotação interna do ombro.[26] Ao iniciar esse exercício, o uso de uma barra semelhante a um T (qualquer haste leve configurada para se assemelhar a um "T") pode orientar o padrão de movimentos. Esse exercício pode evoluir, movimentando-se o braço através de levantamento com pesos, com a articulação glenoumeral em rotação interna, sem o uso da barra em T, para depois chegar a adicionar um peso ou uma faixa de resistência. Dois outros exercícios seriam a prancha militar[26] e a abdução horizontal em pronação a 100°, com rotação externa completa, que parecem ativar o músculo supraespinal. Exercícios para fortalecer o infraespinal incluem abdução horizontal pronada, com a articulação glenoumeral em rotação externa, evoluindo com acréscimo de peso manual ou faixa de resistência.[20,26]

Conhecendo-se as exigências da extremidade superior dominante de uma jogadora de vôlei, essa paciente deve conseguir fazer movimentos com alta velocidade e força, com o ombro em, mais de 90° de abdução, em vários ângulos de rotação. É importante treinar para esses níveis, usando-se exercícios concêntricos, evoluindo para excêntricos, chegando-se aos pliométricos. Rotação externa e interna excêntrica e concêntrica, com faixa de resistência, em ângulos do braço além de 90°, deve ser implementada. Podem ser usadas faixas de resistência para carga durante atividades que imitam passadas, toques na bola, barreira ou saque do vôlei. O treino pliométrico pode ser incorporado, com arremesso/pegada de bolas de ginástica (*medicine balls*), com peso acima da cabeça e arremesso lateral a outra pessoa, ou em um minitrampolim que pode ser fixado em ângulos variados.

Recomendações clínicas baseadas em evidências

SORT: Valor/Força da Taxonomia da Recomendação (do inglês, *Strength of Recommendation Taxonomy*)

A: evidências consistentes e de boa qualidade voltadas ao paciente
B: evidências inconsistentes ou de qualidade limitada voltadas ao paciente
C: evidências consensuais, voltadas à doença, prática habitual, opinião de especialistas ou série de casos

1. O teste especial de adução com o corpo cruzado pode identificar neuropatia supraescapular. **Grau C**
2. A eletromiografia (EMG) e o teste de velocidade da condução do nervo (VCN) são os melhores para o diagnóstico de neuropatia supraescapular. **Grau A**
3. Educação do paciente, modificação das atividades e exercícios voltados ao fortalecimento dos estabilizadores escapulares e ao aumento da mobilidade da articulação glenoumeral e do nervo supraescapular são intervenções eficazes para neuropatia supraescapular. **Grau C**

PERGUNTAS PARA REVISÃO

25.1 O fisioterapeuta está tratando um paciente com diagnóstico de neuropatia supraescapular e consequente fraqueza do infraespinal. Durante o movimento funcional acima da cabeça, qual dos prejuízos artrocinemáticos seria o mais provável?

A. Deslizamento anterior diminuído da cabeça do úmero na fossa glenoidal
B. Redução da rotação interior da cabeça do úmero na fossa glenoidal
C. Deslizamento inferior diminuído da cabeça do úmero na fossa glenoidal
D. Deslizamento posterior diminuído da cabeça do úmero na fossa glenoidal

25.2 O fisioterapeuta está trabalhando com um atleta com diagnóstico de neuropatia supraescapular. O alongamento de qual músculo *não* deve ser feito para evitar aumento de tensão sobre o nervo supraescapular?

A. Infraespinal
B. Latíssimo do dorso
C. Peitoral maior, porção esternal
D. Serrátil anterior

RESPOSTAS

25.1 **C.** O infraespinal é responsável pelo deslizamento inferior da cabeça do úmero. Prejuízo do infraespinal fará a cabeça do úmero permanecer superior no glenoide, causando provável impacto entre o acrômio e a cabeça do úmero, capaz de levar a uma tendinopatia do supraespinal.

25.2 **A.** Um método comum de alongamento do infraespinal é assumir uma posição horizontal com o corpo cruzado, com pressão externa proporcionada pelo braço oposto na direção de mais adução. Isso reproduz uma posição de tração sobre o nervo supraespinal.

REFERÊNCIAS

1. Kopell HP, Thompson WA. Peripheral Entrapment Neuropathies. 2nd ed. Malabar, FL: Robert E. Krieger Pub. Co; 1976:146-159.
2. Black KP, Lombardo JA. Suprascapular nerve injuries with isolated paralysis of the infraspinatus. Am J Sports Med. 1990;18:225-228.
3. Cummins CA, Messer TM, Nuber GW. Suprascapular nerve entrapment. *J Bone Joint Surg Am.* 2000;82:415-424.
4. Boykin RE, Friedman DJ, Higgins LD, Warner JJ. Suprascapular neuropathy. J Bone Joint Surg Am.2010;92:2348-2364.

5. Freehill MT, Shi LL, Tompson JD, Warner JJ. Suprascapular neuropathy: diagnosis and management. Phys Sportsmed. 2012;40:72-83.
6. Post M, Mayer J. Suprascapular nerve entrapment. Diagnosis and treatment. Clin Orthop Relat Res.1987;223:126-136.
7. Drez D. Suprascapular neuropathy in the differential diagnosis of rotator cuff injuries. Am J SportsMed. 1976;4:43-45.
8. Walsworth MK, Mills JT, III, Michener LA. Diagnosing a suprascapular neuropathy in patients with shoulder dysfunction: a report of 5 cases. Phys Ther. 2004;84:359-372.
9. Gosk J, Urban M, Rutowski R. Entrapment of the suprascapular nerve: anatomy, etiology, diagnosis, treatment. Ortop Traumatol Rehabil. 2007;9:68-74.
10. Piasecki DP, Romeo AA, Bach BR, Jr, Nicholson GP. Suprascapular neuropathy. J Am Acad Orthop Surg. 2009;17:665-676.
11. Zehetgruber H, Noske H, Lang T, Wurnig C. Suprascapular nerve entrapment. A meta--analysis. Int Orthop. 2002;26:339-343.
12. Bayramoˇglu A, Demiryürek D, Tüccar E, et al. Variations in anatomy at the suprascapular notch possibly causing suprascapular nerve entrapment: an anatomical study. Knee Surg Sports Traumatol Arthrosc. 2003:11:393-398.
13. Boykin RE, Friedman DJ, Zimmer ZR, Oaklander AL, Higgins LD, Warner JJ. Suprascapular neuropathy in a shoulder referral practice. J Shoulder Elbow Surg. 2011;20:983-988.
14. Post M. Diagnosis and treatment of suprascapular nerve entrapment. Clin Orthop Relat Res. 1999;368:92-100.
15. Pecina MM, Markiewitz AD, Krmpotic-Nemanic J. *Suprascapular Nerve Syndrome: Tunnel Syndromes: Peripheral Nerve Compression Syndromes.* 3rd ed. Boca Raton, FL: CRC Press LLC; 2001:49-55,284.
16. Shah AA, Butler RB, Sung SY, Wells JH, Higgins LD, Warner JJ. Clinical outcomes of suprascapular nerve decompression. *J Shoulder Elbow Surg.* 2011:20;975-982.
17. Callahan JD, Scully TB, Shapiro SA, Worth RM. Suprascapular nerve entrapment. A series of 27 cases. *J Neurosurg.* 1991;74:893-896.
18. Liveson JA, Bronson MJ, Pollack MA. Suprascapular nerve lesions at the spinoglenoid notch: report of three cases and review of the literature. *J Neurol Neurosurg Psychiatry.* 1991;54:241-243.
19. Fabre T, Piton C, Leclouerec G, Gervais-Delion F, Durandeau A. Entrapment of the suprascapular nerve. *J Bone Joint Surg Br.* 1999:81:414-419.
20. Martin SD, Warren RF, Martin TL, Kennedy K, O'Brien SJ, Wickiewicz TL. Suprascapular neuropathy. Results of non-operative treatment. *J Bone Joint Surg Am.* 1997;79:1159-1165.
21. Miller T. Peripheral nerve injuries at the shoulder. *J Manual Manipulative Ther.* 1998;6:170-183.
22. Osterman AL, Babhulkar S. Unusual compressive neuropathies of the upper limb. *Orthop Clin North Am.* 1996;27:389-408.
23. Sahu D, Fullick R, Lafosse L. Arthroscopic treatment of suprascapular nerve neuropathy. In: Steele C, ed. *Applications of EMG in Clinical and Sports Medicine.* www.miotec.com.br/pdf/Applications_of_EMG_in_Clinical_and_Sports_Medicine.pdf. Accessed May 22, 2013.
24. Butler D. *The Neurodynamic Techniques: A Definitive Guide from the Noigroup Team.* Adelaide City West, South Australia: Noigroup Publications; 2005.
25. Kibler WB, Sciascia AD, Uhl TL, Tambay N, Cunningham T. Electromyographic analysis of specific exercises for scapular control in early phases of shoulder rehabilitation. *Am J Sports Med.* 2008;36:1789-1798.
26. Townsend H, Jobe FW, Pink M, Perry J. Electromyographic analysis of the glenohumeral muscles during a baseball rehabilitation program. *Am J Sports Med.* 1991;19:264-272.

Síndrome da dor regional complexa

Beth Phillips

CASO 26

Uma mulher com 27 anos de idade, destra, apresenta-se com história de fratura de Colles direita bem cicatrizada e sem complicações, sem dano explícito aos nervos periféricos, que ocorreu há dez semanas. No momento, quatro semanas após a retirada do aparelho gessado, ela relata dor forte na mão direita e no antebraço distal, dor ao movimentar o punho e os dedos e hipersensibilidade ao tato e temperatura. Quando a paciente entra na clínica de fisioterapia, está segurando o braço direito rigidamente afastado do corpo, e o ombro está encolhido. No exame, ela reluta em permitir palpação ou contato na extremidade direita. O antebraço e a mão direitos estão edemaciados, com eritema e manchas, e a pele está fina e brilhante sobre a mão, com um pouco mais de pelos no antebraço direito que no esquerdo.

- ▶ Quais são os testes mais apropriados para determinar se essa paciente tem a síndrome da dor regional complexa (SDRC)?
- ▶ Quais são as intervenções fisioterapêuticas mais apropriadas, considerado o tipo e o estágio da SDRC da paciente?
- ▶ Que precauções devem ser tomadas durante a fisioterapia?
- ▶ Identifique os outros profissionais que costumam participar da equipe de saúde no controle desse diagnóstico.

DEFINIÇÕES-CHAVE

ALODINIA: percepção da dor a partir de um estímulo normalmente não doloroso

CAUSALGIA: termo anteriormente usado para a síndrome da dor regional complexa (SDRC) tipo II; os sintomas e sinais incluem dor forte e mudanças tróficas na pele e unhas das mãos, consequência de lesão às fibras nervosas

DISTROFIA SIMPÁTICA REFLEXA: termo anteriormente usado para a SDRC, quando se acreditava que os sintomas eram basicamente causados e/ou mantidos pela hiperatividade do sistema nervoso simpático (SNS)

MUDANÇAS TRÓFICAS: mudanças na pele e unhas (perda de pelos, unhas gretadas) comumente vistas com nutrição diminuída, em decorrência de prejuízo na função dos nervos eferentes, que controlam o crescimento e a nutrição das estruturas por eles inervadas

SUDOMOTOR: relativo aos nervos que estimulam a atividade de glândulas sudoríparas

Objetivos

1. Descrever a SDRC de tipo I e II e os critérios criados pela International Association for the Study of Pain (IASP) para o diagnóstico.
2. Identificar mudanças tróficas normalmente relacionadas à SDRC.
3. Identificar fatores predisponentes estatísticos, de saúde e psicossociais com a mais forte associação à SDRC.
4. Identificar pelo menos um instrumento de avaliação usado para investigar melhora funcional na SDRC.
5. Discutir intervenções fisioterapêuticas apropriadas para prevenir e tratar a SDRC.

Considerações sobre a fisioterapia

Considerações da fisioterapia durante controle do indivíduo com SDRC:

- **Plano de cuidados/metas gerais da fisioterapia:** reduzir a dor, o edema e a alodinia; restaurar a amplitude de movimentos (ADM), a força e o uso funcional da extremidade envolvida.
- **Intervenções da fisioterapia:** amplitude de movimentos passiva (ADM) que evolui por meio da amplitude de movimentos ativa-assistida (ADMAA) e ADM ativa para ADM com resistência e facilitação neuromuscular proprioceptiva (FNP); bombardeamento sensorial; mobilizações das articulações; técnicas de contração/relaxamento para aliviar, inicialmente, a atitude de proteção e, depois, aumentar a ADM; progressão gradativa do treino de fortalecimento e resistência; modalidades (estimulação elétrica transcutânea, *biofeedback*); reeducação neuromuscular que inclui terapia do espelho/imagem motora; orientação ao paciente sobre mecanismos e finalidade da dor, percepção da dor e progressão da condição, bem-estar geral, práticas de controle da saúde e do estresse/relaxamento.

- **Precauções durante a fisioterapia:** monitorar a dor com cuidado e frequência; as intervenções podem causar dor no início, mas deve diminuir rapidamente e não aumentar após as intervenções.
- **Complicações que interferem na fisioterapia:** a presença de medo de movimento e dor pode exigir muitas orientações; algumas condições psicológicas preexistentes podem interferir no progresso (eventos de vida prévios no ano anterior têm forte correlação[1]); não devem ser usados fatores psicológicos para determinar o potencial da paciente de cura ou para prever o desenvolvimento de uma SDRC[2-4].

Visão geral da patologia

A síndrome da dor regional complexa (SDRC) é uma condição dolorosa e debilitante das extremidades, com fisiopatologia incerta, critérios para diagnóstico nada claros e estratégias de intervenção definidas de maneira inconsistente, sem resultados previsíveis.[5] Categorizada como de tipo I (sem lesão a um nervo) ou tipo II (com lesão direta a um nervo), os sintomas da SDRC incluem ardência severa, edema, transpiração, dor e sensibilidade desproporcionais a tato e a temperatura, e descolorações ou outras mudanças tróficas na pele.[6] A SDRC tipo I ou II pode ser observada após derrame, após amputação ou na sequência de grandes ou pequenos traumas ortopédicos, especialmente fraturas.[7] Relatar com exatidão a incidência de SDRC é difícil, uma vez que os sintomas variam muito e são frequentes os enganos no diagnóstico.[8] Essa síndrome aflige todas as idades, com elevada ocorrência entre indivíduos com 50 e 70 anos; mulheres são afetadas com mais frequência que homens, e extremidades superiores costumam ser mais envolvidas que inferiores.[9] Em um estudo epidemiológico nos Países Baixos, a incidência anual ficou entre 16,8 novos casos em 100 mil (quando foi necessária uma avaliação detalhada de especialista para o diagnóstico) e 26,2 novos casos a cada 100 mil (quando o diagnóstico foi dado apenas com achados clínicos). Esses autores descobriram que a ocorrência era três vezes mais alta nas mulheres que nos homens.[7] Pressupor essa mesma incidência nos EUA poderia significar dezenas de milhares de novos casos por ano.

A síndrome da dor regional complexa tipo I (SDRC1) era conhecida como distrofia simpática reflexa devido a observações de problemas de regulação do sistema nervoso simpático (SNS) nessa condição. Na década de 1990, a International Association for the Study of Pain (IASP) trocou o nome por falta de evidências de que a síndrome fosse causada ou mantida somente pela desregulação do sistema simpático, além da observação de que, em alguns casos, não foi notado envolvimento simpático.[6] A IASP recomenda critérios específicos para o diagnóstico da SDRC. O indivíduo deve relatar um evento nocivo ou fator causador (com ou sem lesão a nervo) e qualquer outra condição capaz de responder pelo nível de dor, tendo obrigatoriamente sido descartada disfunção.[10] Os critérios dessa associação especificam ainda mais que todos os indivíduos devem apresentar uma combinação dos fatores a seguir para serem diagnosticados com SDRC: (1) um nível e constância de dor, hiperalgesia ou alodinia desproporcionais ao evento lesivo de edema, mudanças na pele causadas pelo fluxo sanguíneo ou transpiração anormal na extremidade dolorida. Desde a primeira descrição dos critérios pela IASP, outros autores modificaram ou descreveram mais critérios objetivos de inclusão para sujeitos de pesquisas, também usados no diagnóstico da SDRC. Foram incluídos os critérios de Veldman e os de Harden e Bruehl.[11,12] Até o momento, não foi estabelecida uma justificativa para o uso de um conjunto de critérios, e não de outro.[8]

O National Institute of Neurological Disorders and Stroke discute três estágios relacionados à progressão da SDRC.[13] Em razão das apresentações e durações muito variadas dos sintomas em qualquer fase dessa síndrome, o modelo dos três estágios não é seguido com rigidez para o diagnóstico, ainda que possa ter valor para a definição da severidade ou o planejamento da intervenção terapêutica.[14] O estágio 1 (fase aguda que dura de 1 a 3 meses) caracteriza-se por dor ardente severa, espasmo muscular, rigidez articular, crescimento rápido de pelos na área afetada e alterações em vasos sanguíneos que resultam em aumento da temperatura e mudanças na cor da pele. O estágio 2 (fase distrófica, de 3 a 6 meses) caracteriza-se por intensificação de edema, dor, rigidez articular, declínio no crescimento dos pelos, fraqueza, mudanças tróficas nas unhas (unhas com ranhuras, quebradiças ou manchadas) e amolecimento ósseo. No estágio 3 (fase crônica/atrófica), a pessoa tem dor incessante, provavelmente envolvendo todo o membro, atrofia marcante, distonia, contorção dos membros pele fria e perda severa da mobilidade.[13]

Tentativas de identificar fatores preditivos da probabilidade da SDRC não produziram resultados passíveis de reprodução consistente. No entanto, após avaliar dados de 600 mil casos da síndrome, de Mos e colaboradores[7] encontraram fraturas como o evento desencadeador mais comum, e dois estudos mostraram mulheres na pós-menopausa com risco aumentado.[7,15] O surgimento de SDRC após derrame tem relatos de ocorrência em 1,5 a 12,5% nesses casos.[16] Em um estudo prospectivo de grupo, com 596 pacientes com fratura isolada, os pesquisadores descobriram que o diagnóstico de SDRC era mais provável nos casos de fraturas das extremidades inferiores, de forma que fratura do tornozelo, fratura por deslocamento e fratura intra-articular contribuíram de forma significativa para um possível aparecimento da síndrome.[11] Ao mesmo tempo que há algumas associações com condições psicológicas que surgem *após* o aparecimento da SDRC – como depressão, ansiedade, manifestação de desamparo[4,17] – não existem evidências que sugiram uma relação de causa, exceto eventos significativos de vida que ocorram no ano anterior à lesão, algo que demonstrou possuir forte valor preditivo.[1,2]

As explicações fisiopatológicas para a SDRC não são claras. Em anos recentes, muito mais foi esclarecido acerca das mudanças neurológicas, corticais e químicas envolvidas na condição. Parece existir forte envolvimento das fibras C de diâmetro pequeno, que têm uma velocidade lenta de condução e respondem a estímulos mecânicos e térmicos. Além disso, pode haver concentrações anormalmente elevadas de neuropeptídeos, como a calcitonina e a substância P.[14] Em alguns adultos com dor neuropática, as fibras C rompidas ficam hipersensíveis a catecolaminas vasoconstritoras e contribuem para a alteração da percepção da dor, sem qualquer evidência de reação excessiva do sistema nervoso simpático na manutenção dos sintomas de dor.[18] Na verdade, após denervação simpática, os tecidos podem ter aumento da sensibilidade às catecolaminas circulantes.[19] Independentemente desses resultados, a prática de bloqueios do sistema nervoso simpático ainda é usada na tentativa de "reajustar" o sistema e extinguir a dor supostamente causada por envolvimento do sistema nervoso simpático.[13] As fibras C também têm implicação na sensibilização e influência do processamento de informações nociceptivas e não nociceptivas, no corno dorsal da medula. A implantação de eletrodos estimulantes próxima à medula espinal, a fim de inibir o *input* aferente das fibras C, ajuda alguns pacientes em sua dor, mas é recomendada como estratégia de tratamento apenas em estágios crônicos severos.[20]

Perturbaçoes no processamento motor central,[21-24] representação cortical somatossensorial reduzida do membro afetado,[22] esquemas corporais alterados[25] e desregulação das respostas autonômicas[26] foram observados em indivíduos com síndrome da dor regional complexa. Schilder e colaboradores[27] descobriram que pacientes com a síndrome tinham controle motor voluntário prejudicado durante uma tarefa de tato com os dedos da mão, tanto na extremidade envolvida quanto na não envolvida. Sujeitos com a síndrome evidenciam vias somatomotoras e respostas autonômicas alteradas.[26] Em segundos, ao se depararem com um estímulo visual ambíguo, sujeitos com a SDRC demonstraram aumento da dor, quando comparados ao grupo controle de indivíduos saudáveis. Além disso, apresentaram resposta vasomotora autonômica assimétrica no membro afetado, na comparação com o não afetado, sugerindo fluxo excessivo de sintomas para a extremidade não envolvida.[26]

Foram identificados alguns biomarcadores em pacientes com SDRC. Eles podem contribuir para o atual entendimento da fisiopatologia e levar a novas abordagens de tratamento. Uma comparação de 148 sujeitos com a síndrome com o grupo controle de indivíduos saudáveis de mesma idade e sexo revelou aumento de níveis plasmáticos de citocinas e quimiocinas neurogênicas inflamatórias e do sistema imunológico e seus receptores solúveis.[28] Concentrações plasmáticas altas dessas substâncias correlacionam-se com a severidade e a duração da SDRC, o que pode vir a ser útil como um marcador da progressão da doença. Outra mudança química demonstrada na SDRC que pode ter valor para a confirmação diagnóstica e a compreensão do processo fisiopatológico da doença é a substância P, liberada nos neurônios aferentes primários.[29] A substância P é mediadora do acúmulo de mastócitos e dos processos degenerativos; observou-se que ela fica anormalmente elevada na SDRC, o que contribui para hiperatividade dos nociceptores.[29] Um estudo com ratos avaliou o potencial de um antagonista do receptor da substância P de inibir esse processo. Os pesquisadores encontraram resultados positivos capazes de significar uma promessa de tratamento para esses sintomas induzidos de forma neuroquímica, em pacientes com a síndrome.[29]

Ao mesmo tempo que o papel das mudanças neurológicas e químicas é evidente na apresentação e manutenção dos sintomas de SDRC, não está claro o motivo para o desencadeamento dessas reações em alguns indivíduos e não em outros – isto é, ainda constitui um grande mistério a razão para algumas pessoas desenvolverem a síndrome e outras curarem sem complicações. Pode haver uma predisposição genética para o desenvolvimento da síndrome da dor regional complexa.[30] O aumento do medo durante períodos de dor persistente pode contribuir para as limitações funcionais na SDRC.[31] Níveis de estresse e a presença ou ausência de hábitos que os reduzem (p. ex., técnicas de relaxamento, meditação) podem ajudar a explicar por que algumas pessoas desenvolvem ou mantêm síndromes dolorosas[32,33] e outras conseguem evitar serem afetadas de maneira tão adversa por eventos similares. A complexidade e o envolvimento multissistêmico da SDRC requerem um método de tratamento multimodal que inclua o controle fisioterapêutico e médico além da necessidade de mais pesquisas e testes de terapias alternativas que se mostrem promissores no tratamento dessa síndrome.

O prognóstico varia conforme a pessoa e a severidade disfuncional. Há necessidade de pesquisas em grande escala para o desenvolvimento de indicadores prognósticos claros, embora a identificação e a intervenção precoces possam ajudar a limitar a gravidade dessa condição.[13] Os sintomas da SDRC podem, de modo espontâneo, cessar ou evoluir para uma dor contínua e debilitante, apesar do tratamento.

Manejo da fisioterapia do paciente

Uma pessoa com diagnóstico de SDRC costuma apresentar dor significativa, perda de ADM, fraqueza, hipomobilidade articular e problemas sensoriais de pele, provavelmente envolvendo uma extremidade inteira. Pode ou não haver história recente de algum evento nocivo desencadeador (p. ex., derrame, fratura, trauma tissular) e pode ou não ocorrer lesão ao nervo. Essas informações devem ser muito bem investigadas no exame subjetivo, pois são úteis na determinação de o paciente apresentar ou não SDRC de tipo I ou II. É importante que os fisioterapeutas, em todos os campos de atuação, sejam orientados sobre o possível desenvolvimento da síndrome, seus sinais e sintomas e a natureza crítica de intervenções com terapia restauradora e medidas preventivas, antes do desenvolvimento total da condição.[17] A síndrome da dor regional complexa pode ser uma condição muito debilitante, por isso uma prática benéfica pode significar a inclusão de educação e algumas intervenções preventivas simples (p. ex., bombardeamento sensorial) para todos os pacientes que sofrem derrame, amputação, fratura ou trauma, mesmo na ausência de sinais aparentes.

O plano de cuidados para tratamento da SDRC inclui intervenções para controle da dor, redução do edema, restauração das reações sensoriais normais e aumento da mobilidade e força articulares para manter ou recuperar o uso funcional da extremidade envolvida. Metas de longo prazo devem ser fixadas conforme as necessidades de recuperação funcional do paciente, embora sejam úteis metas de curto prazo adicionais para demonstrar mudanças gradativas, capazes de manter a confiança e a sensação de progresso do paciente. **Cuidados multidisciplinares** com a prescrição médica de analgésicos ou bloqueadores neurais, apoio psicológico e métodos complementares (acupuntura, meditação) podem ajudar na recuperação. A meta central das intervenções médicas, psicológicas e complementares é melhorar a tolerância do paciente à fisioterapia, algo essencial para tratar os prejuízos e melhorar a recuperação funcional.[5,14]

Exame, avaliação e diagnóstico

O exame do paciente requer uma história subjetiva completa e a revisão do prontuário médico, se houver. Com a inexistência de um teste padrão-ouro,[34] o diagnóstico depende de exame subjetivo e objetivo detalhados.[8] A entrevista com o paciente deve incluir detalhes de qualquer evento desencadeador (p. ex., cirurgia ou derrame anterior), progressão dos sintomas atuais, detalhes dos prejuízos nas atividades funcionais, impacto psicossocial e tratamento de doenças anterior e atual, com os medicamentos e o uso de bloqueios do nervo simpático ou implantes estimuladores da medula.

Foram usadas várias investigações da dor para avaliar e monitorar as mudanças na severidade dos sintomas. O Questionário da Dor de McGill costuma ser empregado em pesquisas com pessoas com SDRC.[35,36] Outro instrumento útil durante exame e intervenção completa é a escala visual analógica (EVA), que possibilita ao paciente dar uma classificação numérica da dor percebida, em uma escala de 1 a 10. A confiabilidade teste-reteste da EVA para medir dor aguda e crônica é 0,97.[37,38] Como não há muita possibilidade de a dor estar ausente em pessoas com SDRC, é fundamental incluir um levantamento das atividades funcionais para documentar as melhoras nas atividades e funcionamento. O **Disability of the Arm, Shoulder, and Hand Questionnaire (DASH)** possui 30 itens, é do tipo autorrelato, criado para medir função e sintomas das extremidades superiores. O DASH pontua de uma escala de 0 (sem incapacitação) a 100 (a mais alta incapacitação). A confiabilidade teste-reteste é excelente (ICC = 0,92-0,96).[37,38] O DASH é um instrumento validado, conforme indicado por correlações positivas com o Formulário Curto (Short Form) com 12 escores sobre a qualidade de vida relacionada à saúde.[39]

O exame objetivo inclui medidas de edema (com ou sem sinal de cacifo), ADM e força, conforme a tolerância. É prudente um exame completo do sistema sensorial, para documentar gravidade e progressão. É imperativo descartar a possibilidade de outras condições e diagnósticos, antes de ser dado o diagnóstico da SDRC.[10] Os diagnósticos diferenciais incluem aprisionamento do nervo, neuralgia pós-herpes, plexopatia, doença do tecido conjuntivo, alterações vasculares, artrite reumática ou inflamatória, osteoporose migratória ou outras condições ortopédicas de cura ainda não concluída.[14] O paciente pode apresentar hipersensibilidade ao tato leve e testes de discriminação com dois pontos, mas as mudanças na sensibilidade não estão em conformidade com distribuição dermatômica ou nervo sensorial periférico.[42] Os reflexos do tendão profundo podem ou não estar normais, mas não costumam se mostrar hiper-reativos.[40] Durante teste e palpação sensoriais, o terapeuta deve observar se há perda anormal ou crescimento excessivo de pelos, mudanças tróficas nas unhas (ranhuras, porosidade) e mudanças na pele. Mudanças relacionadas a temperatura e textura da pele, transpiração ou cor devem ser observadas. Pele quente e avermelhada pode indicar hipoatividade simpática; pele fria, pálida e manchada pode refletir função simpática hiperativa.[12] Se disponível ao fisioterapeuta, uma forma objetiva de documentar problemas autonômicos vasomotores é a fita termossensível que capta manchas relativas à temperatura.[41] Investigar a reação do paciente a temperaturas frias e quentes aplicadas sobre a pele da extremidade envolvida, na comparação com temperaturas na outra extremidade, pode ajudar a determinar a presença de hipersensibilidade ou alodinia. Uma forma simples, ainda que não passível de quantificação, de investigar aumento da transpiração (sudorese) é arrastar um instrumento de manuseio delicado sobre a extremidade envolvida e a não envolvida – o instrumento deslizará sobre a pele com transpiração na comparação com a pele seca normal.[41] Costumam ser encontradas alterações do processamento central em indivíduos com SDRC crônica, por isso, pode ser útil o teste de controle motor na documentação de um diagnóstico da síndrome. Atividades simples, como tatear com os dedos da mão, podem demonstrar prejuízo nos movimentos, velocidade e tempo até a fadiga, seja em extremidade envolvida, seja em não envolvida.[27]

Um diagnóstico de síndrome de dor regional complexa pode ser suspeitado pelo fisioterapeuta quando os achados de perda de ADM e força, presença de edema, dor, mudanças tróficas e alterações sensoriais ou motoras forem de magnitude e duração maiores que o esperado, considerando a história da lesão e tendo sido descartados outros diagnósticos diferenciais.[10] Exames diagnósticos médicos podem ajudar a conformar a SDRC, mas não são assunto da literatura. A confiabilidade de qualquer exame como uma confirmação absoluta do diagnóstico de SDRC não está comprovada. Em alguns estágios da síndrome, avaliações ósseas em três estágios demonstraram, algumas vezes, mudanças estruturais e do fluxo sanguíneo nos ossos. A literatura atual, entretanto, sugere como baixo[42] e, por vezes, confuso o valor diagnóstico desses exames.[12] O teste de velocidade condutora do nervo não é útil devido à sua amostragem limitada de grandes fibras nervosas com mielina, que não costumam ter envolvimento na SDRC.[14] O Quantitative Sensory Testing para sensibilidade ao calor e limiares reduzidos da dor pode demonstrar achados positivos, uma vez que esse teste mede a atividade das fibras C de diâmetro menor, envolvidas na SDRC.[43,44]

Plano de atendimento e intervenções

O plano de cuidados e metas depende dos achados dos exames, que esclarecem a severidade e a duração dos sintomas da SDRC do paciente. As intervenções devem ter foco no controle da dor, manejo de edema, redução das alterações sensoriais e progressão suave da reobtenção da ADM e da força para restaurar o uso funcional da extremidade envolvida. Há necessidade de ensino significativo e continuado ao paciente sobre os processos fisiológicos da condição e os mecanismos de reação à dor, bem como treinamento de comportamentos positivos de saúde para reduzir o estresse, de modo a controlar a dor e as tensões de forma adequada. Em razão dos variados mecanismos fisiopatológicos, das apresentações dos sintomas e dos protocolos das intervenções, não existe uma estratégia de tratamento isolada que tenha comprovado, de modo inequívoco, sua eficácia. É comum o envolvimento de diferentes profissionais de saúde no controle da SDRC, para a abordagem dos vários aspectos da condição. A fisioterapia é sempre um componente do tratamento primário.[5,14]

A fisioterapia mostrou-se eficaz na redução da dor e melhora da mobilidade de pacientes com a SDRC, em dois estudos realizados por Oedermans e colaboradores.[36,45] Eles compararam três grupos que receberam fisioterapia, terapia ocupacional ou apoio de assistente social (grupo de controle). Todos os sujeitos mantiveram o tratamento médico, o regime farmacológico consistente e receberam informações gerais sobre a condição. O grupo da fisioterapia recebeu orientações, técnicas de relaxamento, massagem no tecido conjuntivo, estimulação elétrica transcutânea, exercícios para reduzir a dor por estimulação de mecanorreceptores, além de correções ou mudanças nas atividades (p. ex., instruções sobre a forma correta e treino de habilidades). O grupo da terapia ocupacional recebeu controle da inflamação e proteção da extremidade por meio de talas e posicionamento, atividades táteis e proprioceptivas para normalizar a sensibilidade e uso de dispositivos e/ou treinamento para movimentação normal ou alternativas para a realização das atividades. Um estudo demonstrou que o grupo da fisioterapia teve redução mais rápida da dor que o grupo de controle com assistência social.[36] Além disso, o grupo da fisioterapia demonstrou melhora média maior nos resultados do McGill Pain Questionnaire (MPQ) que o grupo da terapia ocupacional ou de controle.[36] Esse último grupo mostrou melhora significativamente mais lenta nos prejuízos que o grupo da fisioterapia. O de fisioterapia também evidenciou melhora mais rápida nos resultados do MPQ que o grupo da terapia ocupacional, sendo também o da maior relação custo-benefício.[45] O prejuízo de longo prazo, todavia (> duração de um ano), não foi significativamente diferente entre os três grupos, quando medido pelos Guias da American Medical Association para a Avaliação de Prejuízo Permanente.[36] Um estudo não randomizado feito por Kemler e colaboradores[46] descobriu que não houve melhoras na condição funcional de 54 sujeitos nos estágios crônicos da SDRC que haviam recebido seis meses de fisioterapia, após terem passado por um ensaio de estimulação da medula. Os autores indicaram que os sujeitos com sintomas de referência menos severos melhoraram mais, embora as melhoras generalizadas aos doze meses para todos os sujeitos não tenham sido suficientemente grandes para demonstrar mudança importante, em especial, na ausência de um grupo de controle. A frequência da fisioterapia não é mencionada de forma consistente nos protocolos de pesquisa. No entanto, um estudo em uma população pediátrica descobriu que os sujeitos melhoraram muito em relação a cinco medidas de dor e função ao receberem uma ou três sessões semanais de fisioterapia.[47]

Nos estágios iniciais da SDRC, as intervenções fisioterapêuticas devem, inicialmente, ter o foco no alívio da dor e do edema e na normalização da sensibilidade. A elevação da extremidade envolvida pode reduzir a pressão hidrostática causada por venoconstrição e vazamento das membranas capilares. Quando combinadas com drenagem linfática manual, essas estratégias podem ajudar a reduzir a dor e restaurar a sensibilidade.[48] Outras técnicas de controle da dor e dessensibilização incluem banhos com dióxido de carbono com temperaturas frias[49] e banhos de contraste, nos quais as diferenças de temperatura se ampliam gradativamente.[12] Para ajudar a restaurar as reações apropriadas de processamento central a estímulos proprioceptivos e de toque, podem ser úteis várias técnicas de bombardeamento sensorial. Essas incluem exposição da pele a pressão leve e profunda, a vibração ou texturas variadas e a diferentes tecidos (p. ex., seda, toalha seca, algodão, esponja molhada e seca, etc.).[14] A crioterapia, quando tolerada, pode ajudar a controlar edema e dor. Deve-se ter cuidado para evitar baixar a temperatura da pele para temperatura menor que 16°C, porque ocorre vasodilatação quando a temperatura tissular atinge 2°C.[50] As modalidades de calor devem ser evitadas, pois podem aumentar o edema.[12]

Estimulação elétrica transcutânea do nervo (EETN) é usada com frequência para controlar a dor em estudos que pesquisam a SDRC. Algumas evidências sugerem possíveis benefícios,[47,51-53] ao passo que há autores que informam que a EETN pode agravar a dor, em especial nos pacientes com ativação de mecanismos centrais da dor.[54,55] Parâmetros como pulso breve de alta frequência e baixa frequência com pulso mais lento (como na acupuntura) podem ser tentados.[5,56] A EETN de baixa frequência, porém, com sua tendência a estimular as fibras C, pode ser mais eficiente no tratamento da SDRC.[43,44] Um estudo com ratos demonstrou que uma combinação da EETN com alta e baixa frequências controlou, de forma mais abrangente, a alodinia na SDRC tipo II.[57] A colocação de eletrodos deve se movimentar, progressivamente, na direção da região mais dolorida. Primeiro, o fisioterapeuta deve colocá-los ao longo dos segmentos da coluna que suprem a área envolvida, em seguida, proximalmente à extremidade com dor, depois na posição superior e inferior à área dolorida e, finalmente, direto na porção de hiperestesia.[5]

O fisioterapeuta deve permanecer em contato direto com o médico para avaliar implementação ou alteração dos medicamentos analgésicos, bloqueios neurais ou apoio psicológico para promover alívio da dor, encorajamento e confiança nas tentativas gerais de evitar as complicações que resultam de ansiedade e medo.[31] A meta das medidas terapêuticas, como fármacos e bloqueios neurais, é possibilitar a continuação da fisioterapia.[17] A combinação de intervenções médicas e terapêuticas é mais eficaz para, possivelmente, reajustar o processamento anormal central da dor e restabelecer a percepção normal na extremidade, a fim de recuperar o uso funcional e dos movimentos.[5,14]

Com o início do controle da dor, as intervenções para recuperar ADM e força tornam-se um elemento essencial do controle do paciente. A progressão começa com ADM passiva bastante suave, ADM ativa-assistida, ADM com resistência, FNP, fortalecimento funcional e, finalmente, atividades leves com peso.[58] Exemplos de sustentação de peso para pacientes com envolvimento de extremidade superior incluem transporte de sacolas cada vez mais pesadas e atividades de escovação, conforme descrição de Carlson e Watson, em seu Stress-Loading Program[59] e atividades de marcha com sustentação parcial de peso, passando a sustentação total de peso para envolvimento de extremidade inferior. Há inclusão do *biofeedback* como um componente dos protocolos de tratamento de pacientes com a síndrome, para ajudar a novamente treinar padrões motores normais e percepção funcional dos movimentos.[13,60] Talas para imobilização foram consideradas contraproducentes, mas o uso dinâmico delas pode ajudar no alcance da ADM completa, nas fases posteriores da intervenção.[56] Deve-se cuidar ao implementar o treino da força, uma vez que métodos agressivos podem agravar a rigidez e reduzir a amplitude de movimentos (ADM).[56] A progressão deve ser lenta, com foco eventual em uso funcional, resistência e atividades de fortalecimento para trabalho.[17] Mobilizações acessórias passivas das articulações podem ajudar a diminuir a dor (graus I ou II) e restaurar os movimentos (graus III ou IV) quando a imobilidade levou a compressão capsular que está afetando a artrocinemática correta.[61]

É importante dar atenção a hábitos de bem-estar geral no controle da SDRC, inclusive a necessidade de atividade aeróbica,[12] esquiva do tabagismo[62], técnicas de controle do estresse/relaxamento[14] e possível encaminhamento ao nutricionista para alimentação adequada (p. ex., 500 mg diárias de vitamina C podem prevenir a SDRC pós-fratura).[8] Os efeitos negativos do estresse na saúde são amplamente conhecidos.[63-67] Uma técnica saudável para controlá-lo que merece atenção especial é a **meditação.** O uso da meditação transcendental e do esvaziamento da mente demonstrou eficácia no controle de diversos sinais e sintomas de SDRC, inclusive diminuição da dor crônica,[32,33,68] redução da atividade do sistema simpático,[69,70] intensificação da função imune,[71] diminuição dos níveis dos hormônios do estresse[72] e prevenção da doença.[63,73] Em adultos jovens saudáveis, a prática diária da meditação transcendental durante 20 minutos, duas vezes por dia, foi associada a uma redução nos hormônios adrenocorticais, os quais ficam elevados durante estresse agudo e crônico.[72] A prática desse tipo de meditação tem implicações importantes no contra-ataque das complicações relacionadas ao estresse, vividas por pacientes com a síndrome.

O efeito da meditação no sistema nervoso central e na percepção cerebral da dor deve ser alvo de mais debates em relação à SDRC. David Orme-Johnson[70] mediu as respostas galvânicas na pele em pessoas que não meditam comparadas às que meditam. Nesse exame, mede-se a reação simpática mediada de transpiração (atividade sudomotora), um sinal diagnóstico de SDRC. Descobriu-se uma reação galvânica da pele mais longa em pessoas que não meditavam, após ruído causador de susto; essas pessoas também demonstraram mais aumentos de "alarme falso" na resposta galvânica da pele, na ausência de algum estímulo adicional. O exame de ressonância magnética funcional (RMf) realizado em meditadores transcendentais em longo prazo demonstrou menos atividade (40-50%) em áreas do cérebro relacionadas à dor (p. ex., tálamo) que em indivíduos não praticantes de meditação, quando os dedos das mãos foram colocados em água bastante quente, mesmo quando os dois grupos *classificaram* o nível de dor da mesma maneira.[33]

Os autores desse estudo postularam que pessoas que meditam têm o sistema nervoso central mais relaxado, prestando, assim, menos atenção à dor. Os indivíduos que não costumavam meditar, mas que mais tarde aprenderam essa técnica e passaram a praticá-la, demonstraram uma redução de 45 a 50% da reação cerebral à dor, depois de apenas cinco meses de meditação. Zeidan e colaboradores[74] descobriram que a meditação com a mente atenta diminuiu a dor e a ansiedade em dor reduzida experimentalmente. Uma possível pesquisa de grande escala sobre meditação com pacientes que apresentam SDRC pode confirmar os efeitos benéficos da meditação sobre a dor[68,74] e, provavelmente, validar seu uso para essa população de pacientes.

Testes e aconselhamento psicológicos podem se tornar necessários, porque algumas condições mentais ou emocionais podem surgir quando os pacientes ficam receosos ou ansiosos diante da piora progressiva de sua condição.[17] Em um estudo de Jong e colaboradores[31], descobriu-se que o medo relacionado à dor prejudica o funcionamento no início da SDRC, e os danos percebidos ao movimento preveem, de forma significativa, limitações no funcionamento (além da contribuição do nível de dor) de pessoas com SDRC crônica. Esses são achados que apoiam a sugestão dada por Jong de que um programa de tratamento com exposição à dor pode estar associado à restauração funcional em pacientes com medo da dor. Uma série de casos realizada por Ek e colegas[75] relata sucesso no uso da exposição gradativa à dor nas intervenções fisioterapêuticas para sobrepujar o tipo de dor com alerta falso encontrado na SDRC.

A dor na ausência de dano tissular ou perigo real é um reflexo da capacidade de adaptação do cérebro para criar, sustentar ou ignorar a dor (ou sua percepção). O uso da **terapia do espelho** e de imagens motoras para vencer processos do sistema nervoso central surgiu pela possibilidade de combinar *feedback* sensorial e *output* motor[76,77] e ativação pré-motora cortical.[78] A terapia do espelho envolve movimentos da extremidade não afetada refletidos em um espelho para parecer movimentos da extremidade envolvida, que deve ficar escondida atrás do espelho. As imagens motoras envolvem mentalização de pensamentos de movimentos, na ausência dos movimentos reais, o que ativa áreas corticais similares.[79] Várias séries de casos demonstraram tendências de sucesso no tratamento dos estágios iniciais da SDRC com a terapia do espelho e imagem motora para diminuir a dor, a rigidez e os prejuízos nos movimentos.[79-81] No entanto, uma revisão sistemática feita por Ezendam e colaboradores[76] aponta a qualidade metodológica fraca dos estudos com espelho. Acompanhando as abordagens terapêuticas para modificar as percepções e as respostas cerebrais, é fundamental que o fisioterapeuta eduque o paciente sobre os mecanismos e a finalidade da dor, ajudando-o a compreender que ela é uma experiência complexa consciente que, por conseguinte, exige que o paciente participe de forma ativa da reabilitação com esforço físico e mental.[79]

Para finalizar, há pesquisas promissoras sobre a **acupuntura** no tratamento da SDRC.[82,83] Embora as evidências sejam, no momento, de estudos de casos, os resultados relatados impressionam e valem uma investigação para esse diagnóstico difícil. Em um dos casos, uma mulher com 34 anos de idade, com SDRC crônica, demonstrou melhora marcante na incapacidade, na dor e na depressão após intervenções com a acupuntura. Ela melhorou de um escore de 17 para 4 na Escala de Incapacidade de Sheehan; de 67 para 10 no Questionário da Dor de McGill e de 12 para 0 no Inventário da Depressão de Beck.[83] Em outro estudo, dois, de três pacientes pediátricos com SDRC que fizeram acupuntura, demonstraram resolução de 100% da dor, e o terceiro paciente mostrou uma redução significativa de 80%.[84] Há necessidade de estudos de grande escala para justificar o benefício da acupuntura como parte de um plano amplo de intervenções para a SDRC.

É importante que todos os fisioterapeutas sejam orientados sobre sinais e sintomas a serem observados e medidos e que se familiarizem com as diversas estratégias de intervenção a serem testadas nessa população, sem esquecer a exigência frequente de uma abordagem com equipe multidisciplinar para que haja mais eficiência.[5,12,14,20] Essa síndrome pode ser bastante desafiadora para ser entendida e tratada pelo fisioterapeuta. A detecção e o tratamento precoces, em especial após fraturas em mulheres com mais de 50 anos (uma população de grande risco[7]), podem ajudar a prevenir que uma importante lesão ortopédica ou um derrame evolua para um problema complexo de dor crônica.[14,20] Métodos alternativos auxiliares, especialmente a meditação, merecem atenção e mais pesquisas não apenas para populações com dor aguda e crônica, mas, quem sabe, para o bem-estar e a prevenção da doença em todos os indivíduos.

Recomendações clínicas baseadas em evidências

SORT: Valor/Força da Taxonomia da Recomendação (do inglês, *Strength of Recommendation Taxonomy*)

A: evidências consistentes e de boa qualidade voltadas ao paciente
B: evidências inconsistentes ou de qualidade limitada voltadas ao paciente
C: evidências consensuais, voltadas à doença, prática habitual, opinião de especialistas ou série de casos

1. O uso de um programa de tratamento multidisciplinar que inclui a fisioterapia é adequado para a síndrome da dor regional complexa (SDRC). **Grau A**
2. Em pessoas com SDRC que afeta a extremidade superior, o questionário de Disability of the Arm, Shoulder, and Hand (DASH) é uma medida de resultados confiável para demonstrar mudanças na função e nos sintomas das extremidades superiores. **Grau A**
3. A terapia do espelho é uma técnica eficaz para aumento do uso funcional da extremidade envolvida na SDRC. **Grau C**
4. Acupuntura e meditação podem ser úteis no tratamento da dor crônica na SDRC. **Grau C** para acupuntura e **Grau B** para meditação

PERGUNTAS PARA REVISÃO

26.1 Todos os sinais e sintomas que seguem indicam SDRC tipo I na extremidade superior, exceto:

A. Unhas das mãos quebradiças
B. Transpiração anormal
C. Hipersensibilidade ao toque
D. Lesão a um dos nervos periféricos

26.2 Qual dos seguintes fatores físicos ou psicológicos tem a mais alta correlação com o aparecimento da SDRC?

A. Fratura intra-articular
B. História de depressão
C. História de acontecimentos da vida marcantes
D. A e C

RESPOSTAS

26.1 **D.** Unhas quebradiças, transpiração anormal e hipersensibilidade ao tato são todos indicativos de SDRC tipo I. Lesão direta a um nervo é o aspecto distintivo por excelência da SDRC tipo II.

26.2 **D.** Dessa lista, fratura intra-articular e história de acontecimentos da vida marcantes no ano anterior ao aparecimento da SDRC têm apoio estatístico como elementos que preveem o desenvolvimento da SDRC.

REFERÊNCIAS

1. Beerthuizan A, van't Spijker A, Huygen FJ, Klein J, de Wit R. Is there an association between psychological factors and the complex regional pain syndrome type I (CRPS1) in adults? A systematic review. *Pain.* 2009;145:52-59.
2. Beerthuizen A, Stronks DL, Huygen FJ, Passchier J, Klein J, Spijker AV. The association between psychological factors and the development of complex regional pain syndrome type I (CRPS1)–a prospective multicenter study. *Eur J Pain.* 2011;15:971-975.
3. Geertzen JH, de Bruijin-Kofman AT, de Bruijin HP, van de Wiel HB, Dijkstra PU. Stressful life events and psychological dysfunction in complex regional pain syndrome type I. *Clin J Pain.* 1998;14:143-147.
4. Turners-Stokes L. Reflex sympathetic dystrophy–a complex regional pain syndrome. *Disabil Rehabil.* 2002;24:939-947.
5. Berger P. The role of the physiotherapist in the treatment of complex peripheral pain syndromes. *Pain Reviews.* 1999;6:211-232.
6. Stanton-Hicks M, Janing W, Hassenbusch S, Haddox JD, Boas R, Wilson P. Reflex sympathetic dystrophy: changing concepts and taxonomy. *Pain* . 1995;63:127-133.
7. de Mos M, de Bruijn AG, Huygen FJ, Dieleman JP, Stricker BH, Sturkenboom MC. The incidence of complex regional pain syndrome: a population-based study. *Pain.* 2007;129:12-20.
8. Quisel A, Gill JM, Witherell P. Complex regional pain syndrome underdiagnosed. *J Fam Pract.* 2005;54:524-532.
9. Bruehl S, Chung OY. How common is complex regional pain syndrome–type I? *Pain.* 2007; 129:1-2.
10. Wilson PR. Taxonomy. Newsletter of the IASP special interest group on pain and the sympathetic nervous system. 2004:4-6.
11. Beerthuizen A, Stronks DL, Van't Spijker A, et al. Demographic and medical parameters in the development of complex regional pain syndrome type I (CRPS1): prospective study of 596 patients with a fracture. *Pain.* 2012;153:1187-1192.

12. Harden RN. Complex regional pain syndrome. *Brit J Anaesth.* 2001;87:99-106.
13. National Institutes of Health, National Institute of Neurological Disorders and Stroke. Complex regional pain syndrome fact heet.http://www.ninds.nih.gov/disorders/reflex_sympathetic_dystrophy. Accessed June 25, 2012.
14. Vacariu G. Complex regional pain syndrome. *Disabil Rehabil.* 2002;24:435-442.
15. Sandroni P, Benrud-Larson LM, McClelland RL, Low PA. Complex regional pain syndrome type I: incidence and prevalence in Olmsted county, a population-based study. *Pain.* 2003;103:199-207.
16. Petchkrua W, Weiss DJ, Patel RR. Reassessment of the incidence of complex regional pain syndrome type I following stroke. *Neurorehabil Neural Repair .* 2000;14:59-63.
17. Stanton-Hicks M, Baron R, Boas R, et al. Complex regional pain syndrome: guidelines for therapy. *Clin J Pain.* 1998;14:155-166.
18. Torebjork E, Wahren L, Wallin G, Hallin R, Koltzenburg M. Noradrenaline-evoked pain in neuralgia. *Pain.* 1995;63:11-20.
19. Sato J, Perl ER. Adrenergic excitation of cutaneous pain receptors induced by peripheral nerve injury. *Science.* 1991;251:1608-1610.
20. Birklein F. Complex regional pain syndrome. *J Neurol .* 2005;252:131-138.
21. Janig W, Baron R. Complex regional pain syndrome is a disease of the central nervous system. *Clin Auton Res .* 2002;12:150-164.
22. Juottonen K, Gockel M, Silen T, Hurri H, Hari R, Forss N. Altered central sensorimotor processing in patients with complex regional pain syndrome. *Pain.* 2002;98:315-323.
23. Rommel O, Gehling M, Dertwinkel R, et al. Hemisensory impairment in patients with complex regional pain syndrome. *Pain.* 1999;80:95-101.
24. Thimineur M, Sood P, Kravitz E, Gudin J, Kitaj M. Central nervous system abnormalities in complex regional pain syndrome: clinical and quantitative evidence of medullary dysfunction. *Clin J Pain.*1998;14:256-267.
25. Schwoebel J, Friedman R, Duda N, Coslett HB. Pain and the body schema: evidence for peripheral effects on mental representations of movement. *Brain.* 2001;124:2098-2104.
26. Cohen HE, Hall J, Harris N, McCabe CS, Blake DR, Janig W. Enhanced pain and autonomic responses to ambiguous visual stimuli in chronic Complex Regional Pain Syndrome (CRPS) type I. *Eur J Pain.* 2012;16:182-195.
27. Schilder JM, Schouten AC, Perez RM, et al. Motor control in complex regional pain syndrome: a kinematic analysis. *Pain.* 2012;153:805-812.
28. AlexanderGM, Peterlin BL, Perreault MJ, Grothusen JR, Schwartzman RJ. Changes in plasma cytokines and their soluble receptors in complex regional pain syndrome. *J Pain.* 2012;13:10-20.
29. Li WW, Guo TZ, Liang DY, Sun Y, Kingery WS, Clark JD. Substance P signaling controls mast cell activation, degranulation, and nociceptive sensitization in a rat fracture model of complex regional pain syndrome. *Anesthesiology.* 2012;116:882-895.
30. Huhne K, Leis S, Schmelz M, Rautenstrauss B, Birklein F. A polymorphic locus in the intron 16 of the human angiotensin-converting enzyme (ACE) gene is not correlated with complex regional pain syndrome I (CRPS I). *Eur J Pain.* 2004;8:221-225.
31. de Jong JR, Vlaeyen JW, de Gelder JM, Patijn J. Pain-related fear, perceived harmfulness of activities, and functional limitations in Complex regional pain syndrome. *J Pain.* 2011;12:1209-1218.
32. Astin JA. Mind-body therapies for the management of pain. *Clin J Pain.* 2004;20:27-32.
33. Orme-Johnson DW, Schneider RH, Son YD, Nidich S, Cho ZH. Neuroimaging of meditaiton's effect on brain reactivity to pain. *Neuroreport.* 2006;17:1359-1363.

34. Hsu ES. Practical management of complex regional pain syndrome. *Am J Ther.* 2009;16:147-154.
35. Lagueux E, Charest J, Lefrancois-Caron E, et al. Modified graded motor imagery for complex regional pain syndrome type 1 of the upper extremity in the acute phase: a patient series. *Int J Rehabil Res.* 2012;35:138-145.
36. Oerlemans HM, Oostendorp RA, de Boo T, Goris RJ. Pain and reduced mobility in complex regional pain syndrome I: outcome of a prospective randomized controlled clinical trial of adjuvant physical therapy versus occupational therapy. *Pain.* 1999;83:77-83.
37. Beaton DE, Katz JN, Fossel AH, Wright JG, Tarasuk V, Bombardier C. Measuring the whole or the parts? Validity, reliability, and responsiveness of the Disabilities of the Arm, Shoulder, and Hand outcome measure in different regions of the upper extremity. *J Hand Ther.* 2001;14:128-146.
38. Bijur PE, Silver W, Gallagher EJ. Reliability of the visual analog scale for measurement of acute pain. *Acad Emerg Med.* 2001;8:1153-1157.
39. Atroshi I, Gummesson C, Andersson B, Dahlgren E, Johansson A. The disabilities of the arm, shoulder and hand (DASH) outcome questionnaire: reliability and validity of the Swedish Version evaluated in 176 patients. *Acta Orthop Scand*. 2000;71:613-618.
40. Mugge W, Schouten AC, Bast GJ, Schurmans J, van Hilten JJ, van der Helm FC. Stretch reflex responses in Complex Regional Pain Syndrome-related dystonia are not characterized by hyperreflexia. *Clin Neurophysiol*. 2012;123,569-576.
41. Bruehl S, Lubenow TR, Nath H, Ivankovich O. Validation of thermography in the diagnosis of reflex sympathetic dystrophy. *Clin J Pain*. 1996;12:316-25.
42. Moon JY, Park SY, Kim YC, et al. Analysis of patterns of three-phase bone scintigraphy for patients with complex regional pain syndrome diagnosed using the proposed research criteria (the 'Budapest Criteria'). *Br J Anaesth.* 2012;108:655-661.
43. Veldman PH, Reynen HM, Arntz IE, Goris RJ. Signs and symptoms of reflex sympathetic dystrophy: prospective study of 829 patients. *Lancet.* 1993;342:1012-1016.
44. Yarnitsky D. Quantitative sensory testing. *Muscle Nerve.* 1997;20:198-204
45. Oerlemans HM, Oostendorp RA, de Boo T, van der Laan L, Severens JL, Goris JA. Adjuvant physical therapy versus occupational therapy in patients with reflex sympathetic dystrophy/ complex regional pain syndrome type I. *Arch Phys Med Rehabil.* 2000;81:49-56.
46. Kemler MA, Rijks CP, de Vet HC. Which patients with chronic reflex sympathetic dystrophy are most likely to benefit from physical therapy? *J Manipulative Physiol Ther.* 2001;24:272-278.
47. Lee BH, Scharff L, Sethna NF, et al. Physical therapy and cognitive-behavioral treatment for complex regional pain syndromes. *J Pediatr.* 2002;141:135-140.
48. Blumberg H, Griesser HJ, Hornyak M. Das distal posttraumatische Odem: symptom einer sympathischen reflexdystrophie? *Zeitschrift fur Orthopadie.* 1992;130:9-15.
49. Mucha C. Einflub von CO 2 -Badern im fruhfunktionellen therapiekonzept der algodystrophie. *Physikalische Medizin und Kur Medizin.* 1992;2:173-178.
50. Lehmann JF, de Lateur BJ. Ultrasound, shortwave, microwave, superficial hot and cold in the treatment of pain. In: Wall PD, Melzack R, eds. *Textbook of Pain.* 3rd ed. Edinburgh: Churchill Livingstone; 1994:717-724.
51. Greipp ME, Thomas AF, Renkun C. Children and young adults with reflex sympathetic dystrophy syndrome. *Clin J Pain.* 1988;4:217-221.
52. Jenker FL. Die elektrische blockade von sympathischen und somatischen nerven von der haut aus. *Wierier Klinische Wochens-chrift.* 1980;92:233-239.
53. Robaina FJ, Rodriquez JL, de Vera JA, Martin MA. Transcutaneous electrical nerve stimulation and spinal cord stimulation for pain relief in reflex sympathetic dystrophy. *Stereotact Funct Neurosurg.* 1989;52:53-62.

54. Beric A. Central pain: "new" syndromes and their evaluation. *Muscle Nerve.* 1993;16:17-24.
55. Leijon G, Boivie J. Central post-stroke pain–the effect of high and low frequency TENS. *Pain* . 1989;38:187-191.
56. Bengtson K. Physical modalities for complex regional pain syndrome. *Hand Clin.* 1997;13:443-454.
57. Somers DL, Clemente FR. Transcutaneous electrical nerve stimulation for the management of neuropathic pain: the effects of frequency and electrode position on prevention of allodynia in a rat model of complex regional pain syndrome type II. *Phys Ther.* 2006;86:698-709.
58. Sadil V. Reflex sympathetic dystrophy management in physical medicine and rehabilitation. *Eur J Physical Medicine Rehab.* 1992;2:55-57.
59. Carlson LK, Watson HK. Treatment of reflex sympathetic dystrophy using the stress-loading program. *J Hand Ther* . 1998;1:149-154.
60. Husslage P. Physiotherapy and its regimen in the treatment of reflex sympathetic dystrophy. *Pain Clin.* 1995;8:77-79.
61. Kisner C, Colby L. *Therapeutic Exercise: Foundation and Techniques.* 5th ed. Philadelphia, PA: F.A.Davis Company; 2007.
62. Lee SS, Kim SH, Nah SS, et al. Smoking habits influence pain and functional and psychiatric features in fibromyalgia. *Joint Bone Spine.* 2011;78:259-265.
63. Schneider RH, Alexander CN, Staggers F, et al. A randomized controlled trial of stress reduction in African Americans treated for hypertension over one year. *Am J Hypertens* . 2005;18:88-98.
64. Anderson JW, Liu C, Kryscio RJ. Blood pressure response to transcendental meditation: a metaanalysis. *Am J Hypertens.* 2008;21:310-316.
65. Bairey Merz CN, Dwyer J, Nordstrom CK, Walton KG, Salerno JW, Schneider RH. Psychosocial stress and cardiovascular disease. *Behav Med.* 2002;27:141-147.
66. Schneider RH, Alexander CN, Staggers F, et al. Long-term effects of stress reduction on mortality in persons ≥ 55 years of age with systemic hypertension. *Am J Cardiol.* 2005;95:1060-1064.
67. Webster Marketon JI, Glaser R. Stress hormones and immune function. *Cellular Immunol.* 2008;252:16-26.
68. Kabat-Zinn J, Lipworth L, Burncy R, Sellers W. Four-year follow-up of a meditation-based program for the self-regulation of chronic pain: treatment outcomes and compliance. *Clin J Pain.* 1986;143-205.
69. Goleman DJ, Schwartz GE. Meditation as an intervention in stress reactivity. *J Counseling Clin Psych.* 1976;44:456-466.
70. Orme-Johnson DW. Autonomic stability and transcendental meditation. *Psychosom Med.* 1973;35:341-349.
71. Davidson RJ, Kabat-Zinn J, Schumacher J, et al. Alterations in brain and immune function produced by mindfulness meditation. *Psychosom Med* . 2003;65:564-570.
72. Jevning R, Wilson AF, Davidson JM. Adrenocortical activity during meditation. *Horm Behav.* 1978;10:54-60.
73. Orme-Johnson D. Medical care utilization and the transcendental meditation program. *Psychosomatic Med.* 1987;49:493-507.
74. Zeidan F, Gordon NS, Merchant J, Goolkasian P. The effects of brief mindfulness meditation on experimentally induced pain. *J Pain.* 2010;11:199-209.
75. Ek JW, van Gijn JC, Samwel H, van Egmond J, Klomp F, van Dongen RT. Pain exposure physical therapy may be a safe and effective treatment for longstanding complex regional pain syndrome type I: a case series. *Clin Rehabil.* 2009;23:1059-1066.

76. Ezendam D, Bonger RM, Jannink MJ. Systematic review of the effectiveness of mirror therapy in upper extremity function. *Disabil Rehabil.* 2009;31:2135-2149.
77. Ramachandran VS, Rogers-Ramachandran D, Cobb S. Touching the phantom limb. *Nature.* 1995;337:489-490.
78. Seitz RJ, Hoflich P, Binkofski F, Tellmann L, Herzog H, Freund HJ. Role of the premotor cortex in recovery from middle cerebral artery infarction. *Arch Neurol.* 1998;55:1081-1088.
79. Moseley GL. Graded motor imagery is effective for long-standing complex regional pain syndrome: a randomised controlled trial. *Pain.* 2004;108:192-198.
80. McCabe CS, Haigh RC, Ring EF, Haligan PW, Wall PD, Blake DR. A controlled pilot study of the utility of mirror visual feedback in the treatment of complex regional pain syndrome (type I). *Rheumatology.* 2003;42:97-101.
81. Tran de QH, Duong S, Bertini P, Finlayson RJ. Treatment of complex regional pain syndrome: a review of the evidence. *Can J Anaesth.* 2010;57:149-166.
82. Kho KH. The impact of acupuncture on pain in patients with reflex sympathetic dystrophy. *Pain Clin.* 1995;8:59-61.
83. Sprague M, Chang JC. Integrative approach focusing on acupuncture in the treatment of chronic complex regional pain syndrome. *J Altern Complement Med.* 2011;17:67-70.
84. Kelly A. Treatment of reflex sympathetic dystrophy in 3 pediatric patients using 7 external dragons and devils acupuncture. *Med Acupuncture.* 2004;15:29-30.

Miopatia induzida por estatina

Annie Burke-Doe

CASO 27

Uma mulher obesa de 68 anos de idade foi encaminhada a uma clínica de fisioterapia em razão de dor e fraqueza em extremidade inferior. Ela é professora e, recentemente, caiu sobre os joelhos ao tentar erguer uma caixa pesada. Tratou-os com gelo, elevação, compressão e analgésico, sem receita médica, mas continuou a sentir fraqueza e dor generalizada nas extremidades inferiores nas últimas semanas. O médico clínico geral encaminhou-a à fisioterapia devido aos sintomas persistentes. A paciente toma gemfibrozil, niacina e cálcio atorvastatina (40 mg) para reduzir o colesterol e os níveis plasmáticos de LDL. Ela também está ingerindo levedura vermelha de arroz, recomendada pelo especialista em ervas que ela consulta, como remédio natural para reduzir o "colesterol ruim". Durante a segunda semana de tratamento fisioterapêutico, a dor muscular e articular nas extremidades inferiores não havia mudado, e a paciente sentiu que os braços estavam enfraquecendo. Ela ainda se queixou de aumento do esforço ao realizar as atividades cotidianas – um sintoma que ainda não havia sentido. Considerando a dor e a fraqueza progressivas da paciente, o novo relato de dispneia de esforço, a medicação atual e mais o uso de suplementos, o fisioterapeuta encaminhou-a novamente ao médico clínico geral para mais avaliações. Os exames laboratoriais revelaram creatina quinase aumentada (isoenzima CK-MM) no sangue e mioglobinúria. Ela foi diagnosticada com miopatia induzida por medicamento.

- Que sinais do exame podem ser relacionados a esse diagnóstico?
- Quais são os testes diagnósticos mais adequados?
- Quais são as medidas dos resultados fisioterapêuticos mais apropriadas para mudanças na dor e para funcionalidade?
- Qual é o prognóstico da reabilitação?
- Quais são as possíveis complicações que interferem na fisioterapia?

DEFINIÇÕES-CHAVE

GEMFIBROZIL: agente anti-hiperlipidêmico no tratamento de níveis muito elevados de triglicerídeos no sangue.

LEVEDURA VERMELHA DE ARROZ: suplemento alimentar, que é um fungo que cresce no arroz; contém monacolina K, idêntica ao agente lovastatina, redutor do colesterol.

MIOGLOBINÚRIA: urina avermelhada causada pela excreção da mioglobina, um produto da fragmentação muscular.

MIOPATIA: toda condição anormal ou doença do tecido muscular (esquelético).

NIACINA: vitamina hidrossolúvel do complexo B importante no metabolismo dos carboidratos; os suplementos de niacina reduzem os triglicerídeos séricos e as concentrações do colesterol LDL, além de aumentar a concentração do colesterol HDL.

Objetivos

1. Descrever a miopatia induzida pela estatina.
2. Identificar os sinais, sintomas e fatores de risco da miopatia induzida por estatina.
3. Discutir os componentes adequados do exame fisioterapêutico para distinção de miopatia induzida por medicação *versus* miopatia induzida por exercício.
4. Identificar os encaminhamentos essenciais para a paciente com suspeita de miopatia induzida por estatina.

Considerações sobre a fisioterapia

Considerações de fisioterapia durante o controle do indivíduo com miopatia induzida pela estatina:

- **Cuidados/objetivo do plano geral de fisioterapia:** identificação dos fatores de risco para miopatia induzida por estatina; avaliação da amplitude de movimentos (ADM), da força, do tônus, da sensibilidade, dos reflexos; realização de exames funcionais.
- **Intervenções de fisioterapia:** encaminhamento ao médico para mais avaliações a fim de determinar a causa da miopatia, após outras possíveis explicações serem descartadas; modificação das rotinas de exercício; investigações regulares das medidas funcionais e da força.
- **Precauções durante a fisioterapia:** relato de sinais/sintomas sugestivos de miopatia induzida por estatina ao médico clínico geral.
- **Complicações que interferem na fisioterapia:** dor e fraqueza musculares, fadiga generalizada, fatores psicossociais, comorbidades, reações adversas a fármacos das estatinas.

Visão geral da patologia

Cerca de 33,6 milhões de norte-americanos têm hiperlipidemia, definida como um nível de colesterol total de 240 mg/dL ou mais.[1] A hiperlipidemia aumenta o risco de aterosclerose, derrame e doença cardíaca. O tratamento inclui mudanças alimentares, aumento da atividade física e uso de várias classes de medicamentos anti-hiperlipidêmicos. A classe desses fármacos mais receitada é a dos inibidores da redutase HMG-CoA, ou estatinas.[2,3] Essas inibem a atividade da redutase HMG-CoA, uma enzima central do fígado, envolvida na produção do colesterol. Em média, as estatinas reduzem os níveis do colesterol LDL em cerca de 20 a 40%. Há um cálculo de que 94,1 milhões de norte-americanos adultos tenham prescrição de estatinas.[3] Em pacientes escolhidos adequadamente, as estatinas reduzem a mortalidade e a morbidade por doença cardiovascular em cerca de 25%.[4,5] Isso levou a recomendações da venda de estatinas sem prescrição médica nos EUA.[5-8] Estudos observacionais indicam uma frequência maior de queixas musculares por grupos que consomem estatinas em comparação com grupos de controle.[4,9] Esses estudos sugerem que a frequência de miopatia induzida por estatina situa-se entre 9 e 20%.[10-12] Acredita-se que a miopatia relacionada à estatina seja até mais prevalente que o informado em ensaios clínicos controlados, porque os pacientes com propensão a essa complicação costumam ser excluídos desses ensaios.[4]

Existe pouco consenso quanto à definição de miopatia induzida por estatina[13], o que pode contribuir para a escassez do diagnóstico dessa complicação.[14-16] A American Heart Association, o American College of Cardiology, o National Heart Lung and Blood Institute[17], a National Lipid Association,[18] e a Food and Drug Administration[19] incluem termos um pouco diferentes que abrangem a gama de sinais e sintomas de patologia induzida pela estatina. Esses incluem mialgia, miopatia, miosite e rabdomiólise.[2,4] A mialgia, capaz de afetar até 10% das pessoas que tomam estatinas receitadas,[2,4] é descrita como incômodo, dor ou fraqueza muscular *sem* elevação da creatina quinase plasmática, um marcador da fragmentação muscular. A miopatia é um termo genérico que se refere a qualquer doença muscular com sintomas de mialgia, fraqueza ou cãibras, além de uma elevação não explicada na creatina quinase $\geq$ 10 vezes o limite máximo normal.[4] A miosite é definida como sintomas musculares *com* elevação da creatina quinase plasmática.[4] O efeito adverso mais raro e grave das estatinas chama-se rabdomiólise. Essa é uma condição resultante da necrose aguda das fibras musculares esqueléticas, com subsequente liberação de seus conteúdos celulares na circulação e urina (mioglobinúria). A rabdomiólise pode produzir doença assintomática, com elevação da creatina quinase ou com uma condição que coloca a vida em risco, relacionada a elevações extremas de creatina quinase, desequilíbrios eletrolíticos, insuficiência renal aguda e coagulação intravascular disseminada.[13] Essa condição costuma se solucionar após interrupção do uso de estatina, a não ser que seja tão severa a ponto de causar morte.[18] Em um grande estudo observacional francês de quase 8 mil pacientes hiperlipidêmicos recebendo terapia com estatina em dose elevada, durante um mínimo de três meses antes do estudo, 10,5% informaram sintomas relacionados aos músculos durante 12 meses, com tempo médio de início dos sintomas de um mês após o começo do consumo das estatinas.[20] Entre os que desenvolveram miopatia, os principais locais da dor foram coxas e panturrilhas (ou ambas), embora cerca de 25% dos pacientes afetados apresentasse mialgia generalizada. A mialgia e a miopatia relacionadas às estatinas costumam cessar em poucas semanas após interrupção da terapia com esse fármaco.

Os fatores de risco para miopatia e rabdomiólise induzidas por estatinas incluem (mas não se limitam a estes) dose elevada de estatina, polifarmácia, função hepática e renal prejudicada, diabetes melito, hipotireoidismo não tratado, idade avançada (> 65 anos) e estrutura corporal frágil e pequena, infecção, sexo feminino, cirurgia recente, consumo de fármacos interagentes e ingestão excessiva de álcool.[4,16,18] Parece que o exercício físico aumenta a probabilidade de desenvolvimento de miopatia em pacientes que tomam estatinas.[20,21] Até 25% dos usuários de estatina que se exercitam têm fadiga muscular, fraqueza, dores leves e cãibra atribuídas ao exercício pelo paciente e pelo médico.[21,22] Em uma revisão retrospectiva de 22 atletas profissionais de elite, Sinzinger e O´Grady[23] descobriram que a maioria não tolerou as estatinas em razão da dor muscular exacerbada induzida pelo exercício.

Manejo da fisioterapia

As pessoas com miopatia induzida pela estatina podem se apresentar a um fisioterapeuta com dor, fraqueza e queixas de dificuldades funcionais. Pode haver história de um evento desencadeador (cirurgia), ou o paciente pode ter um fator de risco e/ou uso concomitante de outros medicamentos redutores do colesterol (fibratos, ácido nicotínico), fármacos que interagem com as estatinas, como agentes antifúngicos azola, antibióticos macrolídeos, inibidores da protease do HIV, antidepressivos (nefazodona), imunossupressores (ciclosporina), antiarrítmicos (amidarona), bloqueadores do canal do cálcio (verapamil) e/ou consumo de > 1L de suco de toranja por dia (que contém uma substância inibidora do metabolismo das estatinas).[24,25] Reconhecer sintomas musculares induzidos por medicamento é fundamental, uma vez que todos os fisioterapeutas examinam e tratam pacientes com queixas musculoesqueléticas. Esse profissional precisa ser capaz de diferenciar dor muscular induzida pelo exercício da miopatia induzida por fármaco. Exercícios causadores de cargas às quais a musculatura não está acostumada podem ocasionar dor muscular com início retardado. A dor muscular induzida por exercício não costuma ocorrer logo após a atividade física. A dor muscular progressiva, com amplitude restrita de movimentos dos grupos musculares afetados surge entre 12 e 48 horas após o exercício e desaparece em 96 horas.[26,27] Diferentemente, **pessoas com miopatia induzida por estatina costumam descrever seus sintomas como incômodos musculares, dor, machucado, cãibras, rigidez, fraqueza ou fadiga muscular logo após o exercício.**[25] Os sintomas musculares induzidos por estatina em geral envolvem grandes grupos musculares proximais e simétricos,[28] com a musculatura da extremidade inferior ou da panturrilha afetada com mais frequência que a das extremidades superiores.[20,29] A miopatia causada pelas estatinas costuma ocorrer nas primeiras seis semanas do começo de seu uso, quando a dose é aumentada e/ou quando outro medicamento que afeta o metabolismo das estatinas é iniciado.[20]

Exame, avaliação e diagnóstico

O exame da paciente exige uma história subjetiva completa e questionamento cuidadoso sobre todas as prescrições e uso de medicamentos sem prescrição, atividade física (regular e qualquer aumento na frequência, intensidade ou tipo de exercício), vida profissional, consumo de álcool e uso de drogas recreativas.[25] Informações sobre uso de suplementos alimentares ou desportivos também são importantes, uma vez que há relatos de rabdomiólise relacionada ao uso de alguns suplementos (p. ex., esteroides anabólicos, cafeína, guaraná e outros estimulantes), especialmente, quando seu uso é combinado com esforço físico exagerado.[30-33] O consumo de álcool e o uso de vitamina E também podem ser causas ocasionais de sintomas musculares falsamente atribuídos à terapia com estatinas.[9] No caso desta paciente, ela informou tomar o agente "natural" levedura vermelha de arroz para reduzir o colesterol. Essa levedura possui lovastatina. Assim, a paciente corre mais risco de miopatia induzida por estatina, pois está consumindo uma dose maior dessa substância – o Lipitor e mais a levedura do arroz – que aquela da prescrição. Para facilitar o diagnóstico diferencial, outras perguntas devem ser feitas sobre início, padrão e duração da fraqueza muscular da paciente, bem como sua atual rotina de exercícios. As queixas de fraqueza muscular específica (p. ex., dor muscular com início retardado) ou de fadiga por treinamento que força os músculos afetados devem desaparecer em 48 a 72 horas após a fase de exercícios,[27] permitindo ao fisioterapeuta descartar possível dor muscular induzida por exercício se as queixas persistirem depois desse prazo.

O exame físico deve incluir teste da ADM, força, flexibilidade, sensibilidade, reflexos e função, além de palpação dos músculos sintomáticos. O exame musculoesquelético concentra-se na exclusão de outras condições causadoras de dor muscular, como tendinopatias, artropatias, fibromialgia e síndromes de dor miofascial. Deve ser usado um dinamômetro muscular e outro para a força da preensão manual (p. ex., Jamar) para **medidas quantitativas e precisas** que podem ser acompanhadas em visitas posteriores. Essas medidas podem ser úteis ao encaminhar o paciente de volta ao médico, uma vez que as medidas da força muscular ajudam a acompanhar a recuperação da miopatia e ainda durante as recargas subsequentes da estatina (i.e., quando a pessoa toma novamente estatina após seis semanas de interrupção do fármaco).[9] Durante a avaliação, o terapeuta deve identificar o padrão de fraqueza muscular. Embora haja exceções importantes, a fraqueza predominantemente proximal (cintura, escapular e pélvica) costuma indicar um problema miopático emquanto a fraqueza predominantemente distal (extremidades) pode indicar condição neuropática. A fraqueza segmental que envolve miótomos específicos em uma distribuição multifocal pode sugerir uma neuropatia motora (distúrbio das células do corno anterior). A fraqueza específica de tarefa, causadora de fadiga, desperta suspeita de algum problema de transmissão neuromuscular.[34] A fraqueza induzida por estatinas pode envolver músculos que não foram exercitados recentemente, e os sintomas podem evoluir ou não mostrar sinais de melhora, mesmo depois de vários dias de descanso.[35] Os sintomas induzidos por estatinas costumam envolver grandes grupos musculares proximais e simétricos, com os principais locais de dor nas coxas, nas panturrilhas, ou em ambas.[20,25]

As avaliações funcionais podem incluir teste de subida de uma escada e o Six-Minute Walk Test, capaz de identificar níveis de desempenho abaixo dos compatíveis com os normais para a idade ou declínios não suspeitados na condição funcional do paciente.[35,36] Esses testes têm a vantagem de medir, funcionalmente, a apresentação clínica de miopatias relacionadas ao uso de estatina, que incluem dor e fraqueza em membros inferiores, bem como fraqueza muscular proximal.[37,38]

No caso em análise, a dor da paciente começou em membros inferiores e progrediu para as superiores, apesar de ela não ter exercitado os braços. Assim, a paciente apresentou-se com um padrão de fraqueza generalizada. Ela também se queixou de fadiga generalizada nas atividades cotidianas. Fadiga e dores musculares induzidas por exercício limitam-se aos músculos anteriormente exercitados e desaparecem em poucos dias, o que não foi o caso. Fatores de risco importantes na miopatia induzida por estatina, no caso desta paciente, incluem uso combinado de estatinas (levedura vermelha de arroz e Lipitor), uso concomitante de outros agentes redutores do colesterol (gemfibrozil, niacina), sexo (feminino) e idade avançada.

Plano de atendimento e intervenções

É apropriado educar a paciente sobre os sinais e sintomas capazes de indicar efeitos adversos do uso de estatinas. Cabe ao fisioterapeuta informar o médico dos resultados da avaliação feita e solicitar que a paciente tenha mais avaliação dos sintomas.[35] Se o exame laboratorial confirmar miopatia induzida por estatina, o médico e o fisioterapeuta que a estão tratando devem elaborar um plano de atendimento adequado, para que ela se recupere dos efeitos adversos. Conselhos para mudanças terapêuticas no estilo de vida, inclusive redução do consumo de gorduras saturadas e colesterol, aumento da atividade física e controle do peso devem ser parte do tratamento de todos os pacientes com hipercolesterolemia ou doença cardiovascular. Considerando-se que milhões de norte-americanos têm estatinas prescritas para redução da hiperlipidemia, os fisioterapeutas terão papel cada vez mais importante na detecção da miopatia induzida por estatina, oferecendo aos pacientes mais informações sobre a identificação e o prognóstico da condição e reduzindo a probabilidade de incapacidade grave.

Recomendações clínicas baseadas em evidências

SORT: Força da Taxonomia de Recomendações (do inglês, *Strength of Recommendation Taxonomy*)

A: Evidências consistentes e de boa qualidade voltadas ao paciente
B: Evidências inconsistentes ou de qualidade limitada voltadas ao paciente
C: Evidências consensuais, voltadas à doença, prática habitual, opinião de especialistas ou séries de casos

1. Doses elevadas de estatinas aumentam o risco de miopatia e rabdomiólise. **Grau A**
2. A apresentação clínica da miopatia induzida por estatina costuma ocorrer nas seis primeiras semanas após início do uso, tendo como sintomas dores, cãibras ou fraqueza muscular nos grandes grupos proximais simétricos, com os músculos das extremidades inferiores ou da panturrilha afetados com mais frequência que os das extremidades superiores. **Grau B**
3. Medidas quantitativas da força ajudam a rastrear a recuperação de uma miopatia, bem como durante as recargas posteriores de estatina. **Grau C**

PERGUNTAS PARA REVISÃO

27.1 A miopatia relacionada à estatina está associada a qual dos fatores de risco?

A. Idade avançada
B. Sexo feminino

C. Dose elevada de estatina
D. Todos os anteriores

27.2 Qual dos seguintes níveis séricos de colesterol deve ser considerado hiperlipidemia?

A. 120 mg/dL
B. 180 mg/dL
C. 200 mg/dL
D. 240 mg/dL

RESPOSTAS

27.1 **D.** O Muscle Expert Panel[39] afirma que a frequência das queixas musculares induzidas por estatina está documentada como aumentada com a crescente concentração sérica de estatina em modelos com pessoas e animais. Os fatores que elevam as concentrações de estatina no sangue e, provavelmente, nos músculos, podem aumentar as queixas musculares associadas a esse fármaco. Esses fatores incluem a dose da estatina e o uso concomitante de medicamentos que interferem no metabolismo das estatinas, via processo citocrômico P450 (CYP) ou de glucuronidatiônico. Idade avançada é um fator de risco, provavelmente em razão da menor eliminação de fármacos nos idosos. Sexo feminino é também um fator de risco de miopatia induzida por estatina.

27.2 **D.** Os níveis de colesterol total no sangue de $\geq$240 mg/dL resultam no diagnóstico de hiperlipidemia.[1]

REFERÊNCIAS

1. Roger VL, Go AS, Lloyd-Jones DM, et al. Executive summary: heart disease and stroke statistics–2012 update: a report from the American Heart Association. *Circulation.* 2012;125:188-197.
2. Bays H. Statin safety: an overview and assessment of the data–2005. *Am J Cardiol.* 2006;97:6C-26C.
3. The Use of Medicines in the United States: Review of 2010 Report. 2010. http://www.imshealth.com/portal/site/ims/menuitem.856807fe5773bfb9ec895c973208c22a/?vgnextoid=5687ce9e0a99f210VgnVCM10000071812ca2RCRD&vgnextfmt=default. Accessed February 14, 2013.
4. Joy TR, Hegele RA. Narrative review: statin-related myopathy. *Ann Intern Med.* 2009;150:858-868.
5. Baigent C, Keech A, Kearney PM, et al. Efficacy and safety of cholesterol-lowering treatment: prospective meta-analysis of data from 90,056 participants in 14 randomised trials of statins. *Lancet.* 2005;366:1267-1278.
6. Kraft S. Pfizer seeks to develop OTC Lipitor product as patent runs out. *Medical News Today.* August 5, 2011. http://www.medicalnewstoday.com./articles/232357.php. Accessed February 15, 2013.
7. Brass EP, Allen SE, Melin JM. Potential impact on cardiovascular public health of over-the-counter statin availability. *Am J Cardiol.* 2006;97:851-856.
8. Gemmell I, Verma A, Harrison RA. Should we encourage over-the-counter statins? A population perspective for coronary heart disease prevention. *Am J Cardiovasc Drugs.* 2007;7:299-302.

9. Fernandez G, Spatz ES, Jablecki C, Phillips PS. Statin myopathy: a common dilemma not reflected in clinical trials. *Cleve Clin J Med.* 2011;78:393-403.
10. de Sauvage Nolting PR, Buirma RJ, Hutten BA, Kastelein JJ. Two-year efficacy and safety of simvastatin 80 mg in familial hypercholesterolemia (the Examination of Probands and Relatives in Statin Studies With Familial Hypercholesterolemia [ExPRESS FH]). *Am J Cardiol.* 2002;90:181-184.
11. Franc S, Dejager S, Bruckert E, Chauvenet M, Giral P, Turpin G. A comprehensive description of muscle symptoms associated with lipid-lowering drugs. *Cardiovasc Drugs Ther.* 2003;17:459-465.
12. Kashani A, Phillips CO, Foody JM, et al. Risks associated with statin therapy: a systematic overview of randomized clinical trials. *Circulation.* 2006;114:2788-2797.
13. Huerta-Alardin AL, Varon J, Marik PE. Bench-to-bedside review: rhabdomyolysis–an overview for clinicians. *Crit Care.* 2005;9:158-169.
14. Tomlinson SS, Mangione KK. Potential adverse effects of statins on muscle. *Phys Ther.* 2005;85:459-465.
15. Thompson PD, Clarkson P, Karas RH. Statin-associated myopathy. *JAMA.* 2003;289:1681-1690.
16. Hansen KE, Hildebrand JP, Ferguson EE, Stein JH. Outcomes in 45 patients with statin--associated myopathy. *Arch Intern Med.* 2005;165:2671-2676.
17. Pasternak RC, Smith SC, Jr., Bairey-Merz CN, Grundy SM, Cleeman JI, Lenfant C. ACC/AHA/NHLBI Clinical Advisory on the Use and Safety of Statins. *Stroke.* 2002;33:2337-2341.
18. McKenney JM, Davidson MH, Jacobson TA, Guyton JR. Final conclusions and recommendations of the National Lipid Association Statin Safety Assessment Task Force. *Am J Cardiol.* 2006;97:89C-94C.
19. Sewright KA, Clarkson PM, Thompson PD. Statin myopathy: incidence, risk factors, and pathophysiology. *Curr Atheroscler Rep.* 2007;9:389-396.
20. Bruckert E, Hayem G, Dejager S, Yau C, Begaud B. Mild to moderate muscular symptoms with high-dosage statin therapy in hyperlipidemic patients–the PRIMO study. *Cardiovasc Drugs Ther.* 2005;19:403-414.
21. Dirks AJ, Jones KM. Statin-induced apoptosis and skeletal myopathy. *Am J Physiol Cell Physiol.* 2006;291:C1208-C1212.
22. Sinzinger H, Wolfram R, Peskar BA. Muscular side effects of statins. *J Cardiovasc Pharmacol.* 2002;40:163-171.
23. Sinzinger H, O'Grady J. Professional athletes suffering from familial hypercholesterolaemia rarely tolerate statin treatment because of muscular problems. *British J Clin Pharmacol.* 2004;57:525-528.
24. Egan A, Colman E. Weighing the benefits of high-dose simvastatin against the risk of myopathy. *N Engl J Med.* 2011;365:285-287.
25. Buettner C, Lecker SH. Molecular basis for statin-induced muscle toxicity: implications and possibilities. *Pharmacogenomics.* 2008;9:1133-1142.
26. American College of Sports Medicine. *Delayed Onset Muscle Soreness (DOMS)* , 2011. http://www.acsm.org/docs/brochures/delayed-onset-muscle-soreness-(doms).pdf. Accessed February 14, 2013.
27. Connolly DA, Sayers SP, McHugh MP. Treatment and prevention of delayed onset muscle soreness. *J Strength Cond Res.* 2003;17:197-208.
28. Spatz ES, Canavan ME, Desai MM. From here to JUPITER. Identifying new patients for statin therapy using data from the 1999-2004 National Health and Nutrition Examination Survey. *Circ Cardiovasc Qual Outcomes.* 2009;2:41-48.

29. Buettner C, Davis RB, Leveille SG, Mittleman MA, Mukamal KJ. Prevalence of musculoskeletal pain and statin use. *J Gen Intern Med.* 2008;23:1182-1186.
30. Kamijo Y, Soma K, Asari Y, Ohwada T. Severe rhabdomyolysis following massive ingestion of oolong tea: caffeine intoxication with coexisting hyponatremia. *Vet Hum Toxicol.* 1999;41:381-383.
31. Mansi IA, Huang J. Rhabdomyolysis in response to weight-loss herbal medicine. *Am J Med Sci.* 2004;327:356-357.
32. Braseth NR, Allison EJ, Jr., Gough JE. Exertional rhabdomyolysis in a body builder abusing anabolic androgenic steroids. *Eur J Emergency Med.* 2001;8:155-157.
33. Donadio V, Bonsi P, Zele I, et al. Myoglobinuria after ingestion of extracts of guarana, Ginkgo biloba and kava. *Neurol Sci.* 2000;21:124.
34. David WS, Chad DA, Kambadakone A, Hedley-Whyte ET. Case records of the Massachusetts General Hospital. Case 7-2012. A 79-year-old man with pain and weakness in the legs. *N Engl J Med.* 2012;366:944-954.
35. Di Stasi SL, MacLeod TD, Winters JD, Binder-Macleod SA. Effects of statins on skeletal muscle: a perspective for physical therapists. *Phys Ther.* 2010;90:1530-1542.
36. Kennedy DM, Stratford PW, Wessel J, Gollish JD, Penney D. Assessing stability and change of four performance measures: a longitudinal study evaluating outcome following total hip and knee arthroplasty. *BMC Musculoskelet Disord.* 2005;6:3.
37. Phillips PS, Haas RH, Bannykh S, et al. Statin-associated myopathy with normal creatine kinase levels. *Ann Intern Med.* 2002;137:581-585.
38. Bennett WE, Drake AJ, 3rd, Shakir KM. Reversible myopathy after statin therapy in patients with normal creatine kinase levels. *Ann Intern Med.* 2003;138:436-437.
39. Thompson PD, Clarkson PM, Rosenson RS. An assessment of statin safety by muscle experts. *Am J Cardiol.* 2006;97:69C-76C.

Paralisia cerebral

Sheryl A. Low

CASO 28

Uma menina de cinco anos de idade foi encaminhada ao fisioterapeuta para uma avaliação antes da matrícula no jardim de infância. O prontuário médico e fisioterapêutico da garota documentam diagnóstico de paralisia cerebral – diplegia espástica. Ela recebeu, em casa, durante três anos, serviços de Estimulação Precoce (EP) (fisioterapia, terapia ocupacional e fonoaudiólogo). A criança usa órtese articuladora leve do tornozelo ao pé (AFO, do inglês *ankle-foot orthosis*) e deambula muito devagar, com um andador posterior no qual se apoia manualmente, para percorrer distâncias até 900 m.[9,14] Ela consegue sentar na cadeira para as atividades, embora seu controle postural seja apenas razoável. A menina precisa de um tempo extra para se colocar de pé no andador e tem dificuldades para usá-lo em torno de obstáculos. O fisioterapeuta é solicitado a avaliar a criança e elaborar um plano fisioterapêutico a fim de melhorar a mobilidade funcional no contexto escolar, com consulta aos familiares e professores. O relatório será parte do plano de educação individualizado (IEP, *Individualized Education Plan*). Com a equipe do IEP, o fisioterapeuta determinará o nível de serviços fisioterapêuticos que a menina receberá como parte do plano educacional.

- Com base na condição de saúde da garota, o que você antecipa como fatores contribuintes para as limitações à atividade?
- Quais são as prioridades do exame?
- Quais são as medidas mais apropriadas dos resultados fisioterapêuticos para a mobilidade funcional de crianças com paralisia cerebral com diplegia espástica, no contexto escolar?
- Quais são os possíveis prejuízos secundários para crianças com paralisia cerebral?

DEFINIÇÕES-CHAVE

PARALISIA CEREBRAL (PC): grupo de distúrbios permanentes e limitadores do desenvolvimento dos movimentos e da postura, atribuídos a problemas não progressivos que ocorreram no desenvolvimento do cérebro do feto ou do bebê; distúrbios motores costumam vir acompanhados de distúrbios de sensibilidade, cognição, comunicação, percepção, comportamento e/ou epilepsia, bem como problemas musculoesqueléticos secundários.

PLANO DE EDUCAÇÃO INDIVIDUALIZADO (IEP, do inglês *Individualized Education Plan*): plano obrigatório nos EUA por lei federal, a Individuals with Disabilities Education Act (IDEA), desenvolvido anualmente pela família, pelos profissionais de escolas e por terapeutas ocupacionais, fisioterapeutas e fonoaudiólogos, conforme indicado pelo nível de funcionalidade da criança; o plano pode incluir oferecimento de fisioterapia no ambiente escolar se a equipe determinar sua necessidade para que a criança atinja suas metas educacionais.[1]

Objetivos

1. Descrever deficiências e limitações funcionais e das atividades que afetam a criança com paralisia cerebral.
2. Identificar perguntas-chave para determinar as prioridades da criança e da família no plano de cuidados de fisioterapia.
3. Identificar instrumentos validados de avaliação confiáveis para medir a mobilidade e o nível de funcionamento da criança na escola.
4. Discutir os componentes apropriados para o exame da criança com paralisia cerebral.

Considerações sobre a fisioterapia

Considerações sobre a fisioterapia durante controle da criança com limitações para mobilidade, atividades e participação no contexto escolar em razão de paralisia cerebral – diplegia espástica:

- **Cuidados/objetivos do plano geral de fisioterapia:** investigar a marcha e a mobilidade na escola, inclusive as transições para a sala de aula, caminhadas ao banheiro/uso do vaso sanitário e momentos de refeição/lanche; avaliar equipamentos e as adaptações necessárias; maximizar a capacidade da criança para participar das atividades relacionadas à escola, com independência funcional e segurança, ao mesmo tempo que são minimizadas deficiências secundárias.
- **Intervenções de fisioterapia:** educação de paciente/professores/familiares sobre o nível de assistência necessário para a execução segura das tarefas; programa domiciliar de fortalecimento e alongamento, atividades de equilíbrio e controle postural, treinamento de mobilidade funcional, programa em esteira com suspensão parcial do peso para condicionamento da resistência, coordenação motora e comunicação com a equipe do IEP.
- **Precauções durante a fisioterapia:** possíveis comorbidades (p. ex., distúrbios convulsivos); deficiências secundárias como contraturas musculares, subluxação do quadril,

deformações ósseas e resistência cardiovascular insatisfatória em razão de níveis reduzidos de atividade.

- **Complicações que interferem na fisioterapia:** o nível cognitivo e a motivação da criança; as prioridades da família e o entendimento cultural do problema da criança e seu potencial; estirões do crescimento exigem verificação frequente do ajuste correto do equipamento para deambulação e das órteses e mudanças no comprimento muscular que afetam a amplitude de movimentos.

Visão geral da patologia

A paralisia cerebral é um termo amplo, que descreve um grupo de distúrbios envolvendo o sistema nervoso e as funções cerebrais, inclusive movimento, aprendizagem, audição, visão e cognição.[2] Pessoas com paralisia cerebral têm incapacidades relacionadas a danos precoces em áreas do cérebro responsáveis pelos comportamentos motores, que influenciam o movimento, o controle muscular, a coordenação, o tônus, os reflexos, a postura e o equilíbrio, as habilidades motoras grossas e finas e o desempenho motor oral.[3] Os problemas de postura e movimento podem mudar e evoluir com o tempo, no entanto, o dano original ao cérebro não progride.[2] Mesmo que o grau de lesão permaneça imutável, as sequelas variam com a idade em razão de padrões motores anormais que a criança usa para compensar o controle motor e postural reduzido e as deficiências na aprendizagem motora. Os padrões anormais de movimento são altamente variáveis e amplamente dependentes da etiologia, do local e do grau do dano inicial.[3]

A paralisia cerebral resulta de dano a partes específicas do cérebro em desenvolvimento, podendo ocorrer no útero ou nos primeiros anos de vida, enquanto o cérebro ainda está se desenvolvendo. Ela pode ser causada por uma variedade de fatores que ocorrem no pré-natal, perinatal ou pós-natal. Os fatores de risco para paralisia cerebral incluem baixo peso no nascimento, infecção da mãe durante a gestação, nascimento prematuro, oxigênio ou fluxo de sangue insuficiente ao cérebro no útero, eritoblastose fetal, multiparidade, trauma encefálico (como a síndrome do bebê sacudido), complicações durante o trabalho de parto e o nascimento, baixo escore de Apgar, convulsões e icterícia do recém-nascido.[4] A literatura recente mostra os fatores de risco de maior importância que são baixo peso no nascimento, infecções intrauterinas e múltiplas gestações.[3] Em uma revisão da literatura abrangendo os últimos 40 anos, Odding e colaboradores[4] descobriram que bebês nascidos com 32 a 42 semanas, com peso baixo tinham até seis vezes mais probabilidade de apresentar paralisia cerebral do que bebês com peso no nascimento entre os percentis 25 e 75. Bebês que chegam ao final da gestação, mas foram expostos a infecções intrauterinas, correm risco de 4,7% de ter paralisia cerebral e, havendo infecção intrauterina em bebê com peso baixo ao nascer, o risco aumenta quatro vezes.[4] A multiparidade também aumenta o risco da condição; a prevalência é de 12,6 a cada mil com gêmeos e 44,8 a cada mil com trigêmeos.[5]

Nos EUA, cerca de duas a três crianças a cada mil têm paralisia cerebral. A United Cerebral Palsy Foundation calcula a existência de 800 mil pessoas que vivem com a condição, no país.[6] Não há correlação na prevalência da paralisia cerebral com gênero, etnia ou condição socioeconômica. Atualmente, a expectativa de vida para pessoas com paralisia cerebral situa-se entre 29 e 37 anos.[7] Essa expectativa varia, dependendo da severidade e do nível de mobilidade da pessoa. A incidência da condição tem aumentado significativamente nos últimos 40 anos, o que pode ser atribuído, em parte, aos avanços nos serviços médicos neonatais, levando a um aumento na taxa de sobrevida dos bebês prematuros.[8]

Há uma ampla gama de prejuízos e limitações funcionais específicos da paralisia cerebral. Os prejuízos comuns incluem amplitude de movimentos (ADM) diminuída, deficiências na força, controle motor reduzido, tônus anormal, reações de equilíbrio deficitários e reflexos anormais. Odding e colaboradores[4] descobriram que 100% das pessoas diagnosticadas com paralisia cerebral têm déficits motores, sendo a espasticidade o mais comum. Sua severidade é variável, com base no tipo de paralisia e na extensão do dano ao cérebro. A espasticidade altera a mobilidade funcional do indivíduo e a facilidade na realização das atividades da vida diária (AVDs), incluindo alimentação, banho, vestir-se e higiene íntima. Outras consequências da espasticidade são dor, contraturas, problemas intestinais e vesicais e deficiências do sono. Há ainda deficiências cognitivas (23-44%), deficiências de linguagem e fala (42-81%), deficiências visuais (62-71%), deficiências auditivas (25%), epilepsia (22-40%), distúrbios na alimentação e no crescimento, convulsões e perturbações comportamentais e emocionais.[2]

Em geral, é um médico quem faz o diagnóstico de paralisia cerebral; o fisioterapeuta, entretanto, pode ter papel fundamental no processo diagnóstico. Por exemplo, ele pode perceber atrasos significativos no desenvolvimento, como na capacidade de alcançar algo, sentar, rolar, engatinhar ou andar.[2] Quando percebidos, o fisioterapeuta pode indicar uma visita de acompanhamento ao médico, para que possam ser feitos exames de imagem diagnósticos. Não há um padrão de excelência específico único para o diagnóstico dessa condição. O médico, primeiro, avalia as habilidades motoras da criança, observando se há os sintomas típicos, inclusive tônus muscular anormal, desenvolvimento lento e postura atípica, além da confirmação positiva de que a condição da criança está piorando. Depois, podem ser feitas imagens neurológicas (ultrassonografia do crânio, tomografia computadorizada [TC] ou ressonância magnética [RM]) para descartar outros problemas de movimento e determinar o local e a natureza do dano ao cérebro.

Atualmente, neuroimagem é o método principal de diagnóstico da paralisia cerebral em crianças. A maioria dos médicos prefere a RM em razão do nível preciso de detalhe que proporciona. Em um estudo de 2004 realizado por Mirmiran e colaboradores,[9] descobriu-se que a sensibilidade e a especificidade da RM para o diagnóstico da paralisia cerebral em crianças com 20 meses eram de 71 e 91%, respectivamente, e de 86 e 89% em crianças com 31 meses. O estudo incluiu também ultrassonografia craniana como um método para prever paralisia cerebral e descobriu sensibilidade e especificidade de 29 e 86% em crianças com 20 meses, e de 43 e 82% em crianças com 31 meses. Em 2010, Hnatyszyn e colaboradores[10] descobriram que a sensibilidade para prever paralisia cerebral em 47 bebês a termo e pretermos, usando a RM, foi de 100%; a especificidade foi também elevada (75 e 72%, respectivamente).

O diagnóstico de paralisia cerebral costuma ser classificado com base na forma do distúrbio do movimento envolvido.[4] Há três tipos específicos: espástica, discinética e atáxica. A paralisia cerebral espática é caracterizada por músculos rígidos durante o movimento. A paralisia cerebral espástica pode envolver braço e mão, unilateralmente, sendo assim classificada como hemiplegia ou hemiparesia espástica. A hemiplegia/hemiparesia espástica pode também afetar a perna. A aprendizagem do andar costuma apresentar-se atrasada, e as crianças normalmente andam sobre os dedos do pé, devido ao tensionamento do tendão do calcâneo. A fala, com frequência, é atrasada na paralisia cerebral espástica, embora a inteligência costume ser normal. Na diplegia e diparesia espásticas, a espasticidade está, basicamente, nas duas pernas. Os braços e as mãos podem ser afetados, ainda que com muito menos severidade. A forma mais severa da paralisia cerebral é a quadriplegia/quadriparesia espástica. Ela costuma estar associada com retardo mental.[6] A capacidade da fala e a compreensão da palavra falada são mínimas. As pessoas afetadas, geralmente, têm hipotonicidade dos músculos cervicais e espasticidade significativa nos membros, o que torna quase impossível a deambulação. A paralisia cerebral discinética (também chamada de atetoide, coreoatetoide e distônica) caracteriza-se por uma combinação de hipertonia e hipotonia, podendo incluir movimentos lentos, sem controle e contorcidos de mãos, pés, braços e pernas.[4] O tônus misto leva à dificuldade de manter posições eretas e ao controle motor fino insatisfatório. A coordenação muscular necessária para a fala pode ficar prejudicada, e língua e os músculos faciais hiperativos podem causar caretas e/ou presença de baba. É rara a paralisia cerebral atáxica; ela afeta o cerebelo e pode causar tremores e hipotonia. São notáveis os déficits de coordenação. Crianças com paralisia cerebral atáxica têm dificuldade com movimentos rápidos e precisos, podendo ainda demonstrar tremor intencional. A deambulação está prejudicada, caracterizada por insegurança e uma base de apoio incomumente grande. É comum que algumas crianças tenham sintomas de paralisia cerebral não coerentes com um tipo único (p. ex., espasticidade excessiva em alguns músculos e hipotonicidade em outros). Nos casos em que não está clara a categorização específica, o diagnóstico passa a "tipo misto" de paralisia cerebral.

Crianças com paralisia cerebral também são classificadas conforme o nível de funcionalidade motora consistente com os conceitos atuais de incapacidade, limitações funcionais e capacidade de participar de atividades relacionadas à idade. O **Sistema de Classificação por Função Motora Grossa para Crianças com Paralisia Cerebral (GMFCS, do inglês Gross Motor Function Classification System)** foi criado por pesquisadores no CanChild Centre for Childhood Disability, na McMaster University do Canadá, em 1997. Ele classifica indivíduos com paralisia cerebral em cinco níveis, de acordo com a capacidade funcional, a limitação dos prejuízos, a mobilidade e a autossuficiência (Tabela 28.1).[11]

Tabela 28.1 NÍVEIS DO SISTEMA DE CLASSIFICAÇÃO POR FUNÇÃO MOTORA GROSSA PARA CRIANÇAS COM PARALISIA CEREBRAL (GMFCS)

Nível I	Deambula sem restrições, limitações em habilidades motoras grossas mais complexas
Nível II	Deambula sem dispositivos auxiliares; marcha limitada em ambiente externo e na comunidade
Nível III	Anda com dispositivos auxiliares da mobilidade; limitações para andar em ambiente externo e na comunidade, consegue sentar sozinha ou com auxílio limitado
Nível IV	Automobilidade com limitações; as crianças são transportadas ou usam cadeira de rodas motora em ambiente externo e na comunidade; necessitam de auxílio para sentar
Nível V	Automobilidade severamente limitada, mesmo com o uso de tecnologia assistiva; ausência de controle da cabeça e tronco

Durante quatro anos, Rosenbaum e colaboradores[17] estudaram 657 crianças para determinar a estabilidade do GMFCS e conseguiram criar curvas do desenvolvimento motor para cada nível. Isso possibilita ao fisioterapeuta e ao médico preverem quando a maioria das crianças poderá atingir 90% do potencial da função motora. Por exemplo, se uma criança é classificada, inicialmente, como Nível II no GMFCS, conforme as curvas do desenvolvimento motor, 50% das crianças nessa categoria atingem seu mais alto nível de função motora e platô aos 4,5 anos. Essa previsão ajuda o terapeuta a planejar os tipos de intervenções terapêuticas e metas por idade e classificação. Outro estudo correlacionou o nível no GMFCS e o desempenho de crianças, usando a Gross Motor Function Measure, justificando o uso do GMFCS como um nível de classificação para resultados clínicos.[13]

Manejo da fisioterapia

Crianças com paralisia cerebral têm diminuída a capacidade de deambular com eficiência e participar de brincadeiras e atividades desportivas, o que leva a uma incapacidade de manter força e aptidão cardiorrespiratória suficientes.[14] Calcula-se que 75% das crianças com paralisia cerebral deambulem (e funcionem em GMFCS Nível III ou além).[15] Crianças com incapacidade de andar, ou que andam com restrições, participam menos das atividades sociais com amigos, na comparação com as que andam sem restrições.[16] Pesquisadores pediram a 585 pais de crianças com a condição que identificassem as prioridades para atividades e participação. Sessenta e um por cento identificaram a mobilidade como uma prioridade (antecedida do autocuidado).[17] É fundamental que fisioterapeutas e a equipe do IEP identifiquem quais são as intervenções de excelência para melhorar a mobilidade e a funcionalidade, de modo a manter força suficiente para as AVDs, aumentar a aptidão cardiorrespiratória e melhorar a qualidade de vida geral da criança, em relação à melhora de sua capacidade de participar das atividades escolares e sociais. De acordo com a lei norte-americana Individuals with Disabilities Education Act, as crianças têm direito a serviços de fisioterapia para maximizar sua capacidade de obter educação.[1] Conforme essa lei, as crianças que atendem aos requisitos são avaliadas por serviços fisioterapêuticos e, junto com a família e a equipe educacional, são determinadas metas para o ano escolar, e o fisioterapeuta disponibiliza serviços diretos e consultas, para que sejam atendidas as metas educacionais dessas crianças.

Exame, avaliação e diagnóstico

Cabe ao fisioterapeuta obter informações sobre o paciente por meio do prontuário médico e de entrevistas abrangentes com pais ou cuidadores. As mais importantes incluem a história do nascimento da criança, suas aquisições motoras e exames diagnósticos, preocupações dos pais e atual nível de desenvolvimento. Também é essencial determinar as prioridades da criança e da família, com base na idade e capacidades cognitivas infantis. Conforme o *Guide to Physical Therapists Practice*[18] e recomendações recentes de controle clínico para crianças com diplegia espástica da paralisia cerebral[19] referentes ao alcance de resultados de mobilidade funcional, o exame deve iniciar com perguntas sobre o nível de mobilidade funcional da criança em casa e na escola. O exame também inclui uma avaliação dos sistemas e o uso de exames e medidas específicos para determinar prejuízos, limitações funcionais, limitações nas atividades e na participação para crianças da mesma idade. Além da determinação do nível GMFCS, o terapeuta pode investigar a função motora da criança, usando a **Gross Motor Function Measure** (GMFM). Este instrumento de avaliação mede mudanças em cinco dimensões, inclusive deitar e rolar, sentar, engatinhar e ficar de joelhos, colocar-se de pé e andar, correr, saltar. A GMFM é um instrumento padronizado, confiável e validado, usado para detectar mudanças nas habilidades motoras de crianças com paralisia cerebral.[20] Como auxílio para identificar o atual nível funcional da criança, o fisioterapeuta pode fazer uso do Pediatric Evaluation of Disability Inventory (PEDI).[21] Este é um instrumento investigativo padronizado validado, que mede o desempenho funcional da criança e a assistência do cuidador, nos domínios do autocuidado, mobilidade e função social em casa e na comunidade, sendo usado para avaliar crianças com deficiências, com idade entre 6 meses e 7 anos.[21] Para ajudar a estabelecer metas para o programa de planejamento, o fisioterapeuta pode usar a **School Function Assessment (SFA).** Trata-se de instrumento validado investigativo similar para crianças com incapacidades do jardim de infância ao sexto ano escolar, consistindo em três partes que incluem toda a mobilidade na escola: participação, auxílio nas tarefas e desempenho nas atividades.[22] Para avaliar as limitações funcionais e a participação, o fisioterapeuta deve observar as rotinas diárias de mobilidade infantil, o que inclui aquelas em casa e na escola. Ele deve ainda identificar como os dispositivos auxiliares e as órteses influenciam a mobilidade. A Tabela 28.2 mostra exemplos de tarefas que precisam ser avaliadas.

Tabela 28.2 EXEMPLO DE PERGUNTAS PARA INVESTIGAR O ESTUDANTE NA ESCOLA
A criança consegue entrar no ônibus e sair dele com independência?
A criança consegue usar o vaso sanitário com independência na escola?
A criança é independente em relação a subir e descer escadas e desníveis?
A criança consegue passar por portas pesadas que dão acesso à sala de aula e à área externa?
Os professores e auxiliares conseguem facilitar e auxiliar a criança em suas habilidades funcionais?
Que tipo de treinamento e auxílio na sala de aula é necessário para maximizar o desempenho motor do estudante?
Por quanto tempo a criança consegue ficar sentada em cadeira da sala de aula comum para realizar as atividades cognitivas, e a criança precisa de mudanças para participar das atividades em sala de aula?
A criança tem acesso ao pátio, e que mudanças são necessárias para melhorar as atividades e a participação durante os intervalos?

Plano de atendimento e intervenções

As metas específicas da fisioterapia são estabelecidas após a avaliação e devem se adaptar às metas educacionais mais amplas da equipe do IEP. Devem ser metas alcançáveis e mensuráveis no ano escolar e incluir considerações relativas à idade e ao contexto da criança.

Isso exige a identificação de prejuízos primários, disfunções e limitações funcionais, como as de velocidade ao andar, transições de andar para sentar e resistência e postura sentadas, bem como as que envolvem atividades e participação, em comparação com crianças da mesma idade. O fisioterapeuta deve ainda monitorar áreas de risco de prejuízos secundários, como perda de ADM e contraturas em músculos espásticos, além de prejuízos posturais de escoliose e deformações ósseas das extremidades inferiores. As intervenções fisioterapêuticas usadas com mais frequência para tratamento de crianças com diplegia espástica da paralisia cerebral incluem **fortalecimento por meio de um programa de exercícios funcionais,**[23,24] estimulação elétrica,[25] uso de bicicleta, atividades aquáticas e hipoterapia.[26-28] A melhora da força tem relação com a melhora da postura e do equilíbrio em crianças com paralisia cerebral.[29] Outras intervenções incluem atividades de posicionamento e alongamento para melhorar o alinhamento biomecânico, atividades de equilíbrio e postura, usando técnicas da terapia neurodesenvolvimental, atividades com bola para exercícios ou prática da mobilidade em superfícies desiguais ou ásperas.[30] **O treino em esteira** com suspensão parcial do peso parece melhorar os parâmetros da marcha e a resistência cardiovascular geral em crianças com paralisia cerebral.[31,32]

Recomendações clínicas baseadas em evidências

SORT: Força da Taxonomia de Recomendações (do inglês, *Strength of Recommendation Taxonomy*)

A: Evidências consistentes e de boa qualidade voltadas ao paciente
B: Evidências inconsistentes ou de qualidade limitada voltadas ao paciente
C: Evidências consensuais, voltadas à doença, prática habitual, opinião de especialistas ou série de casos

1. Crianças com paralisia cerebral podem ser classificadas de acordo com o nível de mobilidade funcional, usando-se a Gross Motor Functional Classification Scale. **Grau A**
2. Os fisioterapeutas podem utilizar a Gross Motor Function Measure para avaliar mudanças incrementais na função motora com o tempo, em crianças com paralisia cerebral. **Grau A**
3. Os fisioterapeutas podem usar a School Function Assessment para identificar a mobilidade funcional na escola, a assistência necessária aos adultos e as adaptações e modificações no ambiente para um funcionamento excelente. **Grau B**
4. Fortalecimento, treino da mobilidade funcional e treino em esteira melhoram a marcha e a resistência em crianças com paralisia cerebral. **Grau B**

PERGUNTAS PARA REVISÃO

28.1 A paralisia cerebral costuma ser diagnosticada nos primeiros anos de vida e pode ser categorizada de várias maneiras. Uma criança que demonstra reações posturais anormais, limitações no controle motor seletivo e rigidez ou tensão muscular, principalmente nas extremidades inferiores, seria possivelmente diagnosticada com base nesses sinais e sintomas clínicos com que tipo de paralisia cerebral?

A. Atáxica
B. Discinética
C. Quadriplégica
D. Diplégica espástica

28.2 Um fisioterapeuta trabalhando com uma criança na escola, com diagnóstico de paralisia cerebral do tipo diplegia espástica, deve ainda se preocupar com prejuízos secundários. As preocupações típicas durante o crescimento da criança incluem o que entre os seguintes?

A. Obesidade e diabetes
B. Úlceras de pressão e hipertrofia musculares
C. Contraturas musculares, escoliose, deformidades ósseas
D. Alterações na deglutição, disfagia

RESPOSTAS

28.1 **D.** Crianças com musculatura rígida mostram espasticidade nos músculos quando tentam se movimentar. Ao mesmo tempo em que a musculatura está rígida em razão da espasticidade, ela costuma estar fraca, demonstrando mais fraqueza em um dos lados do corpo. Aquelas que demonstram mais fraqueza e espasticidade nas pernas que nos braços são categorizadas com diplegia espástica da paralisia cerebral. O distúrbio primário dos movimentos é a escassez de movimentos.

28.2 **C.** Crianças com paralisia cerebral correm risco de prejuízos secundários em razão dos efeitos crônicos da espasticidade e fraqueza postural. Com o crescimento, a criança pode desenvolver contraturas musculares no tendão do calcâneo, bem como escoliose por fraqueza do tronco e postural. Os fisioterapeutas devem desenvolver um programa domiciliar de alongamento e fortalecimento e continuar a monitorar áreas de possíveis prejuízos secundários.

REFERÊNCIAS

1. McEwen I. *Providing Physical Therapy Services under Parts B & C of the Individuals with Disabilities Education Act (IDEA).* Alexandria, VA: Section on Pediatrics, American Physical Therapy Association; 2009.
2. Rosenbaum P, Paneth N, Leviton A, et al. A report: the definition and classification of cerebral palsy April 2006. *Dev Med Child Neurol Suppl.* 2007;109:8-14.
3. Torpy JM, Lynm C, Glass RM. JAMA patient page. Cerebral palsy. *JAMA.* 2010;304:1028.
4. Odding E, Roebroeck ME, Stam HJ. The epidemiology of cerebral palsy: incidence, impairments and risk factors. *Disabil Rehabil.* 2006;28:183-191.
5. Pharoah P, Cooke T. Cerebral palsy and multiple births. *Arch Dis Child Fetal Neonatal Ed.* 1996;75:174-177.
6. Department of Health and Human Services, National Institute of Neurological Disorders and Stroke (NINDS). Cerebral palsy: hope through research. http://www.ninds.nih.gov/disorders/cerebral_palsy/detail_cerebral_palsy.htm#179323104. Accessed February 14, 2013.
7. Strauss D, Brooks J, Rosenbloom L, Shavelle R. Life expectancy in cerebral palsy: an update. *Dev Med Child Neurol.* 2008;50:487-493.

8. Rosen MG, Dickinson JC. The incidence of cerebral palsy. *Am J Obstet Gynecol.* 1992;167:417-423.
9. Mirmiran M, Barnes DP, Keller K, et al. Neonatal brain magnetic resonance imaging before discharge is better than serial cranial ultrasound in predicting cerebral palsy in very low birthweight preterm infants. *Pediatrics.* 2004;114:992-998.
10. Hnatyszyn G, Cyrylowski L, Czeszynska MB, et al. The role of magnetic resonance imaging in early prediction of cerebral palsy. *Turk J Pediatr.* 2010;52:278-284.
11. Palisano R, Rosenbaum P, Walter S, Russell D, Wood E, Galuppi B. Development and reliability of a system to classify gross motor function in children with cerebral palsy. *Dev Med Child Neurol.* 1997;39:214-223.
12. Rosenbaum PL, Walter SD, Hanna SE, et al. Prognosis for gross motor function in cerebral palsy:creation of motor development curves. *JAMA.* 2002;288:1357-1363.
13. Oeffinger DJ, Tylkowski CM, Rayens MK, et al. Gross motor function classification system and outcome tools for assessing ambulatory cerebral palsy: a multicenter study. *Dev Med Child Neurol.*2004;46:311-319.
14. Kang LJ, Palisano RJ, Orlin MN, et al. Determinants of social participation-with friends and others who are not family members–for youth with cerebral palsy. *Phys Ther.* 2010;90:1743-1757.
15. Hutton JL, Colver AF, Mackie PC. Effects of severity of disability on survival in north east England cerebral palsy cohort. *Arch Dis Child.* 2000;83:468-474.
16. Chiarello L, Palisano RJ, Maggs JM, et al. Family priorities for activity and participation of children and youth with cerebral palsy. *Phys Ther.* 2010;90:1254-1264.
17. Russell DJ, Avery LM, Rosenbaum PL, et al. Improved scaling of the gross motor function measure for children with cerebral palsy: evidence of reliability and validity. *Phys Ther.* 2000;80:873-885.
18. American Physical Therapy Association. *Guide to Physical Therapist Practice.* 2nd ed. *Phys Ther.*2001;81:S19-S28.
19. O'Neal ME, Fragala-Pinkham MA, Westcott SL, et al. Physical therapy clinical management recommendations for children with cerebral palsy-spastic diplegia: achieving functional mobility outcomes. *Pediatr Phys Ther.* 2006;18:49-72.
20. Lundkvist Josenby A, Jarnlo GB, Gummesson C, Nordmark E. Longitudinal construct validity of the GMFM-88 total score and goal total score and the GMFM-66 score in a 5-year follow-up study. *Phys Ther.* 2009;89:342-352.
21. Nichols DS, Case-Smith J. Reliability and validity of the Pediatric Evaluation of Disability Inventory. *Pediatr Phys Ther.* 1996;8:15-24.
22. Davies PL, Soon PL, Young M, Clausen-Yamaki A. Validity and reliability of the school function assessment in elementary school students with disabilities. *Phys Occup Ther Pediatr.* 2004;24:23-43.
23. Damiano DL, Abel MF. Functional outcomes of strength training in spastic cerebral palsy. *Arch Phys Med Rehabil.* 1998;79:119-125.
24. Dodd KJ, Taylor NF, Damiano DL. A systematic review of the effectiveness of strength--training programs for people with cerebral palsy. *Arch Phys Med Rehabil.* 2002;83:1157-1164.
25. Kerr C, McDowell B, McDonough S. Electrical stimulation in cerebral palsy: a review of effects on strength and motor function. *Dev Med Child Neurol.* 2004;46:205-213.
26. King EM, Gooch JL, Howell GH, et al. Evaluation of the hip-extensor tricycle in improving gait in children with cerebral palsy. *Dev Med Child Neurol.* 1993;35:1048-1054.

27. Thorpe D, Reilly M. The effect of an aquatic resistive exercise program on lower extremity strength, energy expenditure, functional mobility, balance and self-perception in an adult with cerebral palsy: a retrospective case report. *J Aquatic Phys Ther.* 2000;8:1-24.
28. Sterba JA, Rogers BT, France AP, Vokes DA. Horseback riding in children with cerebral palsy: effect on gross motor function. *Dev Med Child Neurol.* 2002;44:301-308.
29. Shumway-Cook A, Hutchinson S, Kartin D, et al. Effect of balance training on recovery of stability in children with cerebral palsy. *Dev Med Child Neurol.* 2003;45:591-602.
30. Butler C, Darrah J. Effects of neurodevelopmental treatment (NDT) for cerebral palsy: an AACPDM evidence report. *Dev Med Child Neurol.* 2001;43:778-790.
31. Mattern-Baxter K. Effects of partial body weight supported treadmill training on children with cerebral palsy. *Pediatr Phys Ther.* 2009;21:12-22.
32. Van den Berg-Emons RJ, Van Baak MA, Speth L, Saris WH. Physical training of school children with spastic cerebral palsy: effects on daily activity, fat mass and fitness. *Int J Rehail Res.* 1998;21:179-194.

Espinha bífida

Sheryl A. Low

CASO 29

Uma menina de 11 anos de idade, com espinha bífida L4/L5 (mielomeningocele), está matriculada na 6ª série do Ensino Fundamental regular na escola local e usa uma cadeira de rodas manual. Ela sempre foi muito social e falante, com muitos amigos na escola. Logo após o nascimento, fez uma cirurgia para fechar a mielomeningocele na porção lombar e teve colocado um dreno do líquido cerebrospinal (LCS) ventriculoperitoneal para prevenir uma hidrocefalia. Desde então, passou por duas revisões do desvio em razão de infecção. Tem infecções do trato urinário frequentes. Aos oito meses de vida, a menina sabia rolar, e sentou de forma independente aos 11 meses. Engatinhou de bruços aos 16 meses e usa a cadeira de rodas manual desde os três anos de idade. Recebe cuidados de fisioterapia com regularidade desde bebê. Ela é independente em realizar sondagem durante os estudos na escola. A fisioterapeuta da escola trabalha com ela para maximizar a resistência com um programa para deambular, usando seus aparelhos ortopédicos longos para as pernas. No entanto, a paciente só consegue deambular até 9,14 m com as muletas em casa e na sala de aula, sendo bem mais lenta que os colegas. Ela iniciará os três últimos anos do Ensino Fundamental no próximo ano; passará para um local maior, em um terreno montanhoso, onde terá que trocar de sala de aula durante o dia. A paciente também está começando a amadurecer e ganhou peso, o que dificulta andar e empurrar a cadeira de rodas. A fisioterapeuta está consultando o distrito escolar e os familiares da menina para fazer recomendações para a transferência à nova escola e ajudar a fixar metas para uma educação física de adaptação.

- Quais são as prioridades do exame?
- Quais são os testes do exame mais apropriados?
- De que forma os fatores contextuais dessa menina influenciam ou mudam o tratamento?
- Identifique os limites e os pontos positivos funcionais.

DEFINIÇÕES-CHAVE

PLANO EDUCACIONAL INDIVIDUALIZADO (PEI): plano obrigatório conforme a lei federal norte-americana, a Individuals with Disabilities Education Act (IDEA), e desenvolvido anualmente pela família, funcionários das escolas, terapeuta ocupacional, fisioterapeuta e fonoaudiólogos, conforme indicado pelo nível de funcionalidade da criança; o plano pode incluir oferecimento de fisioterapia na escola se a equipe determinar sua necessidade para auxiliar a criança a atingir suas metas educacionais.[1]

Objetivos

1. Descrever os prejuízos primários e secundários e as limitações funcionais e de atividade que afetam crianças com espinha bífida.
2. Identificar perguntas-chave para determinar as prioridades da criança e da família, no plano de cuidados da fisioterapia.
3. Identificar instrumentos de resultados confiáveis e validados para medir a mobilidade e o nível de funcionalidade da criança na escola.
4. Discutir os componentes apropriados do exame.
5. Discutir as recomendações de uso de dispositivos auxiliares e equipamentos para uma criança com espinha bífida.
6. Descrever metas passíveis de alcance e adequadas à idade para uma pré-adolescente com espinha bífida.

Considerações sobre a fisioterapia

Considerações sobre a fisioterapia durante controle da criança com limitações de mobilidade, atividade e participação na escola em razão de espinha bífida, em determinado momento de transição na vida da criança:

- **Cuidados/objetivos do plano geral de fisioterapia:** investigar a marcha e a mobilidade na escola, inclusive as transições para a cadeira da sala de aula e dela para ortostase, banheiro/vaso sanitário, momentos de refeição/lanche, avaliação do equipamento e das adaptações necessários na escola, maximização da capacidade da criança de participar das atividades relacionadas à escola, com independência funcional e segurança, ao mesmo tempo que são minimizados prejuízos secundários.
- **Intervenções de fisioterapia:** educação do paciente, do professor e da família sobre o nível de assistência necessário para a realização segura das tarefas; fortalecimento muscular; programa de alongamentos em casa; atividades de equilíbrio e controle postural; treino de mobilidade funcional, programa de treinamento cardiovascular adaptado para resistência; coordenação e comunicação com a equipe do PEI.
- **Precauções durante a fisioterapia:** inspeção física diária para verificar o aparecimento de úlceras de pressão; proteção atenta em razão de osteoporose e risco aumentado de fraturas com quedas.

- **Complicações que interferem na fisioterapia:** infecções do trato urinário frequentes, mau funcionamento de drenos, redução da resistência cardiovascular, escoliose, obesidade, ajuste impróprio de equipamento ou órteses

Visão geral da patologia

Espinha bífida é um termo que costuma ser empregado para descrever várias formas de mielodisplasia, que é um fechamento defeituoso das vértebras no desenvolvimento fetal. Lesões da espinha bífida podem ser classificadas em *abertas* (lesões abertas visíveis) ou *ocultas* (escondidas ou não visíveis). As abertas levam as meninges e a medula espinhal a ficarem salientes no recém-nascido, colocando-o em risco aumentado de dano aos nervos e à medula espinhal durante o processo do nascimento. Costuma ocorrer perda sensorial e motora no nível da lesão ou abaixo dela, ocasionando prejuízos neurológicos primários, como paralisia, pés (deformidade em equino varo rígida), intestinos e bexiga neurogênicos e hidrocefalia.[2] A espinha bífida é uma condição congênita incapacitante que dura a vida toda. A mielomeningocele (MM) é a forma mais severa de espinha bífida, em que o fechamento defeituoso das vértebras deixa salientes as meninges e a medula espinhal, dorsalmente, no recém-nascido.[3] Já com oito semanas gestacionais, o tecido neural dobra sobre si mesmo para formar o tubo neural. Mais tarde, esse tubo se transforma em estruturas que se desenvolvem no sistema nervoso central. A falha nesse processo neural ao longo de um segmento específico da coluna vertebral é responsável pelo defeito aberto.[3] Defeitos neurais como a MM podem ser causados por malformações genéticas, exposição a álcool ou ácido valproico durante a gestação ou falta de ácido fólico na alimentação materna.[4]

O rastreamento da alfafetoproteína da mãe e uma melhor tecnologia através da ultrassonografia possibilitam a identificação precoce de defeitos no tubo neural.[5] O reparo ainda no útero reduziu a ocorrência de hidrocefalia (acúmulo de líquido cerebrospinal nos ventrículos laterais) e de malformações Arnold-Chiari Tipo II, que é o deslocamento caudal da porção posterior do cérebro através do forame magno.[6] Ensaio clínico multicêntrico e randomizado recente comparou o reparo cirúrgico pré-natal com o reparo pós-natal da MM em 158 bebês.[7] Somente 40% do grupo de reparo no pré-natal precisou de desvio, emquanto 82% do grupo do reparo pós-natal precisou dele. Esse procedimento promissor ainda é praticado somente em alguns grandes centros, embora possa se disseminar quando mais cirurgiões aprenderem a técnica. A incidência de MM nos EUA é mais baixa do que antes da obrigatoriedade de adição de fortificantes com ácido fólico em produtos em grão, variando de 0,17 a 6,39 a cada mil bebês nascidos vivos.[8] Meninas são mais afetadas pela MM que meninos, e a prevalência é mais alta no leste e sul dos EUA do que no oeste.[9]

A MM é de fácil identificação no nascimento, quando o bebê surge com meninges protuberantes na área do defeito. Em geral, o problema é controlado por cirurgia após o nascimento para fechamento do defeito.[5] O bebê também é rastreado quanto a hidrocefalia, defeitos renais e urológicos e outras malformações do sistema nervoso central.[4] Vinte e cinco por cento das crianças nascidas com MM apresentam hidrocefalia, e mais 60%

desenvolvem-na bem cedo após o fechamento cirúrgico da lesão.[10] Nos casos de hidrocefalia, é colocado desvio ventriculoperitoneal para transferência do excesso de líquido cerebrospinal do cérebro para o sistema linfático, visando à reabsorção.[7] Crianças com desvios correm risco permanente de mau funcionamento do desvio, o que exige correção cirúrgica imediata.[9] Sinais desse mau funcionamento incluem edema, vômitos, irritabilidade, letargia, convulsões, diminuição da acuidade visual ou estrabismo, cefaleia, eritema ao longo do traçado do desvio, mudanças de personalidade, mudanças de memória, mudanças na escrita manual e desempenho diminuído na recreação e nas tarefas escolares.[2]

Quando o bebê tem deformidades do tipo pé torto, é feito uso seriado de aparelho gessado ou tala para obtenção de uma posição mais neutra do tornozelo, preparando para o apoio do peso mais tarde.[4,11] Se o engessamento em série não tiver êxito, as crianças podem precisar de intervenção cirúrgica para corrigir as deformidades dos pés.[12] Crianças com MM são encaminhadas imediatamente para os serviços de fisioterapia no hospital ou serviços de intervenção precoce.

Na mielomeningocele, ficam evidentes os prejuízos primários no nascimento que resultam diretamente do defeito aberto do tubo neural e do dano resultante ao sistema nervoso central e periférico.[5] Os bebês costumam demonstrar paralisia flácida no nível da lesão primária, ou abaixo dela. A perda sensorial e motora pode ser irregular e assimétrica, e a posição do bebê no útero pode ocasionar deficiências na amplitude de movimentos (ADM) e subdesenvolvimento das extremidades inferiores. Os níveis motores são designados pelo dermátomo ou miótomo inferiormente intacto. Existem sistemas conflitantes para classificar o nível de prejuízo. O método comumente utilizado, o de Hoffer e colaboradores,[13,14] classifica as crianças com MM conforme a condição deambulatória. Hoffer e colaboradores[14] estudaram 56 indivíduos com MM, entre as idades de 5 e 42 anos, e descobriram tão amplas variações de funcionamento por níveis de dermátomo e inervação que desenvolveram um **método funcional para determinar a deambulação.** Esses pesquisadores classificaram quatro tipos de deambuladores: não deambuladores, deambuladores não funcionais, deambuladores domiciliares e deambuladores na comunidade. Os não deambuladores são os que se movimentam somente com cadeira de rodas, embora consigam, em geral, transferir-se da cadeira para o leito. Os não funcionais conseguem caminhar durante as sessões de terapia, em casa, na escola ou no hospital, mas usam a cadeira de rodas para os demais transportes. Os domiciliares andam apenas em ambientes fechados e com órteses. Eles conseguem sentar em cadeira e cama e sair delas com pouca – ou nenhuma – assistência. Podem usar uma cadeira de rodas para algumas atividades em ambiente fechado, em casa ou na escola, mas usam-na para todas as atividades na comunidade. Os deambuladores na comunidade andam em ambientes internos e externos na maioria das atividades e podem precisar de muletas, aparelhos ou ambos. Eles usam a cadeira de rodas apenas para viagens mais longas fora da comunidade.

Com o tempo, podem surgir **prejuízos secundários** em crianças com MM. Esses incluem escoliose, obesidade, espasticidade, resistência cardíaca diminuída, disfunção cognitiva, descoordenação de membros superiores, fissuras na pele, contraturas musculares, paralisias cranianas, disfunção na linguagem, infecções crônicas do trato urinário, deficiências de visão-percepção, alergias ao látex e síndrome da medula presa.[2,4,15-19] Uma vez que essas crianças têm disfunção intestinal e vesical, desenvolvem infecções frequentes do trato urinário e costumam ser hospitalizadas com tal condição.[2] Os prejuízos secundários podem ainda limitar a expectativa de vida nos casos de MM.[20,21] Em um estudo que acompanhou indivíduos com MM durante 25 anos, Bowman e colegas[10] descobriram que 75% dos indivíduos sobrevivem até a vida adulta; entre esses, a maioria frequenta o Ensino Médio ou a universidade. A maior parte dessas pessoas mora com os pais, e 50% têm problemas de escoliose, um terço tem alergia ao látex e outros têm mau funcionamento dos desvios, bem como problemas com a síndrome da medula presa.

Mudanças recentes nos modelos de incapacitação propõem que os fisioterapeutas mudem o foco do tratamento da ênfase nas habilidades necessárias à criança (p. ex., andar) para um método de capacitação para toda a vida, com ênfase na independência e na participação na sociedade como adulto.[22] A International Classification of Function, Disability, and Health (ICF) é um modelo de classificação de indivíduos com incapacidades usado para auxiliar os terapeutas a focar seus planos de tratamento em uma abordagem para toda a vida.[22] Existem três domínios desse modelo: função e estruturas do corpo, atividade e participação. O modelo relaciona saúde a funcionamento e começa com o processo de doença ou a patologia que causa os prejuízos que alteram a estrutura e o funcionamento. Isso leva a restrições na atividade e, eventualmente, na participação em atividades relacionadas à idade.

Manejo da fisioterapia

No decorrer do crescimento da criança com MM, ela recebe fisioterapia com regularidade, na escola e na clínica, ajudando-a a atingir o nível mais alto de funcionalidade possível. A mencionada lei federal norte-americana (IDEA) especifica que a fisioterapia é parte da equipe do Plano Educacional Individualizado (PEI), que inclui os pais, professores e funcionários da escola.[1] Uma criança no sexto ano possivelmente recebe fisioterapia sob o IDEA no distrito escolar.[1] Com 11 anos, essa paciente está em um período de transição importante, que requer exame e investigação fisioterapêuticos completos para determinar suas capacidades no novo e mais amplo ambiente. Nos últimos anos do Ensino Fundamental, o papel do fisioterapeuta continua a concentrar-se na redução do processo incapacitante, ajudando a adolescente com MM a se tornar um adulto independente. Os tópicos da transição incluem treino profissional ou planejamento para a universidade, questões de acessibilidade em um local maior ou na comunidade e treinamento de outros funcionários de apoio.[1] O cuidado de um adulto com deficiência é bastante estressante para a família e sugere que os pediatras e outros funcionários aliados na área da saúde têm papel de apoio na assistência a famílias, na transição para a vida adulta. As mães costumam assumir os cuidados físicos, que podem ser bastante numerosos para adultos jovens com MM.[23] Em um estudo cruzado de adultos jovens com MM, Bartonek e Saraste[24] encontraram uma correlação entre degeneração neurológica e revisões de desvios com problemas de equilíbrio e perdas funcionais. De acordo com Hirst,[25] perda funcional e dependência de outros contribuem para uma desvantagem social. Outros estudos de resultados mostram que a maioria dos adultos jovens com incapacitação não tem emprego, não casa e fica isolada socialmente.[10,26] O fisioterapeuta tem um papel crucial durante esse período de transição na assistência à criança, para que ela alcance uma independência cada vez maior, enquanto são reduzidos os encargos do cuidador na família.

Exame, avaliação e diagnóstico

Considerando-se a meta atual de preparar a criança para a transição aos últimos anos do Ensino Fundamental, o fisioterapeuta deve fazer novo exame completo e uma avaliação. Devem ser usados testes padronizados para investigar a mobilidade e as atividades diárias da criança. O Physical Evaluation of Disability Inventory (PEDI) é um instrumento útil para determinar o autocuidado e o nível de assistência necessários para as atividades cotidianas. Esse instrumento, que mede as capacidades de autocuidado e mobilidade e o desempenho em casa e na comunidade, inclui três domínios: autocuidado, mobilidade e funcionamento social.[27] O **School Function Assessment (SFA)** pode ser usado para determinar o nível funcional da criança no ambiente escolar. O SFA é um instrumento conhecido, com critérios confiáveis, para investigar o funcionamento e orientar o planejamento de programas para estudantes com incapacidades no ambiente educacional.[28] As áreas investigadas são participação, apoio a tarefas, desempenho em atividades, incluindo toda a mobilidade na escola. A criança deve ainda ser examinada em todas as áreas quanto a prejuízos primários e secundários, conforme o *Guide to Physical Therapist Practice*.[29] Áreas específicas que devem ser investigadas em uma criança de 11 anos com MM incluem mudanças na paralisia ou em sensibilidade, ADM e mudanças no alinhamento postural ao sentar e deitar. Prejuízos secundários a serem investigados incluem resistência cardiovascular e esforço percebido durante propulsão da cadeira de rodas ou deambular com equipamento auxiliar. Exames da função pulmonar também são indicados quando a criança tem mudanças posturais que interferem na capacidade pulmonar.[29] O fisioterapeuta deve ainda investigar a atividade e a participação da criança conforme o **modelo de capacitação ICF.**[22] De fato, Goldstein e colaboradores[30] propõem focar mais no que a criança *consegue* fazer do que em suas limitações. Esse foco exige que o fisioterapeuta investigue as opções e adaptações disponíveis para a criança, possibilitando sua participação em atividades com os colegas. Considerações nessa transição da infância para a pré-adolescência incluem independência apropriada para cuidados intestinais e vesicais, capacidade de conviver com os colegas em um campus maior, independência nas transferências, métodos alternativos para manter resistência cardiovascular e prevenir a obesidade, alívio da pressão e cuidados da pele e prevenção de contraturas musculares.[4]

Com o tempo, crianças com MM ganham peso e têm mais dificuldades para manter a capacidade de deambular, mesmo com aparelhos ortopédicos.[31] O aumento do gasto de energia para deambular com dispositivos auxiliares pode dificultar o desempenho escolar nas tarefas cognitivas, em comparação com o desempenho de estudantes com MM que usam uma cadeira de rodas para a mobilidade.[32] Assim, o fisioterapeuta deve investigar a resistência, eficiência, segurança e eficácia da marcha da criança. A meta geral dessa paciente quase adolescente é se igualar aos colegas, em um local integrado, de forma a ter maior eficiência de energia. O ideal seria que o terapeuta avaliasse a capacidade da criança para, manualmente, movimentar a cadeira de rodas pelo campus, trocando de sala no tempo permitido entre as aulas. Meiser e colaboradores[33] compararam o gasto de energia e perceberam esforço durante um teste de propulsão de dois minutos para duas crianças com espinha bífida, com uso de uma cadeira de rodas muito leve (peso médio de 21 kg) *versus* uma cadeira de rodas ultraleve (peso médio de 15 kg) e descobriram aumento do esforço e da fadiga no uso de cadeira de rodas leve. Quando for impossível ao terapeuta acompanhar a criança no novo campus, ele pode calcular as distâncias necessárias a serem percorridas e realizar um teste de propulsão cronometrada com a cadeira de rodas, ao mesmo tempo que mede o esforço percebido da criança durante essa tarefa. O esforço percebido nas crianças pode ser medido, usando-se a **Children's OMNI Perceived Exertion Scale**, uma escala com dez pontos, com quatro figuras de atividades para classificar o esforço percebido. Essa escala foi validada com base em uma variação ampla da intensidade metabólica em meninos e meninas saudáveis de diferentes etnias, sendo ainda usada em crianças com lesão encefálica pós-traumática e espinha bífida.[34,35] O gasto de energia pode também ser calculado usando-se o **Energy Expenditure Index (EEI)**, subtraindo-se a taxa cardíaca em repouso da taxa cardíaca na propulsão, dividindo-se pela velocidade.[33] Outro método para determinar o desempenho funcional da criança é cronometrar sua capacidade de movimentar a cadeira de rodas manual por uma distância de 16 m, **comparando-se a velocidade de propulsão da cadeira de rodas com velocidades de caminhada dos colegas** através da mesma distância. David e Sullivan[36] estudaram as velocidades de caminhada de 370 crianças na escola, através de uma distância de 16 m, e determinaram a velocidade média ao andar dos alunos da 6ª série como 10,6 segundos. Quando a criança não tem resistência e velocidade suficientes na cadeira de rodas manual, pode ser indicada uma elétrica.[2] A documentação de apoio à justificativa para a cadeira de rodas elétrica pode ser buscada na classificação de esforço

Tabela 29.1 SUGESTÕES DE PERGUNTAS PARA EXAME DE PRÉ-ADOLESCENTE COM MIELOMENINGOCELE
Como é o novo campus escolar? (com inclinações ou superfície plana, distâncias entre as salas de aula)
A criança é suficientemente rápida na cadeira de rodas manual para se movimentar pelo campus durante os intervalos previstos entre as aulas?
A criança ficará sentada na cadeira de rodas o dia inteiro ou será transferida para uma carteira escolar durante as aulas?
A criança é independente em todas as transferências?
A criança consegue ter alívio da pressão durante o dia?
A criança consegue realizar sondagem intermitente de forma independente? Onde fará isso?
Qual é a proposta da escola para participação durante a educação física?
Em que esporte ou atividade de lazer a criança está interessada?
A criança participará de grupos ou atividades extracurriculares?
O programa de fisioterapia domiciliar precisa ser modificado?
A criança manterá em casa um programa de andar e colocar-se de pé?
Há alguma atividade para manter saudável o sistema cardiovascular da criança?
O que pode ser mudado para permitir à criança mais participação nas atividades relacionadas aos colegas?
Que preocupações posturais e estruturais precisam ser abordadas (p. ex., coluna, pernas)?

conforme a Children's OMNI Perceived Exertion Scale e o EEI da criança durante teste cronometrado de propulsão em cadeira de rodas manual, além de sua capacidade de locomover-se nas distâncias necessárias em um prazo de tempo específico e a comparação com as velocidades dos colegas ao andar.

Como consultor da Local Education Agency (LEA), o fisioterapeuta deve recomendar mudanças no ambiente necessárias à acessibilidade. Ele também deve treinar os professores ou funcionários quanto ao programa da criança para mobilidade e/ou ficar de pé e usar todo o equipamento de adaptação. Uma criança com MM pode ainda precisar de local para sondagem de alívio e a educação física adaptada.[12] Na Tabela 29.1, constam sugestões de perguntas para o processo de exame de pacientes com mielomeningocele.

Plano de atendimento e intervenções

A aplicação do modelo de capacitação ICF ajuda o fisioterapeuta a determinar o plano de intervenções. Com o crescimento da criança, o profissional começa a se concentrar mais em ajudar no preparo para a vida adulta, não sendo rara a redução da frequência dos serviços de fisioterapia, que ficam mais intervalados, com foco em objetivos mais específicos. No começo, o fisioterapeuta pode trabalhar com professores, funcionários da escola e profissionais da enfermagem, treinando-os para realização de transferências e uso de equipamento e adaptações necessários ao programa diário de aulas da criança. Um programa diário normal de aulas pode incluir verificações da pele, sondagem de alívio, alívio da pressão e um possível programa especial para a educação física adaptada. Para facilitar a movimentação da criança entre as salas de aula, pode haver necessidade de mesas especiais de trabalho, capazes de ajustarem-se à cadeira de rodas manual ou elétrica, bem como dois conjuntos de livros – um para uso na escola e outro para uso em casa. O fisioterapeuta deve também monitorar se o programa está sendo executado corretamente, modificando-o diante da necessidade de mudanças.[1]

O fisioterapeuta também trabalha com a família na prevenção de prejuízos secundários.[4] Uma criança em estirão de crescimento rápido pode desenvolver contraturas, quando os ossos crescem mais depressa que os músculos.[37] Crianças com MM têm aumentado o risco de contraturas em razão de passarem períodos maiores sentadas na cadeira de rodas. O fisioterapeuta deve monitorar atentamente a ADM da criança e continuar a focar em intervenções que visem prevenir aparecimento de contraturas, como um programa domiciliar de alongamento e prática de colocar-se de pé.[38]

A criança pode ficar mais atarefada com as atividades sociais e escolares, por isso as atividades recreativas podem assumir o lugar da fisioterapia. Atividades que ajudam a manter a aptidão cardiovascular devem incluir natação, um programa de pedaladas adaptado ou uma bicicleta manual, ou atividades desportivas adaptadas, como cavalgada terapêutica, esqui na neve, uso de caiaque, navegação, acampamento e ioga.[2,30] O papel do fisioterapeuta é orientar e ensinar a criança a manter condicionamento e realizar aquecimento e esfriamento adequados quando ela participa de esportes e atividades recreativas. Um treino de força das extremidades superiores pode ajudar a criança com MM a melhorar a função e o metabolismo.[39] O envolvimento em atividades desportivas também estimula a participação social e reduz a incapacidade e o isolamento. A Figura 29.1 traz o modelo ICF para a criança com MM.

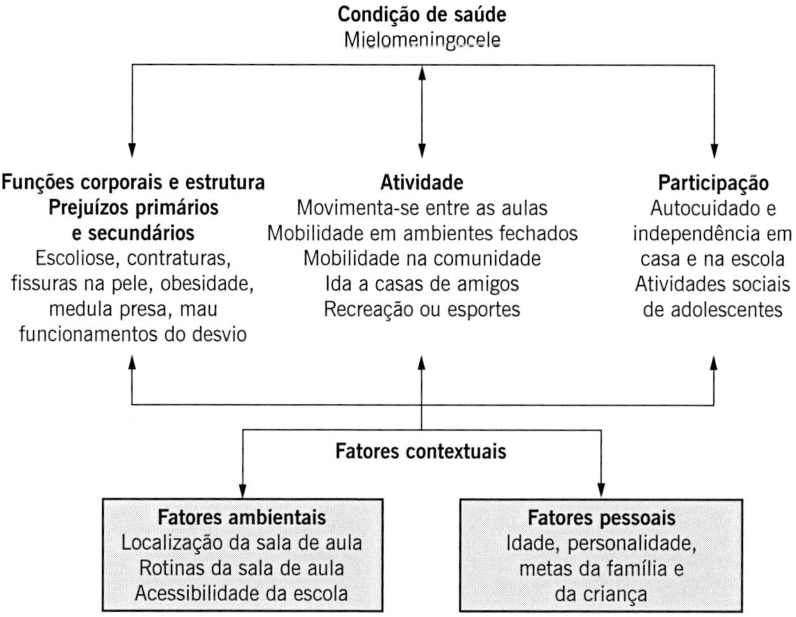

Figura 29.1 Modelo de capacitação International Classification of Funcioning (ICF) adaptado à criança com mielomeningocele. (Modificado, com permissão, da World Health Organization, International Classification of Functioning, Disability and Health [ICF]; 2001. http://www.who.int/classifications/icf/en/. Acessado em 25 de junho, 2012.)

Para concluir, o papel do fisioterapeuta é continuar a auxiliar o indivíduo e a família na transição do paciente à vida adulta, concentrando-se em um plano para toda a vida, que proporcione a manutenção do mais alto nível de funcionamento.[26] A meta da fisioterapia para crianças com incapacidade é dar assistência no desenvolvimento de um adulto útil e produtivo, capaz de participar e ser funcional na sociedade.

Recomendações clínicas baseadas em evidências

SORT: Força da Taxonomia de Recomendações (do inglês, *Strength of Recommendation Taxonomy*)

A: Evidências consiWstentes e de boa qualidade voltadas ao paciente
B: Evidências inconsistentes ou de qualidade limitada voltadas ao paciente
C: Evidências consensuais, voltadas à doença, prática habitual, opinião de especialistas ou série de casos

1. A classificação do nível motor intacto é menos importante que a documentação do nível de deambulação funcional para crianças com mielomeningocele. **Grau B**

2. Prejuízos secundários, como úlceras de pressão, perda neurológica progressiva, osteoporose, mau funcionamento de desvio e infecções urológicas, são problemas comuns em adolescentes e adultos jovens com MM. **Grau A**
3. Os fisioterapeutas podem usar a School Function Assessment (SFA) para avaliar a mobilidade funcional na escola, a assistência de adultos necessária e as adaptações e modificações ambientais necessárias para um funcionamento excelente. **Grau B**
4. Durante desenvolvimento da maturidade das crianças com MM, o foco do fisioterapeuta em uma abordagem para a vida inteira aumenta a atividade e a participação destas no meio social. **Grau C**
5. A mobilidade funcional da criança com MM deve incluir a comparação da velocidade da marcha da criança (ou propulsão com cadeira de rodas) em relação à de caminhada dos colegas, a avaliação do esforço percebido por meio da Children´s OMNI Perceived Exertion Scale e uma estimativa do gasto de energia. **Grau B**

PERGUNTAS PARA REVISÃO

29.1 Crianças nascidas com mielomeningocele podem desenvolver qual dos prejuízos secundários adiante?

A. Escoliose
B. Medula presa
C. Obesidade
D. Todos os anteriores

29.2 O foco do exame fisioterapêutico de uma criança que se encaminha para os últimos anos do Ensino Fundamental deve enfatizar qual tópico entre os que seguem?

A. Manutenção de sua capacidade de andar
B. Programa de resistência na cadeira de rodas
C. Participação crescente com os colegas na escola
D. Programa de alongamentos em casa

RESPOSTAS

29.1 **D.** Crianças com mielomeningocele correm alto risco de desenvolver escoliose em razão da natureza assimétrica de sua fraqueza muscular e deformidades estruturais na coluna desde o nascimento. A cicatrização decorrente de reparo cirúrgico ou uma anomalia congênita pode resultar em medula espinhal presa durante o crescimento da criança. Uma vez que crianças com mielomeningocele costumam usar uma cadeira de rodas para mobilidade, seu gasto de energia é muito menor, o que as torna propensas à obesidade na adolescência.

29.2 **C.** Durante a transição importante do início do Ensino Fundamental aos últimos anos dessa etapa, o foco muda das intervenções terapêuticas diretas para uma participação crescente com os colegas na escola. As crianças com mielomeningocele costumam reduzir sua capacidade de manter a condição deambulatória quando crescem, passando para um ambiente escolar maior e mais complicado. Um programa de alongamentos é importante (opção D) e deve ser acompanhado como programa domiciliar, embora não seja mais o foco da fisioterapia. A meta é aumentar a independência da criança e sua capacidade de acompanhar os colegas na escola.

REFERÊNCIAS

1. McEwen I. *Providing Physical Therapy Services under Parts B & C of the Individuals With Disabilities Education Act (IDEA)*. Alexandria, VA: Section on Pediatrics, American Physical Therapy Association; 2009.
2. Hinderer KA, Hinderer SR, Shurtleff DB. Myelodysplasia. In: Campbell SK, ed. *Physical Therapy for Cildren*. Philadelphia, PA: WB Saunders; 2012:703-755.
3. Adzick NS, Walsh DS. Myelomeningocele: prenatal diagnosis, pathophysiology and management. *Semin Pediatr Surg.* 2003;12:168-174.
4. Elias ER, Hobbs N. Spina bifida: sorting out the complexities of care. *Contemp Pediatr.* 1998:15;156-171.
5. Bowman RM, McLone DG. Neurosurgical management of spina bifida: research issues. *Dev Disabil Res Rev.* 2010:16;82-87.
6. Bruner JP, Tulipan N, Paschall RL, et al. Fetal surgery for myelomeningocele and the incidence of shunt-dependent hydrocephalus. *JAMA.* 1999:282;1819-1825.
7. Adzick NS, Thom EA, Spong CY, et al. A randomized trial of prenatal versus postnatal repair of myelomeningocele. *N Engl J Med.* 2011;364:993-1004.
8. Williams LJ, Mai CT, Edmonds LD, et al. Prevalence of spina bifida and anencephaly during the transition to mandatory folic acid fortifications in the United states. *Teratology.* 2002;66:33-39.
9. Bowman RM, Boshnjaku V, McLone DG. The changing incidence of myelomeningocele and its impact on pediatric neurosurgery: a review from the Children's Memorial Hospital. *Childs Nerv Syst.*2009;25.7:801-806.
10. Bowman RM, McLone DG, Grant JA, Tomita T, Ito JA. Spina bifida outcome: a 25-year prospective. *Pediatr Neurosurg.* 2001;34:114-120.
11. Brown JP. Orthopedic care of children with spina bifida: you've come a long way, baby! *Orthop Nurs.* 2001;20:51-58.
12. Staheli LT. *Practice of Pediatric Orthopedics.* Philadelphia, PA: Lippincott Williams & Wilkins; 2001.
13. Bartonek A, Saraste H, Knutson LM. Comparison of different systems to classify the neurological level of lesion in patients with myelomeningocele. *Dev Med Child Neurol.* 1999;41:796-805.
14. Hoffer M, Feiwell E, Perry J, Bonnett C. Functional ambulation in patients with myelomeningocele. *J Bone Joint Surg Am.* 1973;55:137-148.
15. Golge M, Schutz C, Dreesmann M, et al. Grip force parameters in precision grip of individuals with myelomeningocele. *Dev Med Child Neurol.* 2003;45:249-256.
16. Burmeister R, Hannay HJ, Copeland K, Fletcher JM, Boudousquie A, Dennis M. Attention problems and executive functions in children with spina bifida and hydrocephalus. *Child Neuropsychol.* 2005;11:265-283.
17. Lapsiwala SB, Iskandar BJ. The tethered cord syndrome in adults with spina bifida occulta. *Neurol Res.* 2004;26:735-740.
18. Majed M, Nejat F, Khashab ME, et al. Risk factors for latex sensitization in young children with myelomeningocele. Clinical article. *J Neurosurg Pediatr.* 2009;4:285-288.
19. Shurtleff DB, Walker WO, Duguay S, Peterson D, Cardenas D. Obesity and myelomeningocele: anthropometric measures. *J Spinal Cord Med.* 2010;33:410-419.

20. Dillon CM, Davis BE, Duguay S, Seidel KD, Shurtleff DB. Longevity of patients born with myelomeningocele. *Eur J Pediatr Surg.* 2000;10(suppl 1):33-34.
21. Davis BE, Daley CM, Shurtleff DB, et al. Long-term survival of individuals with myelomeningocele. *Pediatr Neurosurg.* 2005;41:186-191.
22. World Health Organization. International Classification of Functioning, Disability and Health (ICF); 2001. http://www.who.int/classifications/icf/en/. Accessed June 25, 2012.
23. Lie HR, Borjeson MC, Lagerkvist B, Rasmussen F, Hagelsteen JH, Lagergren J. Children with myelomeningocele: the impact of disability on family dynamics and social conditions. A Nordic study. *Dev Med Child Neurol.* 1994;36:1000-1009.
24. Bartonek A, Saraste H. Factors influencing ambulation in myelomeningocele: a cross-sectional study. *Dev Med Child Neurol.* 2001;43:253-260.
25. Hirst M. Patterns of impairment and disability related to social handicap with cerebral palsy and spina bifida. *J Biosoc Sci.* 1989;21:1-12.
26. Bottos M, Feliciangeli A, Scuito L, Gericke C, Vianello A. Functional status of adults with cerebral palsy and implications for treatment of children. *Dev Med Child Neurol.* 2001;43:516-528.
27. Nichols DS, Case-Smith J. Reliability and validity of the pediatric evaluation of disability inventory. *Pediatr Phys Ther.* 1996;8:15-24.
28. Davies PL, Soon PL, Young M, Clausen-Yamaki A. Validity and reliability of the school function assessment in elementary school students with disabilities. *Phys Occup Ther Pediatr.* 2004;24:23-43.
29. American Physical Therapy Association. *Guide to Physical Therapist Practice.* 2nd ed. *Phys Ther.* 2001;81:S19-S28.
30. Goldstein DN, Cohn E, Coster W. Enhancing participation for children with disabilities: application of the ICF enablement framework to pediatric physical therapist practice. *Pediatr Phys Ther.* 2004;16:114-120.
31. Bare A, Vankoski SJ, Dias L, Danduran M, Boas S. Independent ambulators with high sacral myelomeningocele: the relation between walking kinematics and energy consumption. *Dev Med Child Neurol.* 2001;43:16-21.
32. Franks CA, Palisano RJ, Darbee JC. The effect of walking with an assistive device and using a wheelchair on school performance in students with myelomeningocele. *Phys Ther.* 1991; 71:570-579.
33. Meiser JM, McEwen IR. Lightweight and ultralight wheelchairs: propulsion and preferences of two young children with spina bifida. *Pediatr Phys Ther.* 2007;19:245-253.
34. Robertson RJ, Goss FL, Boer NF, et al. Children's OMNI scale of perceived exertion: mixed gender and race validation. *Med Sci Sports Exerc.* 2000;32:452-458.
35. Katz-Leurer M, Rotem H, Keren O, Meyer S. The relationship between step variability, muscle strength and functional walking performance in children with post-traumatic brain injury. *Gait Posture.* 2009;29:154-157.
36. David KS, Sullivan M. Expectations for walking speeds: standards for students in elementary schools. *Pediatr Phys Ther.* 2005;17:120-127.
37. Tardieu C, Lespargot C, Tabary C, Bret MD. For how long must the soleus muscle be stretched each day to prevent contracture? *Dev Med Child Neurol.* 1988:30;3-10.
38. StubergWA. Consideration related to weight-bearing programs in children with developmental disabilities. *Phys Ther.* 1992;72:35-40.
39. Hurd WJ, Morrow MM, Kaufman KR, An KN. Wheelchair propulsion demands during outdoor community ambulation. *J Electromyogr Kinesiol.* 2009;19:942-947.

Síndrome de Down

Cornelia Lieb-Lundell

CASO 30

Uma menina de 7 anos de idade, diagnosticada com síndrome de Down, foi encaminhada à fisioterapia como paciente externa para uma avaliação com foco na marcha que está deteriorando e a fim de obter recomendações para uso de dispositivos ortopédicos. A mãe relata que a criança realizou cirurgia de joanete (feitas por podólogo) há seis meses, tendo sido observada uma melhora na marcha durante breve período após a cirurgia. Nos últimos três meses, entretanto, a marcha parece ter regredido e encontra-se atualmente no nível anterior à cirurgia. A história prévia da criança foi obtida a partir de detalhes dados pela mãe e por meio de prontuários médicos disponíveis. A menina nasceu aos nove meses (quase 3 kg), e os escores de Apgar foram 6 e 8 (a 1º e 5º minutos, respectivamente), e ela foi diagnosticada ao nascer como portadora da síndrome de Down. Um exame genético subsequente confirmou o diagnóstico de Trissomia 21. Não foram identificadas outras queixas de saúde, e o bebê foi aprovado na avaliação auditiva do recém-nascido. Ela recebeu alta com a mãe 48 horas após o nascimento. A mãe descreve o desenvolvimento da criança como mais lento que o do irmão, 18 meses mais velho. No entanto, a menina sentou-se com independência no primeiro aniversário e começou a dar os primeiros passos aos 22 meses. Durante essa época, a mãe notou que os joelhos da filha tendiam, de forma intermitente, a avermelhar e inflamar levemente, sendo que ela ocasionalmente medicava a filha com ibuprofeno. A mãe achou que esses sinais tinham relação com a transição do engatinhar ao andar com apoio e com o fato de ela, algumas vezes, cair de joelhos ao soltar-se da mãe. Os episódios de edema nos joelhos continuaram de forma intermitente durante um ano. A mãe levou a filha ao pediatra, mas o problema costumava desaparecer na época da consulta. Com quatro anos, a menina foi encaminhada pelo pediatra para uma avaliação ortopédica. O relatório indicou não haver achados significativos a não ser os problemas comuns consistentes com o diagnóstico de síndrome de Down. Entre quatro e seis anos, ela fez exames para disfunção da tireoide, e os resultados foram descritos como normais para a idade. Durante esse período, a mãe observou que a filha parecia desenvolver uma marcha levemente atrapalhada e preocupou-se com a possibilidade de ela poder precisar de aparelhos ortopédicos, uma vez que também estava desenvolvendo joanetes bilaterais visíveis nas primeiras articulações do metatarso.

Uma revisão dos registros escolares revelou que entre os cinco e sete anos, a menina não demonstrou progresso no Adaptive Physical Education (APE), de modo que as metas estabelecidas aos cinco anos foram prolongadas por mais dois anos. Para tratar as preocupações relativas a marcha da criança, a mãe levou-a a um podologo que recomendou e agendou cirurgia dos joanetes bilaterais, realizada sem complicações. A paciente recebeu cuidados pós-cirúrgicos de rotina e ficou hospitalizada durante cinco dias. A mãe percebeu que a criança andava com menos rigidez ao término da permanência no hospital. Essa melhora se manteve por uns três meses, quando a mãe percebeu novamente aumento da rigidez e buscou um fisioterapeuta para investigar opções de tratamento. O terapeuta observou que a criança levava 15 minutos completos para vencer uma distância de 16 m, do local de estacionamento do carro até a porta principal da clínica.

- Que sinais do exame podem estar relacionados a esse diagnóstico?
- Com base na condição de saúde da paciente, quais são os possíveis fatores colaboradores para as limitações à atividade?
- Quais são as prioridades do exame fisioterapêutico?
- Identifique os encaminhamentos necessários a outros membros da equipe de saúde.
- Quais são as intervenções fisioterapêuticas mais apropriadas?

DEFINIÇÕES-CHAVE

ADAPTIVE PHISICAL EDUCATION (APE)/EDUCAÇÃO FÍSICA ADAPTADA: programa para crianças com deficiência, no qual são modificadas as atividades de educação física para tornar o programa acessível a essa população especial; o APE é um componente dos serviços de educação especial,[1] obrigatório por lei federal nos EUA.

BUNIONECTOMIA: remoção cirúrgica de uma saliência óssea visível da primeira articulação do metatarso do pé direito ou esquerdo.

Objetivos

1. Descrever o desenvolvimento comum de crianças com síndrome de Down.
2. Definir os problemas ortopédicos comuns relacionados à síndrome de Down.
3. Definir perguntas-chave necessárias para a elaboração de um diagnóstico fisioterapêutico.
4. Identificar exames e instrumentos de avaliações validados e apropriados a crianças com síndrome de Down, para investigar o nível de desenvolvimento e/ou funcional, amplitude de movimentos, força e disfunção da marcha.
5. Definir os componentes relevantes da avaliação fisioterapêutica.

Considerações sobre a fisioterapia

Considerações sobre a fisioterapia durante controle da criança com síndrome de Down que se apresenta com deterioração da marcha, bem como força e mobilidade insatisfatórias dos membros inferiores.

- **Cuidados/objetivos do plano geral do fisioterapia:** teste de reflexos, exame do desenvolvimento, como o Peabody ou o Bruininks-Oseretsky Test of Motor Proficiency (BOT-2); avaliação de amplitude de movimentos (ADM), força, postura, equilíbrio, dor, resistência e marcha.
- **Intervenções da fisioterapia:** treino da força com foco central, estabilidade pélvica e transferência de peso entre extremidades inferiores; ajuste e fabricação de órteses, treino da marcha que inclua treinamento em esteira para aumentar a cadência, o comprimento da passada e a base de apoio.
- **Precauções durante a fisioterapia:** dor, resistência aeróbica limitada, medo de queda.
- **Complicações que interferem na fisioterapia:** fadiga, quedas, dor.

Visão geral da patologia

A síndrome de Down é a condição do cromossomo autossômico mais comum, relacionada à redução da função intelectual, comumente diagnosticada no nascimento.[2] Com frequência, é uma duplicação de ocorrência espontânea do cromossomo 21, desencadeando um cromossomo adicional (i.e., Trissomia do 21), embora cerca de 4% dos casos sejam herdados. Os bebês nascidos com a síndrome têm um padrão de características distintas, que inclui um índice de oito aspectos físicos, desenvolvido por Rex e Preus,[3] além de hipotonia central (tônus muscular baixo) e lassidão dos ligamentos. As crianças com a síndrome de Down podem ter outros problemas de saúde, como doença cardíaca congênita (40-50%), problemas gastrintestinais, hipotireoidismo e instabilidade atlanto-axial, em razão de lassidão significativa dos ligamentos.[2,5]

As crianças com a síndrome de Down costumam apresentar desenvolvimento físico atrasado e correm alto risco de desenvolver problemas musculoesqueléticos secundários, como hipermobilidade articular geral, pronação excessiva dos pés e instabilidade patelar. Sinais e sintomas de uma subluxação no nível das vértebras C1/C2 podem incluir fadiga, padrão deambulatório alterado, dor na nuca com mobilidade limitada, torcicolos, mudança na função intestinal e vesical e/ou prejuízos sensoriais.[4] Em razão da prevalência crescente de **artrite juvenil idiopática** (AJI) nessa população (mais de seis vezes que na população em geral), a AJI deve ser considerada uma comorbidade potencial em pessoas que apresentam um conjunto de sintomas que pode incluir dor articular e edema intermitentes, rigidez generalizada, padrão de marcha antálgico e ADM reduzida nas articulações maiores, com o passar do tempo.[6] A AJI é a forma mais comum de artrite em crianças, sendo normalmente uma condição autoimune, que costuma atingir crianças com menos de 16 anos e pode ser diagnosticada quando ocorre inflamação articular que persiste por seis semanas ou mais.[2]

Pessoas com a síndrome de Down correm risco aumentado de complicações de saúde em diversos sistemas e órgãos, do nascimento ao longo da vida. Acredita-se que um dos riscos seja o desenvolvimento precoce da doença de Alzheimer e uma deterioração também precoce da audição e da visão.[5] O perfil de desenvolvimento motor mais comum em pessoas com a síndrome inclui atraso nas habilidades motoras grossas com marcha independente em geral alcançada entre 18 e 21 meses de idade; algumas crianças, porém, podem andar apenas após os três anos de idade.[8] Com o tempo, as crianças com a síndrome podem aprender a andar, correr, andar de bicicleta e participar de atividades desportivas.[9] O desenvolvimento da linguagem costuma atrasar, e as habilidades de linguagem receptiva costumam ser melhores que as expressivas. Essas crianças normalmente frequentam o fonoaudiólogo para tornar a fala inteligível. Além disso, elas precisam do apoio de um ambiente de educação especial para a otimização do potencial linguístico.

Manejo da fisioterapia

As intervenções para bebês com síndrome de Down costumam iniciar quando a família participa de um programa de intervenções em casa, no qual um programa educativo e serviços de fisioterapia, terapia ocupacional e fonoaudiológico são oferecidos aos bebês (desde o nascimento) até os três anos para tratar das questões alimentares, atrasos motores e atrasos da fala. As crianças que apresentam atrasos motores podem também receber periodicamente fisioterapia individual com foco nos atrasos. Muitas famílias utilizam terapias complementares e alternativas (p. ex., terapia com vitaminas, terapia com células-tronco, tratamento para melhoria cognitiva), amplamente disponíveis, ainda que não se baseiem em dados de resultados ou tenham apoio desses dados baseados nos pacientes. Diante dos desafios ao longo da vida relacionados ao diagnóstico de síndrome de Down, o fisioterapeuta está em boa posição de oferecer intervenções primárias ao investigar e controlar as questões musculoesqueléticas, avaliações contínuas da estabilidade neurológica, promoção do desenvolvimento motor grosso, assistência nas adaptações ambientais necessárias e educação aos pais e cuidadores.

O fisioterapeuta pode fazer encaminhamentos a reumatologistas para tratamento de inflamação muscular e/ou articular, trabalho com especialista em órteses para restabelecer a funcionalidade dos pés e com terapeutas ocupacionais para realização das atividades de vida diárias, bem como realizar consulta com a equipe educacional para a reavaliação do progresso escolar.

Exame, avaliação e diagnóstico

A criança com síndrome de Down costuma apresentar hipotonia generalizada com hipermobilidade articular, atraso motor grosso como parte do retardo do desenvolvimento e um repertório limitado de estratégias de controle postural. Aos sete anos, ela deve ter desenvolvido um padrão maduro de marcha com balançar bilateral dos braços, assim como a capacidade de correr e de manter a postura em superfícies variadas. Quando o paciente não se encaixa nesse perfil, caso desta criança, o fisioterapeuta deve aplicar habilidades diagnósticas e escolher instrumentos de avslisção apropriados para determinar se os atrasos da paciente têm embasamento no atraso do desenvolvimento geral ou em disfunções na área do sistema musculoesquelético, neuromuscular, cardiovascular/pulmonar e/ou tegumentar.[10]

Com crianças pequenas, os pais são a principal fonte para a obtenção de um resumo do problema atual, além de relato da história do filho. Depois da revisão da história do nascimento, o fisioterapeuta pergunta sobre doenças, lesões, hospitalizações anteriores, medicamentos que a criança toma atualmente ou tomou recentemente e todas as informações de saúde relevantes, como exames por imagem ou laboratoriais. O exame inclui observação da postura e do alinhamento, investigação dos reflexos posturais e de tendinosos profundo, bem como avaliação de força, ADM, equilíbrio e condição funcional. O desenvolvimento e a proficiência motores podem ser examinados na totalidade, usando-se o Bruininks-Oseretsky Test of Motor Proficiency (BOT-2).

A postura típica do indivíduo com síndrome de Down, aos sete anos, é de posição de base levemente ampla, com pronação de tornozelo de leve a moderada e contato com toda a planta do pé, hiperextensão dos joelhos, leve flexão de quadril, lordose lombar excessiva com abdome saliente e estabilidade insatisfatória dos ombros. Espera-se que força geral seja melhor que 3/5 em teste manual da musculatura, embora costume situar-se um pouco aquém do normal para a idade.[11,12] Usar um dinamômetro manual é um método avaliativo validado e confiável para essa população.[13] Deve ser documentada hipermobilidade articular dos pés e tornozelos, joelhos, ombros, cotovelos e dedos das mãos como algo comum nesse diagnóstico e desvios da normalidade.

Temas centrais para pessoas com síndrome de Down incluem aquisição de habilidades motoras estáveis e desenvolvimento de diversos mecanismos de controle postural funcional. Depois de o fisioterapeuta estabelecer o nível de desenvolvimento motor da criança, aplicando um teste padronizado, deve ser investigado o nível de estabilidade postural e/ou a mobilidade. Diferentemente dos variados testes de controle postural disponíveis para adultos, existem bem menos testes para crianças, sendo que estes precisam muito de uma validação sólida. O fisioterapeuta pode começar com testes como o Pediatric Berg Balance Scale[14] e o Observational Gait Scale.[15]

A investigação das habilidades motoras deve ser repetida de tempos em tempos, e o **Bruininks-Oseretsky Test of Motor Proficiency (BOT-2)** é um instrumento apropriado para essa tarefa. Ele é um teste bastante utilizado para avaliar as habilidades motoras de crianças, exigindo de 45 a 60 minutos para sua aplicação. Esse teste mede as habilidades motoras grossas e finas de pessoas entre 4 e 21 anos, tendo sido criado especificamente para avaliar a coordenação motora, o controle e a coordenação manual fina, a força e a agilidade.[16] Ele é validado para uso em crianças com diagnóstico de síndrome de Down e outros diagnósticos associados a atraso desenvolvimental leve a moderado.[17]

Uma avaliação em série das habilidades motoras de uma criança com a síndrome deve exibir um quadro de atraso para a idade, mas ainda assim um desenvolvimento longitudinal constante dos marcos motores. Após a revisão e exame sistêmicos, o fisioterapeuta identificou que a criança não apresentou progresso no desenvolvimento motor grosso por dois anos (conforme documentado pela ausência de progresso no APE) e tinha escores auxiliares no BOT-2 abaixo do esperado para a idade e para crianças com diagnóstico de síndrome de Down. Após a cirurgia dos pés, a menina obteve estabilidade para andar, embora rapidamente tenha voltado ao padrão de marcha anterior. Além disso, o fisioterapeuta levou em consideração, com cuidado, o relato da mãe de que os joelhos da filha tendiam a avermelhar e a inflamar, intermitentemente, desde os dois anos de idade, com uma resposta positiva breve a fármacos anti-inflamatórios não esteroides. Depois de mais perguntas, a mãe informou que a criança tem apresentado uma fase de inflamação crônica dos joelhos e quadris durante os últimos meses. Com base no resumo dos achados do exame, o terapeuta concluiu que o perfil desenvolvimental da criança não era o comum para o diagnóstico isolado de síndrome de Down. A apresentação clínica era consistente com uma doença inflamatória crônica como a AJI.

Plano de atendimento e intervenções

O fisioterapeuta implementou um grupo de intervenções que inclui exercícios terapêuticos e sessões de treino funcional. Ele realizou encaminhamento da paciente a um reumatologista para avaliação e fez um resumo dos achados dos exames para o médico. O fisioterapeuta também participou de um planejamento interdisciplinar para focar a coordenação da comunicação e dos serviços nos diferentes ambientes de tratamento (p. ex., casa, sala de aula, APE). O que se espera das intervenções é que essa criança melhore a mobilidade, a força, a estabilidade/equilíbrio e o nível geral de desenvolvimento, o que pode levar a uma maior independência em casa, na escola e na comunidade.

A estrutura da **rotina de exercícios terapêuticos** deve levar em conta as necessidades e as limitações encontradas em uma criança que tem dois diagnósticos de hipermobilidade articular subjacente (em razão da síndrome de Down) e ADM limitada (em razão da AJI), situação que fica ainda mais complexa devido ao aumento da dor. A Tabela 30.1 mostra exercícios específicos, com foco no avanço do desenvolvimento, na melhora do equilíbrio, na melhora da eficiência da marcha, na melhora da ADM articular mediante uso de técnicas assistidas ativas e passivas e no aumento da resistência. Para concluir, a participação do fisioterapeuta na equipe deve focar na orientação de família-criança e

Tabela 30.1 PLANO DE EXERCÍCIOS TERAPÊUTICOS

Área focalizada	Exemplos de atividades
Desenvolvimento	• Avaliar a subida em várias estruturas, usando direções alternadas e mãos e pés • Praticar andar em superfícies variadas e subir degraus de calçada • Introduzir a bicicleta com rodas auxiliares, iniciar impulso com os pés sobre o chão e, gradualmente, retirar as rodinhas auxiliares
Equilíbrio	• Com a criança sentada em uma bola suiça, desafiar o equilíbrio em todas as direções • Ficar de pé em pedaço pequeno de espuma, equilibrando-se com ambas as pernas e depois com uma só • Subir e descer escadas, reduzindo o apoio • Praticar vestir e tirar blusão, de pé • Praticar colocar-se de pé ao mesmo tempo que tenta alcançar brinquedo na frente, tendo uma fita métrica na parede para documentar o progresso
Eficiência da marcha	• Oferecer estímulos visuais para variar o comprimento da passada • Praticar andar sobre os dedos dos pés e sobre os calcanhares, realizar marcha com passadas altas • Usar metrônomo ou música para estimular variação de velocidade • Introduzir caminhada de três minutos, evoluir para seis minutos
Amplitude de movimentos	• Agendar ADM em relação a horários de controle da dor • Instruir sobre atividades de autoamplitude • Praticar colocação de sapatos e meias sentado • Oferecer ADM assistida e passiva com presença da dor
Resistência	• Praticar mudar de sentado para de pé, e de pé para sentado, com contagem até cinco, seis, etc. • Exercícios abdominais, sentado em uma bola, com encorajamento da rotação com extensão • Ver anteriormente 'Eficiência da marcha'

cuidador-criança, e nas adaptações ambientais para aumento da participação da menina em casa, na escola e na comunidade.

Recomendações clínicas baseadas em evidências

SORT: Força da Taxonomia de Recomendações (do inglês, *Strength of Recommendation Taxonomy*)

A: Evidências consistentes e de boa qualidade voltadas ao paciente
B: Evidências inconsistentes ou de qualidade limitada voltadas ao paciente
C: Evidências consensuais, voltadas à doença, prática habitual, opinião de especialistas ou série de casos

1. A artrite juvenil idiopática (AJI) deve ser considerada uma possível comorbidade para pessoas jovens com síndrome de Down que se apresentam com dor e edema

articulares intermitentes, rigidez generalizada, padrão de marcha antálgico e ADM diminuída nas articulações principais. **Grau B**

2. O Bruininks-Oseretsky Test of Major Proficiency (BOT-2) está validado para uso em crianças diagnosticadas com síndrome de Down e outros diagnósticos associados a atraso desenvolvimental leve a moderado, como uma avaliação das habilidades motoras grossas e finas, em pessoas de 4 a 21 anos. **Grau A**
3. Uma rotina de exercícios terapêuticos específicos, com foco no avanço do desenvolvimento, no aumento da resistência, na melhora do equilíbrio, bem como na eficiência da marcha e da ADM articular melhora a mobilidade, a força, a estabilidade e o nível de desenvolvimento geral das crianças. **Grau C**

PERGUNTAS PARA REVISÃO

30.1 O fisioterapeuta avaliou uma criança de sete anos com síndrome de Down, encaminhada porque a marcha estava se deteriorando nos últimos dois anos. Inicialmente, o profissional poderá ter preocupações em relação a que resultados de teste?

A. Incapacidade da criança para subir um conjunto de três degraus
B. Perda generalizada da força ($\leq$3/5 MMT, no todo)
C. Reflexos hiperativos no tendão profundo de extremidades inferiores
D. Baixa pontuação na Pediatric Balance Scale

30.2 O fisioterapeuta avaliou uma criança de sete anos com síndrome de Down, encaminhada porque a marcha estava se deteriorando nos últimos dois anos. A avaliação demonstrou força média, ADM diminuída em articulações importantes, dor articular intermitente, marcha lenta e monótona com impacto mínimo nos calcanhares, nenhuma perda sensorial e nenhuma mudança nos hábitos intestinais e vesicais (conforme relato de um dos pais). O fisioterapeuta deve avaliar possível encaminhamento a que especialista?

A. Gastroenterologista
B. Neurologista
C. Ortopedista
D. Reumatologista

30.3 Qual dos testes adiante seria o *mais* indicado para investigar as habilidades de desenvolvimento de uma criança de sete anos com síndrome de Down?

A. Bruininks-Oseretsky Test of Motor Proficiency (BOT-2)
B. Entrevista com um dos pais sobre a avaliação que faz do desenvolvimento da criança
C. Observational Gait Scale
D. Pediatric Berg Balance Scale

30.4 Os aspectos que mais bem descrevem as limitações consistentes com um diagnóstico de síndrome de Down são:

A. Atraso cognitivo, dor articular persistente por seis semanas ou mais, hipermobilidade articular

B. Desenvolvimento motor grosso atrasado, instabilidade articular, desconforto reduzido em articulações mediante uso de fármacos anti-inflamatórios não esteroides
C. Atraso no desenvolvimento, desenvolvimento limitado da estabilidade postural, lassidão dos ligamentos
D. Funcionamento intelectual normal, instabilidade excessiva das principais articulações, incontinência intestinal

RESPOSTAS

30.1 **C.** É provável que o terapeuta descarte subluxação atlantoaxial (C1/C2), porque isso ocorre em cerca de 14% das crianças com síndrome de Down.[5] As opções A e B podem ser explicadas, simplesmente, por atrofia por desuso. A opção D não é a melhor, pois, ainda que o teste seja uma medida confiável do equilíbrio funcional para crianças em idade escolar, é apropriado, especificamente, para uso em indivíduos com prejuízo motor leve a moderado.[14]

30.2 **D.** A apresentação clínica sugere doença sistêmica *versus* problema ortopédico (p. ex., subluxação atlantoaxial) ou neurológico, uma vez que a criança não apresentou mudança na função intestinal e vesical e nenhuma perda sensorial.

30.3 **A.** O BOT-2 é considerado um teste válido de habilidades motoras grossas e finas para crianças entre 4 e 9 anos, com e sem deficiência. A entrevista com os pais é um elemento importante do processo avaliativo, embora não seja uma medida objetiva do desenvolvimento motor (opção B). Mesmo que a Observational Gait Scale e a Pediatric Berg Balance Scale sejam avaliações funcionais da marcha e do equilíbrio, nenhuma é adequada como instrumento de investigação do desempenho motor (opções C e D).

30.4 **C.** Atraso no desenvolvimento, desenvolvimento limitado da estabilidade postural e lassidão de ligamentos descrevem um quadro típico de uma criança com a síndrome de Down. Dor articular persistente não é comum em crianças com a síndrome (opção A), que podem ter um problema para identificar a dor, podendo necessitar da capacidade de expressar a sensação de dor. Atraso no desenvolvimento motor grosso e instabilidade articular são consistentes com a síndrome de Down, embora não haja evidências indicativas de que os fármacos anti-inflamatórios não esteroides tratem melhor a dor que medicamentos analgésicos (opção B). A opção D descreve um problema importante das crianças com tônus baixo (instabilidade excessiva das principais articulações), em relação a diagnóstico de síndrome de Down; o funcionamento intelectual normal, no entanto, não é consistente com um diagnóstico dessa síndrome, e a incontinência intestinal aplicar-se-ia com mais adequação se estivesse presente uma instabilidade em C1/C2.

REFERÊNCIAS

1. U.S. Government. USCA. 1402(25). http://idea.ed.gov/. Accessed September 01, 2012.
2. Drnach M. *The Clinical Practice of Pediatric Physical Therapy.* Philadelphia, PA: Wolters Kluwer; 2008:87-88.
3. Rex AP, Preus M. A diagnostic index for Down syndrome. *J Pediatr.* 1982;100:903-906.
4. NICHCY. Down syndrome disability fact sheet #4 June 2010. http://nichcy.org/disability/specific/downsyndrome. Accessed August 03, 2012.

5. Smith DS. Health care management of adults with Down syndrome. *Am Fam Physician.* 2001;64:1031-1038.
6. Juj H, Emery H. The arthropathy of Down syndrome: an underdiagnosed and underrecognized condition. *J Pediatr.* 2009;154:234-238.
7. Roizen N. Down syndrome. In: Batshaw ML, Pellegrino L, Roizen NJ, eds. *Children with Disabilities.* Baltimore, MD: Brookes Publishing Co.; 2007:263-273.
8. Looper J, Benjamin D, Nolan M, Schumm L. What to measure when determining orthotic needs in children with Down syndrome: a pilot study. *Pediatr Phys Ther.* 2012;24:313-319.
9. Sacks B, Buckley SJ. Motor development for individuals with Down syndrome: an overview. *Down Syndrome Issues and Information.* 2003. http://www.down-syndrome.org/information/motor/overview/. Accessed July 01, 2012.
10. Harris SR, Heriza CB. Measuring infant movement: clinical and technological assessment techniques. *Phys Ther.* 1987;67:1877-1880.
11. Wu J, Looper J, Ulrich BD, Ulrich DA, Angulo-Barroso RM. Exploring effects of differential treadmill interventions on walking onset and gait patterns in infants with Down syndrome. *Dev Med Child Neurol.* 2007;49:839-845.
12. NCHPAD. Down syndrome and exercise. 2012-09. http://www.ncpad.org/117/910/Down~Syndrome~and~Exercise. Accessed October 10, 2012.
13. Bergeron K, Dichter C. Case study: Down syndrome. In: Effgen S, ed. *Meeting the Physical Therapy Needs of Children.* Philadelphia, PA: F.A. Davis; 2005:516-538.
14. Franjoine MR, Gunther JS, Taylor MJ. Pediatric balance scale: a modified version of the Berg balance scale for the school-age child with mild to moderate motor impairment. *Pediatr Phys Ther.* 2003;15:114-128.
15. Martin K, Hoover D, Wagoner E, et al. Development and reliability of an observational gait analysis tool for children with Down syndrome. *Pediatr Phys Ther.* 2009;21:261-268.
16. Bruininks R, Bruininks B. Bruininks-Oseretsky test of motor proficiency. 2nd ed. 2005. https://blogs.elon.edu/ptkids/2012/03/16/bruininks-oseretsky-test-of-motor-proficiency/. Accessed June 30, 2012.
17. Wuang YP, Su CY. Reliability and responsiveness of the Bruininks-Oseretsky test of motor proficiency: second addition in children with intellectual disability. *Res Dev Disabil.* 2009;30:847-855.

Lisencefalia

Lisa Marie Luis

CASO 31

Um menino de quatro anos e quatro meses de idade foi encaminhado à fisioterapia pediátrica para tratamento de atraso global do desenvolvimento. Os prontuários médico e fisioterapêutico documentam diagnóstico de lisencefalia ou paquigiria leve. Não houve complicações durante a gestação materna ou após o parto, tendo sido normal, dando à luz um bebê a termo. Os pais relatam que a criança progrediu lentamente com as aquisições motoras. Ele rolou pela primeira vez aos sete meses, sentou-se sozinho aos 12 meses, engatinhou aos 18 meses, andou aos 30 meses e correu aos 42 meses. A criança não apresenta outra condição de saúde anterior importante, não toma medicamentos no momento e não tem relato de alergias. O menino frequenta a pré-escola, em que está em um programa de educação especial, com um Plano Educacional Individualizado (PEI, cuja descrição está no Caso 29). O menino recebe fisioterapia, terapia ocupacional e fonoaudiologia na pré-escola. Ele usa órtese de articulação tornozelo-pé (AFO) bilateralmente durante a marcha e as atividades recreativas. A principal preocupação dos pais e a razão para buscar atendimento em clínica de fisioterapia é o fato de o menino, com frequência, tropeçar e cair, necessitando de ajuda em escadas.

- ▶ Com base na condição de saúde do menino, o que você antecipa como fatores colaboradores para as limitações à atividade?
- ▶ Quais são as prioridades do exame?
- ▶ Qual é a medida do resultado da fisioterapia mais apropriada para a mobilidade funcional, em crianças com atraso global no desenvolvimento?
- ▶ Quais são os possíveis prejuízos secundários de uma criança com lisencefalia leve?

DEFINIÇÕES-CHAVE

INSEGURANÇA POSTURAL: ocorre quando um indivíduo demonstra cautela exagerada em consequência de menor capacidade postural durante os desafios físicos que exigem força e estabilidade posturais.[1]

PRÁTICA ALEATÓRIA: realização de atividades em ordem aleatória, com diversas habilidades sendo praticadas em uma mesma sessão.

PRÁTICA EM BLOCO: a prática em bloco é utilizada por indivíduos que treinam de forma repetida a mesma tarefa. Esse procedimento obtém a vantagem de se poder analisar os resultados da tentativa recém executada e tentar aproveitar essa avaliação na melhoria do desempenho na tentativa seguinte.

Objetivos

1. Identificar perguntas-chave para determinar as prioridades da criança e da família no plano de cuidados de fisioterapia.
2. Discutir os elementos adequados do exame de uma criança com atrasos no desenvolvimento global.
3. Identificar as intervenções fisioterapêuticas mais apropriadas para uma criança com atrasos no desenvolvimento global.
4. Discutir as possíveis precauções a serem tomadas durante o exame e/ou as intervenções fisioterapêuticas.

Considerações sobre a fisioterapia

Considerações sobre a fisioterapia durante o controle da criança com limitações de mobilidade, atividade e participação devido a lisencefalia leve:

- **Cuidados/objetivos do plano geral de fisioterapia:** investigar a marcha, a mobilidade, a força funcional e as necessidades de equipamentos auxiliares; fortalecer a capacidade da criança de participar das atividades recreativas, em casa e na escola, com independência funcional e segurança.
- **Intervenções de fisioterapia:** prática em bloco e aleatória, com trajetos com obstáculos, que ofereçam a realização de diversas atividades; fortalecimento, melhora do equilíbrio e do controle postural, atividades recreativas funcionais, programa de exercícios em casa
- **Precauções durante a fisioterapia:** redução da percepção da segurança e insegurança. postural; percepção de possíveis comorbidades, como problemas convulsivos, aspiração, pneumonia e prejuízos causados pelo controle postural diminuído, força central e transicional abaixo do nível para a idade e equilíbrio dinâmico ortostático insatisfatório.
- **Complicações que interferem na fisioterapia:** nível cognitivo da criança e motivação à participação; conferência frequente de ajuste correto do equipamento auxiliar, uma vez que o crescimento natural pode interferir na amplitude articular dos movimentos e no comprimento dos músculos; pouco envolvimento familiar nos cuidados; habilidades funcionais reduzidas em razão de convulsões.

Visão geral da patologia

Literalmente, lisencefalia significa "cérebro liso". Trata-se de um problema congênito, em que os padrões normais de sulcos e giros do cérebro são substituídos por uma quantidade reduzida de sulcos rasos, com giros em número menor e mais grossos (paquigiria), ou quando há uma perda total de giros (agiria), dando ao cérebro uma aparência lisa.[2,3] Crianças com lisencefalia clássica têm retardo mental e hipotonia mista persistente, que é percebida bastante cedo, espasticidade que aparece mais tarde, opistótono, capacidade de alimentação insatisfatória, controle prejudicado das secreções, atraso motor e convulsões.[4] Pode haver história de acúmulo excessivo de líquido amniótico (poli-hidrâmnio) durante a gestação, que costuma causar um defeito no nascimento que afeta o trato gastrintestinal ou o sistema nervoso central do feto.[3,5] Crianças com lisencefalia tendem a ser pequenas para a idade gestacional, podendo não conseguir prosperar – têm episódios frequentes de aspiração e refluxo gastroesofágico. Problemas alimentares estão presentes nas primeiras semanas de vida, mas costumam desaparecer em semanas a meses. A aspiração normalmente piora com o aumento da espasticidade, e costumam ocorrer espasmos do bebê do terceiro ao décimo segundo mês. São raras as crianças com lisencefalia que não apresentam convulsões. Uma variedade de tipos de convulsões é comum, incluindo ausência atípica, mioclônica, tônica e tônico-clônica, as quais são normalmente não passíveis de tratamento. Aspectos craniofaciais característicos da criança com lisencefalia incluem testa saliente, concavidade bitemporal, nariz curto com narinas viradas para cima, metade do rosto achatada, lábio superior protuberante, margem fina e avermelhada do lábio superior e mandíbula pequena.[4] Há expectativa de uma vida breve, devido à gravidade da condição. Em um estudo para determinar a sobrevida de pacientes com lisencefalia clássica, de Wit e colaboradores[6] observaram que cerca de 50% de 24 pacientes com formas severas de lisencefalia estavam vivos aos 14 anos, e todos apresentavam deficiências graves, precisando de cuidados totais. Os pesquisadores concluíram também que a expectativa de vida tinha relação com a severidade da lisencefalia observada em exames de imagens neurológicas. A Tabela 31.1 mostra os seis graus de lisencefalia, uma escala padronizada, usada para determinar a severidade da malformação do cérebro, com base nas imagens.[4] A baixa graduação em imagens neurológicas indica as formas mais severas de lisencefalia, com taxas de sobrevida baixas. Crianças com lisencefalia grau 1 ou 2 demonstram prejuízo psicomotor severo e epilepsia não tratável. Fenótipos mais leves podem se apresentar apenas com epilepsia, tendo desenvolvimento cognitivo normal.[3,4,6]

Tabela 31.1 GRAUS DE LISENCEFALIA

Grau 1	Agiria total
Grau 2	Agiria difusa, com ondulações frontais ou occipitais
Grau 3	Agiria posterior e paquigiria anterior
Grau 4	Preponderância anterior ou posterior, com paquigiria mista ou difusa
Grau 5	Anterior ao gradiente da paquigiria, com heterotipias da faixa subcortical
Grau 6	Apenas heterotipia da faixa subcortical

A lisencefalia é um transtorno relativamente raro. Calcula-se que ocorra pelo menos um caso a cada 100 mil nascimentos vivos, embora fontes acreditem que essa estimativa seja baixa.[3,4,6] Em 80% dos casos, há uma anormalidade genética distinta, e os 20% restantes são entendidos como de origem familiar. Existem vários genes envolvidos na patogênese da lisencefalia. *Lissencephaly 1 (LIS1), Doulecortin (DCX ou XLIS), Reelin (RELN)* e *Arislass-Related Homebox (ARX)* são os genes principais afetados. A lisencefalia está associada a deleções no cromossomo 17 e sempre inclui o gene LIS1.

Todos os pacientes com lisencefalia severa têm retardo mental profundo. Cerca de metade de todas as crianças com lisencefalia consegue rolar, movimentar-se por distâncias curtas se colocadas no chão, buscar objetos e sentar. A incidência de movimentos voluntários é mais alta quando há um controle melhor das convulsões. As complicações mais comuns são convulsões, capacidade de alimentação insatisfatória e pneumonia. Wit e colaboradores[6] descobriram que crianças com graus severos de lisencefalia tipo 1 tinham incapacidade motora e intelectual severa, com epilepsia não passível de tratamento em todos os casos. Os pesquisadores descobriram que o tratamento da epilepsia seria importante, uma vez que as convulsões podem levar à perda de habilidades e à morte. Verificou-se também que a expectativa de vida estava limitada nesse grupo; no entanto, quando os cuidados tinham foco na prevenção de infecções e escoliose, muitas dessas crianças chegavam à vida adulta. Uma das limitações do estudo foi o fato de não incluir crianças com fenótipos mais leves da lisencefalia, porque essas pessoas só foram diagnosticadas com o problema depois de 1990, em razão de limitações dos exames de imagens neurológicas.

Manejo da fisioterapia

A criança com lisencefalia apresenta-se com uma história de saúde complexa, que demanda cuidados multidisciplinares. As manifestações clínicas podem incluir retardo mental, hipotonia mista, espasticidade, capacidade da alimentação insatisfatória e controle insatisfatório das secreções, predispondo a criança a pneumonia e convulsões. Essas crianças podem ainda ter várias comorbidades.O tratamento médico das convulsões possui grande importância, devido à regressão das habilidades ou mesmo morte. As questões alimentares, a disfagia, o controle de secreções, os retardos da fala e a prevenção da pneumonia podem ser mais bem controlados com cuidados de um fonoaudiólogo. A avaliação e o tratamento realizados por um terapeuta ocupacional podem ser necessários para a incapacidade psicomotora e as dificuldades de integração sensorial. Esse profissional exerce ainda um papel importante para crianças com lisencefalia que têm insegurança postural e gravitacional, além de intolerância ao movimento.[1] Em razão de atraso motor grosso global, espasticidade leve e hipotonia mista, elas têm propensão ao surgimento de escoliose, vindo a se beneficiar dos cuidados e do tratamento com um fisioterapeuta. Dependendo da severidade significativa de incapacidades psicomotoras, com base nos graus e na gravidade da lisencefalia, as crianças podem ou não ser marginalizadas na escola. A taxa de sobrevida nessa população pode também depender da qualidade dos cuidados recebidos. No estudo feito por de Wit e colaboradores,[6] muitos pacientes morreram antes da era da gastrostomia (abertura cirúrgica no estômago para auxílio alimentar).

Ainda não se conhece se ocorrem mudanças plásticas neuronais em crianças com lisencefalia com o passar do tempo. Uma ruptura do gene *RELN* (*reelin*) em humanos está associada à lisencefalia. O *RELN* é uma grande proteína de matriz extracelular, secretada por neurônios especializados (chamados de células de Cajal-Retzius), localizadas na zona marginal. Ele age como um indicador de guia molecular para os neurônios subventriculares migratórios durante o desenvolvimento do sistema nervoso central do embrião. Banko e colaboradores[1] pesquisaram a importância da expressão do *RELN* em ratos. Esse é um gene que sofreu mutação, em ratos *reeler* mutantes, de ocorrência natural. Esses ratos têm características similares às das crianças com lisencefalia. Demonstram um padrão cambaleante de marcha (marcha vacilante ou como de bêbado), aprendizagem e memória deficitárias e camada cerebral anormal no neocórtex, cerebelo e hipocampo. Ratos expostos ao *Reelin* via canulação ventricular bilateral exibem aumento da aprendizagem espacial e associativa. Isso sugere que alterações na sinalização *RELN* do adulto podem afetar a plasticidade do hipocampo e a capacidade cognitiva. Ao mesmo tempo que inexiste, atualmente, tratamento para a lisencefalia, esse estudo identificou que pessoas com deficiências na sinalização *RELN* possuem várias características fenotípicas em comum com os ratos *reeler*. Esse defeito de sinalização demonstra a necessidade de mais pesquisas sobre o papel potencialmente importante do *RELN* no cérebro adulto e em desenvolvimento.[7]

Exame, avaliação e diagnósticos

O fisioterapeuta deve obter informações por meio de prontuários médicos e entrevistas com os pais para determinar a história de nascimento, os exames diagnósticos prévios, as aquisições motoras da criança, além de preocupações dos pais em relação ao filho. Perguntas relevantes adicionais incluem: "A criança consegue andar e até onde consegue ir?" e "A criança consegue participar de brincadeiras com colegas da mesma idade?". Se a criança não é capaz de deambular longas distâncias, o fisioterapeuta deve analisar se um andador adaptado seria uma opção em apoio aos pais. O exame deve incluir testes, avaliações e uma revisão dos sistemas para determinar os prejuízos primários e secundários, as limitações funcionais e as restrições à participação.

Os pais têm preocupações quanto às quedas frequentes do filho e à assistência necessária nas escadas, o fisioterapeuta deve levar em conta quais os dispositivos de adaptação/auxiliares ou órteses podem ser úteis para a mobilidade funcional segura da criança. Ele deve fazer uma investigação funcional para determinar se a criança é capaz de demonstrar força funcional suficiente para passar de uma posição a outra. No começo da avaliação, algumas perguntas são feitas à criança. As informações sobre a maneira como ela se comunica e se de fato ela responde ajudam o profissional a compreender sua capacidade cognitiva. Se a criança parece não entender as ordens verbais, o fisioterapeuta pode, então, demonstrar uma tarefa solicitada. A observação é uma habilidade essencial que o fisioterapeuta deve usar no trabalho com um paciente pediátrico. Enquanto o profissional realiza a entrevista com os pais, deve observar como a criança anda e se movimenta, pois isso lhe dá as informações necessárias para determinar o melhor equipamento adaptativo/auxiliar apropriado e necessário para a criança, além de dar apoio aos pais.

O fisioterapeuta pode usar instrumentos como as **Peabody Developmental Motor Scales, segunda edição (PDMS-2)**, para ajudar a identificar o nível funcional da criança, em comparação com os colegas normais da mesma faixa etária. A seção sobre capacidade motora grossa do PDMS-2 contém 151 itens igualmente divididos entre faixas etárias, dos 15 dias aos 71 meses. Esses itens estão agrupados em quatro categorias de habilidades (reflexos, estacionários, locomoção e manipulação de objetos), que representam o agrupamento de exigências similares sobre a criança. Os itens recebem pontos em uma escala de 0 a 2 (0, 1 e 2). Zero indica que o critério não foi atendido; 1 indica que o comportamento é emergente, mas o critério para um desempenho exitoso não foi completamente alcançado, e 2 indica que todos os critérios para a habilidade foram completamente alcançados. A PDMS-2 tem alta exatidão diagnóstica para retardo motor, com relatos de que os resultados do teste podem diagnosticar, de maneira correta, retardo motor em 98% das vezes.[8,9]

Plano de atendimento e intervenções

No momento, não há pesquisas sobre qual tratamento fisioterapêutico é mais efetivo nos casos de lisencefalia leve. As intervenções baseiam-se nos prejuízos, limitações funcionais e restrições à participação da criança. Identificar prejuízos primários e secundários, limitações funcionais e restrições à participação, em comparação com colegas normais na mesma faixa etária, é uma necessidade para a construção de metas pertinentes à criança e seus pais. As metas devem ser específicas, mensuráveis, alcançáveis, razoáveis e dependentes de prazo. As intervenções fisioterapêuticas que podem ser usadas com uma criança com lisencefalia leve incluem exercícios de fortalecimento, treino do equilíbrio, posicionamento, alongamento, marcha e treino de atividades funcionais. Pode haver **horários para a prática em bloco e aleatória** durante as sessões de fisioterapia, para promover aprendizagem motora de longo prazo e transferência de aprendizagem. Considerando-se que a transferência de aprendizagem é mais bem atingida quando o ambiente de prática está adequado às exigências do ambiente verdadeiro,[10] podem ser organizadas salas de tratamento com rampas, escadas, degraus, desvios e diversos brinquedos e superfícies que imitem o ambiente da escola, da casa e da comunidade. Por exemplo, os pais disseram que os degraus das escadas em casa medem 20 cm. O terapeuta pode montar uma escada em um jogo em que a criança precisa subir um degrau (começando com um degrau mais baixo de cerca de 10 cm) para alcançar um jogo ou quebra-cabeças na superfície elevada ou na parede. Assim que a criança ultrapassa o degrau menor, o terapeuta pode aumentar a dificuldade, aumentando a altura e a quantidade de degraus que a criança sobe e desce. Essa tarefa estimula a segurança postural com a atividade e aumenta a força das extremidades inferiores.

Outra estratégia de intervenção que proporciona uma prática variada de tarefas relativas aos prejuízos e metas é usar trajetos com obstáculos para melhorar a caminhada, a corrida, a movimentação de cócoras, a subida de escadas, o equilíbrio em uma perna ou duas e as atividades de coordenação. Os cursos com obstáculos podem também ser repetidos em ordem inversa para deixar a prática ainda mais aleatória. A criança deste caso demonstra insegurança em relação ao controle postural em superfícies elevadas e desniveladas, amplitude diminuída de movimentos nos dois tornozelos e redução da força funcional. Um exemplo de um curso com obstáculos que pode trazer benefícios para a criança poderia consistir em transições de superfícies firmes para macias (p. ex., madeira para carpete, e carpete para tapete de espuma), uma rampa para promover alongamento leve do tendão do calcanhar, bem como degraus e trave de equilíbrio para controle postural, equilíbrio e força. A hipotonia mista é comum em crianças com lisencefalia, e estas tendem a "trancar" articulações que sustentam peso ou assumir posições que oferecem uma base ampla de apoio.[11] Atenção especial deve ser dada a posturas sentada, ortostase, andando e correndo para assegurar que o peso sustentado está distribuído igualmente e que o alinhamento é neutro. Também é importante a inclusão de atividades que foquem a insegurança do controle postural, considerando-se que as crianças com hipotonia têm, em geral, experiências limitadas de movimento e, comumente, não desenvolvem um sistema sensorial bem adaptado.[11]

Recomendações clínicas baseadas em evidências

SORT: Força da Taxonomia de Recomendações (do inglês, *Strength of Recommendation Taxonomy*)

A: Evidências consistentes e de boa qualidade voltadas ao paciente
B: Evidências inconsistentes ou de qualidade limitada voltadas ao paciente
C: Evidências consensuais, voltadas à doença, prática habitual, opinião de especialistas ou série de casos

1. Os fisioterapeutas podem usar instrumentos de avaliação como Peabody Developmental Motor Scales, segunda edição (PDMS-2), para identificar crianças com incapacidade motora. **Grau A**
2. Os fisioterapeutas podem incluir momentos de prática em bloco e aleatória na sessão para aumentar a aprendizagem motora de longo prazo e a transferência de aprendizagem. **Grau B**
3. Momentos de prática em bloco e aleatória na fisioterapia aumentam a aprendizagem motora de longo prazo em crianças com lisencefalia. **Grau C**

PERGUNTAS PARA REVISÃO

31.1 Que condições o fisioterapeuta não deve esquecer ao avaliar e tratar a criança com um grau desconhecido de lisencefalia?

A. Diabetes, hipertensão
B. Convulsões, capacidade de alimentação insatisfatória, pneumonia
C. Arritmias cardíacas
D. Escoliose, dificuldade respiratória

31.2 Qual é a prática mais apropriada para uso quando o aprendiz não compreende a dinâmica da tarefa a ser aprendida?

A. Aleatória
B. Tarefa completa
C. Em bloco
D. Aleatória e em bloco

RESPOSTAS

31.1 **B.** As complicações mais comuns na lisencefalia são convulsões, capacidade de alimentação insatisfatória e pneumonia. É raro crianças com lisencefalia não terem convulsões. Os problemas alimentares costumam ser percebidos nos primeiros meses de vida e, comumente, têm solução em semanas a meses. A aspiração, capaz de causar pneumonia, costuma piorar com o aumento da espasticidade.

31.2 **C.** A prática em bloco é a prática mais adequada para uso até que o aprendiz compreenda a dinâmica da tarefa a ser aprendida. Pesquisas mostram que, logo que isso ocorrer, há um aumento da aprendizagem motora, quando usada uma prática aleatória.[10]

REFERÊNCIAS

1. May-Benson T, Koomar JA. Identifying gravitational insecurity in children: a pilot study. *Am J Occup Ther.* 2007;61:142-147.
2. Landrieu P, Husson B, Pariente D, Lacroix C. MRI-neuropathological correlations in type 1 lissencephaly. *Neuroradiology.* 1998;40:173-176.
3. Nasrallah IM, Golden JA. Brain malformations associated with cell migration. *Pediatr Dev Pathol.* 2006;9:89-97.
4. Dobyns WB, Seibert JR, Sarnat HB. Lissencephaly. Medlink Neurology. 2011.
5. Mayo Clinic. Polyhydramnios. http://www.mayoclinic.com/health/polyhydramnios/DS01156. Accessed May 25, 2012.
6. de Wit MC, de Rijk-van Andel J, Halley DJ, et al. Long-term follow-up of type 1 lissencephaly: survival is related to neuroimaging abnormalities. *Dev Med Child Neurol.* 2011;53:417-421.
7. Banko JL, Trotter J, Weber EJ. Insights into synaptic function from mouse models of human cognitive disorders. *Future Neurol.* 2011;6:113-125.
8. Palisano RJ, Kolobe TH, Haley SM, Lowes LP, Jones SL. Validity of the Peabody Development Gross Motor Scale as an evaluative measure of infants receiving physical therapy. *Phys Ther.* 1995;75:939-948.
9. Wang HH, Liao HF, Hsieh CL. Reliability, sensitivity to change, responsiveness of the Peabody developmental motor scales second edition for children with cerebral palsy. *Phys Ther.* 2006;86: 1351-1359.
10. Shumway-Cook A, Woollacott M. *Motor Control: Theory and Practical Applications.* 3rd ed. Baltimore, MD: Lippincott Williams and Wilkins; 2007.
11. Umphred DA. *Neurologic Rehabilitation.* 5th ed. St. Louis, MO: Mosby; 2007.

SEÇÃO III

Lista de casos

Lista por número do caso

Lista por condição de saúde (ordem alfabética)

LISTA POR NÚMERO DO CASO

LISTA POR CONDIÇÃO DE SAÚDE (ORDEM ALFABÉTICA)

ÍNDICE

Nota: números de páginas seguidos de *f* ou *t* indicam figuras ou tabelas, respectivamente.

B

C

D

E

G

H

I

L

M

N

O

P

Q

R

T

U

V

W